改訂第3版

遺伝カウンセリングマニュアル

監修
福嶋義光

編集
櫻井晃洋

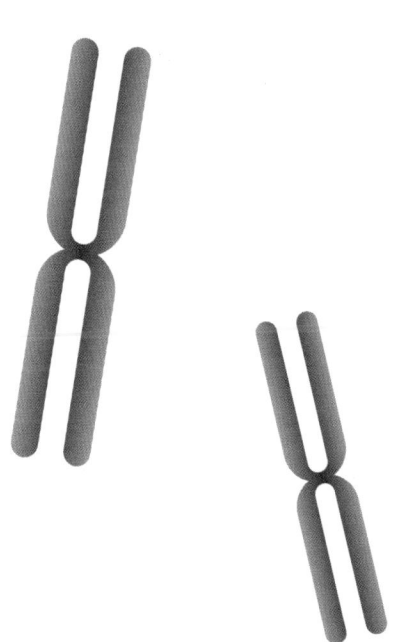

南江堂

■ 監　修
福嶋　義光　ふくしま よしみつ　信州大学名誉教授，特任教授（医学部）

■ 編　集
櫻井　晃洋　さくらい あきひろ　札幌医科大学医学部遺伝医学教授

■ 執筆者（執筆順）
櫻井　晃洋	さくらい あきひろ	札幌医科大学医学部遺伝医学教授
羽田　　明	はた あきら	千葉大学大学院医学研究院環境健康科学講座公衆衛生学教授
野村　文夫	のむら ふみお	千葉大学医学部附属病院マススペクトロメトリー検査診断学
松原　洋一	まつばら よういち	国立成育医療研究センター研究所長
涌井　敬子	わくい けいこ	信州大学医学部遺伝医学講師
澤井　英明	さわい ひであき	兵庫医科大学産科婦人科学教授
沼部　博直	ぬまべ ひろなお	お茶の水女子大学基幹研究院自然科学系遺伝カウンセリングコース教授
吉田　邦広	よしだ くにひろ	信州大学医学部神経難病学特任教授
中村　昭則	なかむら あきのり	国立病院機構まつもと医療センター神経内科部長
関島　良樹	せきじま よしき	信州大学医学部脳神経内科，リウマチ・膠原病内科准教授
中村　勝哉	なかむら かつや	信州大学医学部附属病院遺伝子診療部講師
斎藤加代子	さいとう かよこ	東京女子医科大学臨床ゲノムセンター特任教授
和田　敬仁	わだ たかひと	京都大学大学院医学研究科社会健康医学系専攻医療倫理学・遺伝医療学准教授
高野　亨子	たかの きょうこ	信州大学医学部遺伝医学講師
加藤　光広	かとう みつひろ	昭和大学医学部小児科学講座講師
黒田友紀子	くろだ ゆきこ	東京大学医学部小児科
黒澤　健司	くろさわ けんじ	神奈川県立こども医療センター遺伝科部長
大橋　育子	おおはし いくこ	三豊総合病院小児科医長
宇佐美真一	うさみ しんいち	信州大学医学部人工聴覚器学講座教授
升野　光雄	ますの みつお	川崎医療福祉大学大学院医療福祉学研究科遺伝カウンセリングコース教授
白石　　公	しらいし いさお	国立循環器病研究センター病院小児循環器科部長
山岸　敬幸	やまぎし ひろゆき	慶應義塾大学医学部小児科准教授
富和　清隆	とみわ きよたか	東大寺福祉療育病院長
森崎　隆幸	もりさき たかゆき	東京工科大学医療保健学部臨床工学科教授
清水　　渉	しみず わたる	日本医科大学大学院医学研究科循環器内科学分野大学院教授
森崎　裕子	もりさき ひろこ	榊原記念病院臨床遺伝科医長
川目　　裕	かわめ ひろし	東北大学東北メディカル・メガバンク機構遺伝子診療支援・遺伝カウンセリング分野教授
田村　和朗	たむら かずお	近畿大学大学院総合理工学研究科理学専攻遺伝医学教授
森貞　直哉	もりさだ なおや	神戸大学大学院医学研究科内科系講座小児科学分野特命講師
飯島　一誠	いいじま かづもと	神戸大学大学院医学研究科内科系講座小児科学分野教授
坂爪　　悟	さかづめ さとる	原町赤十字病院小児科
野津　寛大	のづ かんだい	神戸大学大学院医学研究科内科系講座小児科学分野講師
室月　　淳	むろつき じゅん	宮城県立こども病院産科科長／東北大学大学院医学研究科胎児医学分野教授
清水　健司	しみず けんじ	静岡県立こども病院遺伝染色体科科長
長谷川奉延	はせがわ とものぶ	慶應義塾大学医学部小児科教授
渡邉　　淳	わたなべ あつし	日本医科大学付属病院遺伝診療科・ゲノム先端医療部部長
西　恵理子	にし えりこ	大阪母子医療センター遺伝診療科医長
三宅　秀彦	みやけ ひでひこ	お茶の水女子大学大学院人間文化創成科学研究科遺伝カウンセリングコース教授

吉橋　博史	よしはし ひろし	東京都立小児総合医療センター臨床遺伝科医長
三橋善比古	みつはし よしひこ	元東京医科大学皮膚科
内山　真樹	うちやま まさき	東京医科大学病院皮膚科
川上　洋	かわかみ ひろし	東京医科大学病院皮膚科
堺　則康	さかい のりやす	東京医科大学病院皮膚科准教授
酒井　規夫	さかい のりお	大阪大学大学院医学系研究科保健学専攻成育小児科学教授
但馬　剛	たじま ごう	国立成育医療研究センター研究所マススクリーニング研究室長
深尾　敏幸	ふかお としゆき	岐阜大学大学院医学系研究科小児病態学教授
倉橋　浩樹	くらはし ひろき	藤田医科大学総合医科学研究所分子遺伝学研究部門教授
市原　慶和	いちはら よしかず	藤田医科大学大学院医学研究科薬理学研究員，名誉教授
柘植　郁哉	つげ いくや	藤田医科大学医学部小児科教授
大橋　博文	おおはし ひろふみ	埼玉県立小児医療センター遺伝科科長
古庄　知己	こしょう ともき	信州大学医学部遺伝医学教授
金井　誠	かない まこと	信州大学医学部保健学科教授
高田　史男	たかだ ふみお	北里大学大学院医療系研究科臨床遺伝医学教授

改訂第3版の序

　本書の初版が刊行されたのは1996年，第2版の刊行は2003年である．それからすでに13年が経過し，医学の中でも最も進展の速い領域のひとつである遺伝医療の図書としては改訂に時間を要しすぎた感は否めない．2003年といえばヒトゲノムプロジェクトが完了した年である．このプロジェクトではヒトゲノムの解読に13年と3千億円もの費用を要したが，遺伝子解析技術の驚異的な進歩は今や数日，千ドル程度の時間と費用でひとりのゲノム配列を解読できるまでに至っている．

　2003年はまた，わが国で遺伝関連10学会による「遺伝学的検査に関するガイドライン」が公表された年でもある．そこでは，遺伝学的検査は総合的な遺伝医療を行う体制が整った施設において，遺伝カウンセリングを行ったのちに実施すべきこと，遺伝情報は原則として，他の診療情報とは区別して保管されるべきことが記載されていた．まだ解析できる遺伝子には限りがあり，遺伝医療の普及が十分ではない中で，医療における遺伝情報の活用と被検者の保護を両立させるべく策定されたものである．しかしその後の遺伝医学の進歩は多くの疾患における原因遺伝子を明らかにし，遺伝情報に基づいて診断が確定し，あるいは治療方針が決定する疾患も増えてきた．またごく一部とはいえ遺伝学的検査の保険収載も実現した．こうした現状に即し，2011年には日本医学会による「医療における遺伝学的検査・診断に関するガイドライン」が公開された．もちろんこのガイドラインでも遺伝情報の有効活用と被検者保護の精神は変わるところがないが，遺伝学的検査の説明や同意の取得は原則として主治医が行うこと，発症者の遺伝学的検査結果は一般診療録に記載し，情報の共有を図ることなど，遺伝学的検査の一般診療としての普及を反映したものとなっている．

　また第2版から今日に至るまでの，わが国における遺伝医療の大きな変化として，2005年に認定遺伝カウンセラー制度が開始されたことがある．当時はまだなじみのなかった専門職であるが，さまざまな領域において，その必要性が認知されるに至ったことは喜ばしいことである．当初2大学に開設された大学院修士課程の遺伝カウンセラー養成課程も現在は12大学に拡大し，パイオニアとしての認定遺伝カウンセラーたちが全国で遺伝医療を支えている．しかしながらそれでもまだ国内の認定遺伝カウンセラーは200名にも満たない状況であり，今後の爆発的な遺伝医療の需要の増大を考えればまったく不足している．

　遺伝子解析技術の進歩は，かつてのような「見たいもの＞見えるもの」の時代から「見たいもの＜＜見えるもの」の時代に変遷してきた．こうした時代においては臨床型をもとに遺伝型を推定し，確認する医療ではなく，まず遺伝型の情報が得られる"Genotype first"の医療が展開されるようになる．さらに，今は一般市民が医療を介さずに自らの遺伝情報を入手することも可能となっている．遺伝医学の進歩は医療のありように大きく影響することのみならず，社会のあり方にも影響を及ぼしうるものである．そうした時代においては，遺伝医療に関わる者を中心としたすべての医療者が，遺伝学の正確な知識を備え，遺伝情報を適切に扱うとともに，社会に向けての啓発にも関わることが求められる．

こうした現状に対応できるよう，第3版では疾患の解説の章に新たに「多因子疾患」を加え，その後に「妊娠に関連した遺伝カウンセリング」と新設の「薬理遺伝学」，「遺伝マーケット」の章を配置した．新たに項目を設けて解説した疾患も多数あるので，全体で第2版と比べて100ページ以上の増となり，遺伝医療の広いニーズに応えることができるものになったと確信している．

　一方で，どれほど遺伝医学が進歩しても，単一遺伝子疾患の当事者である患者・家族の悩みに寄り添い，解決に向けての支援をするという遺伝医療の態度は何ら変わるものではない．この第3版でも，紹介される疾患の大多数は単一遺伝子疾患である．章の構成や疾患の選択，そして執筆にあたっては領域ごとの遺伝医療のエキスパートの先生方に知恵を絞っていただいた．また，編集にあたっては南江堂出版部のみなさんに大変にお世話になり，助けていただいた．ここに深く感謝の意を表したい．

　本書が遺伝医療に関わる多くの方々や遺伝医療に関心を持つ方々，また学生諸君に広く利用されることを願っている．

2016年2月

櫻井晃洋

初版の序

　最近，遺伝性疾患が話題にのぼることが多くなった．分子遺伝学の発展と無関係ではないであろう．難治性疾患の代表であった種々の遺伝病の原因が判明したことはもとより，近い将来に治療法が開発されるかも知れないという期待が話題を加速している．それとともに遺伝カウンセリングの重要性が以前にも増して認識されるようになってきている．本書はこのことに鑑み編集された．

　遺伝性疾患はほとんどの医療関係者が経験していて，遺伝カウンセリングは「単なる疾患に関するムンテラ(Mund Therapie)ではない」ということは理解しているのだが，それでは「どうやって行うのか」，また「基盤とする知識をどこから入手するのか」といった疑問が方々から聞こえてくる．つまり，わが国には遺伝カウンセリングのマニュアルがなかったのである．編集者はこの種のマニュアルの出版を長いこと計画中であったが，タイムリーなことに「遺伝相談システム確立」に関する厚生省の研究班が組織され，各分野の専門家が集まることになった．それを機会にして本書が執筆された．

　遺伝学知識は広く普及され，遺伝相談も各地域の医療機関や医療行政施設で既に実施されている．しかし，遺伝性疾患は現在分子のレベルでとらえられるようになり，診断・対応も分子遺伝学の知識なくしては行い得ない状況である．前述の研究班では，再発危険率の推定を基盤とした遺伝相談を「1次遺伝相談」，分子遺伝学や細胞生理学などを基盤にしたものを「2次遺伝カウンセリング」と定義することを提案した．つまり，一般医療における1次医療と，2次・3次医療のアナロジーである．ここで「相談」と「カウンセリング」と用語を意識的に使い分けたのには理由がある．「相談」は無料サービスをイメージさせる．しかし，本来の「遺伝カウンセリング」は医療行為の1つであるべきだというのが，執筆者全員の強い意見であった．したがって，本書のタイトルもそうしてある．

　本書は，実際の遺伝カウンセリングで比較的多く相談を受ける遺伝性疾患250種を，臨床各領域ごとに分けて解説してある．これだけの数の疾患を決められた枚数以内に納めたから，各疾患の説明は舌足らずに陥っているかも知れない．しかし，本書は遺伝カウンセリングのハンドブックである．医療関係者が相談を受けたとき，本書の該当項目を数分間読めば，少なくとも誤ったカウンセリングにはならないというのが本書のねらいである．日常の診療の場で役立てていただければ幸いである．

　本書は，各執筆者の他に，多数の医師の助けを借りた．とくに，長崎大学原研遺伝学教室の加藤るみ子先生には校正をしていただいた．また，出版計画段階から南江堂の西出　勇氏に大変お世話になった．ともにここに深甚の謝意を表する．

1995年12月

新川詔夫・福嶋義光

本書使用の手引き

　本書は遺伝カウンセリングのハンドブックである．短時間で読め，概要をつかめるように工夫した．外来などでクライエントから相談されたとき手短かに利用することができよう．遺伝カウンセリングを行う際には遺伝カウンセリングの概要および遺伝医学の基礎を十分理解していることが前提となる．総論では，遺伝カウンセリングを行う際に考慮すべき事項をコンパクトにまとめた．ぜひご一読いただきたい．総論，各論の15章「染色体異常」および巻末付録に記載した図表はカウンセリングのときクライエントに示しながら説明するのに有用なので，コピーするなどして利用していただければ幸いである．

　各遺伝性疾患はジャンル別に並べた．目次あるいは巻末の索引を利用して該当疾患に到達していただきたい．各疾患は，①見出し，②原因，③再発率，④臨床像，⑤遺伝カウンセリングの順に解説した．

見出し：同義病名を付し，さらに該当疾患の遺伝学的知見をより深く知りたい読者用に［MIM番号］を付記した．MIM番号の最初の数字は各々，1は1994年5月15日以前に登録された常染色体優性遺伝，2は1994年5月15日以前に登録された常染色体劣性遺伝，3はX連鎖遺伝，4はY連鎖遺伝，5はミトコンドリア遺伝，6は1994年5月15日以後に登録された常染色体性の座位または表現型を示す．番号の前に付している＊印は遺伝様式および表現型が確定しているか，他の＊印の登録と区別される表現型を持つ形質で，#印は表現型が2つ以上の変異に関係しているものを示す．MIMとはヒトメンデル遺伝疾患の総カタログである"Mendelian Inheritance in Man"の略である．カウンセラーはできればMIMを揃えておくことが望ましい．外国人名が冠となっている疾患は原則として見出しでは出身国での呼び名をカタカナ表記した．したがって，わが国で多く用いられている表記とは異なるものもある．

原因：原則的に責任遺伝子あるいは座位(locus)とその変異，同遺伝子の染色体上の場所(局在，localization)，さらに病因について概説した．ヒト遺伝子記号は大文字イタリック体で表記し，遺伝子の染色体上の局在はISCN 95に従った．たとえば，15q11-q12は15番染色体長腕第1領域第1バンド～第2バンドのことである．遺伝子情報などは本書脱稿直前のものだが，本研究領域の日進月歩の進展を考えるとき，すぐにデータが陳腐化する恐れがあるので留意されたい．

再発率：当該疾患の遺伝形式と一般的再発率を記した．浸透率や新生突然変異の割合などについても記載している．

臨床像：遺伝カウンセリングを行うに際しては，疾患がすでに正しく診断されていることが原則である．したがって，本書は問題となっている疾患そのものの医学的解説を最小限にとどめた．

遺伝カウンセリング：遺伝カウンセリングに際しての留意事項などを記した．また出生前診断が可能か否か，その方法(主として遺伝子診断)などについても記した．

なお，本書で用いた略語は以下のとおりである．
　AD：常染色体優性遺伝
　AR：常染色体劣性遺伝
　XLD：X連鎖優性遺伝
　XLR：X連鎖劣性遺伝
　MIM："Mendelian Inheritance in Man"カタログ中の疾患(またはペプチド)番号

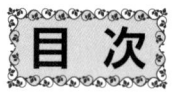

総論

1. 遺伝カウンセリングの基本理念 ……………………………… 櫻井　晃洋　2
   - A．遺伝カウンセリングの歴史 ……………………………………………… 2
   - B．遺伝カウンセリングとは ………………………………………………… 2
   - C．遺伝カウンセリングの流れ ……………………………………………… 3
   - D．これからの遺伝カウンセリング ………………………………………… 5
2. 家系図の基本 …………………………………………………… 櫻井　晃洋　6
   - A．家系情報の重要性 ………………………………………………………… 6
   - B．家系図の表記法，記載内容 ……………………………………………… 6
   - C．家系図作成に際しての注意事項 ………………………………………… 11
3. 再発率，変異率の推定 ………………………………………… 櫻井　晃洋　12
   - A．理論的再発率 ……………………………………………………………… 12
   - B．経験的再発率 ……………………………………………………………… 14
   - C．Bayesの定理 ……………………………………………………………… 15
   - D．変異率 ……………………………………………………………………… 20
4. 遺伝カウンセリングにおける基本的なコミュニケーションスキル … 櫻井　晃洋　22
   - A．遺伝に関する「カウンセリング」とは …………………………………… 22
   - B．コミュニケーションスキルの概要 ……………………………………… 22
5. 遺伝カウンセリングと生命倫理 ……………………………… 櫻井　晃洋　25
   - A．医療における倫理原則 …………………………………………………… 25
   - B．遺伝医療における生命倫理学的問題 …………………………………… 26
6. 遺伝カウンセリングの診療体制 ……………………………… 櫻井　晃洋　28
   - A．一次遺伝医療 ……………………………………………………………… 28
   - B．二次遺伝医療 ……………………………………………………………… 28
   - C．三次遺伝医療 ……………………………………………………………… 29
7. 遺伝カウンセリング担当者の資格 …………………………… 羽田　　明　30
   - A．臨床遺伝専門医 …………………………………………………………… 30
   - B．認定遺伝カウンセラー …………………………………………………… 32
8. 分子遺伝学的検査 ……………………………………………… 野村　文夫　33
   - A．遺伝子関連検査の分類と生殖細胞系列の遺伝子情報の特殊性 ……… 33
   - B．遺伝カウンセリングにおける分子遺伝学的検査 ……………………… 33
9. 遺伝生化学的検査 ……………………………………………… 松原　洋一　39
   - A．一般臨床検査として実施される遺伝生化学的検査 …………………… 39
   - B．特殊な代謝産物の測定 …………………………………………………… 40
   - C．酵素活性の測定 …………………………………………………………… 41
   - D．負荷検査 …………………………………………………………………… 42
10. 細胞遺伝学的検査 ……………………………………………… 涌井　敬子　43
    - A．検査法 ……………………………………………………………………… 43
    - B．対象・適応・目的 ………………………………………………………… 44
    - C．検査結果の解釈 …………………………………………………………… 45
11. 出生前診断の実際 ……………………………………………… 澤井　英明　48

A．出生前診断とは		48
B．適応		48
C．検査方法		48
D．出生前診断と遺伝カウンセリング		52
E．出生前診断の留意点		52
12. 遺伝医療に関連するガイドライン	櫻井　晃洋	53
A．ヒトゲノム・遺伝子解析研究に関する倫理指針		53
B．遺伝学的検査に関するガイドライン		53
C．医療における遺伝学的検査・診断に関するガイドライン		53
D．ファーマコゲノミクス検査の運用指針		54
E．医療・介護関係事業者における適切な取扱いのためのガイドライン		54
F．その他		54
13. 遺伝カウンセリングと情報ネットワーク	沼部　博直	55
A．専門家向け遺伝医学情報サイト		55
B．一般市民向け情報サイト		55
C．遺伝関連学会サイト		55
D．遺伝性疾患診断補助サイト		56
E．インターネットを利用した情報ネットワーク		56
14. 患者会・サポートグループとの連携	櫻井　晃洋	58
A．遺伝性疾患患者の状況		58
B．患者会・サポートグループの現状		58
C．患者・家族会の意義		58
D．医療サイドとの連携		59

🍁 各論

1章　神経疾患　　　　　　　　　　　　　　　　　　62

1. ハンチントン病	吉田　邦広	62
2. 脊髄小脳変性症	吉田　邦広	63
A．マシャド・ジョセフ病 / 脊髄小脳失調症3型		64
B．脊髄小脳失調症6型		65
C．脊髄小脳失調症31型		66
D．歯状核赤核・淡蒼球ルイ体萎縮症		66
E．常染色体劣性遺伝性脊髄小脳変性症		67
3. 痙性対麻痺	中村　昭則	69
4. アルツハイマー病	関島　良樹	71
5. プリオン病	関島　良樹	73
6. 軸索腫大を伴う遺伝性白質脳症	吉田　邦広	74
7. 副腎白質ジストロフィー	関島　良樹	75
8. 常染色体優性遺伝性小血管病	関島　良樹	77
9. 常染色体劣性遺伝性小血管病	関島　良樹	77
10. パーキンソン病	中村　勝哉	78
11. 一次性遺伝性ジストニア	中村　勝哉	79

12. シャルコー・マリー・トゥース病	中村　勝哉	81
13. トランスサイレチン型家族性アミロイドポリニューロパチー	関島　良樹	83
14. 筋萎縮性側索硬化症	中村　昭則	84
15. 球脊髄性筋萎縮症	関島　良樹	86
16. 脊髄性筋萎縮症	斎藤加代子	87
17. レット症候群	和田　敬仁	88
18. ジル・ドゥ・ラ・トゥレット症候群	和田　敬仁	89
19. 結節性硬化症	和田　敬仁	90
20. てんかん	高野　亨子	92
A．良性家族性新生児てんかん	高野　亨子	92
B．素因性てんかん熱性けいれんプラス	高野　亨子	93
C．ドラベ症候群	高野　亨子	93
D．常染色体優性夜間前頭葉てんかん	高野　亨子	94
E．てんかん性脳症（大田原症候群，ウエスト症候群）	高野　亨子	95
21. 脳形成異常	加藤　光広	96
22. ナルコレプシー	関島　良樹	97
23. 統合失調症	関島　良樹	98
24. 気分障害	関島　良樹	99
25. 自閉症／自閉症スペクトラム障害	和田　敬仁	100
26. 知的障害（精神遅滞）	和田　敬仁	101
27. 脆弱X症候群	和田　敬仁	102

2章　筋疾患　　　　　　　　　　　　　　　　　　　斎藤加代子　104

1. デュシェンヌ／ベッカー型筋ジストロフィー	104
2. 福山型先天性筋ジストロフィー	105
3. 筋強直性ジストロフィー	107
4. その他の筋ジストロフィー	108
A．エメリ・ドレイフュス型筋ジストロフィー	108
B．顔面肩甲上腕型筋ジストロフィー	110
C．肢帯型筋ジストロフィー	111
5. 悪性高熱症	113
6. 重症筋無力症	114
A．自己免疫による重症筋無力症	114
B．先天性筋無力症候群	114
7. ミトコンドリア脳筋症	116
8. 先天性ミオパチー	117
9. 先天性筋強直症（トムゼン病，ベッカー病）	120
10. 周期性四肢麻痺	121

3章　眼科疾患　　　　　　　　　　　　　　　　　　　　　　　122

1. 網膜色素変性症	黒田友紀子・黒澤　健司	122

2.	レーベル遺伝性視神経萎縮症 ………………………… 黒田友紀子・黒澤 健司	123
3.	その他の視神経萎縮症 ……………………………………… 黒田友紀子・黒澤 健司	124
4.	網膜剝離 ………………………………………………… 黒田友紀子・黒澤 健司	125
5.	脈絡膜萎縮症 …………………………………………… 黒田友紀子・黒澤 健司	126
6.	網膜芽細胞腫 …………………………………………… 黒田友紀子・黒澤 健司	127
7.	ノリエ病 ………………………………………………… 黒田友紀子・黒澤 健司	128
8.	角膜ジストロフィー ………………………………………… 黒田友紀子・黒澤 健司	129
	A. 顆粒状角膜変性症 ……………………………………………………	129
	B. フックス角膜内皮変性症 ……………………………………………	129
	C. メースマン角膜上皮変性症 …………………………………………	130
	D. 格子状角膜変性症Ⅱ型 ………………………………………………	130
9.	白内障 …………………………………………………………… 大橋 育子・黒澤 健司	131
10.	緑内障 …………………………………………………………… 大橋 育子・黒澤 健司	131
11.	屈折異常 ………………………………………………………… 大橋 育子・黒澤 健司	133
12.	無虹彩症 ………………………………………………………… 大橋 育子・黒澤 健司	133
13.	色覚特性(色覚異常) ……………………………………………… 大橋 育子・黒澤 健司	134
14.	眼振 ……………………………………………………………… 大橋 育子・黒澤 健司	136
15.	斜視 ……………………………………………………………… 大橋 育子・黒澤 健司	136
16.	眼瞼下垂 ………………………………………………………… 大橋 育子・黒澤 健司	137
17.	小眼球症 ………………………………………………………… 大橋 育子・黒澤 健司	138

4章　耳鼻科疾患(遺伝性難聴) ——————————— 宇佐美真一 139

1.	遺伝性難聴総論 …………………………………………………………………	139
2.	*GJB2*遺伝子による難聴 ………………………………………………………	140
3.	*SLC26A4*遺伝子による難聴(ペンドレッド症候群, 前庭水管拡大を伴う非症候群性難聴) ………………………………………………………………………………………………	141
4.	*CDH23*遺伝子による非症候群性難聴 ……………………………………………	143
5.	*KCNQ4*遺伝子による難聴 ……………………………………………………	144
6.	*TECTA*遺伝子による難聴 ……………………………………………………	145
7.	*WFS1*遺伝子による難聴 ……………………………………………………	146
8.	*COCH*遺伝子による難聴 ……………………………………………………	147
9.	ミトコンドリア遺伝子m.1555A＞G変異による難聴 ………………………………	147
10.	ミトコンドリア遺伝子m.3243A＞G変異による難聴 ………………………………	148
11.	アッシャー症候群 ……………………………………………………………………	149
12.	鰓・耳・腎症候群 ……………………………………………………………………	150
13.	ワーデンブルク症候群 ………………………………………………………………	151

5章　頭部・顔面疾患 ——————————————————— 升野 光雄 152

1.	*FGFR*関連頭蓋骨癒合症候群 …………………………………………………	152
2.	セトレ・コーツェン症候群 …………………………………………………………	154
3.	トリーチャー コリンズ症候群 ……………………………………………………	155

4. ピエール ロバン シークエンス ……………………………………… 155
5. 鰓弓症候群 …………………………………………………………… 156
6. 口腔・顔・指趾症候群Ⅰ型 ………………………………………… 156
7. 口唇裂/口唇口蓋裂/口蓋裂 ………………………………………… 157
8. 無歯症，乏歯症 ……………………………………………………… 159
9. エナメル質形成不全症 ……………………………………………… 160

6章　循環器・呼吸器疾患　　　　　　　　　　　　　　　　　　161

1. 先天性心疾患 ………………………………………………… 白石　公　161
2. 22q11.2欠失症候群 …………………………………………… 山岸　敬幸　162
3. ウィリアムス症候群 ………………………………………… 富和　清隆　163
4. 肥大型/拡張型心筋症 ………………………………………… 森崎　隆幸　163
5. QT延長症候群 ………………………………………………… 清水　渉　166
6. 血管型エーラス・ダンロス症候群 …………………………… 森崎　裕子　167
7. 遺伝性出血性毛細血管（末梢血管）拡張症 ………………… 森崎　裕子　168
8. 遺伝性肺動脈性高血圧症 ……………………………………… 森崎　裕子　170
9. α_1アンチトリプシン欠損症 ……………………………………… 川目　裕　171
10. カータゲナー症候群 ………………………………………… 川目　裕　171
11. バート・ホッグ・デューベ症候群 …………………………… 田村　和朗　172

7章　消化器疾患　　　　　　　　　　　　　　　　　田村　和朗　174

1. 乳児肥厚性幽門狭窄症 ……………………………………………… 174
2. 消化性潰瘍 …………………………………………………………… 175
3. 無カタラーゼ血症 …………………………………………………… 176
4. ヒルシュスプルング病 ……………………………………………… 177
5. 消化管奇形 …………………………………………………………… 178
   A. 食道閉鎖±気管食道瘻 ………………………………………… 178
   B. 横隔膜ヘルニア ………………………………………………… 179
   C. 十二指腸閉鎖/狭窄 ……………………………………………… 180
   D. 臍帯ヘルニア …………………………………………………… 181
   E. 肝外胆道閉鎖 …………………………………………………… 181
   F. 鎖肛，直腸肛門奇形 …………………………………………… 183
6. 遺伝性高ビリルビン血症 …………………………………………… 183
   A. クリグラー・ナジャール症候群 ……………………………… 183
   B. ギルバート症候群 ……………………………………………… 184
   C. デュビン・ジョンソン症候群 ………………………………… 185
   D. バイラー病，進行性家族性肝内胆汁うっ滞症 ……………… 186
7. アラジール症候群 …………………………………………………… 187
8. アカラシア …………………………………………………………… 188
9. バレット食道 ………………………………………………………… 189
10. congenital short bowel and malabsorption syndrome …………… 189

11. セリアック病 ……………………………………………………………………… 190
12. 炎症性腸疾患 …………………………………………………………………… 191

8章　腎・泌尿器疾患 — 192

1. 先天性腎尿路奇形 ……………………………………………… 森貞　直哉・飯島　一誠　192
2. 常染色体優性多発性嚢胞腎 ……………………………………………… 坂爪　悟　193
3. 遺伝性腎炎 ………………………………………………………………… 野津　寛大　194
    A. アルポート症候群 …………………………………………………………… 194
    B. 菲薄基底膜症候群 …………………………………………………………… 195
4. 腎結石 ……………………………………………………………………… 坂爪　悟　196
5. 若年性ネフロン癆 ………………………………………………………… 坂爪　悟　196
6. デント病 …………………………………………………………………… 野津　寛大　197

9章　骨・結合組織疾患 — 199

骨系統疾患 — 199
1. 軟骨無形成症/軟骨低形成症 ……………………………………………… 澤井　英明　199
2. タナトフォリック骨異形成症1型, 2型 …………………………………… 澤井　英明　200
3. 先天性脊椎骨端異形成症 ………………………………………………… 室月　淳　201
4. スティックラー症候群 …………………………………………………… 清水　健司　202
5. 短肋骨多指症候群/呼吸不全性胸郭異形成症 …………………………… 澤井　英明　203
6. 多発性骨端異形成症 I, II, III, IV, V, VI型 ……………………………… 室月　淳　204
7. 偽性軟骨無形成症 ………………………………………………………… 室月　淳　205
8. 骨幹端異形成症 …………………………………………………………… 室月　淳　206
9. 軟骨無発生症/軟骨低発生症 ……………………………………………… 澤井　英明　207
10. 屈曲肢異形成症 …………………………………………………………… 澤井　英明　208
11. 点状軟骨異形成症 ………………………………………………………… 川目　裕　209
12. 大理石骨病, およびその他の骨硬化症(硬化性骨異形成症) ………… 川目　裕　210
13. 骨形成不全症 ……………………………………………………………… 長谷川奉延　211
14. 低ホスファターゼ症 ……………………………………………………… 渡邉　淳　212
15. 多発性軟骨性外骨腫症, その他の過誤腫性疾患 ……………………… 川目　裕　213
16. 鎖骨頭蓋異形成症 ………………………………………………………… 清水　健司　214
17. 脊椎肋骨異形成症(脊椎胸郭異形成症, クラリーノ3微を含む) ……… 川目　裕　215
18. ホルト・オーラム症候群 ………………………………………………… 西　恵理子　217

指趾形態異常 — 218
19. 裂手裂足(EEC症候群を含む) …………………………………………… 川目　裕　218
20. 短指(趾)症 ………………………………………………………………… 川目　裕　219
21. 多指合指(趾)症 …………………………………………………………… 三宅　秀彦　220
22. 指節関節癒合症 …………………………………………………………… 三宅　秀彦　221
23. ポーランド奇形 …………………………………………………………… 川目　裕　221

結合織疾患 — 222
24. マルファン症候群, およびその類縁疾患 ……………………………… 森崎　裕子　222

	A. マルファン症候群		222
	B. ロイス・ディーツ症候群		224
25.	エーラス・ダンロス症候群	渡邉　淳	225
26.	皮膚弛緩症	渡邉　淳	226
27.	ラールセン症候群，FLNB異常症	吉橋　博史	227
28.	関節拘縮を主徴とする症候群	川目　裕	228
29.	爪膝蓋骨症候群	川目　裕	230

10章　皮膚疾患　　231

1.	白皮症	三橋善比古	231
2.	色素異常症	三橋善比古	232
3.	魚鱗癬	内山　真樹・三橋善比古	233
4.	角化症	川上　洋・三橋善比古	234
5.	表皮水疱症	内山　真樹・三橋善比古	236
6.	ヘイリー・ヘイリー病	内山　真樹・三橋善比古	237
7.	無(低)汗性外胚葉異形成	川上　洋・三橋善比古	238
8.	先天性無汗無痛症	川上　洋・三橋善比古	239
9.	ロースムント・トムソン症候群	三橋善比古	240
10.	色素性乾皮症A〜G群，V	三橋善比古	241
11.	弾性線維性仮性黄色腫	三橋善比古	242
12.	ウェルナー症候群	川上　洋・三橋善比古	243
13.	基底細胞母斑症候群	三橋善比古	243
14.	神経線維腫症	(16章参照)	
15.	レジウス症候群	堺　則康	244
16.	コーデン病	(16章参照)	
17.	色素失調症，伊藤白斑	堺　則康	245
18.	血管腫症	堺　則康	246

11章　代謝疾患　　248

1.	代謝疾患総論	酒井　規夫	248
アミノ酸代謝異常症			**249**
2.	高フェニルアラニン血症	但馬　剛	249
3.	高チロシン血症1型，2型，3型	但馬　剛	250
4.	非ケトーシス性高グリシン血症	但馬　剛	251
5.	メープルシロップ尿症	但馬　剛	252
6.	ホモシスチン尿症1型，2型，3型	但馬　剛	253
7.	シスチン尿症	但馬　剛	255
尿素サイクル異常症			**256**
8.	オルニチントランスカルバミラーゼ欠損症	但馬　剛	256
9.	その他の高アンモニア血症	但馬　剛	257
10.	シトリン欠損症	但馬　剛	258

有機酸代謝異常症 — 260
- 11. メチルマロン酸血症 ········· 深尾 敏幸 260
- 12. プロピオン酸血症 ········· 深尾 敏幸 261
- 13. マルチプルカルボキシラーゼ欠損症 ········· 深尾 敏幸 262
- 14. グルタル酸血症Ⅰ型 ········· 深尾 敏幸 263
- 15. グルタル酸血症Ⅱ型 ········· 深尾 敏幸 264

脂肪酸代謝異常症 — 265
- 16. 中鎖アシル-CoA脱水素酵素(MCAD)欠損症 ········· 深尾 敏幸 265
- 17. 極長鎖アシル-CoA脱水素酵素(VLCAD)欠損症 ········· 深尾 敏幸 266
- 18. カルニチンパルミトイルトランスフェラーゼⅠ(CPT1)欠損症 ········· 深尾 敏幸 267
- 19. カルニチンパルミトイルトランスフェラーゼⅡ(CPT2)欠損症 ········· 深尾 敏幸 268
- 20. カルニチンアシルカルニチントランスロカーゼ(CACT)欠損症 ········· 深尾 敏幸 269
- 21. 全身性カルニチン欠乏症 ········· 深尾 敏幸 270

糖質代謝異常症 — 272
- 22. 肝型糖原病 ········· 酒井 規夫 272
- 23. 筋型糖原病 ········· 酒井 規夫 274
- 24. ガラクトース血症 ········· 但馬 剛 275
- 25. Glut-1欠損症 ········· 但馬 剛 276

核酸代謝異常症 — 277
- 26. レッシュ・ナイハン症候群 ········· 但馬 剛 277

色素代謝異常症 — 278
- 27. ポルフィリン症 ········· 深尾 敏幸 278

金属代謝異常症 — 280
- 28. 遺伝性ヘモクロマトーシス ········· 酒井 規夫 280
- 29. ウィルソン病 ········· 酒井 規夫 281
- 30. メンケス病,オクチピタル・ホーン症候群 ········· 酒井 規夫 282
- 31. 無セルロプラスミン血症 ········· 酒井 規夫 283

脂質代謝異常症 — 283
- 32. 家族性高コレステロール血症 ········· 深尾 敏幸 283

ライソゾーム病 — 284
- 33. ファブリー病 ········· 酒井 規夫 284
- 34. ゴーシェ病 ········· 酒井 規夫 285
- 35. ポンペ病 ········· 酒井 規夫 286
- 36. ニーマン・ピック病 ········· 酒井 規夫 287
- 37. G_{M1}ガングリオシドーシス ········· 酒井 規夫 288
- 38. G_{M2}ガングリオシドーシス ········· 酒井 規夫 289
- 39. 異染性白質ジストロフィー,サポシンB欠損症 ········· 酒井 規夫 290
- 40. クラッベ病(グロボイド細胞白質ジストロフィー),サポシンA欠損症 ········· 酒井 規夫 291
- 41. ムコ多糖症 ········· 酒井 規夫 292
- 42. ムコリピドーシス ········· 酒井 規夫 294
- 43. ガラクトシアリドーシス ········· 酒井 規夫 295
- 44. ウォルマン病/コレステロールエステル蓄積症 ········· 酒井 規夫 296
- 45. 神経セロイドリポフスチン症 ········· 酒井 規夫 297

ペルオキシソーム病 — 298
- 46. ペルオキシソーム形成異常症(ツェルベーガースペクトラム) ········· 深尾 敏幸 298

47. 副腎白質ジストロフィー･･･ (1章参照)
ミトコンドリア病　299
 48. ピルビン酸脱水素酵素複合体(PDHC)欠損症･････････････････ 深尾　敏幸　299
 49. ピルビン酸カルボキシラーゼ(PC)欠損症･･････････････････････ 深尾　敏幸　300
 50. 呼吸鎖酵素欠損症･･･ 深尾　敏幸　301

12章　内分泌疾患　303

 1. 複合型下垂体ホルモン欠損症･･････････････････････････････ 長谷川奉延　303
 2. 低ゴナドトロピン性性腺機能低下症･･････････････････････････ 長谷川奉延　304
 3. 男性限性思春期早発症･･･････････････････････････････････ 長谷川奉延　305
 4. 家族性下垂体腫瘍症候群････････････････････････････････ 櫻井　晃洋　306
 5. 尿崩症･･･ 櫻井　晃洋　306
 6. 先天性甲状腺機能低下症････････････････････････････････ 長谷川奉延　308
 7. 自己免疫性甲状腺疾患･･･････････････････････････････････ 櫻井　晃洋　309
 8. 甲状腺ホルモン不応症･･･････････････････････････････････ 長谷川奉延　310
 9. 副甲状腺機能亢進症････････････････････････････････････ 櫻井　晃洋　310
 10. 副甲状腺機能低下症････････････････････････････････････ 長谷川奉延　312
 11. 偽性副甲状腺機能低下症････････････････････････････････ 長谷川奉延　313
 12. 遺伝性くる病･･ 長谷川奉延　314
 13. バーター症候群･･ 櫻井　晃洋　315
 14. ジテルマン症候群･･ 櫻井　晃洋　315
 15. リドル症候群･･ 櫻井　晃洋　316
 16. apparent mineralocorticoid excess(AME)症候群･･････････････ 櫻井　晃洋　317
 17. 多腺性自己免疫症候群･･･････････････････････････････････ 櫻井　晃洋　317
 18. 先天性副腎皮質過形成症････････････････････････････････ 長谷川奉延　318
 19. 先天性副腎低形成症････････････････････････････････････ 長谷川奉延　319
 20. アンドロゲン不応症･･････････････････････････････････････ 長谷川奉延　320
 21. 性分化疾患･･ 長谷川奉延　321
 22. MODY(maturity oncet of diabetes of the young)･･････････････ 櫻井　晃洋　322

13章　血液・凝固・免疫不全　324

 1. 遺伝性球状赤血球症････････････････････････････････････ 倉橋　浩樹　324
 2. 赤血球酵素異常症･･････････････････････････････････････ 倉橋　浩樹　325
 3. サラセミア･･ 倉橋　浩樹　326
 4. 鎌状赤血球血症･･ 倉橋　浩樹　327
 5. ファンコーニ貧血･･ 倉橋　浩樹　328
 6. Rh血液型不適合･･･････････････････････････････････････ 倉橋　浩樹　330
 7. 血友病･･･ 市原　慶和　331
 8. 血友病を除く血液凝固因子の異常･･････････････････････････ 市原　慶和　332
 9. 血液凝固を制御する因子の異常････････････････････････････ 市原　慶和　333
 10. 線溶系の異常･･ 市原　慶和　334

11. 血小板膜糖タンパク異常症	市原	慶和	335
12. 先天性好中球減少症	柘植	郁哉	336
13. 白血球接着分子欠損症	柘植	郁哉	338
14. 慢性肉芽腫症	柘植	郁哉	339
15. チェディアック・東症候群	柘植	郁哉	340
16. 重症複合免疫不全症	柘植	郁哉	341
17. アデノシンデアミナーゼ欠損症	柘植	郁哉	342
18. 無γグロブリン血症	柘植	郁哉	343
19. 高IgE症候群	柘植	郁哉	344
20. ウィスコット・オールドリッチ症候群	柘植	郁哉	345
21. 毛細血管拡張性失調症	柘植	郁哉	346
22. 補体成分タンパク欠損症	柘植	郁哉	347

14章　多発奇形症候群 ─── 大橋　博文　349

1. モワット・ウィルソン症候群 ……………………………………… 349
2. ヴィードマン・ベックウィズ症候群 …………………………… 350
3. アンジェルマン症候群 …………………………………………… 351
4. コッフィン・ローリー症候群 …………………………………… 352
5. ブラッハマン・デランゲ症候群 ………………………………… 352
6. 歌舞伎メイキャップ症候群 ……………………………………… 353
7. ヌーナン症候群 …………………………………………………… 354
8. ルビンステイン・テイビ症候群 ………………………………… 354
9. ラッセル・シルバー症候群 ……………………………………… 355
10. ソトス症候群 ……………………………………………………… 356
11. 髪・鼻・指症候群 ………………………………………………… 356
12. CHARGE症候群 …………………………………………………… 357
13. VATER(VACTERL)連合 …………………………………………… 358

15章　染色体異常 ─── 古庄　知己　359

1. ダウン症候群 ……………………………………………………… 359
2. 13トリソミー症候群，18トリソミー症候群 ………………… 360
3. 性染色体異常症候群 ……………………………………………… 362
4. 染色体構造異常症候群 …………………………………………… 363
5. 均衡型相互転座 …………………………………………………… 365
6. 不均衡型相互転座 ………………………………………………… 369
7. 染色体逆位 ………………………………………………………… 369
8. その他の染色体構造異常 ………………………………………… 371

16章　腫瘍 ——櫻井　晃洋　373

1. 遺伝性乳癌・卵巣癌症候群 　373
2. リンチ症候群(遺伝性非ポリポーシス大腸癌) 　374
3. 家族性大腸ポリポーシス 　375
4. ポイツ・イェーガース症候群 　376
5. リ・フラウメニ症候群 　377
6. 多発性内分泌腫瘍症1型 　378
7. 多発性内分泌腫瘍症2型 　379
8. フォンヒッペル・リンドウ病 　380
9. 遺伝性パラガングリオーマ・褐色細胞腫症候群 　381
10. 神経線維腫症1型 　382
11. 神経線維腫症2型 　383
12. カーニー複合 　384
13. PTEN過誤腫症候群 　385

17章　多因子疾患 ——羽田　明　387

1. 糖尿病 　387
2. 過敏症(免疫反応を原因とする疾患群) 　391

18章　妊娠に関連した遺伝カウンセリング ——金井　誠　397

A. 胎内感染 　397
B. 薬剤の催奇形性 　397
C. 放射線の遺伝的影響 　399
D. 習慣流産 　401
E. 高齢妊娠 　401
F. 近親結婚 　403

19章　薬理遺伝学 ——渡邉　淳　405

A. 薬理遺伝学とは 　405
B. 分析対象に基づくPGx検査－遺伝学的検査と体細胞遺伝子検査 　405
C. 遺伝学的検査としてのPGx検査の特徴 　406
D. PGx検査を診療で活用するステップ－実施と情報管理 　407
E. PGx検査を医療機関内で実施する際には 　409

20章　遺伝マーケット ―――――――――――――― 高田　史男　410
　　A．体質遺伝学的検査 ……………………………………………………………… 410
　　B．DNA親子鑑定ビジネス ………………………………………………………… 412
　　C．世界の動向 ……………………………………………………………………… 413
　　D．国内行政 ………………………………………………………………………… 414
　　E．学会の動向 ……………………………………………………………………… 416
　　F．業界の動向 ……………………………………………………………………… 416

付録　419
　付図 ………………………………………………………………………………………… 420
　付表　1．遺伝学的検査に関するガイドライン(2003年8月) ………………………… 435
　　　　2．医療における遺伝学的検査・診断に関するガイドライン(2011年2月) …… 443

索引 ……………………………………………………………………………………… 451

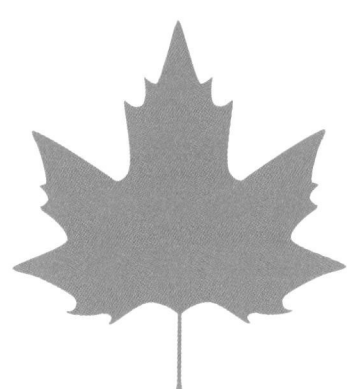

総論

遺伝カウンセリングの基本理念

A 遺伝カウンセリングの歴史

"遺伝カウンセリング(genetic counseling)"という言葉は，1947年にMinnesota大学のSheldon C. Reedが初めて提唱したとされており，長い医学の歴史の中ではまだ新しい概念である．遺伝の問題は太古の昔から人々にとって大きな問題であったはずであるが，科学的な根拠を伴う遺伝学が確立したのは20世紀初頭のことである．米国では先天代謝異常やメンデル遺伝病の知見が集積されるに伴って，1940年代には大学医学部の多くで遺伝学の教育がカリキュラムに盛り込まれるようになった．1950年代にヒトの染色体数が確定し，1970年代に羊水検査の技術や超音波検査技術が医療に導入されるようになると，出生前に胎児の遺伝学的な情報が得られるようになり，必然的に妊娠継続についての自律的な意思決定が求められる状況が出現してきた．こうした背景から適切な情報提供と自己決定の支援を目的とした，非指示的な遺伝カウンセリングの必要性が高まり，1969年にニューヨークのSarah Lawrence大学に遺伝カウンセラーを養成する大学院が開設され，1971年には人類遺伝学修士の学位を取得した遺伝カウンセラーを輩出している．

その後，遺伝医学の進歩に伴って多くの単一遺伝子疾患の原因遺伝子が同定され，病態の理解の進展や新しい治療法の開発につながった．また生殖医療技術が飛躍的に進歩したことは，クライエントや血縁者にとって，自己決定の選択肢を増やすこととなった．しかし一方で，こうした遺伝医学の知見や技術の進歩により，治療法のない疾患の診断や生殖医療における生命の選択の問題など，クライエントや血縁者に判断の難しい自己決定を求める機会も増加しており，医療における遺伝カウンセリングの重要性はますます高まっている．

B 遺伝カウンセリングとは

あらためて遺伝カウンセリングとはどのような医療であるかを考えるにあたり，2006年に米国遺伝カウンセラー学会(National Society of Genetic Counselors)が公表した遺伝カウンセリングの定義(What is genetic counseling?)を表1に示す(筆者訳)．また，2003年にわが国の遺伝関連10学会によって公表された「遺伝学的検査に関するガイドライン」はその用語の解説の中で，「遺伝カウンセリングとは，遺伝性疾患の患者・家族またはその可能性のある人(クライエント)に対して，生活設計上の選択を自らの意志で決定し行動できるよう臨床遺伝学的診断を行い，遺伝医学的判断に基づき遺伝予後などの適切な情報を提供し，支援する医療行為である．遺伝カウンセリングにおいてはクライエントと遺伝カウンセリング担当者との良好な信頼関係に基づき，さまざまなコミュニケーションが行われ，この過程で心理的精神的援助がなされる．遺伝カウンセリングは決して一方的な遺伝医学的情報提供だけではないことに留意すべきである」と記載している．これらに共通する基本理念は，コミュニケーションプロセスの重要性と，自律的な意志決定の尊重である．

表1 遺伝カウンセリングの定義（米国遺伝カウンセラー学会）

遺伝カウンセリングとは，疾患に対する遺伝学的な関与について，当事者がその医学的，心理的，および家族への影響を理解し，それに適応していくことを支援するプロセスである．このプロセスには以下の内容が含まれる．

- 疾患の発生や再発の可能性を評価するための家族歴および病歴の解釈
- 遺伝，検査，マネジメント，予防，情報リソースや研究についての教育（情報提供）
- インフォームド・チョイス（十分な情報に基づく自律的な意志決定）とリスクや病態への適応を促すためのカウンセリング

米国遺伝カウンセラー学会は，患者や，遺伝カウンセリングをより深く学ぼうという関心のある学生，医療関係者のための包括的なリソースとして貢献する．

　ヒポクラテスの時代からごく最近まで，医師と患者の関係は対等なものではなく，医師は「知識が不十分で自分自身では正しい判断を下すことができない」患者に対し，「父親のような」立場（paternalistic）で最もよいと考えられる医療を施し，患者は医師に対する信頼のもとに提供される医療を受けるという関係であった．現在では医療の中心は患者自身であり，医療を提供する側とそれを受ける側は対等の立場で情報を共有し，患者の希望を尊重しつつ医療的に最善と考えられる方針を検討し，最終的に患者が方針を決定する，informed decision makingの概念が広く受け入れられるに至っている．遺伝カウンセリングで取り扱う問題にはほとんどの場合，医学的な「正解」はない．それゆえ，クライエントの最終的な意思決定は，十分な情報に基づいた，クライエントの価値観に沿ったものであること，クライエント自身が決定の内容のみならず決定に至るプロセスに納得し，その時点で自身にとって最善の決断を下したと実感できること，意思決定にあたって受けた支援に満足できていることが重要である．

　ときにはクライエントの意志決定の内容が，明らかに医学的あるいは社会通念上妥当でない場合や，本人や血縁者に危害を及ぼしうるものである場合も起こりうる．こうした場合においても遺伝カウンセリング担当者は，クライエントが心理的な危機場面にあって正常な判断が困難になっている場合を除き，非指示的な態度でクライエントの思いを受容しつつ，クライエントのより好ましい意思決定につながるように働きかける必要がある．「非指示的」とは，情報を提供したのちはクライエントの判断にすべてを任せるという意味では決してなく，遺伝カウンセリング担当者がクライエントに自身の価値観を押しつけないという意味である．むしろ遺伝カウンセリング担当者は専門的な立場に立ったうえでの自身の信念を確立している必要がある．クライエントは対話を重ねる中で遺伝カウンセリング担当者の考え方を学び，それを取捨選択しつつ自身を「成長」させ，最終的に自らの意思を「指示されることなく」決定するのである．

遺伝カウンセリングの流れ

　実際の遺伝カウンセリングは，前述のような基本理念に沿い，以下のようなステップを踏んで行われる．

1. 遺伝カウンセリングの開始

　遺伝カウンセリングはクライエントが自発的に来院することもあれば，担当医に受診を勧められ，紹介されて来院することもある．後者の場合には本人が遺伝カウンセリングという医療の目的を十分に理解できておらず，何を期待すればよいのかもわからない場合も少なくない．またクライエントごとに取り扱うべき内容も異なる．このため多くの遺伝カウンセリング部門（遺伝医療部門）では，来院前の予約の段階でクライエントと連絡をとり，相談を希望する内容や本人および血縁者の情報などを事前に収集する．また有用と思われる情報（紹介状や検査結果，家系情報，母子手帳など）の準備も依頼する．このときのやり取りの中で，クライエントの遺伝学的な知識の正確さや考え方，持っている情報の量などを推測することができる．予診は単なる情報収集ではなく，遺伝カウンセリング担当者とクライエントとの間の最初の信頼関係を構築する重要なコミュニケーションの機会であり，来院への不安を解消する役割も持っている．こうして得られた情報をもとに遺伝学的観点から見たクライエントの状況やリスクについての判断を行い，実際の遺伝カウンセリングのときに必要な資料を用意し，面談の具体的な目標を設定する．

　面談の最初には，クライエントが不安を少しでも解消できるよう，視線を合わせて挨拶と自己紹介をするとともに，来院をねぎらい，導入の会話を交わしつつ話しやすい雰囲気を作るよう努める．

2. クライエントが抱える問題の評価と情報提供

　面談の中で遺伝カウンセリング担当者は，クライエントが抱えている遺伝学的問題とそれについてのクライエント自身の理解や希望，それに伴う心理社会的問題を把握し，それを解決するための情報を提供する．提供する情報には，当該疾患の頻度や自然歴，遺伝形式と罹患リスク，遺伝学的検査の適応の有無やその意義と限界，発症予防法の有無とその内容，医学的管理や治療法，患者会や支援団体に関する情報，臨床研究に関する情報，などが含まれる．情報提供に際してはわかりやすい図やモデルを用いるなど，クライエントの理解度や教育的背景に応じた工夫が必要である．またクライエントはインターネットなどから疾患の自然歴や再発リスクなどの情報を得ていることも多いが，必ずしもそれらの情報を正しく理解しているとは限らない．遺伝カウンセリングで提供されるのは一般的，標準的な情報ではなく，クライエント個人のリスクや検査の適応であるという点はしっかりと伝えることが重要である．

　遺伝カウンセリング担当者は，こうした情報と対話をもとに意志決定に向かうクライエントを支援する．適応がある場合にはこの段階で遺伝学的検査が行われることもある．検査が発症者を対象とした診断確定目的の検査ではなく，保因者診断や発症前診断の場合には，通常複数回の遺伝カウンセリングを経て検査が行われる．遺伝学的検査が実施された場合には，後日その結果の開示と説明を行う．

3. 問題のマネジメントと遺伝カウンセリングの継続

　クライエントが自身の遺伝学的問題がもたらす医学的，心理的影響，家族への影響などを理解したうえでこれからの医療や生活についての意志決定を行った後は，その意志を尊重し，本人や家族にとって最善の結果に結びつくようさまざまな方面との調整を行うのも遺伝カウンセリングの大きな役目のひとつである．これには適切な医療機関への

紹介や診療スケジュールの調整，社会資源や医療費助成，手当や年金，就労についての担当者との連携などが含まれる．

　遺伝カウンセリングは，情報を提供し，クライエントの意志決定がなされたらそこで終了するものではない．意思決定の後もクライエントには迷いや不安が続き，継続した支援が必要となる場合も多い．一連の遺伝カウンセリングの終了時には，遺伝カウンセリング担当者から後日連絡を取ることの了解を得ておき，その後の状況を確認したうえで必要があれば再度遺伝カウンセリングの機会を設定するなどの対応が必要である．

D これからの遺伝カウンセリング

　全ゲノム解読の時代を迎え，遺伝カウンセリングの対象すなわち人々が遺伝に関する関心や不安を抱く対象は，これまでのような先天性疾患や周産期医療，単一遺伝子疾患にとどまらず，生活習慣病に代表される多因子疾患や薬剤感受性に関する遺伝，行動や体質など直接疾患とは関係しない個体差に関する遺伝要因の問題など，極めて広範になりつつある．さらに医療を介さずに自身の遺伝情報を入手することも可能となり，医療と非医療を明確に区分することも困難になっている．遺伝カウンセリング担当者はこれまで以上に広く多様なクライエントに対応できる能力が求められてくると考えられる．

2 家系図の基本

A 家系情報の重要性

詳細な家系情報の収集は遺伝性疾患に限らず医療の基本である．

家系情報の把握は単一遺伝子疾患においては，①正確な診断を可能にし（特に発端者の臨床像のみでは遺伝性か非遺伝性か鑑別が難しい疾患で意義が大きい），②その家系における当該疾患の臨床像の把握や予後の予測を可能にし，③リスクのある血縁者を把握するとともに，④情報提供や発症前診断を可能にする．

また，生活習慣病や癌を含む多因子疾患においても罹患リスクの高い家系を同定することができ，今後ゲノム情報が広く医療に用いられるようになってくると，こうした疾患に対してもこれまでの単一遺伝子疾患に準じた患者や血縁者への対応が可能になっていくと考えられる．

B 家系図の表記法，記載内容

家系図の表記法に関しては，過去には共通のルールがなく，臨床現場でしばしば混乱が見られ，またその混乱は現在も解消したとは言えない．特に医師は家系内における疾患の共有についての情報に重きを置いて家族歴を聴取し，看護師は患者の生活背景の把握を主な目的として家族歴を聴取することが多く，かつ両者が異なる記号を用いていることも少なくない．また国内で使用されている電子カルテの家系図も表記法や記号が統一されていない．同じ記号が異なる意味で用いられている場合もあり，たとえば臨床心理学ではジェノグラムと呼ばれる家系図が用いられるが，ジェノグラムは家族関係を理解することを第一の目的としており，用いられる記号も異なっている．チーム医療の中での情報の誤伝達は医療事故につながる可能性もある大きな問題であり，すべての医療者が共通の家系図の書き方を習得する必要がある．

家系図の記載に関しては，米国遺伝カウンセラー学会（National Society of Genetic Counselors）が提唱している表記法[1]に準じるのが望ましいと考えられる．その日本語訳を図1～4（Bennett論文）に示す．この表記法は日本医学会，全国遺伝子医療部門連絡会議，日本人類遺伝学会，日本遺伝カウンセリング学会が連名で2013年に公開した「医学部卒前遺伝医学教育モデルカリキュラム」でも，わが国の医学部学生が卒業前に習得すべきものとして示されている．

家系図は原則として3世代にわたり，発端者の第1度，2度，3度近親者の情報を収集する．必要な情報としては**表1**に示すものが挙げられるが，必要に応じてそれ以外の情報（職業や生活習慣など）も記録しておく．また構成員や情報の多い家系図を最初からきれいに描くのは難しい．聴取のときにはラフな下書きを作り，その後清書するとよい．最終的な家系図を後日クライエントに確認してもらうのが望ましい．

2 家系図の基本　　7

説明
- 家系図の解釈に関連するすべての情報を記載する
- 臨床的な(公開目的でない)家系図には以下の情報を記載する
a) 発端者/クライエントの氏名
b) 個人識別のため，必要に応じて血縁者の苗字やイニシャル
c) 家系図を記録した者の氏名と役職
d) 情報提供者
e) 情報収集日
f) 家系情報を収集した理由(例：異常超音波所見，家族性腫瘍，発達遅延　など)
g) 両親双方の祖先の情報

- 個体記号の下(または右下)に記載する情報の推奨される記載順序
a) 年齢；生年(b.)や死亡年(d.)がわかればそれを記載してもよい(例　b. 1978, d. 2007)
b) 遺伝学的な評価(図4参照)
c) 個体番号(例　I-1, I-2, I-3)

- 個人情報とプライバシー保護のため，個人の特定につながる情報は最低限にとどめる

	男性	女性	性別不明	解説
1. 個人	□ b.1925	○ 30y	◇ 4mo	表現型に基づく性別を記載する．個人記号内に年齢を記載しない．
2. 罹患者	■ / ▨	● / ◕	◆	臨床的に罹患していること．塗りつぶし，網掛けなどの説明は欄外に記載する．複数の病態を記載するときは，個人記号を分割する．
3. 複数個体 (人数既知)	□5	○5	◇5	人数は個人記号内に記載する．罹患者は含めない．
4. 複数個体 (人数不明もしくは記載なし)	□n	○n	◇n	個人記号内に"n"と記載する．"?"は用いない．
5. 既死亡者	⌀ d.35	⌀ d.4mo	⌀ d.60's	死因が判明している場合は記載する．十字架(†)は用いない．
6. クライエント	□↗	○↗		遺伝カウンセリングや遺伝学的検査を希望している人．
7. 発端者	■ P↗	● P↗		最初に当該家系における遺伝学的問題に気づく契機となった人(最初に罹患したとは限らない)．
8. 死産(SB)	□ SB 28wk	○ SB 30wk	◇ SB 34wk	妊娠週数や核型が判明していれば個人記号の下に記載する．
9. 妊娠(P)	▨ LMP 7/1/2007 47,XY,+21	○ P 20wk 46,XX	◇ P	妊娠週数や核型を個人記号の下に記載する．塗りつぶして罹患を示すこともできる(欄外に説明を記載)．

分娩に至らなかった妊娠	罹患	非罹患	
10. 自然流産(SAB)	▲ 17wks female cystic hygroma	△ <10wks	在胎週数や性別が判明している場合は個人記号の下に記載する．塗りつぶした場合は欄外に説明を記載する．
11. 妊娠中絶(TOB)	▲ 18wks 47,XY,+18	△	混乱を生じないよう，他の略語は用いない．
12. 子宮外妊娠(ECT)		△ ECT	個人記号の下に"ECT"と記載する．

図1　一般的な家系図記号，定義，略号
(Bennett RL et al：J Genet Couonsel 17：424-433, 2008)

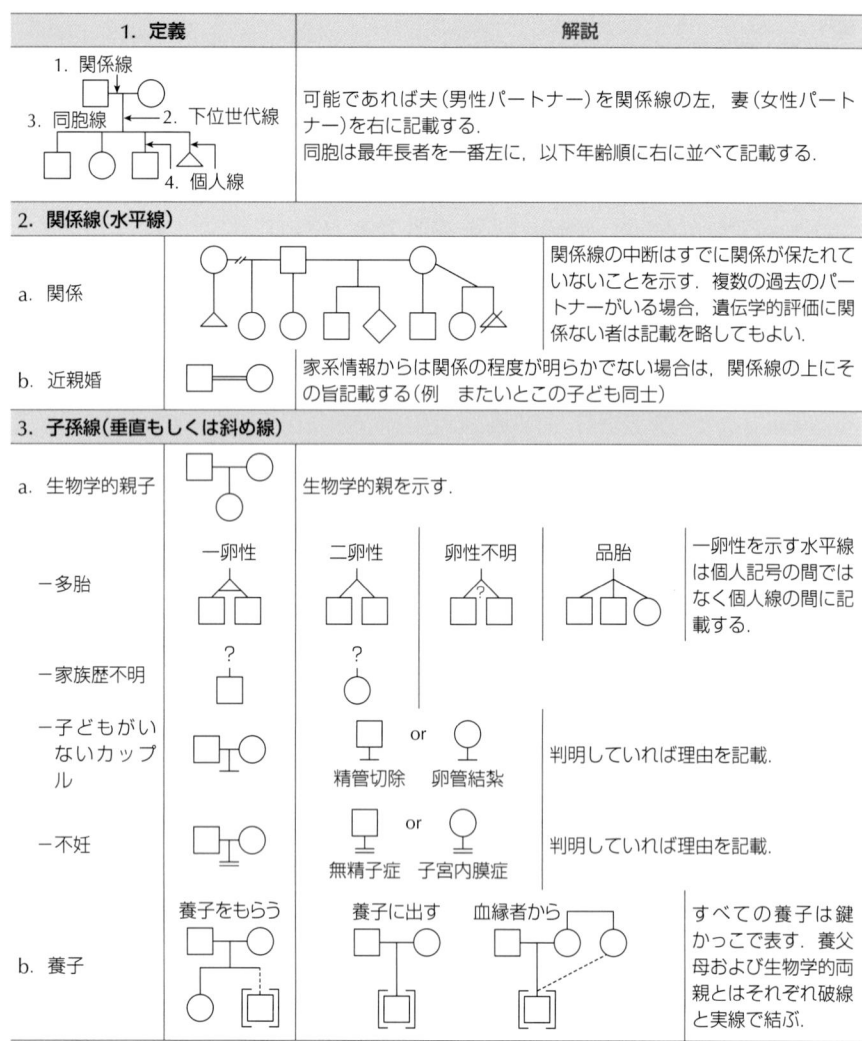

図2 関係線の定義
(Bennett RL et al：J Genet Couonsel 17：424-433, 2008)

2 家系図の基本

説明
- Dは卵子または精子提供者を示す.
- Sは代理母を示す.
- もし女性が卵子提供者かつ代理母である場合は, 遺伝学的評価の重要性に基づき, その女性は単に卵子提供者(D)としてのみ記載する(下の例4, 5). 胎児記号および下位世代線は妊娠した女性の下に記載する.
- 配偶子提供者および妊婦の家族歴も記載すべきである.

生殖医療の想定例		解説
1. 精子提供者	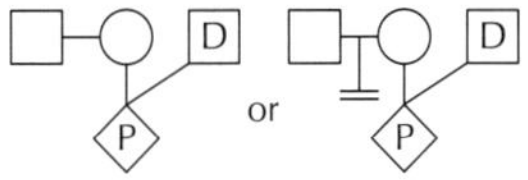	提供された精子により妊娠したカップル. 妊娠した女性と精子提供者の間は関連線で結ばない.
2. 卵子提供者	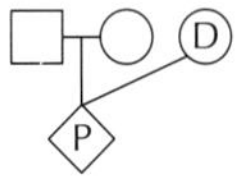	パートナーの精子と提供された卵子によって妊娠したカップル. 妊娠した女性と子の間には胎児に影響を与えうる生物学的な関係(例 催奇形物質)が生じているので実線で結ぶ.
3. 代理母のみ	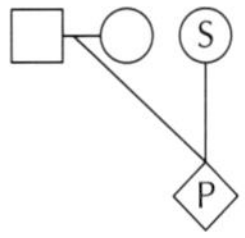	カップルの配偶子が代理母の妊娠に用いられた場合. 代理母女性と子の間には胎児に影響を与えうる生物学的な関係(例 催奇形物質)が生じているので実線で結ぶ.
4. 代理母かつ卵子提供者	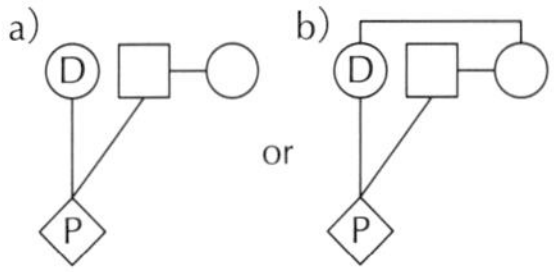	男性パートナーの精子で, a)第三者の女性またはb)女性の同胞においてカップルの子の妊娠が成立した場合.
5. 計画的養子	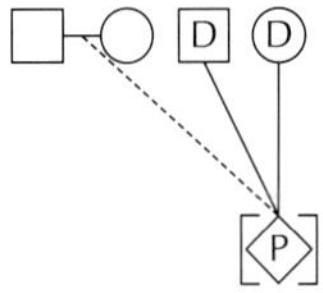	カップルが, 精子提供者の精子によって妊娠した代理母と養子の契約を結んでいる場合.

図3 生殖補助医療に関連する記号と定義
(Bennett RL et al: J Genet Couonsel 17: 424-433, 2008)

説明
- Eは家系における臨床的評価もしくは検査実施の状況を示す.
  a) Eの内容は欄外に記載する.
  b) 複数の評価が行われる場合は下付き番号をつけ（例 E_1, E_2, E_3）, 内容を欄外に記載する.
- 臨床的にすでに発症している場合にのみ個人記号を塗りつぶす.
- 連鎖解析を目的とする場合は, ハプロタイプ情報を個人記号の下に記載する. 注目すべきハプロタイプを左側に記載し, 強調する.
- 反復配列やトリプレットリピートの伸長数は, 変異アレルを先にしてかっこ内に記載する.
- 変異が判明している場合はかっこ内に記載する.

定義	記号	想定例
1. 確認された検査結果(*) 記載者もしくは記載者の属する医療チームによって評価が行われた場合, あるいは外部で行われた検査であってもその結果を評価・確認できた場合にのみ用いる.	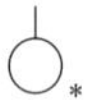	超音波検査で陰性であった女性.	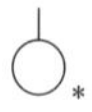 E−(echo)
2. 保因者−遺伝形式にかかわらず, 臨床症状を今後も現さないと考えられる.		患者の申告によるTay-Sachs病の男性保因者（結果を証明できていないので, "*"は用いない.	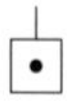
3. 無症候/未発症変異保有者−現時点では臨床症状を示していないが, 今後発症する可能性がある.	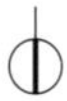	遺伝学的検査で*BRCA1*変異陽性であったが, マンモグラム所見に異常がなかった25歳女性.	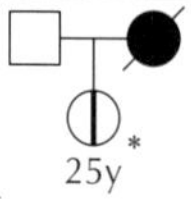 25y E_1−(mammogram) E_2+(c.5385insC *BRCA1*)
4. 判定不能	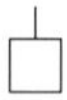 Eu	Huntington病の遺伝学的検査で判断保留となったが身体所見には異常を認めない25歳男性.	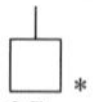 25y E_1−(physical exam) E_2u (36n/18n)
5. 検査結果陽性(E+)	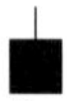 E+	嚢胞性線維症を発症しており遺伝学的検査では一方のアレルにのみ変異が同定された患者.	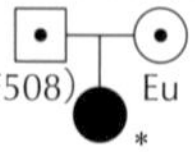 E+(ΔF508) Eu E+(ΔF508/u)
		18トリソミーの核型が確認された妊娠10週胎児.	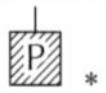 10wk E+(CVS) 47,XY,+18

図4 遺伝学的評価, 検査の情報に関する家系図記号
(Bennett RL et al：J Genet Couonsel 17：424-433, 2008)

表1　家族歴聴取で収集する情報

- 氏名：続柄のみではなく，極力固有名詞も聞いておく．
- 居住地，出身地：他の医療機関との連携などに際して必要になる．疾患によっては出身地が診断のヒントになることもある．
- 生年月日，現在の年齢
- 健康状態（罹患や障害の有無と診断病名，診断時年齢）：一見話題となっている疾患とは無関係に思えることでも聴取し記載する．
- 死亡年と死亡時年齢，死因
- 近親婚の有無：特に劣性遺伝性疾患を疑うときに重要．
- 妊娠や流産，死産の既往，子宮外妊娠，妊娠中絶，妊娠合併症の有無（週数の情報も含めて）
- 情報提供者と情報収集日
- 家系図記載者と記載日：更新記録も残しておく．

家系図作成に際しての注意事項

　家系図は1回の聴取で完成することはむしろ少ないと認識すべきである．情報提供者（患者とは限らない）が忘れている内容もあればあえて話さない場合もある．遺伝カウンセリングなど面談回数が限られている場合には予約のインテイクの段階で可能な限り家系についての情報を収集し，不足すると思われる部分については来院のときまでに確認を依頼しておく．入院患者の場合には入院時に得た家系情報を後日再確認すると新たな情報が得られることがある．ただし，同じ質問を繰り返すことは患者に負担をかけたり不信感を抱かせたりすることにもなりかねないので注意する．

　時間の経過とともに家系情報も変化する．継続的支援の中で，常に最新の家系情報を得ることについても心がけたい．

文献

1) Bennett RL et al：Standardized human pedigree nomenclature：update and assessment of the recommendations of the National Society of Genetic Counselors. J Genet Couns 17：424-433, 2008

再発率,変異率の推定

 メンデル遺伝病や染色体異常はもちろんのこと,多因子疾患においても罹患者の家系においては同一疾患の罹患者が現れる確率は高くなる.こうした再発率の推定は遺伝カウンセリングにおいて極めて重要な要素である.
 遺伝形式が明らかになっている疾患の再発率の推定は別として,類似の臨床像を示していても家系によって原因が異なり,したがって遺伝形式も異なる疾患は少なくない.個々の家系における再発率の推定には正確で十分な情報に基づく家系図の作成が不可欠であり,不正確な家系図はしばしば診断そのものをも誤らせる.
 単一遺伝子疾患の場合は,遺伝子レベルでの診断が確定した時点で,その疾患の浸透率が既知であれば,血縁者の再発率を正確に推定することができる.ただし,不完全浸透の疾患においては,当初は高い浸透率が報告されていても,非典型例でのデータが蓄積することによって浸透率が低下していくことがある.遺伝カウンセリング提供者は常に最新の情報を入手する必要がある.

A 理論的再発率

 単一遺伝子疾患の場合は,疾患の遺伝形式に基づいて分離の法則に従って理論的に分離比の算定が可能であり,これをもとに再発率を推定する.

1. 常染色体優性遺伝(AD)

 常染色体優性遺伝を示す疾患における再発率は,[両親の一方がヘテロ接合体である確率]×1/2(変異遺伝子を受け継ぐ確率)×[浸透率(p)]で求められる.
① 完全浸透(p = 1)の疾患において両親の一方が罹患している場合は,再発率は1/2である.
② 完全浸透の疾患で両親のいずれも罹患していない場合は,突然変異や性腺モザイクの可能性を考える必要がある.この場合,再発率はかなり低くなるがゼロにはならない.
③ 不完全浸透(p < 1)の疾患では罹患していないが変異遺伝子を保有する確率を考慮する必要がある.罹患していない親の上位世代に罹患者がいる場合には,親は変異保有者である可能性と変異を保有していない可能性の両方が考えられる.こうした場合の再発率は後述のBayesの定理を用いて算定する.

2. 常染色体劣性遺伝(AR)

 常染色体劣性遺伝を示す疾患では浸透率はあまり問題にならない.発端者の両親は通常保因者であり,次子の再発率は各妊娠について1/4となる.健常な保因者となる確率が1/2,健常な非保因者となる確率が1/4である.
 罹患者の血縁者が保因者である確率は図1で示される.罹患者の血縁者の次子の再発率はパートナーとの血縁関係に影響を受ける.パートナーとの間に血縁関係がない場合は,当該疾患の頻度からパートナーが保因者である確率2qをHardy-Weinbergの法則に基づいて計算し,子の再発率は[罹患者の血縁者が保因者である確率]×2q×1/4となる.パートナーが血縁者である場合の再発率は,図1に基づいて[罹患者の血縁者が

3 再発率，変異率の推定

[図省略: 常染色体劣性遺伝病家系におけるヘテロ接合体の確率を示す家系図]

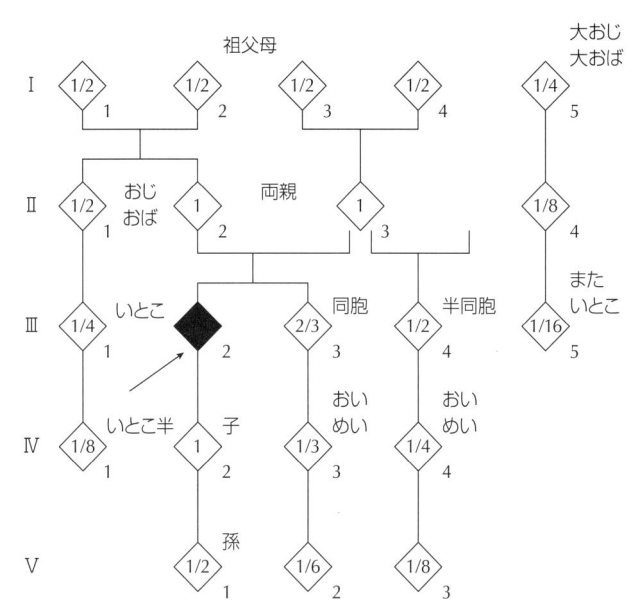

図1 常染色体劣性遺伝病家系におけるヘテロ接合体の確率

保因者である確率]×[パートナーが保因者である確率]×1/4で計算できる．

【Hardy-Weinbergの法則】

　十分に大きい人口集団（遺伝子プール）において特定の遺伝子における優性アレルと劣性アレルそれぞれの頻度をp，qとすると（p＋q＝1），AR疾患においては，非保因者，健常保因者，罹患者の頻度はそれぞれp^2，$2pq$，q^2となり，この比率は世代を経ても変わらない．たとえば1万人に1人が罹患するAR疾患であれば，$q^2 = 1/10,000 = (1/100)^2$よりq＝1/100，したがって保因者頻度は2pq≒2q＝2/100からおよそ50人に1人となる．

3. X連鎖劣性遺伝（XLR）（図2）

　多くのX連鎖遺伝を示す疾患は劣性遺伝であり，変異を持つ男性は全例発症するが，ヘテロ接合体の女性は臨床症状を現さない（酵素活性など定量的な検査所見はしばしば非保因者と罹患者の中間的な値を示す）．男性はX染色体を1本しか持たないため，男性における罹患者頻度は前述のHardy-Weinbergの法則によってqと表すことができるが，女性がホモ接合体となる確率はq^2であり，まれである．

　男性罹患者の息子はY染色体を受け継ぐため発症しない．娘は100％健常保因者となる．女性保因者の息子は1/2の確率で発症し，娘は1/2の確率で健常保因者となる．女性罹患者の息子は100％発症し，娘は（父親が罹患していなければ）100％健常保因者となる．

4. X連鎖優性遺伝（XLD）（図3）

　一部のX連鎖遺伝を示す疾患は優性遺伝を示すが，臨床像は男性罹患者に比べて軽症

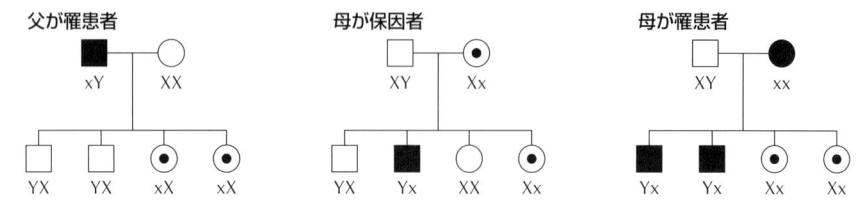

図2　XLR疾患における遺伝パターン
子の世代では，父由来のアレルを左，母由来のアレルを右に記載している．

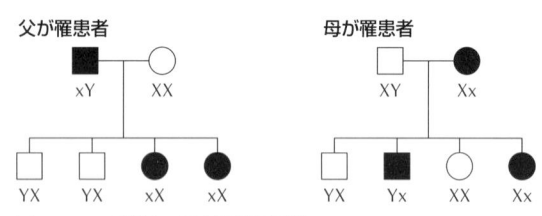

図3　XLD疾患における遺伝パターン

であることが多い．色素失調症やRett症候群のように男性が変異遺伝子を持つと胎生致死となるため，女性のみ罹患する疾患もある．

男性罹患者の息子は発症しない．娘には100％変異遺伝子が伝わるが，臨床像はX染色体不活化の影響により予測が難しい．女性罹患者の息子は1/2の確率で発症し，娘は1/2の確率で変異遺伝子を受け継ぐが，これもX染色体不活化の影響を受けるため，親子でも臨床像は個人差が大きく予測は困難である．

5．ミトコンドリア遺伝

ミトコンドリアDNAの変異によるミトコンドリア遺伝病は母系遺伝する．罹患の原因となっているDNAは父から子には伝わらないため，父が罹患者の場合，子の再発率はゼロである．一方母が罹患者の場合，変異ミトコンドリアは男女にかかわらずすべての子に伝わるが，伝えられる正常ミトコンドリアDNAと変異DNAの比率は一定ではないため（ヘテロプラスミー），再発率や重症度は予測できない．

母親が罹患しておらず，子がミトコンドリア遺伝病に罹患している場合は，母親が変異DNAを有しているが発症していない場合と，子のミトコンドリアDNAに突然変異が生じた場合を考える必要がある．

🍁 経験的再発率

大部分の染色体異常や多因子疾患では，単一遺伝子疾患とは異なり，理論的に再発率を計算することができない．こうした疾患ではこれまでの家系解析によって蓄積されたデータをもとに再発率が推定される．確率はあくまでも多数の経験から導き出されるものであるが，クライエントは概して1か0かを求めたがるし，実際にその後にクライエントに起きるのは1か0の事象のいずれかである．遺伝カウンセリングにおいてはこれらの数値があくまでも過去の経験に基づく確率であることをクライエントが理解できる

1. 染色体異常症

染色体異常では理論的に再発率を算出することは困難であり，経験的再発率が重要である．トリソミー型Down症候群の経験的再発率は35歳以下の女性では約0.5％，35歳以上では年齢に応じた一般頻度とほぼ同じとされる．他のトリソミーの再発率は極めて低い．両親の一方が均衡型転座の保因者である場合は，子が不均衡転座を持つ確率は理論的には受精時には50％となるが，重篤な場合は出生に至らないことが多いため，出生時にはより小さい値となる．出生時の経験的再発率は母親が転座保因者のときに約10％，父親が転座保因者のときに約5％程度である．

2. 多因子疾患

多因子疾患では一般頻度をpとすると，罹患者の第1度近親者の再発率はおよそ$\sqrt{p}$で近似できる．ただし，生活習慣病などのように環境要因の影響が大きく，かつその影響が時代とともに大きく変化している疾患では，これまでの知見に基づく再発率の推定にも限界があることを理解しておかなければならない．先天奇形については個々の疾患における経験的再発率が知られており(表1)，遺伝カウンセリングの際の重要な情報となる．

3. 近親結婚

各論「18章　妊娠に関連した遺伝カウンセリング」(p403)を参照．

◆ Bayesの定理

遅発性および不完全浸透の常染色体優性遺伝性疾患や女性の保因者確率が不明である場合の再発率は，Bayesの定理を用いて算定することができる．この定理では，①特定の条件がないときにある事象が起きる確率(事前確率)と，②一定の条件のもとで事象が起きる確率(条件確率)をもとに，③最終的な確率(再発率)を計算する．以下に例を示しながら解説する．

1. 遅発性のAD疾患

例として遅発性でかつ完全浸透の疾患を有する図4の家系において，健康上問題のないクライエント(II-1)が将来罹患する確率を考える．生下時に発症する疾患であれば，この時点でクライエントは変異を有していないとほぼ判断できるが，家族性腫瘍や神経変性疾患のような遅発性疾患では，クライエントの年齢を考慮する必要があり，変異を有している確率は図5に示したような発症年齢曲線をもとにBayesの定理を用いて計算する．この例では図5により，変異保有者が40歳で発症する確率は約30％である．逆に言えば変異を有していても70％の確率で現時点では発症していない．これをもとに表2に示したように計算を行う．表2では小数を用いているが，条件によっては分数のほうが計算しやすい．

まず，家系や年齢の情報にかかわらず成り立つ事実として(事前確率)，クライエントが変異遺伝子を有している確率，および有していない確率はいずれも50％(0.5)である．次に変異を有している場合，いない場合に分けてクライエントが現時点で発症していない確率を考える(条件確率)．変異を有している場合，40歳で発症していない確率は前

表1 種々の多因子遺伝病の経験的再発率

疾患	(条件)	新生児中の頻度(%)	経験的再発率 同胞	経験的再発率 子ども	経験的再発率 いとこ
口唇・口蓋裂		0.14	4.0	4.3	0.3
	親も罹患		10.0		
口蓋裂		0.047	1.8	3.0	
内反足		0.1	3.1		0.2
	男発端者		6.0		
	女発端者		2.0		
先天性股関節脱臼		0.61	女：11.5	女：17.1	0.3
			男：1.9	男：5.6	
	親も罹患		36.0		
水頭症		0.45	2.1		
	中脳水道狭窄の男発端者		12.0		
	中脳水道狭窄の女発端者		0.0		
	交通性		0.6		
二分脊椎	嚢状		6.9		
	潜在性		7.1		
多発脊椎奇形			5.8		
限局性脊椎奇形			0.4		
神経管閉鎖不全		1.33			
	同胞1人罹患		5.0		
	同胞2人罹患		10.0		
統合失調症			7〜15.0	7〜16.0	2.0
	両親			38〜68.0	
先天性幽門狭窄症		男：0.5			
		女：0.1			
	男発端者		男：3.8	男：5.5	
			女：2.7	女：2.4	
	女発端者		男：9.2	男：18.9	
			女：3.8	女：7.0	
耳介奇形	男発端者		2.4		
	女発端者		10.3		
	親も罹患		15.0		
尿道下裂		0.32	男：11〜14		3.0
Hirschsprung病		0.02	3.6(男>女)		
先天性心疾患		0.69〜1.17		2.28	
	心室中隔欠損症		1.32	3.17	
	心房中隔欠損症		1.05		
	心内膜床欠損症		1.94	16.6	
	動脈管開存症		1.88		
	肺動脈狭窄症		0.74		
	大動脈狭窄症		4.87		
	大血管転換症		1.75		
	Fallot四徴症		0.69	8.33	

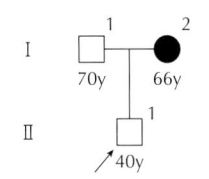

図4 遅発性AD疾患の再発率

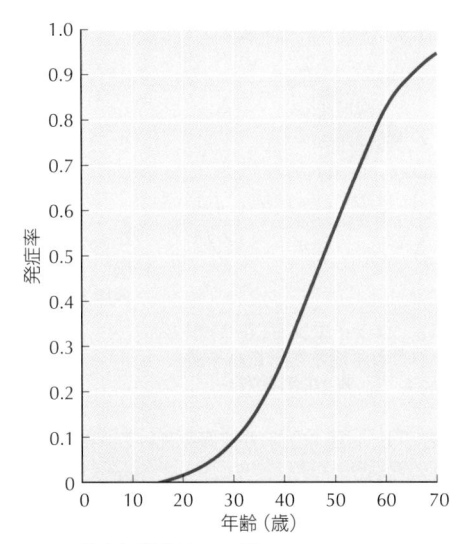

図5 発症年齢曲線の一例

表2 図4の家系図と図5の発症年齢曲線による，Bayesの定理に基づく計算

	（Ⅱ-1が）変異を有している	変異を有していない
事前確率	[A] 0.5	[D] 0.5
条件確率 （40歳で発症していない）	[B] 0.7	[E] 1
複合確率	[A]×[B]=[C] 0.5×0.7=0.35	[D]×[E]=[F] 0.5×1=0.5
帰納確率	[C]/([C]+[F]) 0.35/(0.35+0.5)=0.41	[F]/([C]+[F]) 0.5/(0.35+0.5)=0.59

述のように70％(0.7)であり，変異を有していない場合に発症していない確率は当然100％(1)となる．次にそれぞれの場合について，事前確率と条件確率を掛けて複合確率を求める．最終的にクライエントが変異を有している確率(帰納確率)は，[変異を有している複合確率]/([変異を有している複合確率]+[変異を有していない複合確率])で求めることができ，その確率は0.412，約41％となる．この計算の理論はパイ図で考えるとわかりやすい(図6)．

2．不完全浸透のAD疾患

　例として図7の家系でクライエント(Ⅱ-1)が変異を有している確率とその子(Ⅲ-1)が罹患する確率を考える(家系図の年齢は省略)．この家系で問題となっている，Ⅰ-2が罹患している疾患の浸透率を$p(p<1)$とすると，先ほどと同じようにクライエントが罹患していない確率を条件確率とおくことで，**表3**のようにクライエントが変異遺伝子

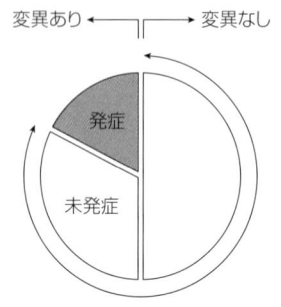

図6 クライエント(Ⅱ-1)がとりうる可能性を示すパイ図(図4, 5, 表2の考え方)

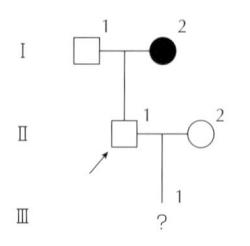

図7 不完全浸透のAD疾患家系①

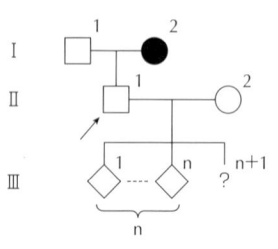

図8 不完全浸透のAD疾患家系②

表3 Ⅱ-1(図7の例)が変異を有している確率

	(Ⅱ-1が)変異を有している	変異を有していない
事前確率	1/2	1/2
条件確率 (罹患していない)	1-p	1
複合確率	(1-p)/2	1/2
帰納確率	[(1-p)/2]/{[(1-p)/2]+(1/2)} =(1-p)/(2-p)	(1/2)/{[(1-p)/2]+(1/2)} =1/(2-p)

表4 図7家系図におけるⅢ-1の再発率

pの値	0.1	0.2	0.3	0.4	0.5	0.55	0.6	0.7	0.8	0.9	1.0
Cの再発率(%)	2.4	4.4	6.2	7.5	8.3	8.6	8.6	8.1	6.7	4.1	0

p:浸透率

を有している確率，$(1-p)/(2-p)$が導かれる．したがってⅢ-1が罹患する確率(再発率)は，$(1-p)/(2-p) \times 1/2 \times p = p(1-p)/2(2-p)$となる．pの値によるⅢ-1の再発率は**表4**のようになり，pが0.55-0.6のときに8.6%と最も高くなる．

クライエントにすでに罹患していない子がいる場合はその要素も条件確率に組み込んで計算を行う必要がある．**図8**ではクライエントにすでに罹患していない子がn人おり，それぞれの子が罹患しない確率は$1/2+(1-p)/2=1-p/2$で表すことができるので，**表5**のように条件確率としてはクライエントが罹患しない確率と子が罹患しない確率の2つを設定して複合確率を計算する．ここから最終的にクライエントが変異を有している確率，$(1-p)(1-p/2)^n/\{(1-p)(1-p/2)^n+1\}$が導かれる．最終的に次子の再発率はこれに$p/2$([変異を受け継ぐ確率:1/2]×[浸透率:p])を掛けることによって，$p(1-p)(1-p/2)^n/\{2(1-p)(1-p/2)^n+2\}$となる．

3. X連鎖劣性疾患

XLR疾患では挙児を希望するクライエント女性が保因者である確率がしばしば問題と

3 再発率，変異率の推定

表5　II-1(図8の例)が変異を有している確率

	(II-1が)変異を有している	変異を有していない
事前確率	1/2	1/2
条件確率1 (罹患していない)	1-p	1
条件確率2 (n人の子が罹患していない)	$(1-p/2)^n$	1
複合確率	$(1-p)(1-p/2)^n/2$	1/2
帰納確率	$(1-p)(1-p/2)^n/\{(1-p)(1-p/2)^n+1\}$	$1/\{(1-p)(1-p/2)^n+1\}$

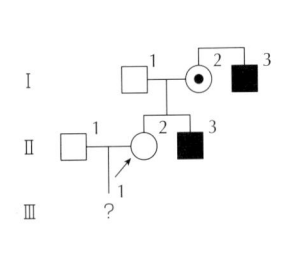

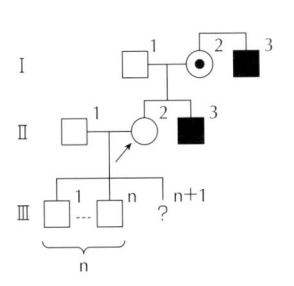

図9　XLR疾患家系①　　図10　XLR疾患家系②

表6　II-2(図10の例)が保因者である確率

	(II-2が)保因者である	保因者でない
事前確率	1/2	1/2
条件確率 (n人の男児が罹患していない)	$(1/2)^n$	1
複合確率	$1/2^{n+1}$	1/2
帰納確率	$1/(1+2^n)$	$2^n/(1+2^n)$

なる．これも家系情報からBayesの定理を用いて計算する．以下にいくつかの例を示す．

a．クライエントの母親が保因者とわかっている場合

　例として図9のような家系を考える．クライエント(II-2)の母にあたるI-2は同胞と子に罹患者がいるので確実に保因者であり，クライエントが保因者である確率は1/2である．

　次に図10の状況を考えてみる．図9と異なりクライエントはすでに罹患していない男児をn人産んでおり，前述の不完全浸透のAD疾患の場合と同様，これが表6に示すように条件確率として反映される．クライエントが保因者である場合に産んだ男児が罹患しない確率は1/2であり，それがn回繰り返されているので，条件確率は(ここでいう「条件」は産んだ男児が罹患していないということ)$1/2^n$となる．これらから複合確率，最終確率を計算すると，クライエントが保因者である確率は$1/(1+2^n)$となる．これもパイ図で表すと理解しやすい(図11)．

図11 II-2（図10）が保因者である確率，罹患していない男児が3人の場合
ホモ接合の非保因者となる事前確率を図の右半分で示し，保因者となる事前確率は網かけで示す．II-2が保因者である場合に息子が3人とも罹患している確率は1/8，2人が罹患している確率は3/8，1人が罹患している確率は3/8，そして誰も罹患しない確率は1/8となる．非罹患者を示す断片9個のうち，1個だけが網かけの側の部分である．II-2の3人の息子が罹患していない場合，II-2が保因者である確率は1/9である．

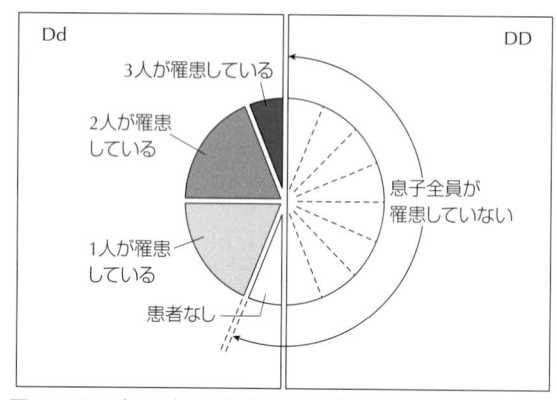

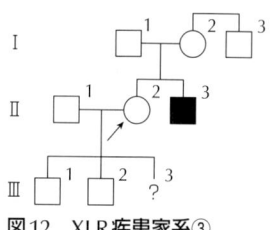

図12 XLR疾患家系③

b. クライエントの母親が保因者かどうか不明な場合

図12ではクライエントの同胞（II-3）以外に罹患者はいない．またクライエントには罹患していない2人の男児がいる．このような状況では，クライエントの母が保因者である場合と，II-3に突然変異が生じた場合を考える必要がある．重症もしくは性腺機能不全を伴うために次世代を残すことができないXLR疾患の孤発例を見た場合，（経験的ではなく）理論的に1/3は突然変異によるものである．この理論は後述の変異率の推定の部分で解説する．したがってクライエントの母が保因者である確率は2/3となり，クライエントが保因者である事前確率は1/3となる．これに基づいてBayesの定理にあてはめると，表7のように，クライエントが保因者である帰納確率は1/9となり，次子が罹患する確率は，さらにその1/4（[男児である確率：1/2]×[変異遺伝子を受け継ぐ確率：1/2]），すなわち3％以下となる．

🍁 変異率

成人に至るまでの生存が難しい疾患や性腺機能不全を伴う疾患が人類の長い歴史の中で存在し続けていることは，人口集団全体で構成される遺伝子プールの中では，患者の死亡によって失われる変異遺伝子と，突然変異によって新たに遺伝子プールに加えられる変異遺伝子とが平衡状態にあることを示している．このことから疾患頻度をもとに原因遺伝子の変異率が計算できる（**表8**）．

1. AR疾患における変異率

原因遺伝子の変異率をμとし，優性アレルと劣性アレルの頻度をそれぞれp, q(p+

表7 Ⅱ-2(図12)が保因者である確率

	（Ⅱ-2が）保因者である	保因者でない
事前確率	1/3	2/3
条件確率 (2人の男児が罹患していない)	$(1/2)^2 = 1/4$	1
複合確率	1/12	2/3
帰納確率	1/9	8/9

表8 遺伝形式と変異率

	変異率
AR疾患	sq^2
まれなAD疾患	sp
XLR疾患	$sq/3$

$q=1$)，選択係数をsとする．選択係数とは遺伝子を次世代に残す能力で，0～1の数字で表し，$s=1$であれば子孫を残すことができない(遺伝的致死)．

人口集団における健常非保因者，健常保因者，罹患者の頻度はそれぞれp^2，$2pq$，q^2であり，1世代を経ることで遺伝子プールから失われる遺伝子量はsq^2となる．非罹患者(p^2+2pq)に新たに生じる変異の量が失われる変異の量と平衡しているので，

$sq^2 = \mu(p^2+2pq) = \mu(1-q^2) \fallingdotseq \mu$ となる．

2. まれなAD疾患における変異率

ADでは優性アレルのホモ接合体は極めて少数で罹患もしくは致死，ほとんどの罹患者はヘテロ接合体である．

1世代を経ることで遺伝子プールから失われるアレルは$s(p^2+2pq) \fallingdotseq 2spq$であるが，これは失われるアレルの総和であり，変異アレルはそのうちの半分であり，かつqは限りなく1に近いので，失われる変異アレルはspと近似できる．非罹患者(q^2)に新たに生じる変異の量が失われる変異の量と平衡しているので，

$sp = \mu q^2 \fallingdotseq \mu$ となる．

3. XLR疾患における変異率

男性集団のアレル頻度はp(健常者)$+q$(罹患者)$=1$，女性集団のアレル頻度はp^2(健常者)$+2pq$(健常保因者)$+q^2$(罹患者)$=1$となる．男女同数の人口集団では，遺伝子プールに存在するX染色体のうち男性が持っているのは全体の1/3であり，女性からアレルが失われる確率，q^2は無視できるほど小さい．したがって，遺伝子プール全体からの変異アレルの喪失率は男性患者の罹患率の1/3，すなわち$sq/3$である．新たな変異は男女を問わずどのX染色体にも起こりうるので，X染色体上の変異率がそのまま男性からの喪失率と平衡する．このことから，

$\mu = sq/3$ となり，遺伝的致死のXLR疾患の場合は$\mu = q/3$ が成り立つ．これにより遺伝的致死のXLR疾患の1/3は新生突然変異によることがわかる．

4 遺伝カウンセリングにおける基本的なコミュニケーションスキル

A 遺伝に関する「カウンセリング」とは

　遺伝カウンセリングは，遺伝に関する不安や問題を抱えたクライエントがそれを乗り越え，自律的な意志決定を行うことを支援する医療である．わが国では以前から「遺伝相談」という，行政によって推進されてきた医療サービスが主に保健所などを中心に行われてきたが，「相談」がどちらかといえば専門的な見地からの情報提供と助言を行うものであるのに対し，「遺伝カウンセリング」は情報提供にとどまらず，クライエントの直面している悩みの解決に向けて医療専門職者が「クライエントの立場で」ともに考えていく共同作業のプロセスである．法律相談があっても法律カウンセリングが成立しないことを想像していただければよい．育児相談に対応するものとして育児カウンセリングはありそうだが，この場合，育児相談の対象は児であるのに対し，育児カウンセリングは育児に悩む親が対象となる．

　心理カウンセリングにはさまざまな理論があり，それぞれの理論に基づいた面接方法が提唱されているが，こうした理論を遺伝カウンセリングの面接にも応用することが可能である．これらの詳細はより専門的な内容になり，本書の趣旨を超えるものになるので，本項では面接における基本的なコミュニケーションスキルについて解説するにとどめる．実際に以下に述べる内容は遺伝カウンセリングにおける面接にのみ特化されたものではなく，医療面接の多様な場面で広くあてはまるものである．その基本は，①クライエントの話を聞く，②クライエントの思いを受け止める意志を態度で伝える，③クライエントの思いを受け止めたことを態度で伝える，の3点に集約されよう．

B コミュニケーションスキルの概要

1. 非言語的コミュニケーション（サイン）

　人と人とのコミュニケーションにおいて，言語の内容が占める割合はわずか7％に過ぎないという．非言語コミュニケーション（サイン）には，声の調子や大きさ，速さといった言語内容以外の音声メッセージのほかに，表情や視線，しぐさ，身振り，手振り，相手との距離や対面位置，さらには服装や髪形，室内の環境も含まれる．クライエントとの良好な信頼関係を築き，円滑なコミュニケーションを行っていくには遺伝カウンセリング担当者はこうした点にも注意を払う必要がある．

　遺伝カウンセリングは一般の診察室とは異なる，ゆったりとした静かな個室で行うことが望ましい．医療機関の事情によってそれが困難な場合でも，極力他の診察室と区別できるような配慮が求められる．理想的には，角のない楕円形のテーブルを用いると，来談者が複数の場合でも対応しやすい．椅子も診察室にありがちな丸椅子ではなく，背もたれと肘掛のあるものがよい．またクライエントと遺伝カウンセリング担当者が相対する位置に座るとクライエントの緊張感を高める場合もあるので，お互いが90°の位置になるように座るのがよいとされる．面談の途中で院内PHSが鳴ったり他の医療スタッフが入ってきたりしない配慮は言うまでもない．

遺伝カウンセリング担当者が白衣を着用することについては一長一短がある．クライエントにも，白衣を医療関係者と患者の非対等な関係を象徴するものとして抵抗を感じる人もいれば，白衣に専門家と面談しているという信頼感を感じる人もいる．相手の年齢や遺伝カウンセリングの内容，初回か再来かなどによって工夫する余地がある．

2. 傾聴

近年医療の現場では，"エビデンスベースドメディシン"(evidence-based medicine：EBM)を補完するものとして"ナラティブベースドメディシン"(narrative-based medicine：NBM)という言葉がよく聞かれる．これは患者自身が現在の健康状態(病気)やこれまでの体験，そこに至った理由やこれからについてどのように考えているかなど，患者が直面している病気の全体像を患者自身が語る「物語」を通じて医療者が把握し，身体的な治療のみでなく，心理社会的背景も含めた全人的な治療を行おうというものである．これは遺伝カウンセリングにおいてクライエントの語りの中に示される悩みや不安をすべて肯定的に受け止め，遺伝カウンセリング担当者とクライエントが共同で解決の道を考えていくプロセスと共通するものである．

遺伝カウンセリングの対話においては，クライエントが話しやすい環境を設定し，クライエントの非言語メッセージに注意しながら，語られる内容を傾聴する．もちろん自分自身の思いをうまく表出できるクライエントばかりではないし，語る内容を自身の中で再認識し，整理できるようにするためには，聞き手のスキルが必要となる．

クライエントが話をしているときには，極力さえぎることなく最後まで話を聞く．遺伝カウンセリング担当者がクライエントの話を聞いていること，受け止めていることを示す方法として，しばしば反復(repetition)と呼ばれる技法が用いられる．これはクライエントが発したいくつかの重要な単語やセンテンスをそのまま用いて質問や確認を行うもので，これによりクライエントは自身の発したメッセージを遺伝カウンセリング担当者が受け止めてくれたことを実感するとともに，自分の話を客観的に再確認することもできる．これは重要な局面において遺伝カウンセリング担当者の確認がないことで，クライエントは自分の言葉が重要とはとられていないと感じる可能性があることも示唆する．クライエントの話した言葉そのものではなく，別の言葉を用いて繰り返す言い換え(reiteration)と言う技法もある．クライエントの話がひととおり完結したときは，それを遺伝カウンセリング担当者が要約して言葉にすることで，クライエントは自身の考えを再度整理でき，また遺伝カウンセリング担当者もクライエントのメッセージを正しく受け止められたか確認することができる．

遺伝カウンセリングの中では，クライエントが沈黙する場合もある．医療者は往々にして沈黙から逃れたい誘惑にかられるが，沈黙の間，クライエントは重要なことを考えていたり，自身の感情を整理したりしているかもしれないし，感情の高ぶりによって言葉を発することができないでいるかもしれない．その時間を破られたクライエントは遺伝カウンセリング担当者に対する信頼感をなくすこともあるだろう．沈黙が支配する「間」も重要な非言語コミュニケーションのひとつである．どうしても対話を再開しなければならない場合は新たな話題を遺伝カウンセリング担当者が持ち出すのではなく，さりげなく沈黙していた理由を尋ねたりするのが適切であろう．

また，緊張していたり，自身の中で整理がついていなかったりしてうまく語れないク

ライエントにとっては，むしろ質問されてそれに答えるスタイルのほうが安心し，自由に話せる場合もある．こうした場合には，クライエントの態度や理解を察しつつ，オープンクエスチョンを利用して少しずつでも本人が自身の言葉で語れるようにする工夫が必要となる．

　重要なことは，これらの「技術」を駆使することではなく，クライエントが十分に自らの思いを表出できること，そしてそれが遺伝カウンセリング担当者に伝わり，共有してもらえたと実感できることにあることは言うまでもない．

3. 共感的理解

　すべての人はかけがえのない特別な存在であり，遺伝カウンセリング担当者はクライエントの価値観や感情を全面的に肯定し，それに対して分析や価値判断をすることなくあるがままに理解する．これを実現するためのクライエントとの対話には，①クライエントが抱いている感情に気づく，②その感情の原因を確認する，③感情と原因との関連を話す，という要素がある．遺伝カウンセリング担当者はクライエントと同じ感情を経験したり考え方に賛同したりする必要はない．人はそれぞれ特別な存在であるがゆえ同じ経験はできないという前提に立って，クライエントの抱く感情や考え方を全面的に受け入れることが必要である．

5 遺伝カウンセリングと生命倫理

　医療の進歩は多くの人を救うと同時に，常にその時々で倫理的問題を社会に提示してきたが，特に20世紀後半には臓器移植や体外受精，出生前診断などの新しい技術が実現し，生と死の定義や生命そのものの定義も再議論が必要となった．一方，それまでは医師という専門家による判断こそが患者にとって最も有益であるとされてきた医療上の方針決定について，たとえ医学的あるいは社会通念上最善と考えられないとしても，患者による自発的な意志を最大限尊重すべきであるという考え方が次第に広まってきた．こうした中で，生命科学と医療技術の進歩によって新たに生じた社会的な倫理問題を扱う「生命倫理学」という新しい学際分野が生まれた．

　行為の善悪の判断や医療決断の根拠とするものとしては，「倫理」のほかに「道徳」という語もよく用いられる．道徳的判断が社会における長い間の慣習や文化背景に基づき，無意識のうちに受け入れられてきた基準をもとに個々の行為を判断するのに対し，倫理的判断は，個々の問題についての正当性や不当性を合理的な議論をもとに判断するもので，その根拠を論理的に示すことが求められる．倫理的合意に対して国家による強制力を持たせたものが法律であるが，法律が最低限の「誤った行為」を示しているのに対し，倫理は「正しい行為」を示すものと言える．

A 医療における倫理原則

　生命倫理的判断は文化や時代によって変わりうるものであり，唯一絶対な原則が存在するわけではないが，医療における生命倫理原則としては1979年にGeorgetown大学のBeauchampとChildressによって示された四原則が広く受け入れられている．

1. 自律尊重（respect for autonomy）

　倫理原則の中でも最も強調されている原則で，その基礎にあるのはすべての人の人格の尊重である．自律的に判断し，その意志を表明することができる人に対しては，本人の判断（自己決定）を最大限尊重する．医療者は自己決定を尊重することに加え，冷静な判断を可能にするための情報提供や支援を行うことも求められる．判断能力がない子どもや意識障害を持つ人の決断に際しては「代諾者」が必要となるがゆえに，その代諾者の資格や決断の許容範囲が問題となる．

2. 無危害（non-maleficence）

　文字どおり対象者に危害を加えてはならない，あるいは完全に危害を防ぐことが不可能である場合にはそれを最小限にする義務である．「危害」には身体的な危害のみでなく，精神的苦痛や社会的不利益も含まれる．また医療の内容だけでなく，当事者が自身や周囲に危害を加えることを防ぐことも求められる．

3. 善行・仁恵（beneficence）

　無危害にとどまらずより積極的な関わりを要求するものと言える．当事者の利益を最大にし，不利益を最小にするために最善を尽くすことを求めるものである．医療者側のパターナリスティックな判断は本来この倫理原則に則ったものと理解されるが，当事者にとって何が最善であるかの議論を抜きにすることはできない．

4. 正義(justice)

　これまでの3項目が個人の視点に立つものであるのに対し，これは社会的な視点からの原則である．すべての人に対して社会背景や主義思想などに影響されることなく，公平かつ公正な対応することを求めるもので，同等の者を同等に扱う「相対的正義」，有限な医療資源の利益や負担を公平かつ有効に配分する「配分的正義」のほか，危害や被害を受けた人に正当に補償を行う「補償的正義」が含まれる．一般に用いられている「正義の味方」の「正義」とは概念が異なることに注意する必要がある．

B 遺伝医療における生命倫理学的問題

　遺伝情報は，①生涯変わることなく，②将来の健康状態(罹患)を高い確率で予測できるものがあり，③ひとりの遺伝情報は血縁者も一定の確率で共有する，という特性を持っている．そのため，個々の事例においてさまざまな倫理的問題を生じうるとともに，前述の倫理原則をすべて完全に満足させることが困難な状況にしばしば遭遇する．省庁や学会では遺伝医療や遺伝情報の取り扱いに関する指針やガイドラインを公表しているが(p53参照)，こうした指針はあくまでも原則であり，解決策を示すものではない．
　以下にいくつかの架空の例を挙げる．

1. 事例1(図1)

　母方叔父(II-3)と母方祖母(I-2)が治療法のない成人発症型の常染色体優性遺伝性疾患に罹患しているクライエント(III-1)が，結婚を控え自身の発症前診断を希望している．一方，クライエントの母(II-2)には自身の遺伝的状況を知りたくないという強い希望がある．

　この場合，クライエントの自律を尊重して検査を実施し，結果が陽性であった場合は，自動的に母も陽性であることが確定し，クライエントと彼女の母の自律は矛盾し両立しえない．

2. 事例2(図2)

　クライエント(II-1)は致死性だが治療法のある成人発症型の常染色体優性遺伝性疾患と診断され，治療を受けて良好な経過を得ている．家族歴からは母とその同胞に同じ疾患の罹患者がいる．主治医はクライエントの同胞も罹患の可能性があるため，クライエントから情報を提供することを勧めているが，クライエントはそれを強く拒んでいる．

　こうした状況で，医療者が直接同胞にアプローチすることは原則としてできず，クライエントの自律とクライエントの同胞やその子に対する医療側の善行・仁恵の原則が両立しえない状況になっている．

3. 事例3(図3)

　生命の危険がないX連鎖性疾患を有する弟(I-3)を持ち，現在妊娠中のクライエント(I-2)が，胎児の出生前診断を希望している．クライエントは胎児が弟と同じ疾患に罹患している場合は妊娠継続を断念する意志を示している．

　妊娠や分娩については妊婦およびカップルの意志が最大限尊重されるべきであるが，疾患が生命や社会生活に大きな影響を及ぼさないものである場合に，それを根拠に妊娠中絶を念頭においた出生前診断を実施することは原則としては正当化されない．しかしながらわが国では人工妊娠中絶の実施に対して事実上障壁がなく，社会生活を営むこと

図1 事例1

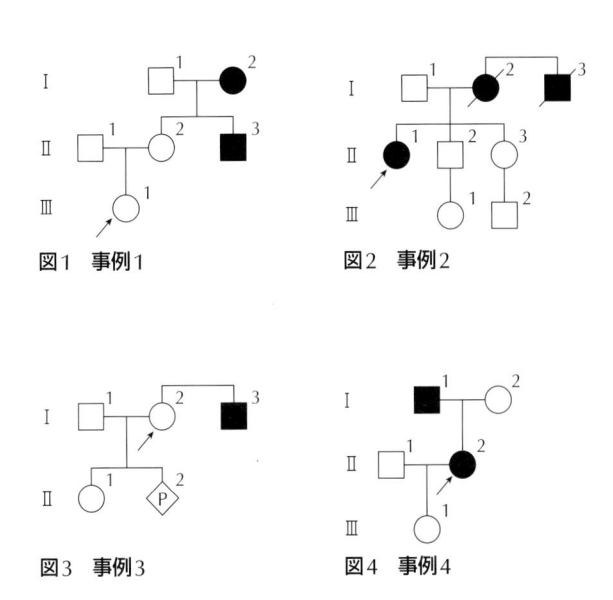

図2 事例2

図3 事例3

図4 事例4

ができる21トリソミーなどの染色体異常症に対して出生前診断が実施されているという現実がある．

4. 事例4（図4）

クライエント（II-2）は治療法のある成人発症型の常染色体優性遺伝性疾患と診断された．クライエントには就学前の子（III-1）があり，子どもの発症前診断を強く希望している．

ここでは子どもの自律と代諾者に与えられる判断の許容範囲が問題となる．現実的には成人発症型疾患に関する子どもの発症前診断は許容されず，子どもが自身で判断できる年齢になったときの自己決定が尊重されなければならないが，学童期や思春期に発症する疾患などでは対応が難しい場合もある．

遺伝医療の現場で遭遇する倫理的な問題は多様であり，同一の疾患や状況であっても当事者の理解は信条，家族との関係などによって問題の性質が異なってくる．こうした問題については医療者が単独で対応することは避け，さまざまな領域の専門家を含めたチームとして対応を検討する必要がある．また必要に応じてその判断の是非を施設の倫理審査委員会等に諮り，議論することも求められる．

6 遺伝カウンセリングの診療体制

　稀少な単一遺伝子疾患から頻度の高い多因子疾患に至るまで，遺伝要因が発症や進展に関与する疾患は極めて多岐にわたる．高血圧症や糖尿病の患者，あるいはその家族が「遺伝」という言葉を口にするのもしばしば経験することである．またすべてのカップルにとっては，妊娠中の子あるいは将来の子の健康について，期待と同時に何らかの不安を抱くのはごく自然なことと言える．遺伝医療の対象となる疾患は数多く，自身や血縁者が関わる疾患について遺伝に関する情報や支援を求める人の数も（潜在的な人数も含めて）非常に多い．また最近では医療を介さない遺伝子解析サービス（direct-to-consumer〔DTC〕遺伝子検査）が急速にそのマーケットを拡大しており，こうした検査の内容や実際の検査結果の解釈について，質問を受けたり助言を求められたりする機会も増えていくと予想される．

　さまざまな場において内容もレベルも多彩な遺伝医療が求められることに対しては，多様な遺伝サービスの提供体制の整備が必要である．医療においては一次医療，二次医療，三次医療という機能分担があるが，遺伝医療においてもこうした体制を考えることができる．もちろんこれらは厳密に区別できるものではないが，地域の遺伝医療連携の体制を構築する際には有用な概念と言える．

A 一次遺伝医療

　専門領域を問わず，すべての医師や看護師，あるいは地域の医療相談に関わる保健師などは，患者や地域住民から遺伝に関する質問を受けたり，不安を打ち明けられたりする可能性がある．こうしたときに質問の内容や不安の背景を適切に把握し，それに対して遺伝に関する正確な基本的情報を伝えられること，また専門的な遺伝医療（遺伝カウンセリングや遺伝学的検査など）を提供するためにしかるべき医療機関に患者を紹介すべきかどうか判断することは，すべての医療者に最低限の能力として求められることである．

　しかしながら，一次遺伝医療の担い手となる医療者に対し，基礎的な臨床遺伝学の生涯教育を提供する機会が十分に提供されているとは言いがたい．これはそれぞれの医療者が所属する基幹学会と遺伝関連学会とが協力して今後取り組んでいかなければならない問題である．

B 二次遺伝医療

　遺伝性疾患の診療や保険収載された遺伝学的検査の実施など，一般診療の中で行われる遺伝医療は多岐にわたる．小児科や産科では以前から診療科の一部門として遺伝医療が提供されているし，生殖補助医療を提供する不妊クリニックなどは，すべての患者に対する診療が遺伝医療であると言える．このほか腫瘍の診断や治療を担う外科や腫瘍内科，神経内科における神経変性疾患の診療，耳鼻咽喉科における先天性難聴の診療などでもこうした遺伝医療に関わる機会が多いと考えられるし，その他の診療科においても，専門的な遺伝医療を提供する機会は今後ますます増えると予想される．

こうした一般診療の一部分としての遺伝医療を提供する医療者は，少なくとも当該分野における臨床遺伝学のトレーニングを受けていることが望まれ，これについても基幹学会と遺伝関連学会が協力してそれぞれの領域における遺伝医療の学習機会を整備，充実させていくことが求められる．

C 三次遺伝医療

　個々の患者に対する遺伝性疾患の診断や治療などは，多くの場合，前述のように二次遺伝医療機関において実施されるが，遺伝性疾患ではさらに血縁者への対応や発症前・出生前診断など倫理的問題を有する医療対応も必要となってくる．こうした遺伝医療を1人の医療者が担当することは困難であるとともに適切とは言えず，専門職者がチームとして対応できる三次遺伝医療機関において行われるべきである．

　全国の大学病院では専門的な遺伝医療部門が設置されている（ただしその設置体制や人員，提供可能な遺伝医療の内容には施設ごとにかなり差がある）．また小児病院や，がんセンターなどの高度医療機関でも，最近は遺伝医療を提供する専門の部門が整備されつつある．こうした遺伝医療部門では，広い分野にわたる総合的な遺伝医療のトレーニングを受けた臨床遺伝専門医や認定遺伝カウンセラーをはじめ，臨床心理士や看護師，ケースワーカーなど，多くの専門職者がチームとして遺伝医療を提供しており，遺伝カウンセリングの提供や遺伝学的検査の実施はもとより，多数の診療科が関わる横断的な遺伝性疾患の診療の調整や倫理的問題への対応なども担っている．詳しくは全国遺伝子医療部門連絡会議のホームページ（http://www.idenshiiryoubumon.org/）を参照されたい．

　また2015年7月現在，全国で79の遺伝医療部門が臨床遺伝専門医制度の認定研修施設として認定されている．これらの施設には認定を受けた指導医が在籍しており，独立した診療部門としての遺伝医療が提供されているとともに，広い領域の遺伝医療を提供できる体制が整備され，定期的な遺伝医療に関する研修（勉強会やセミナーなど）が行われている．

　すべての国民が等しく遺伝医療サービスを受けることができるようにするために，地域においては臨床遺伝専門医制度認定研修施設のような三次遺伝医療を提供する医療機関が核となって，一次，二次遺伝医療を提供する医療機関を有機的に機能連携するネットワークを構築することが必要である．

7 遺伝カウンセリング担当者の資格

遺伝カウンセリングは，医療現場において主治医を中心とした診断・治療・予防を行うチームとは基本的に独立したチームにより実施される場合が多い．遺伝カウンセリングを行うチームの構成職種として，臨床遺伝専門医，認定遺伝カウンセラー，臨床心理士，看護師，臨床検査技師，薬剤師，理学療法士，ソーシャルワーカーなどがあり，遺伝カウンセリングは現場の主治医，看護師と十分なコミュニケーションをとりながら進めていくことが基本である．

これらのうち遺伝カウンセリングに特化した職種としては臨床遺伝専門医と認定遺伝カウンセラーであるので，ここでは両職種の資格制度のこれまでの経緯と概要，資格認定の仕組み，現状と将来の展望について記載する．

A 臨床遺伝専門医

1. 制度の始まり

わが国の医師を対象とする資格認定システムとして，1991年に始まった日本人類遺伝学会による「臨床遺伝学認定医」と日本遺伝カウンセリング学会（旧・日本臨床遺伝学会）による「遺伝相談認定医師カウンセラー」があった．両制度の目指すものは基本的に同じであったので，2002年4月，両学会の枠を超えて統合し，さらに日本家族性腫瘍学会，日本産科婦人科学会，日本神経学会，日本先天代謝異常学会を協力学会として「臨床遺伝専門医」制度が発足した．

2. 現状と課題

この制度が始まった2002年以降の人類遺伝学研究および解析技術の進展は極めて速い．その結果，臨床遺伝専門医の対象とする疾患は急拡大し，検査解析も当初は研究者が研究レベルで解析していたものが自動化，低コスト化により，実際の臨床現場で検査会社等に発注できるものが多くなってきた．逆に検査の発注が容易になったことから専門的知識を持たない医師による検査発注により，現場での混乱が発生することも多くなった．さらに個々人から直接，解析会社が遺伝子検査を受注するDTC（direct-to-consumer）と呼ばれるシステムが登場したことから，何らかの仕組みづくりが急務となっている．

このような状況に対して，これまで全国レベルで整備されてきた遺伝医療施設における遺伝カウンセリングだけではとても対応しきれない需要が発生していることから，臨床遺伝専門医の養成・各医療機関における位置づけを含めた制度設計の改変が求められる状況となった．その対策の一つとして，制度委員会は2011年から2013年の3年間限定で，受験申請資格を緩和し，すでに基本領域専門医として遺伝医療に関する診療を実施していることを示す申請書がある場合，認定試験受験を認めることとした．その結果，これまでよりも多様な診療科の臨床遺伝専門医を養成することができた．しかし，臨床遺伝専門医はすべての診療科からのコンサルテーションに応じ，適切な遺伝医療を実行するとともに，各医療機関において発生することが予想される遺伝に関係した問題の解決を担う医師であることに変わりはない．

3. 臨床遺伝専門医に求められる能力と臨床遺伝指導医

専門医に求められる能力は，以下の5項目に集約することができる．
① 遺伝医学についての広範な専門知識を持っている．
② 遺伝医療関連分野のある特定領域について，専門的検査・診断・治療を行うことができる．
③ 適切な遺伝カウンセリングを指導的立場で実践できる．
④ 遺伝学的検査について十分な知識と経験を有している．
⑤ 遺伝医学研究の十分な実績があり，遺伝医学教育を行うことができる．

　専門医の申請資格は内科，外科，小児科，産婦人科，耳鼻科などの基本的領域学会の専門医資格を既に持っている医師であり，委員会が認定した研修施設において，臨床遺伝学の研修を3年以上行い(研修期間の医師を専攻医と呼ぶ)，認定研修施設に所属する指導医の指導を受けながら，遺伝カウンセリングを含む遺伝医療を実践した者である．認定試験は，臨床遺伝学に関する筆記試験および面接試験で行っている．2021年4月の時点で，1,560名が認定されている．認定研修施設の認定は施設の長からの申請により制度委員会が審査し，認定している．2021年4月時点で認定されているのは全国で96施設である．

　臨床遺伝専門医のうち，要件を満たしたものは指導医申請ができ，委員会で審査のうえ，適格と認めた場合，指導医と認定する．現時点で指導医は323名である．認定研修施設は指導医のうち1名を当該認定研修施設の指導責任医(研修プログラム責任者)として推薦し，委員会が任命することになっている．その他に歯科医を対象とした資格として臨床遺伝専門医と同等の知識と能力を持つものとして，臨床遺伝専門歯科医6名を認定している．また，専門医の認定期間は5年であり，5年ごとに更新申請書を提出し，委員会での審査のうえ，適格と認められれば認定を更新する．その他，臨床遺伝専門医の到達目標，制度規則，認定方法などについては専門医制度のホームページ(http://www.jbmg.jp/)を参照されたい．

4. 新たな専門医制度への移行

　わが国の専門医制度のあり方を検討してきた「日本専門医制評価・認定機構」は基本領域専門医を選定してきた．現在，総合内科，外科，小児科，産婦人科，泌尿器科，脳神経外科，整形外科，形成外科，耳鼻咽喉科，放射線科，皮膚科，精神科，救急科，麻酔科，眼科，病理，臨床検査，リハビリテーション科の18科の専門医に総合診療専門医を加えて合計19科が選定されている．その他の専門医は基本領域の2階に位置づけられるサブスペシャルティ領域として選定されてきた．

　一方，臨床遺伝専門医は特定の基本領域の2階部分と位置づけるのは困難で，多様な基本領域を持つ横断的領域のサブスペシャルティ領域として位置づけられるべきものである．2014年5月7日，「日本専門医制評価・認定機構」は社団法人「日本専門医機構」という第三者機関に移行したが，この機構によってどのようなサブスペシャルティ領域の専門医制度として認定されるか検討されている．

　いずれにしても，臨床遺伝専門医制度が国民の目から見てわかりやすく不可欠であると認知されるには，日本専門医機構が行うと想定される「専門医認定・更新」と「研修施設・プログラム評価・認定」に耐えうる研修プログラムを確立する必要がある．その前

提条件としてわが国に必要な臨床遺伝専門医の役割と数，研修施設の備えるべき要件を決めなければならない．新しい専門医制度の対象となるのは2017年に後期研修を始める医師であり，後期研修が3～4年間とすると2020年から2021年に研修を始める医師が直接の対象となる．それまでに養成する医師もほぼ同程度の知識と能力を備えておくことが求められる．現在，臨床遺伝専門医制度委員会により，養成の枠組みを含めた制度全体の抜本的な見直しに向けて，検討および作業が進められている．

B 認定遺伝カウンセラー

　遺伝カウンセリング担当者は単に遺伝医学情報を提供するだけでなく，クライエントの立場と抱えている課題を十分に理解し，その課題解決を目的とした選択肢の提示およびその選択における決断を習得した心理的対応技術も駆使して支援することが求められる．また，遺伝カウンセリングが扱う内容には高度に倫理的な内容が含まれることが多い．以下で解説する認定遺伝カウンセラーは，チームの一員でありながら医師とは独立した専門職の人材としてその役割を果たすことが求められる．

　非医師の遺伝カウンセリング担当者を養成する資格制度として，日本遺伝カウンセリング学会と日本人類遺伝学会が共同認定する「認定遺伝カウンセラー制度」がある．この制度が正式に発足したのは2005年4月であり，2021年4月の時点で289名が認定されている．

　資格認定の対象は，認定遺伝カウンセラー養成専門課程を設置した大学院を修了することにより，認定試験の受験資格を得た者である．2021年4月時点で養成課程が開設されているのは，札幌医科大学大学院，岩手医科大学大学院，東北大学大学院，自治医科大学大学院，千葉大学大学院，お茶の水女子大学大学院，東京女子医科大学大学院，国際医療福祉大学大学院，東京医科歯科大学大学院，順天堂大学大学院，昭和大学大学院，北里大学大学院，新潟大学大学院，信州大学大学院，金沢大学大学院，藤田医科大学大学院，京都大学大学院，大阪大学大学院，近畿大学大学院，川崎医療福祉大学大学院，鳥取大学大学院，広島大学大学院，長崎大学大学院の合計23大学院である．これらの養成専門課程は，「認定遺伝カウンセラー制度」の専門教育機関として認定されている．認定試験は筆記試験と面接試験であり，得られる資格は5年間有効で，更新のための研修と単位数などが定められている．認定遺伝カウンセラー養成における基本的な目標その他の事項に関しては認定遺伝カウンセラー制度のホームページを参照されたい（http://plaza.umin.ac.jp/~GC/index.html）．

8 分子遺伝学的検査

A 遺伝子関連検査の分類と生殖細胞系列の遺伝子情報の特殊性

　遺伝子関連検査は，①外来病原体の検出・解析を行う病原体核酸検査，②主として癌細胞などに特有の遺伝子変異や発現異常を調べる体細胞遺伝子検査，③遺伝学的検査(生殖細胞系列遺伝子検査)に分けられる．より広義にとらえると遺伝子発現に関連するDNAメチル化解析，microRNAの解析なども遺伝子関連検査に相当する．②で扱う体細胞変異は次世代に受け継がれるものではないが，たとえばLynch症候群におけるマイクロサテライト不安定検査などではその変化が体細胞変異であっても，遺伝的要因との関連を考慮する必要がある．

　日本医学会による「医療における遺伝学的検査・診断に関するガイドライン」[1]では，遺伝学的検査を実施する際に考慮すべき遺伝情報の特殊性として，不変性，予見性，共有性が挙げられている．

　以上に加えて，遺伝学的検査は毛髪，唾液，口腔ぬぐい液など血液を用いずに実施可能，すなわち医療機関を介さない検査が行われやすいことも特徴である．また，診療上必要となる検査が生まれるスピードが他の臨床検査よりも格段に速い点も大きな特性であり，最新の情報の把握に努めることが重要である．

B 遺伝カウンセリングにおける分子遺伝学的検査

　遺伝カウンセリングにおける分子遺伝学的検査について，検査前プロセス，検査(遺伝子解析)プロセス，検査後プロセス(結果の解釈)に分けて解説する．

1. 検査前プロセス

a. 遺伝学的検査の妥当性・有用性の検討

　遺伝学的検査の妥当性・有用性は分析的妥当性，臨床的妥当性，臨床的有用性により判断される[1]．

　分析的妥当性とは，検査法が確立しており，再現性が高い結果が得られるなど精度管理が適切に行われていることを意味しているが，検査をオーダーする側からこの点を確認することは容易でない．遺伝学的検査のうち体外診断用医薬品(in vitro diagnostics：IVD)として承認を受けた試薬キットはごくわずかであり，大多数は研究室や検査機関で開発されたlaboratory-developed test(LDT, in-house法，home-brew法とも呼ばれる)で実施されている．諸外国で実施されているように，わが国でもLDTによる遺伝学的検査の精度を保証するための体制整備が求められている．

　臨床的妥当性とは，検査結果の意味づけが十分になされていることを意味する．感度(疾患があるときの検査の陽性率)，特異度(疾患がないときの検査の陰性率)，陽性的中率(検査が陽性の場合に疾患を持つ割合)，陰性的中率(検査が陰性の場合に疾患を持たない割合)，などの情報に基づいて評価される．感度・特異度は対象集団が変わっても変化しない検査固有の数字であるのに対し，陽性的中率，陰性的中率は対象集団における有疾患者の割合(有病率)に大きく左右される(図1)．

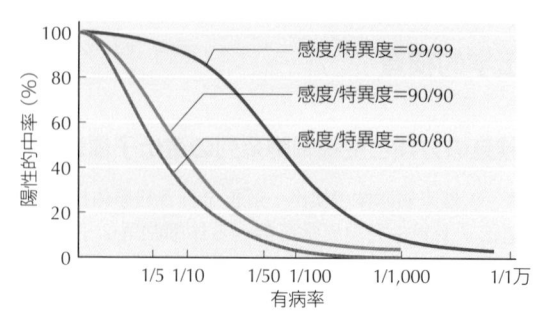

図1 感度・特異度と有病率および陽性的中率の関係
感度・特異度が極めて高い検査でも，陽性的中率は有病率に大きく左右される．
(Fletcher RH, et al(福井次矢監訳)：臨床疫学－EBM実践のための必須知識, 医学書院, p61, 1999)

稀少遺伝性疾患の場合は日本人類遺伝学会のガイドライン[2]を参考にする．
　臨床的有用性とは，遺伝子レベルで診断が確定することにより適切な予防法や治療法に結びつくなど臨床上のメリットがあることを意味している．
b．検査依頼先の決定
　国内の依頼先として複数の大手臨床検査センター，Orphan Net Japan[3]のほかに，各施設が独自のルートで依頼先の研究機関を確保している場合も多いが，海外に依頼する場合も含めて検査依頼先に関する共通の情報源が必要である．日本遺伝カウンセリング学会のホームページでは，現在遺伝学的検査を国内で依頼可能な約300遺伝子とその施設名・連絡先などを会員向けに紹介している．全国遺伝子医療部門連絡会議のホームページ[4]に検査への対応が可能な施設(自施設で解析そのものを実施しているという意味ではない)の一覧が掲載されている．
c．検体の採取と輸送
　遺伝学的検査の試料としては血液(白血球)が用いられることが多い．抗凝固薬としてはEDTA(2Naまたは2Kなど)を用いる．ヘパリンはPCR(polymerase chain reaction)反応を阻害する可能性があるので用いない．染色体検査を行う場合はEDTAは禁忌でヘパリンを用いるので間違えないよう注意が必要である．原則として全血を4℃以下に冷蔵して解析施設に発送する．サザンブロット法など高分子DNAを用いる場合は通常のPCRの場合よりもより速やかにDNA抽出を行う必要がある．DNAだけでなくRNAの解析も行われる可能性がある場合は全血の凍結を避ける．
　検体の採取・輸送の条件については解析担当者に事前に直接確認するのがよい．検体の採取，輸送などについては遺伝子関連検査品質管理マニュアル[5]が参考になる．血液以外にも唾液，毛根，口腔粘膜細胞，濾紙血も解析対象となるが，検体が本人のものであることの確認が重要である．

2．検査プロセス(遺伝子解析技術)
　遺伝学的検査では，従来は細胞遺伝学的検査と分子遺伝学的検査の境界が明瞭であったが，CGH(comparative genomic hybridization)アレイ，MLPA(multiplex ligation

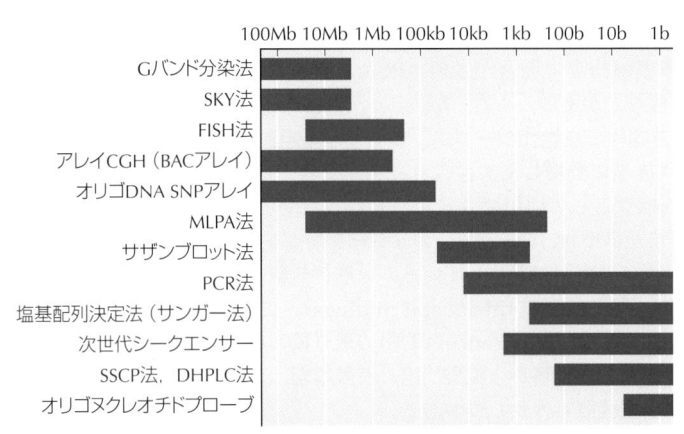

図2 染色体・遺伝子異常の大きさ・範囲とその検出方法
(岡本伸彦：小児科50：834-841，2009，改変)

probe amplification)法など両者の中間に位置するものが多数登場している．図2に染色体・遺伝子の異常の大きさとそれに対応する検出方法を示した．以下に分子遺伝学的検査技術の概要を記すが，詳細は成書[6,7)]を参照していただきたい．

a. 核酸の抽出

遺伝子解析の第一歩である．DNAの抽出は細胞膜・核膜の破壊→除蛋白→RNaseによるRNA除去→DNAの分離の流れで行われるが，最近は核酸抽出キット，さらには自動核酸抽出装置が普及している．

b. ハイブリダイゼイションによる核酸の検出

RNAを検出するノーザンブロット法，DNAを検出するサザンブロット法がよく知られている．DNAマイクロアレイ(DNAチップ)技術は網羅的遺伝子発現解析，遺伝子多型解析，コピー数多型解析に利用される．

c. 核酸の増幅

PCR法以外にLAMP(loop-mediated isothermal amplification)法，ICAN(isothermal and chimeric primer-initiated amplification of nucleic acids)法などがある．TMA(transcription mediated amplification)はRNAに特化した増幅法である．

d. 遺伝子変異の検出

ⅰ)塩基配列の異常部位が特定されていない場合〜変異のスクリーニング

PCRダイレクトシークエンス法が標準であるが，より簡便な方法として，かつてはPCR-SSCP，現在はDHPLC(denaturing high performance liquid chromatography)法やHRM(high resolution melting)法が使われている．従来の遺伝子解析法では検出しにくい大きな領域の遺伝子の欠失/重複変異の解析にはMLPA法などが有用である．トリプレットリピート病ではPCR産物のフラグメント解析，ダイレクトシークエンスによりリピート数を見るが，先天型筋強直性ジストロフィーなど極めて高度のリピート数の増加の評価にはサザンブロット法が必要となる．

ⅱ）塩基配列の異常部位が特定されている場合

一塩基多型の同定の場合が多い．PCRと組み合わせる方法としてPCR-RFLP法，SNaPshot法などがある．一方，Invader法，SMAP法などはPCRを必要としない．

e．今後の方向性：次世代シークエンサーと小型自動解析装置

1990年代後半に登場した次世代シークエンサーはその後も急速に進化を続け，ついに遺伝学的検査として利用できる段階となった．次世代シークエンサーは全ゲノム解析，全エクソーム解析，ターゲット・リシーケンシング（パネル診断）として利用される．遺伝学的検査への応用が普及しているのは解析対象を特定の遺伝子群に絞ったパネル診断であるが，偶発的所見（incidental findings），二次的所見（secondary findings）やvariant of uncertain significance（VUS）の取り扱いなど課題も多い．

一方，全血などの試料から核酸抽出，核酸増幅，変異や多型の検出を高速かつ自動で検出できる小型装置も普及しつつある．

3．検査後プロセス

a．遺伝子変異の種類

ⅰ）サイレント変異

翻訳領域のDNA配列の変化がアミノ酸配列に影響を及ぼさない場合．

予測されるアミノ酸配列は変化しなくても，スプライシング異常や発現量の異常を引き起こす場合があるので，病的変異かどうかの判定には注意を要する．

ⅱ）ミスセンス変異

翻訳領域のDNA配列の変化によって，翻訳されるアミノ酸が別のアミノ酸に置き換わる場合．

アミノ酸が変化してもタンパク質の機能は変わらない場合もあるので，病的変異と決まったわけではない．同じ変異でも，変異の場所，アミノ酸の変化の仕方によって影響は異なるので，その解釈が困難であることが少なくない．また，スプライシング異常や発現量の異常を引き起こすものもある．

ⅲ）ナンセンス変異

翻訳されるアミノ酸が停止コドンに変わり，翻訳が終了する変異．

タンパク質が短くなる（トランケーション）タイプの変異であるので，病的原因となりやすい．

ⅳ）フレームシフト変異

微小欠失，微小挿入，重複，増幅，逆位などによりアミノ酸の読み枠が変化する変異．多くは変異下流で停止コドンが早期に現れる．病的変異であることが多い．

ⅴ）スプライス変異

スプライスに異常をきたす変異．

多くの場合エクソン・イントロン接合部周囲の異常であることが多いが，それ以外の場所でも起こりうる．病的変異であることが多い．

ⅵ）ゲノムの大きな構造の変化

ゲノムの一部の数十から数万塩基の欠失，挿入，重複や増幅，逆位，組換えによる再配列，染色体転座までその大きさや変異のタイプはさまざまである．病的変異である可能性が高い．

表1 DNAレベルでの表記の例

1. 塩基置換(substitution)の場合

c.358G>C	coding DNAの358番目の塩基がGからCに換わっている.
c.88+2T>G	88番目で終わるエクソンがあった場合，そこから3'側に数えて2番目の塩基がTからGへ換わっている.
c.89-1G>T	89番目で始まるエクソンがあった場合，そこから5'側に数えて1番目の塩基がGからTへ換わっている.

2. 塩基の欠失(deletion)の場合

2-1.1 塩基欠失の場合

c.13delG	coding DNAの13番目の塩基Gが欠失している.

2-2. 数塩基の欠失の場合

c.92_94delGAC	coding DNAの92番目から94番目の3塩基が欠失している.

3-1.1 塩基重複の場合

c.13dupT	coding DNAの13番目の塩基Tが重複している.

3-2. 数塩基の重複の場合

c.92_94dupGAC	coding DNAの92番目から94番目の3塩基が重複している.

4. 塩基の挿入(insertion)の場合

4-1.1 塩基挿入の場合

c.51_52insT	coding DNAの51番目と52番目の塩基の間に塩基Tが挿入されている.

4-2 数塩基の挿入の場合

c.51_52insGAGA	coding DNAの51番目と52番目の塩基の間に4塩基GAGAが挿入されている.

5. 挿入と欠失の組み合せの場合(deletion/insertion, Indel)

c.112_117delAGGGCAinsTG	coding DNAの112番目と117番目の6塩基が欠失し，さらにそこに2塩基(TG)が挿入されている.

表2 アミノ酸レベルの表記の例

1. アミノ酸の置換の場合

p.Trp26Cys	26番目のトリプトファンがシステインに換わっている.

1-2. 終始コドンに置換する場合(ナンセンス変異)

p.Trp26*	26番目のトリプトファンが終始コドンに換わっている.

2. アミノ酸の欠失の場合

p.Lys2del	2番目のアミノ酸(リシン)が欠失している.
p.Gly4_Gln6del	4番目のアミノ酸(グリシン)から6番目のアミノ酸(グルタミン)までが欠失している.

3. アミノ酸の重複の場合

p.Gln8dup	8番目のアミノ酸(グルタミン)が重複している.
p.Gly4_Gln6dup	4番目のアミノ酸(グリシン)から6番目のアミノ酸(グルタミン)までが重複している.

4. アミノ酸の挿入の場合

p.Lys2_Leu3insGlnSer	2番目のアミノ酸(リシン)と3番目のアミノ酸(ロイシン)の間にグルタミンとセリンが挿入している.

5. フレームシフト変異の場合

p.Arg97fs	97番目のアミノ酸(アルギニン)にフレームシフト変異が起きたことを表す.

b. 結果の解釈

前記の遺伝子変異が見つかった場合でも，ただちに病的変異であることを意味しないことに留意すべきである．特に近年，臨床にも利用され始めている次世代シークエンサーを用いた解析では，さまざまなバリアント(多様体，変異)が検出されるようになっており，それぞれのバリアントについて，①pathogenic，②likely pathogenic，③uncertain significance，④likely benign，⑤benignの5つに分類して評価することが推奨されている[8]．バリアントの評価に際しては，ClinVar (http://ncbi.nim.nih.gov/clinvar) や Human Gene Mutation Database (http://www.hgmd.org) などのデータベースを参照する必要がある．

c. 変異の記載方法[9,10]

塩基配列変化で記載する方法(**表1**)とアミノ酸配列変化で記載する場合(**表2**)があり，代表的な例をそれぞれ示す．

文献

1) 日本医学会：医療における遺伝学的検査・診断に関するガイドライン，2011
   (http://jams.med.or.jp/guideline/genetics-diagnosis.pdf)
2) 日本人類遺伝学会　遺伝学的検査標準化準備委員会：稀少遺伝性疾患の分子遺伝学的検査を実施する際のベストプラクティス・ガイドライン2010
3) NPO法人オーファンネット・ジャパン (http://www.onj.jp/)
4) 全国遺伝子医療部門連絡会議 (http://www.idenshiiryoubumon.org/)
5) 日本臨床検査標準協議会遺伝子関連検査標準化専門委員会：遺伝子関連検査検体品質管理マニュアル(承認文書)，2011
6) 金井正光(監)：臨床検査法提要(第34版)，金原出版，2015
7) 日本臨床検査自動化学会遺伝子・プロテオミクス技術委員会：検査室のためのわかりやすいSNP解析マニュアル．日臨検自動化会誌36(Suppl 1)，2011
8) Richards S, et al：Standards and guidelines for the interpretation of sequence variants：a joint consensus recommendation of the American College of Medical Genetics and Genomics and the Association for Molecular Pathology. Genet Med 17：405-423, 2015
9) Human Genome Variation Society：Nomenclature for the description of sequence variants (http://www.hgvs.org/mutnomen/)
10) 北里大学医学部分子遺伝学ホームページ
    (http://www.med.kitasato-u.ac.jp/~molgen/sub4.html)
11) Fletcher RH, et al(福井次矢監訳)：臨床疫学－EBM実践のための必須知識，医学書院，p61，1999
12) 岡本伸彦：遺伝学的検査アップデート．小児科50：834-841, 2009

9 遺伝生化学的検査

遺伝性疾患のうち先天代謝異常症の診断に関しては，染色体や遺伝子(DNA)の検査よりも代謝産物や酵素活性の測定などの生化学的な手法で行われることが多い．このような検査法を総称して「遺伝生化学的検査(biochemical genetic test)」と呼ぶ．

遺伝生化学的検査には，一般病院での臨床検査項目に含まれているものもあるが，大半の代謝産物の測定や酵素活性測定は特殊な検査で，実施できる施設は大学などの研究室に限られている．検査会社が提供しているものはごく一部にすぎない．また，検査の多くは未だ保険収載されておらず，研究の一環として無償提供されている．検査を依頼する前には，事前に検査提供施設と連絡を取り，検体の採取法／送付時期などについてあらかじめ十分な打ち合わせをしておくべきである．

A 一般臨床検査として実施される遺伝生化学的検査

以下では，急性代謝性疾患が疑われた場合にすべての症例で実施すべき検査を解説する．

1. 血糖

先天代謝異常症では低血糖の有無が問題となり，糖代謝やエネルギー代謝の障害による疾患が疑われる．低血糖を示しているにもかかわらず血漿中ケトン体(または3-ヒドロキシ酪酸)が正常または低値であれば，脂肪酸酸化異常症またはケトン体生成が強く示唆される．

2. 血中アンモニア

新生児で200 μmol/L以上，乳児期以降で100 μmol/L以上の場合，代謝性疾患が疑われる(尿素サイクル異常症，有機酸尿症など)．なお，組織中のアンモニア濃度は血液中よりも10倍高いため，血液検体を氷冷保存して速やかに解析する必要がある．

3. 血液ガス－代謝性アシドーシスとケトーシス

代謝性アシドーシスは，pH，HCO_3^-，$Paco_2$の低下を特徴とする．腎性代謝性アシドーシス(Fanconi-Bickel症候群など)と有機酸の蓄積による代謝性アシドーシスに分類される(有機酸代謝異常症，ケトーシスなど)．

4. 乳酸(血液・髄液)

呼吸鎖およびTCAサイクルの異常，有機酸代謝異常症，糖原病，長鎖脂肪酸酸化異常症などで高値を示す．重症な全身疾患・けいれんなどによる二次的高乳酸血症や，駆血帯の使用や採血に手間取ったなどのartifactを鑑別する必要がある．

5. 尿ケトン

正常でも飢餓状態のときは尿中にケトン体(3-ヒドロキシ酪酸，アセト酢酸)が認められる．しかし，食後あるいは新生児におけるケトン尿は代謝異常症を強く示唆している．また，絶食中にケトン体が認められない場合は，脂肪酸酸化異常症が疑われる．

B 特殊な代謝産物の測定

1. アミノ酸分析

アミノ酸代謝異常症や高アンモニア血症などの診断および治療のモニタリングに用いる．イオン交換カラムを用いた高速液体クロマトグラフィー(high-performance liquid chromatography：HPLC)によって，各アミノ酸を分離し定量する．個々のアミノ酸をタンデムマススペクトロメトリー(後述)で定量することも可能である．通常は血漿(または血清：0.5 mL～)を分析するが，乾燥濾紙血でも測定可能である．

早朝空腹時あるいは前の食事から4～6時間後に採取する．採血後は速やかに遠心分離し，他施設へ発送する場合は凍結させて輸送する．乾燥濾紙血でも測定可能．対象疾患によって，尿・髄液の分析を併せて行う．

ホモシステインおよびGABAの測定には，特別な検体取り扱いと分析が必要である．アミノ酸分析は保険収載されている．

2. 有機酸分析

有機酸代謝異常症，脂肪酸代謝異常症，ペルオキシソーム病の診断や治療のモニタリングに用いられる．有機酸分析は尿を用いて行うが，必要に応じて血液，髄液，胆汁，羊水などで測定する場合もある．方法はガスクロマトグラフィー・マススペクトロメトリー(gas chromatography-mass spectrometry：GC/MS)が一般的である．尿中の有機酸や脂肪酸を有機溶媒で抽出したのち化学修飾し，高温のガスクロマトグラフィーで分離し，さらにマススペクトロメトリー(質量分析計)で試料分子をイオン化し，生成したイオンを質量/電荷(m/z)にしたがって分離・検出し，各物質の同定を行う．

使用する検体は随時尿5～10 mL．採取後，ただちに凍結・発送する．

有機酸代謝異常症では，発作時の検体を用いなければ異常が検出されない場合もある．羊水を用いた出生前診断で特定の有機酸を定量する場合には，安定同位体希釈法を用いた高精度の定量法によって行う．有機酸分析は自施設内で行う場合に限り保険適用となる(実際に行える施設は少ない)．

3. アシルカルニチン分析

有機酸血症，脂肪酸酸化異常症の診断に用いられる．タンデムマススペクトロメトリーを用いて各種アシルカルニチンの一斉分析を行う．タンデムマススペクトロメトリーは，マススペクトロメトリー2台を直結した装置である．第一の質量分析計で試料のイオン化を行ったあと特定の前駆体イオンを選択し，その前駆体イオンを衝突活性化などの手法で分解させ，生成したイオンを第二の質量分析計で分離検出する．新生児マススクリーニングではこの手法が用いられている．

検体としては，血清(または血漿)～1 mLや乾燥濾紙血を用いて測定する．

タンデムマススペクトロメトリーによるアシルカルニチン分析は自施設内で行う場合に限り保険適用となる(実際に行える施設は少ない)．

4. ムコ多糖・オリゴ糖分析

ムコ多糖症の診断のために，尿中ムコ多糖を電気泳動で分離して解析する．リソソーム病，オリゴ糖障害の診断のため，尿中オリゴ糖は薄層クロマトグラフィーで解析する．

表1 その他の遺伝生化学検査に用いる代謝産物

代謝産物	適応疾患	測定法	検体
胆汁酸	胆汁酸合成障害・ペルオキシソーム病	マススペクトロメトリー	尿，胆汁
ガラクトースとその代謝物	ガラクトース代謝異常症	呈色反応など	血液，尿
グルタチオンとその代謝物	γ-グルタミル回路の異常	HPLC	血液
オロット酸	尿素サイクル異常症など	HPLC	尿
ポルフィリン	ポルフィリン症	呈色反応など	尿，便，血液
プテリン	高フェニルアラニン血症	HPLC	尿，血液，髄液
プリン・ピリミジン	プリンまたはピリミジンの代謝異常	HPLCなど	尿
セロトニン	生体アミン代謝異常症	HPLC	血液
ステロール生合成中間代謝物	コレステロール生合成異常症	GC-MS	血液
銅	Wilson病	比色，原子吸光分析	血液，尿，肝組織
糖化（glycosylation）の解析	先天性糖鎖合成異常症（congenital disorders of glycosylation）	トランスフェリン等電点電気泳動	血液

5. その他の代謝物の測定

代表的なものについて，表1に代謝産物名および適応疾患・測定法・検体を示す．

酵素活性の測定

遺伝子の異常によって機能が障害された酵素の活性を直接測定することによって診断を行う．検査対象疾患の原因となる酵素が発現している細胞・組織を検体として用いることが必要である．末梢血（白血球，赤血球，血清）やEBウイルスで株化したリンパ芽球のほか，臓器生検（皮膚〜培養線維芽細胞，肝，筋など）が行われることもある．生検組織の場合，時間経過・凍結・固定（ホルマリンなど）で酵素活性が低下/消失することが多く注意を要する．

一方，乾燥濾紙血を用いた半定量的な酵素活性測定によって診断が可能な疾患も存在する（ガラクトース-1-リン酸ウリジルトランスフェラーゼ欠損症，ジヒドロプテリジン還元酵素欠損症）．出生前診断では，培養羊水細胞や胎盤絨毛組織を用いて酵素活性を測定する．

安定同位体を用いた呼気試験による非侵襲的なwhole bodyの酵素活性測定が可能な疾患も存在する．たとえば，経口投与された ^{13}C-グリシンは肝臓内のグリシン開裂酵素系によって脱炭酸され，呼気中に $^{13}CO_2$ が排泄される．高グリシン血症の患者では呼気中への排出が著明に低下していることによって診断が可能である．同様の手法はフェニルケトン尿症でも用いられている．

表2 負荷試験とその適応疾患

負荷試験	適応疾患
グルコース負荷試験	糖尿病,ミトコンドリア病
グルカゴン負荷試験	糖原病
絶食試験	原因不明の低血糖,脂肪酸酸化異常症など
テトラヒドロビオプテリン(BH_4)負荷試験	BH_4代謝異常症やBH_4反応性のフェニルケトン尿症
アロプリノール負荷試験	オルニチントランスカルバミラーゼ欠損症

D 負荷試験

　各種の負荷試験による代謝プロフィールの変化をモニターすることによって診断の端緒となる先天代謝異常症が存在する．具体的には，表2に示すようなものが挙げられる．
　低血糖や代謝異常の増悪を引き起こす可能性がある負荷試験については，その適応を厳密に評価するとともに，実施にあたって静脈路確保，救急医薬品の準備，医療スタッフの待機など万一の事態に備える必要がある．絶食試験などでは死亡例も報告されており，危険を伴う負荷試験は代謝異常症の診療経験が豊富な施設で実施すべきである．

文献
1) Zschocke J, et al(松原洋一監訳)：小児代謝疾患マニュアル(第2版)(原著第3版), 診断と治療社, p1-234, 2013

10 細胞遺伝学的検査

染色体の数的異常や構造異常の検出を目的とする全ゲノム領域を対象とした遺伝学的検査が細胞遺伝学的検査(cytogenetic testing)，いわゆる染色体検査である．G分染法による核型分析を基本とし，fluorescence in situ hybridization(FISH)法も一部が臨床応用されている．近年はマイクロアレイ染色体検査法，さらに次世代シークエンサーを用いた母体血中細胞フリー胎児DNAによる胎児染色体検査法が開発されるなど，全ゲノムを対象とし，分裂像を得ることなしに染色体の量的不均衡が検出可能となったことで，遺伝学的検査は大きなパラダイムシフトを迎えている．

しかしながら，染色体を形態学的に観察することでしか明らかにできないゲノムの構造変化があり，目的に応じた各種検査法の選択・実施と，染色体の視点での結果解釈が必要となる場合がある．分裂像を解析する染色体検査の技術と知識の継承は重要な課題である．

検査法

細胞遺伝学的検査法は，従来からの解析対象の染色体分裂像を得て，G分染法やFISH法により染色体の数や構造を顕微鏡下に観察・分析する形態学的解析と，解析対象のゲノムDNAを用いて，マイクロアレイ染色体検査法により検出されるcopy number variations(CNVs)を染色体の量的変化として捉えるゲノムコピー数解析に大きく分類される．

1. 形態学的解析

分裂像を得るための具体的な培養法は，用いる細胞や目的とする染色法によって異なるが，顕微鏡下で分裂像として24種類の染色体が識別可能となるのは，細胞周期の前中期〜分裂中期(metaphase)の状態のときのみである．生殖細胞系列変異の検出目的に試料として通常用いる血液では，ヘパリン採血し(EDTA採血は不可)，Tリンパ球の細胞分裂促進因子であるphytohemagglutinin(PHA)を添加した10％牛胎児血清加RPMI1640培地に加え，37℃5％CO_2濃度にて72時間培養，培養終了前に紡錘糸の接着阻害剤であるコルセミドを添加することにより分裂像を蓄積，低張処理後，固定する．固定細胞浮遊液をスライドグラス上に展開し，目的に応じた染色法を施し，顕微鏡で標本を観察し，染色体を画像解析する[1]．

核型分析目的では，標本に種々の操作を加えて，各染色体に特有な縞模様(バンド)を染め出す分染法を用いるが，G分染法が基本であり，全核型分析は通常ハプロイドあたり約400〜550バンドレベルで実施する．550バンド以上の高精度で解析したい場合は，培養時に同調培養や染色体凝縮阻害剤添加などの処理を加える．X染色体不活化解析や姉妹染色分体交換の解析には，BrdU添加し培養処理をするR分染法を実施する．検出されたセントロメア領域やヘテロクロマチン領域の構造異常について，正常バリアントである異形(heteromorphism)かどうかを確認する目的には，Q・C・DA/DAPI・NORなどの異なるバンドを染め出す分染法による両親との比較が有用である．群別分類や二動原体染色体・環状染色体・染色体切断/断裂の検出を目的とする場合は，バン

ドを染め出さないGiemsa単染色法が適している．詳細は末尾に挙げた文献[1-5]などを参照されたい．

FISH法は，蛍光標識したDNA断片をプローブとしてスライドグラス上の染色体とハイブリダイズさせて，プローブDNAと相補性のある染色体部位のシグナルを蛍光顕微鏡下に検出する方法である．G分染法で検出が困難な既知の微細欠失症候群(Williams, Prader-Willi, Smith-Magenis, 22q11.2欠失など)の診断目的には疾患関連の領域特異的プローブを，潜在性のサブテロメアの構造異常を疑う場合には全サブテロメアプローブを用いる．G分染法で検出された小さな由来不明のマーカー染色体等の同定には，候補のセントロメアプローブ(ただし，1番/5番/19番，13番/21番，14番/22番については分離できていない)を，由来不明の過剰染色体断片や類似したバンド同士の転座の同定には，24種類の染色体のペインティングプローブミックスを用いた24色FISH法(M-FISH法，SKY法)が適している[6]．マイクロアレイ染色体検査で検出されたCNVsに伴う染色体再構成の確認には，ゲノムデータベース[7]から選択した座位の確定したbacterial artificial chromosome(BAC)クローンなどをプローブとする．いずれもシグナルを染色体分裂像上で観察するmetaphase FISH法が基本である．分裂像の得られないあるいは得にくい細胞に対しては，細胞核に目的のプローブのシグナルを検出し，その数等により特定の異数性異常や部分トリソミー/部分モノソミー，モザイク頻度等を検討したり，融合シグナル/分離シグナルの確認により特定の転座等の有無を推定する間期(interphase)核FISH法を実施する場合もある[1,3]．

2. ゲノムコピー数解析

マイクロアレイ染色体検査法は，リファレンスDNAとサンプルDNAを異なる蛍光色素でそれぞれ標識したものを混合して，アレイ上のプローブとハイブリダイズさせ，蛍光強度の比からコピー数を算出するcomparative genomic hybridization(CGH)法を原理とするCGHアレイと，リファレンスシークエンス情報との比較によりコピー数とSNPタイピング解析をするSNPアレイに分類されるが，最近CGH法によるコピー数解析と同時にSNPタイピングするCGH+SNPアレイも開発された．SNPタイピングは片親性イソダイソミー等に起因するヘテロ接合性の喪失等の検出が可能である[1,3,4]．

さまざまなプローブの配置や密度の異なるアレイが市販されている．出生後の検査では，全ゲノムから約44,000(44K)以上のプローブを搭載したプラットフォームのアレイを用いた解析が標準的である．出生前の検査には，特定の染色体や領域を限定したアレイが検討される．

3. 解析結果の記載

解析結果はAn International System for Human Cytogenetic Nomenclature: Recommendations of the International Standing Committee on Human Cytogenetic Nomenclature(ISCN)のルールに則り記載する．最新版はISCN2013[2]である．

B 対象・適応・目的

生殖細胞系列変異確認のための細胞遺伝学的検査の主な対象・適応・目的を表1に示した．目的に応じて適切な検査法を選択・実施することが必要である．諸外国では原因不明の先天異常患者に対する第一選択の遺伝学的スクリーニング検査としてマイクロア

表1　生殖細胞系列の染色体検査の対象・適応・目的

1. 小児：先天異常を有する児の診断
    a. 既知の染色体異常症/ゲノムコピー数異常症の確定診断，核型確認
    b. 原因不明の先天異常症の原因検索(不均衡型構造異常など)
2. 成人：妊娠・出産・家族計画に関連する染色体異常の確認
    a. 染色体構造異常を有していた児・胎児の親の次子の再発リスク検討，核型確認等(均衡型構造異常の保因者診断，X染色体構造異常の確認など)
    b. 生殖障害のカップルの原因検索(性染色体異常，均衡型構造異常等のスクリーニング)
3. 胎児：染色体異常を疑われる胎児の出生前診断，出生前スクリーニング
    a. 染色体異常症の再発リスクを有する家系の胎児の出生前(確定)診断
    b. 超音波検査や母体血清マーカー検査などで染色体異常のリスクが高いと推測された胎児の出生前診断
    c. 高齢妊娠を理由とする出生前スクリーニング
4. 受精卵：均衡型染色体構造異常に起因すると考えられる習慣流産のカップルの着床前診断

レイ染色体検査法が普及しているが，わが国ではまだ研究としての運用である．全ゲノムを対象としたゲノムコピー数解析法による出生前スクリーニングへの応用については，諸外国でも議論が継続している．

C 検査結果の解釈

1. 基本事項

染色体異常には，形態学的な評価として数的異常と構造異常(付図9，p428参照)があり，構造異常は均衡型と不均衡型に大きく分類される．数的異常や不均衡型構造異常は，異常領域に含まれる遺伝子の量的不均衡により通常先天異常を伴う．均衡型は一般的に，本人の健康に影響しないが，生殖障害と関係する場合や，子どもが不均衡型で出生する場合があるため，均衡型構造異常症例の配偶子形成(減数分裂)時の関連染色体の分離パターンの理解は，遺伝カウンセリングに非常に重要である(付図10〜12，p429〜431参照)．また，均衡型でも構造異常切断点が遺伝子上にあると機能が障害される場合があるため，症状を有する場合は切断点の同定が重要である．インプリンティング領域では染色体の親由来が問題になる場合がある．また，女性におけるX染色体構造異常は，常にX染色体不活化パターンを考慮する必要がある．さらにモザイクやキメラの異常があることの認識も必要である[1,3-6,8-13]．

臨床的に診断可能で，核型分析あるいはFISH法で確定診断できる既知の染色体異常のうち，異数性異常とゲノム病と称される一部の微細欠失・重複症候群以外の構造異常は，多くが症例ごとに異常領域が異なる非反復性の構造異常である[8-11]．分子細胞遺伝学的解析手法の普及により，染色体異常を遺伝子レベルで捉えることができるようになり，CNVsが検出された特定領域を疾患名として登録される疾患が増えている[10-16]．

2. 解釈のポイント

染色体検査結果は，以下のような特徴と限界を理解したうえで解釈する必要がある．
① 血液を試料とする検査は，生殖細胞系列の代表としてTリンパ球を観察しているので，他の組織にのみ生じた体細胞変異の染色体異常は反映されない．
② 染色体異常は分裂像を得るために必要な培養の過程で生じる場合がある．

③染色体は細胞ごとに凝縮の度合いが異なり，標本上で染色体の折れ曲がりや重なりが避けられないため，必ず複数の核板での評価が必要である．また，G分染法は濃淡のバンドパターン認識という形態学的解析のため，特に微細な構造異常は解析担当者の熟練度が精度に影響する場合がある．
④通常の解析は20細胞程度の観察であり，低頻度のモザイクは見逃される可能性がある[1,3,4]．

　また，染色体検査は，造血器腫瘍などにおける病型分類や治療法選択，放射線被曝患者の被曝線量推定などの目的でも実施され，それらは後天的に生じた体細胞変異を確認することが目的であるが，検査法によっては生殖細胞系列にもともと有している染色体の変化も同時に検出されることの認識は必要である．骨髄移植後の生着確認では，ドナーが生殖細胞系列として有している染色体構成を確認することになる．

　細胞遺伝学的検査の分析精度は，G分染法の場合850～320バンドレベルで1バンドの平均が3～10 Mb程度である．BACクローンを主とする領域特異的プローブを用いたFISH法の分析精度はターゲット領域において100～200 kb程度，ペインティングプローブを用いたFISH法の分析精度は10 Mb程度であるが，M-FISH法，SKY法では異常断片と隣り合う染色体の標識蛍光色素の組み合わせによってはより精度が低くなる場合がある[1]．マイクロアレイ染色体検査法では，アレイのプラットフォームにより分析精度が異なるが，The International Standards for Cytogenomic Arrays (ISCA) コンソーシアム（現 Clinical Genome Resource：ClinGen）[16]が出生後の検査に推奨した44 K以上のアレイでは，バックボーン領域は原則100～250 kb以上，ターゲット領域は30～50 kb以上の解像度を有する．メーカーによってアレイ作成の原理，プローブの配置，プローブ情報に利用するゲノムデータベースのバージョン，解析アルゴリズム等が異なることによる結果の違いも生じうる．

　また，マイクロアレイ染色体検査では，顕微鏡下で同定不可能な数十kbの微細なCNVsが検出可能である一方，セントロメア領域，テロメア領域，端部着糸型染色体の短腕などの繰り返し配列を有する領域はプローブが配置されないため，形態学的解析で検出した小さなマーカー染色体や染色体末端部の構造異常などは反映されない場合がある[1,6]．さらに男性においてXとYの偽常染色体領域に検出された異常は，XとYのどちらに生じているか確定できない[1,14,15]．アレイで検出あるいは検証できない染色体異常はもとより，CNVsに伴う染色体再構成の確認にも分裂像を用いた解析が必要である．患者本人の診断目的ではCNVsの情報で十分であっても，患者で確認される不均衡型構造異常によっては，親が均衡型の保因者である可能性があることは核型分析による解釈と同様で，CNVs検出後の染色体再構成の確認が遺伝カウンセリングに必須となる場合がある．その確認には，症例ごとに適切なFISH用プローブを準備する必要があり，主に研究としての対応となっている．

　さらに留意すべき点に，ヒトが有するゲノムの多様性がある．ヒトの染色体には表現型とは無関係の，主にヘテロクロマチンからなる個々人で大きさや濃染の度合いあるいは蛍光強度などが異なる部位すなわち異形がある[1-5,15]．マイクロアレイ解析によるデータが蓄積され，正常なヒトにも複数のCNVsが検出されることが確認された．そしてそれは数十kbという小さなものだけでなく，ときに数Mbもの既知の遺伝子を含

む場合があることも判明してきた[5, 15-17]．通常，遺伝子を含む領域の量的不均衡は表現型に何らかの影響を与えるが，核型分析で数十Mbに及ぶユークロマチン領域を含む量的不均衡が，健康な成人に検出された報告も少なからずあることも再認識する必要がある．Barberはそれらの報告を独自に収集したデータを公開している[18]．

3．新しいゲノムバリアントの考え方

次世代シークエンス解析の進展も伴い，CNVsだけでなく，一塩基（SNVs）や挿入・欠失（indels）などのゲノムの変化もすべてバリアント（variant，多様体）と考え，その臨床的影響について，①pathogenic，②variants of uncertain clinical significance（VUS），③benignの3段階，あるいは①pathogenic，②likely pathogenic，③VUS，④likely benign，⑤benignの5段階に評価する方法が提案されている[14-16, 19]．染色体異常も断片サイズの大きなゲノムバリアントとして同様に解釈するのが適していると考えられる．全ゲノム解析では，疾患との関連が明らかにされていない領域に検出されたゲノムの変化と症状との関連の解釈は単純でない場合も多く，病的変異（pathogenic）と考えられていたバリアントが，非常にまれなbenignバリアントであったことが判明した例も報告されている．人種差も知られているため，日本人ゲノムバリアントのデータ蓄積が必要である．全ゲノム解析を臨床応用する際は，検査法・評価法の標準化，専門家や実施施設の認定制度など，適切な検査体制の構築が必要である．

文献

1) 涌井敬子ほか：I．染色体・遺伝子関連検査総論，II．染色体検査．臨床検査法提要（第34版），金井正光（監），金原出版，p1195-1248，2015
2) Shaffer LG, et al（eds）：ISCN 2013：An International System for Human Cytogenetic Nomenclature：Recommendations of the International Standing Committee on Human Cytogenetic Nomenclature, S Karger Pub, 2012
3) 染色体異常をみつけたら（http://www.cytogen.jp/index/index.html）
4) Gardner RJM, et al：Chromosome Abnormalities and Genetic Counseling（Oxford Monographs on Medical Genetics），Oxford University Press, 2011
5) Wyandt HE, et al：Human Chromosome Variation：Heteromorphism and Polymorphism（1st Ed），Springer, 2011
6) mFISH, sSMC, UPD（http://ssmc-tl.com/Start.html）
7) UCSC Genome Browser（https://www.genome.ucsc.edu/）
8) Chromosomal Variation in Man Online Database（http://www.wiley.com/legacy/products/subject/life/borgaonkar/access.html）
9) The European Cytogenetic Association Register of Unbalanced Chromosome Abnormalities（ECARUCA）（www.ecaruca.net/）
10) Unique The Rare Chromosome Disorder Support Group（www.rarechromo.org）
11) Orphanet（http://www.orpha.net/）
12) Online Mendelian Inheritance in Man（www.omim.org/）
13) GeneTests（https://www.genetests.org/）
14) 山本俊至：臨床遺伝に関わる人のためのマイクロアレイ染色体検査，診断と治療社，2011
15) Liehr T：Benign & pathological chromosomal imbalances：microscopic and submicroscopic Copy Number Variations（CNVs）in Genetics and Counseling（1st Ed），Oxford Academic Press, 2013
16) Clinical Genome Resource（ClinGen）（https://www.clinicalgenome.org/）旧ISCA
17) Database of Genomic Variants（DGV）（http://dgv.tcag.ca/）
18) The Chromosome Anomaly Collection（http://www.ngrl.org.uk/wessex/collection/）
19) The DatabasE of Chromosomal Imbalance and Phenotype in Humans using Ensemble Resources（DECIPHER）（https://decipher.sanger.ac.uk/）

11 出生前診断の実際

A 出生前診断とは

　日本産科婦人科学会の「出生前に行われる遺伝学的検査および診断に関する見解」では，妊娠中に胎児が何らかの疾患に罹患していると思われる場合に，その正確な病態を知る目的で前項の検査を実施し，診断を行うことが出生前に行われる遺伝学的検査および診断の基本的な概念であるとしている[1]．その本来の目的は，あらかじめ出生前に診断をしておくことで，適切な妊娠管理を行い，分娩方式を決定し，新生児管理や療育環境を向上させることである．しかし，妊娠初期〜中期の母体保護法の定める人工妊娠中絶の可能な時期(現在は妊娠22週未満)に実施されて，胎児の疾患が重篤と診断された場合には，胎児の異常を理由とする人工妊娠中絶は認められていないにもかかわらず，実際には障害を持った児の出生を避けるために，妊娠の継続を断念するということが起きている．そのため医学的にも社会的および倫理的にも多くの課題があることに留意する必要がある．

　また，従来は出生前診断という用語は，羊水検査や絨毛検査などの侵襲的な遺伝学的検査を意味していたが，現在では非侵襲的な検査法として，母体血中の妊娠関連タンパク質を調べて胎児染色体異常の確率を算出する母体血清マーカー検査や母体血を用いた新しい出生前遺伝学的検査(母体血中の細胞フリー胎児DNAを用いてさらに高精度に胎児染色体異常を検出する無侵襲的出生前遺伝学的検査(non-invasive prenatal testing：NIPT)も行われるようになっている．それに加えて現在では超音波検査も診断精度の向上により，出生前診断の重要な役割を担っている．特に妊娠初期の胎児の後頸部浮腫(nuchal translucency：NT)が胎児染色体異常と関連することが判明したことで，超音波検査が遺伝学的検査の役割も果たすことになり，超音波検査と母体血清マーカー検査を組み合わせた検査法(combined test)も実施されるなど，出生前診断の手法が多様化し遺伝カウンセリングの必要性も拡大している．

B 適応

　日本産科婦人科学会では，侵襲的な検査や新たな分子遺伝学的技術(NIPTによる母体血胎児染色体検査を除く)を用いた出生前遺伝学的検査の適応を**表1**のように定めている[1]．また，NIPTによる母体血胎児染色体検査については，臨床研究という位置づけで日本産科婦人科学会の指針により**表2**のように定められており，これは一定の要件を満たした施設が申請して，日本医学会が承認する形での登録制の臨床研究として実施されている[2,3]．

C 検査方法

1. 侵襲的検査

a. 羊水検査(amniocentesis)

　侵襲的な出生前診断検査法として最も標準的な方法である．子宮内の羊水を経腹的に

表1 侵襲的な検査や新たな分子遺伝学的技術を用いた検査の適応

1. 夫婦のいずれかが,染色体異常の保因者である場合
2. 染色体異常症に罹患した児を妊娠,分娩した既往を有する場合
3. 高齢妊娠の場合
4. 妊婦が新生児期もしくは小児期に発症する重篤なX連鎖遺伝病のヘテロ接合体の場合
5. 夫婦の両者が,新生児期もしくは小児期に発症する重篤な常染色体劣性遺伝病のヘテロ接合体の場合
6. 夫婦の一方もしくは両者が,新生児期もしくは小児期に発症する重篤な常染色体優性遺伝病のヘテロ接合体の場合
7. その他,胎児が重篤な疾患に罹患する可能性のある場合

表2 NIPTによる母体血胎児染色体検査の適応

1. 胎児超音波検査で,胎児が染色体数的異常を有する可能性が示唆された者
2. 母体血清マーカー検査で,胎児が染色体数的異常を有する可能性が示唆された者
3. 染色体数的異常を有する児を妊娠した既往のある者
4. 高齢妊娠の者
5. 両親のいずれかが均衡型Robertson型転座を有していて,胎児が13トリソミーまたは21トリソミーとなる可能性が示唆される者

表3 羊水検査の遺伝カウンセリングの要点

1. 羊水検査の実施時期は通常は妊娠15～16週以降である.
2. 羊水検査は染色体異常や遺伝子異常,神経管閉鎖不全,酵素欠損症など特定の胎児の疾患について診断を行うもので,結果が正常であっても,これは検査対象疾患については異常がないということであり,検査対象でない疾患の有無は不明であり,よって必ず胎児が健常な状態で出生するという意味ではない.
3. 羊水検査にはリスクがあり,母体や胎児に対して必ずしも安全な検査とは言えない.流産リスクは0.3％程度あり,他にも前期破水,感染,出血などのリスクがある.
4. 羊水が採取できても,細胞増殖不良などの原因で,染色体の分析ができないこともある.
5. 羊水検査を実施予定であっても,当日の胎盤位置や胎児の状態により,穿刺が危険であると判断された場合は,延期または中止する可能性がある.また穿刺を行っても羊水採取が不可能で,中止になったり,採取のために後日の再穿刺が必要になったりすることがある.
6. 双胎以上の場合には一児だけしか羊水を採取できない場合がある.
7. 羊水検査の限界として,分析結果が胎児の状態を正しく反映していない場合がある.
   - 染色体の微細な構造異常や遺伝子異常
   - 染色体モザイク(正常と異常の両方の細胞が存在する状態)
   - 母体組織の混入
   - 結果が正常と診断されても検査対象以外の異常は不明

穿刺して羊水を採取する方法で,妊娠15週以降で実施されるが,できれば妊娠16週以降が望ましい.流産リスクは一般には1/300程度とされるが,少量の羊水の腟内への流出は約2～3％に起こる.遺伝カウンセリングの要点を**表3**に示す.通常の培養によるG分染法などの染色体検査の結果が出るまでは3週間程度かかる.

b. 絨毛検査(chorionic villus sampling:CVS)

　早期の診断を必要とする場合や遺伝学的検査や酵素診断のために多量の増殖能力の高い細胞を必要とする場合に実施される.経腹法と経腟法がありいずれも妊娠10週から

13週までが標準的であるが，14週頃まで実施できる．妊娠10週未満では胎児異常との関連性が指摘されるなど安全性が確認されておらず，15週以降は絨毛組織の採取が困難となるので，実施すべきでない．流産リスクは1～3％程度で，羊水検査よりもリスクが高いと認識されているが，これは実施時期が羊水検査よりも早く，もともと流産リスクが高いため，実際の検査自体の流産リスクは羊水検査と変わりないとされている．経腹法と経腟法のいずれが優れているかは，子宮内の絨毛の位置など一律には決められないが，経腟法のほうが実施者の技量が大きく影響し，難易度が高いとされる．

　絨毛検査は実施時期が羊水検査よりも早いため早期に結果が得られることや組織量が多く採取できることが利点である．しかし，絨毛検査では約1％にモザイク型染色体異常が見られ，そのほとんどは絨毛組織に限局した染色体モザイク(confined placental mosaicism：CPM)である．真のモザイクかCPMかの鑑別は羊水検査によって確認する必要がある．こうした点から診断精度については絨毛検査よりも羊水検査のほうが正確に胎児の状態を反映していると考えられる．

2. 非侵襲的検査

a. 母体血清マーカー検査

　妊婦の血清中に存在する胎児関連タンパク質のαフェトプロテイン(AFP)，ヒト絨毛ゴナドトロピン(hCG)やエストリオール(E_3)，インヒビンA(inhibin A)などを測定し，胎児が21や18トリソミーに罹患している確率を算出する検査である．一定の確率を基準値としてそれよりも罹患可能性が高い場合を陽性，低い場合を陰性として判定する．陽性の場合には羊水検査を行い児の罹患の有無を確定し，陰性の場合はそのまま経過を見るという判断ができる．ただし，陰性であっても罹患児が生まれないというわけではない．母体血清マーカー検査については厚生科学審議会の母体血清マーカー検査に関する見解に沿って実施する[4]．

b. 母体血を用いた新しい出生前遺伝学的検査(無侵襲的出生前遺伝学的検査，新型出生前診断)

　ヒトの血漿中には破砕した細胞から遊離したDNAが存在し，これを細胞フリーDNAと呼んでいる．母体血漿中の細胞フリー胎児DNAは母体の細胞フリーDNAの10％程度以上とされ，主に胎盤のDNAが母体血漿中に移行する．この細胞フリー胎児DNAを次世代シークエンサーを用いて解析するのが無侵襲的出生前遺伝学的検査(NIPT)である．

　NIPTには表4に示すような問題点があるため，日本では日本産科婦人科学会から示されている指針をもとに，臨床研究として日本医学会に設けられた審査委員会に申請して，認可された施設でのみ実施される[2,3]．指針による対象妊婦は表2に示したとおりである．ただ，このうちの「1. 胎児超音波検査で，胎児が染色体数的異常を有する可能性が示唆された者」については診断対象が限られるNIPTよりも羊水検査を行ったほうがよい場合もある．また「3. 染色体数的異常を有する児を妊娠した既往のある者」についても必ずしもNIPTで診断可能な染色体異数性と関連していない場合があり，そうした妊婦には羊水検査のほうがよい場合もある．

　NIPTを行う施設が備えるべき要件を表5に示す．NIPTの精度は21，18，13トリソミーの罹患児を陽性と診断する確率である感度(検出率)も，非罹患児を陰性と診断する

表4 NIPTで懸念される事項

1. 羊水穿刺や絨毛穿刺と異なり，母親の血液を検査機関に送ればよい検査なので，産婦人科にとどまらず産婦人科以外の医療機関で実施される可能性がある．
2. 採血という簡単な医療行為であっても，検査の結果によっては，妊娠の継続または中断の選択が迫られる検査であることを被検者が十分理解することは困難である．
3. 現在は，13トリソミー，18トリソミー，21トリソミーの検出のみであるが，次世代シークエンサー技術の進展により，今後，あらゆる疾患・体質に関わる胎児の情報が得られるようになる可能性がある．
4. スクリーニング検査として広まると障害が予測される胎児の出生を排除し，ついには障害を有する者の生きる権利と命の尊重を否定することにつながる懸念がある．
5. 対象疾患の情報が十分伝えられない可能性がある．
6. 今まで先天異常のリスクについて十分に知らされていなかった妊婦に，リスクを知らせると，不安となり，検査を安易に希望する可能性がある．
7. 不安をあおればあおるほど，海外の検査機関の収益が上がるという不安ビジネスの側面がある．

表5 母体血を用いた新しい出生前遺伝学的検査を行う施設が備えるべき要件

1. 出生前診断，特に13番，18番，21番染色体の数的異常例について，自然史や支援体制を含めた十分な知識および豊富な診療経験を有する産婦人科医師(産婦人科専門医)と，出生前診断，特に13番，18番，21番染色体の数的異常例について，自然史や支援体制を含めた十分な知識および豊富な診療経験を有する小児科医師(小児科専門医)がともに常時勤務していることを要し，医師以外の認定遺伝カウンセラーまたは遺伝看護専門職が在籍していることが望ましい．上記の産婦人科医師(産婦人科専門医)は臨床遺伝専門医であることが望ましく，上記の小児科医師(小児科専門医)は臨床遺伝専門医または周産期(新生児)専門医であることが望ましい．上記の産婦人科医師(産婦人科専門医)，小児科医師(小児科専門医)の少なくとも一方は臨床遺伝専門医の資格を有することを要す．
2. 遺伝に関する専門外来を設置し，1項に述べた産婦人科医師と小児科医師(および認定遺伝カウンセラーまたは遺伝看護専門職)が協力して診療を行っていること．
3. 検査を希望する妊婦に対する検査施行前の遺伝カウンセリングと検査施行後に結果を説明する遺伝カウンセリングのいずれについても，十分な時間をとって行う体制が整えられていること．なお，検査施行前後の遺伝カウンセリングには，1項で挙げた専門職のすべてが直接関与することが望ましい．また検査施行前の遺伝カウンセリングから検査の実施までには，被検妊婦自身が検査受検の要否について十分に考慮する時間を持つことができるよう配慮すること．
4. 検査施行後の妊娠経過の観察を自施設において続けることが可能であること．
5. 絨毛検査や羊水検査などの侵襲を伴う胎児染色体検査を，妊婦の意向に応じて適切に施行することが可能であること．
6. 妊婦が侵襲を伴う胎児染色体検査を受けた後も，妊婦のその後の判断に対して支援し，適切なカウンセリングを継続できること．
7. 出生後の医療やケアを実施できる，またはそのような施設と密に連携する体制を有すること．

特異度も非常に高く，スクリーニング検査として優れた検査であることは間違いない．しかし，検査結果が陽性となった妊婦が実際に罹患児を妊娠している確率(陽性的中率)は妊婦の年齢が大きく影響する．日本で最も多くの施設で採用されているSequenom社のデータでは21トリソミーは40歳では95％程度と高いが，35歳では84％程度，30歳では68％程度と年齢とともに低下するので，陽性になった場合には必ず羊水検査で確認する必要がある．一方で陰性となった場合は，どの年齢でも99.9％以上は非罹患と診断できるので，羊水検査なしで経過をみることになるが，100％ではないので，陰性の判定を受けて妊婦から罹患児が出生する可能性はゼロではない．

D 出生前診断と遺伝カウンセリング

　出生前診断における遺伝カウンセリングの重要性が指摘されても，いまだに産婦人科医師が外来の妊婦健診の診察時間内に簡単な検査説明程度の認識で実施されていることもあり，これでは適切な遺伝カウンセリングとは言えない．そこで大学病院などでは産婦人科とは別に遺伝子医療部門で遺伝カウンセリングを実施している施設も多くなっている．ただ，出生前診断の遺伝カウンセリングでは超音波検査が必要な事例もかなりあることから，遺伝子医療部門で実施する場合には産婦人科との連携が不可欠である．

E 出生前診断の留意点

1．専門的対応の必要性

　染色体検査においては，検出される異常は染色体異数性だけではなく，予期していないような染色体構造異常が見つかる場合があり，こうしたケースにも対応できるような臨床遺伝専門医や認定遺伝カウンセラーが在籍する施設で実施するのが望ましい．

2．検査機関の問題

　遺伝学的検査においては，国内の臨床検査会社は原則として染色体検査以外の出生前診断の検体を受託しないので，研究機関か欧米系の臨床検査会社に依頼することになる．事前に十分な打ち合わせを行っておく必要がある．国内の研究機関では研究者の善意によって実施されていると同時に，時間的・質的に出生前診断にはそぐわない場合もあることに留意すべきである．また患児や両親などで既に実施済みの遺伝学的検査で変異が検出されている場合であっても，依頼先の検査会社が異なると同じ結果が再現できない場合もありうるので，注意を要する．

3．倫理的問題

　出生前診断の結果によっては胎児が人工妊娠中絶となる可能性があることから，障害者や家族の会から，出生前診断が障害者への差別や偏見を助長しているという批判がなされることがある．出生前診断がこうした差別や偏見の原因ではないが，障害を持つ胎児が生まれることが望ましくないというイメージを広める可能性はある．出生前診断を実施する場合にはこうした意見があることを謙虚にとらえて，各学会の会告やヘルシンキ宣言などを尊重するとともに，各施設での倫理委員会での討議などを通じて，可能な限りのコンセンサスを得るように努力する必要がある[5]．

文献
1) 日本産科婦人科学会：出生前に行われる遺伝学的検査および診断に関する見解．2013年6月22日 (http://www.jsog.or.jp/ethic/H25_6_shusseimae-idengakutekikensa.html.)
2) 日本産科婦人科学会：母体血を用いた新しい出生前遺伝学的検査に関する指針．2013年3月9日．(http://www.jsog.or.jp/news/pdf/guidelineForNIPT_20130309.pdf.)
3) 日本医師会，日本医学会，日本産科婦人科学会，日本産婦人科医会，日本人類遺伝学会：母体血を用いた新しい出生前遺伝学的検査」についての共同声明．2013年3月9日．(http://www.jsog.or.jp/statement/joint-communique_20130309.html.)
4) 厚生科学審議会：母体血清マーカー検査に関する見解．平成11年7月21日．(http://www1.mhlw.go.jp/houdou/1107/h0721-1_18.html.)
5) 日本医師会：ヘルシンキ宣言．(http://www.med.or.jp/wma/helsinki08_j.html#ja.)

12 遺伝医療に関連するガイドライン

当然のことながら，遺伝医療においては本人の生殖細胞系列遺伝子変異を確認する遺伝学的検査が実施されることが多い．遺伝学的検査の実施においては，生涯変わらず，将来の健康状態（罹患）を高い確率で予測できる場合があり，かつ検査結果が本人のみならず血縁者にも影響を及ぼしうるという遺伝子情報の特殊性を十分に理解し，被検者に不利益が及ぶことを防止しつつ，最良の医療を提供するために情報を有効に活用することが求められる．この目的のため，わが国では遺伝学的検査に関していくつかのガイドラインが策定，公開されている．遺伝学的検査には臨床検査として保険収載されている項目がある一方で，まだ臨床的有用性が確立しておらず，研究として実施されているものもあり，実際には個々の検査を臨床的か研究目的かで分類することは困難である（多くの検査は両方の要素を含んでおり，時間とともにその意味づけも変化する）．

なお，以下に紹介するガイドラインはそれぞれ関連省庁や学会のホームページで確認することができるので，検査を実施しようとする者は，ガイドラインの本文を熟読し，その内容を理解しておくことが求められる．

A ヒトゲノム・遺伝子解析研究に関する倫理指針

本指針は研究における遺伝情報の取り扱いに関する指針であり，文部科学省・厚生労働省・経済産業省より出されている．基本方針として，インフォームド・コンセント，個人情報の保護や個人の人権の保障，研究の透明性の確保などの内容が掲げられている．診療において臨床検査として実施される遺伝子解析は本指針の対象としていない．

近年の遺伝子解析技術の進歩に伴い，遺伝子解析研究においても特定の遺伝子を解析する従来の方法から，ゲノム情報を網羅的に検索する研究が増えてきている．このときに問題となるのが偶然に得られた遺伝情報（incidental findings もしくは secondary findings）であるが，この取り扱いについては研究を行う機関の長が倫理審査委員会に諮ったうえで決定することを求めている．

B 遺伝学的検査に関するガイドライン

診療の現場で遺伝情報が扱われる機会が増加してきたことを受け，その適切な利用と被検者の保護を目的として国内の遺伝医学関連10学会により2003年に公表された（p435参照）．ここでは遺伝学的検査を行うにあたって，遺伝カウンセリングを含めた総合的な臨床遺伝医療体制の整備，検査の質の保証，診断精度の向上，すべての遺伝学的検査はしかるべき医療機関においてのみ実施されること，が求められている．

C 医療における遺伝学的検査・診断に関するガイドライン

前項のガイドラインは現在においても遺伝医療に関連する国内のガイドラインとして最も重要なものと言えるが，公開から10年を経ており，一般診療における遺伝学的検査の適用機会が増え，診断の確定や治療方針の決定のために遺伝情報が必要な疾患が増えてきたことや，一部の遺伝学的検査が保険収載されるに至ったことなど，遺伝医療の

現状は大きく変化した．その一方で遺伝カウンセリングを含む遺伝医療体制が整備されている医療機関は限られており，「10学会ガイドライン」の理念と医療現場とのギャップも現実的な問題となってきた．こうした中で，2011年に日本医学会が本ガイドラインを公表した（p443参照）．

本ガイドラインでは，すでに発症している患者の診断を目的として行う遺伝学的検査については，事前の説明と同意・了解の確認は原則として主治医が行い，必要に応じて専門家による遺伝カウンセリングや意思決定のための支援を受けられるように配慮することを求めている．またこうした遺伝学的検査の結果は，他の臨床検査の結果と同様に，患者の診療に関係する医療者が共有する情報として診療録に記載することを原則としている．一方，保因者診断や発症前診断，出生前診断など，発症していない被検者に対する検査は事前に適切な遺伝カウンセリングを行った後に実施することを求めている．非発症者に対する遺伝学的検査結果の診療録上の取り扱いに関する言及はない．

ファーマコゲノミクス検査の運用指針

ファーマコゲノミクス検査は遺伝学的検査の一部ではあるが，その内容は薬物の効果や副作用判定の予測補助であり，適切な薬物使用を可能にする一方で，検査で得られる情報の多くは，薬物が関与しない状況においては本人の健康情報に関与しない単なる遺伝子「型」であり，単一遺伝子疾患の診断とはその目的や情報の意味づけが異なる（p405参照）．このため，臨床現場における適切な検査の実施のために本指針が策定されている（日本臨床検査医学会，日本人類遺伝学会，日本臨床検査標準協議会）．

医療・介護関係事業者における適切な取扱いのためのガイドライン

遺伝情報を取り扱う機会が医療現場で増えてきた中で，2005年4月から「個人情報の保護に関する法律」（個人情報保護法）が施行されたのに合わせて，2004年12月に厚生労働省より告示された．このガイドラインの中に「遺伝情報を診療に活用する場合の取扱い」という項目が設けられており，そこで試料および結果の取り扱いについての留意とともに，「医療機関等が，遺伝情報を用いた検査・治療を行う場合には，本人及び希望する家族等に対し，遺伝学・心理学等に通じた専門的助言を行うことのできる者による遺伝カウンセリングの実施，適切な情報提供など，本人及び家族等の心理的精神的援助を行う必要がある」と記載されている．

その他

医療を介さない遺伝子解析ビジネスを行う事業者が遵守すべきものとして，経済産業省による「経済産業分野のうち個人遺伝情報を用いた事業分野における個人情報保護ガイドライン」があるが，ここでも遺伝カウンセリングの重要性が明記されている．

以上に示した指針やガイドラインは，わが国において適切に遺伝学的検査を実施する際に遵守すべき大原則である．これら以外にも各学会で，関連する領域の遺伝医療，遺伝学的検査についてガイドラインや指針，声明あるいは見解を公表しているので，必要に応じて参照していただきたい．

13 遺伝カウンセリングと情報ネットワーク

A 専門家向け遺伝医学情報サイト

インターネット上の電子ジャーナルの普及も進んでおり，PubMedなどの医学・生物学分野の学術文献検索サービスを介して論文を閲覧し，最新の遺伝医学に関する知見を得ることができるようになった．しかし，遺伝カウンセリングに資することのできる良質な情報には，新規性のみならず科学的根拠に基づいた信頼性も必要となる．そのためのメンテナンス体制が十分に整備されている代表的サイトを表1に示す．

B 一般市民向け情報サイト

一般市民に向けての疾患や遺伝に関する平易で正確な情報の提供は，遺伝カウンセリングの視点からも重要である．この目的に沿った代表的なサイトを表2に示す．

C 遺伝関連学会サイト

また，遺伝関連学会のサイトには，遺伝子診療・研究に関連するガイドライン・指針や，声明などのほか，遺伝医学に関するセミナー，講演会，学術集会などに関する情報も掲載されている．主なサイトを表3に示す．

表1 代表的な専門家向け遺伝医学情報サイト

- OMIM：http://omim.org/
  OMIM(Online Mendelian Inheritance in Man)は遺伝子ならびに遺伝子の表現型(遺伝性疾患を含む)に関する情報データベースである．
- GeneTests, GeneReviews：http://www.genetests.org/
  GeneTestsのサイトから遺伝性疾患の遺伝子診断を行っている施設の情報を検索することができる．GeneReviewsには多くの遺伝性疾患ならびに一部の染色体部分欠失・重複症候群に関する臨床遺伝学的情報がそれぞれの疾患の専門家により編集され掲載されている．
- GeneReviews Japan：http://grj.umin.jp/
  上記のGeneReviewsの内容を運営責任者の許可を得て，順次，ボランティア専門家により日本語訳を行っている．
- UCSCゲノムブラウザ：http://genome.ucsc.edu/
  University of California Santa CruzのGenome Bioinformatics Groupにより開発・維持が行われているゲノムブラウザである．染色体上のDNA配列，遺伝子の配置，遺伝子検査用のDNA断片などが図示される．
- The Human Gene Mutation Database：http://www.hgmd.org/
  ヒトの遺伝子変異のデータベース．点変異のみならず，欠失や挿入変異なども収載されている．
- DECIPHER：http://decipher.sanger.ac.uk/
  DECIPHER (Database of Chromosomal Imbalance and Phenotype in Humans using Ensembl Resources)には，マイクロアレイ染色体検査などで発見されたゲノムコピー数の異常・変異が集積されている．
- JSNPデータベース：http://snp.ims.u-tokyo.ac.jp/
  日本人のSNPsが収載されているデータベース．

表2　一般市民向けに発信されている情報サイト

- 難病情報センター：http://www.nanbyou.or.jp/
  公益財団法人難病医学研究財団が厚生労働省疾病対策課と協力して難病診療に関わる情報を公開しているもので，多くの遺伝性疾患が含まれている．
- Genetics Home Reference：http://ghr.nlm.nih.gov/
  遺伝性疾患や遺伝学的検査に関する情報を一般市民向けに公開しているサイトであるが，PubMedを通じての文献参照やClinicalTrials.govを通じての臨床研究情報にもアクセス可能である．
- Genetic Alliance：http://www.geneticalliance.org/
  各遺伝性疾患の患者団体の情報，患者団体が提供しているパンフレット，医学・研究情報などを得ることができる．

表3　遺伝関連学会サイト

- 日本人類遺伝学会：http://jshg.jp/
- 日本遺伝カウンセリング学会：http://www.jsgc.jp/
- 日本遺伝子診療学会：http://www.congre.co.jp/gene
- 日本遺伝看護学会：http://idenkango.com/
- 日本家族性腫瘍学会：http://jsft.umin.jp/
- 日本小児遺伝学会：http://plaza.umin.ac.jp/p-genet/
- 日本先天代謝異常学会：http://square.umin.ac.jp/JSIMD/
- 日本先天異常学会：http://jts.umin.jp/
- 全国遺伝子医療部門連絡会議：http://www.idenshiiryoubumon.org/
- 臨床遺伝専門医制度委員会：http://www.jbmg.jp/
- 日本認定遺伝カウンセラー協会：http://plaza.umin.ac.jp/~cgc/
- The American Society of Human Genetics（米国人類遺伝学会）：http://www.ashg.org/
- The European Society of Human Genetics（欧州人類遺伝学会）：https://www.eshg.org/
- The American College of Medical Genetics and Genomics（米国遺伝医学会）：https://www.acmg.net/
- The National Society of Genetic Counselors（米国遺伝カウンセラー学会）：http://www.nsgc.org/

D 遺伝性疾患診断補助サイト

先天異常症候群・染色体異常症候群を中心としたオンラインの診断補助データベースとして，琉球大学の成富研二教授によって開発されたUR-DBMS（University of Ryukyus-Database for Malformation Syndromes），Syndrome Finderがある[1]．

UR-DBMSが先天異常症候群・染色体異常症候群データベースであり，Syndrome Finderが診断補助システムになっており，症状を入力することによりUR-DBMSに収載された中で症状の一致の多い症候群が検索できるシステムである．URLはhttp://becomerich.lab.u-ryukyu.ac.jp/であり，Syndrome Finderの部分は登録された医師のみがIDとパスワードを利用して使用することができる．

UR-DBMSにはOMIMの抄訳や，適宜，参考となる知見が加えられている．また，参考写真も掲載されているが，著作権の関係で縮小されたサムネイル表示となっている．

E インターネットを利用した情報ネットワーク

最近は，インターネット電話やソーシャルネットワークシステムを利用した会議や，

メーリングリストを利用して特定の領域の議論を深めるコンソーシアムやフォーラムの形成が盛んに行われている．また，データを特定のサーバーに集約して，メンバーで共有しながら討論を行うシステムも整備されてきている．

　一方で，このようなインターネットを介した情報交換には，常に情報の漏洩のリスクが伴うことも念頭においた対応が必要になる．また，インターネットに接続していないコンピュータであっても，患者情報の取り扱いには暗号化を含めた厳重な管理が必要とされる．

　遺伝カウンセリングが必要とされる疾患やクライエント数は，エクソーム解析の普及に伴い，今後も増加の一途をたどることが予想されることから，情報ネットワークの有効な利用がますます重要となるであろう．

文献
1) 沼部博直：データベースの使用法．小児内科 42：1239-1246, 2010

14 患者会・サポートグループとの連携

A 遺伝性疾患患者の状況

　遺伝性疾患や先天異常症には頻度が少なく根本治療がいまだ実現していない疾患が多い．実際，稀少難治疾患とされる疾患の多くは遺伝性疾患である．こうした疾患では頻度の高い疾患に比べて当事者が入手できる医学的な情報は概して乏しいし，疾患と向き合いながら日常生活を営んでいくための方策や必要なサポートへのアクセスも難しいことが多い．さらに，当事者が少ないために，患者は同じ悩みを共有する人と巡り合う機会に恵まれず，孤独感や疎外感に苦しむことも少なくない．もちろん頻度が高い疾患であっても，それが「遺伝性」であるという事実は，患者本人や家族にとって「なぜ私(たち)(だけ)が」という思いを抱かせうるし，第三者に悩みを打ち明けたり医療者に相談したりすることも躊躇させる要因ともなりうる．

B 患者会・サポートグループの現状

　一口に患者会・サポートグループといっても，特定の疾患の当事者や家族が個人的に集まって情報交換や勉強会を行っているものや，インターネット上での情報交換を中心に活動しているもの，非営利活動法人として主に行政への働きかけを活動の中心としているものなど，その団体の設立背景や活動内容，規模，運営母体などはさまざまである．対象も特定の疾患の当事者に限定している団体もあれば，遺伝性疾患であるかないかを問わず稀少疾患を広く対象にしているものもある．

　多くの患者会・サポートグループはインターネット上にホームページを運営して情報を発信しているので，これらを検索することによってそれぞれの団体の概略を知ることができる．医療関係者の関わり方も団体によってさまざまで，個々の調査はなされていないが医療関係者がまったく関与していないものから，特定の医師や病院が関与しているもの，あるいは大学などに事務局をおいて厚生労働省研究班などと協同で活動しているものもある．

　米国や欧州諸国では大規模に精力的な活動を展開している患者会・サポートグループが数多く存在している．こうした国々に比べわが国では，団体が経済的に自立して組織的な活動を展開するための社会的基盤が十分ではないため，多くの団体は個人的な努力や善意に依存せざるをえないのが現状である．

C 患者・家族会の意義

　遺伝性疾患の当事者である患者やその家族が当事者団体を組織することにはいくつかの意義がある．

　第一には本人や家族が直面している疾患に対する正確な情報の共有である．近年は一般市民もインターネットなどから多くの情報を入手することができるようになってはいるが，情報の質や正確さは保証されておらず，また情報源によって異なるメッセージが発信されている場合もあり，当事者が誤った情報に惑わされてしまったり，多くの情報

を整理しきれずに混乱してしまったりすることも起こりうる．患者会・サポートグループでは，当該の疾患に関する医学的な情報（自然経過や治療，ケアなど）や福祉制度などについての正確な情報を共有することが可能となる（もちろん会が正確な情報を入手していることが前提となる）．また自身の健康や疾患について学ぶ場が存在するということ自体が，患者や家族にとっては大きな支えとなることが期待される．

　第二には同じ疾患を持つ者同士の経験の共有がある．病気に悩まされているのが自分だけではないという実感は当事者にとって不安や孤独感の解消につなげることができるし，自らと同じ疾患の当事者である「仲間」から得られる生活上の知恵や経験，健康管理における助言や共感は，医療者では提供できない貴重なサポートとなる．団体によってはピアカウンセリングの専門的な研修を受けたスタッフが関わっているところもある．

　第三には疾患を克服するための環境を作り出す推進力としての意義がある．ひとりひとりの患者の意見や要望，提案はなかなかメッセージとして発信することが難しいが，目的を共有する団体として活動することで，医療や社会，行政へのメッセージも発信しやすくなり，その影響力もより強いものとなる．

D　医療サイドとの連携

　患者会・サポートグループの健全な活動は，団体の会員のみにとどまらず，当該の疾患と診断されたあるいは診断が疑われた患者や家族にとっても貴重な情報源となる．その意味では，医療関係者にとってもこうした活動は医療現場を超えた患者・家族支援のひとつの方策として有用なものであり，遺伝医療に関わる医療者としては，こうした団体の健全な活動を支援することは意義があると言えよう．

　患者会・サポートグループに対する考え方はクライエントによって異なるが，遺伝カウンセリングにおいてはこうした会の情報は提供すべきである．ただし情報を提供するにあたっては，医療者は当該の団体について，その母体や活動内容についてもよく調査しておく必要がある．また，臨床像に個人差が大きい疾患などでは，患者会・サポートグループからの情報によって患者がことさら重篤な自身の将来像を描いてしまう場合もあるので，医療者からの助言が重要である．

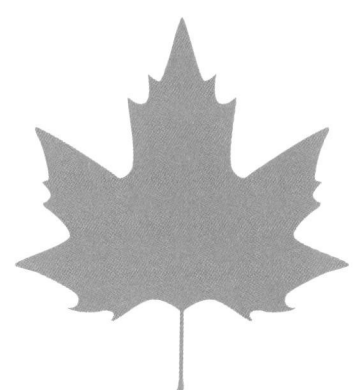

各 論

1 神経疾患

1 ハンチントン病 Huntington disease（HD）

[MIM #143100]

原因
4p16.3に局在するハンチンチン遺伝子（*HTT*）のエクソン1内のCAGリピートの過剰伸長による．正常者のCAGリピート数は26以下，患者では36以上に伸長する．CAGリピート数27〜35のアレルは中間型アレル（intermediate allele）と呼ばれる．中間型アレルを持つ個人はHDを発症しないが，中間型アレルが次世代に伝わったときにCAGリピートが病的なレベルにまで伸長し，罹患者が出る可能性がある．

再発率
AD，50％．CAGリピート数40以上を有するアレルは完全浸透であり，このアレルを持つ個体は生涯いずれかの時点で確実にHDを発症する．CAGリピート数36〜39のアレルは不完全浸透であり，高齢になるまで発症しないことがありうる．本邦では10万人あたり0.5人の頻度であり，欧米の頻度の約1/10とされる．

臨床像
発症年齢はCAGリピート数に大きく依存するが，平均的には30〜40歳代である．典型的な成人発症HDでは，病初期には人格変化や精神症状，舞踏病を主症状とする．人格変化・精神症状は抑うつ，意欲低下，易疲労性，不機嫌，不安・焦燥，易怒性，興奮，不眠などが含まれる．舞踏病は病初期には顔面，四肢の軽微なものであるが，経過とともに範囲が拡大，かつ増悪する．舞踏病は随意的に制御困難であり，結果的に発語障害，嚥下障害，手指の巧緻運動障害，起立・歩行障害をきたす．ジストニア，筋固縮・寡動などのパーキンソニズム，ミオクローヌス，振戦が見られることもある．次第に認知機能も低下するが，精神症状の強い患者では評価は困難である．摂食不良からやせが目立つようになり，徐々に寝たきり，失外套状態となる．全経過は発症から15〜20年程度である．頭部画像では尾状核の萎縮を伴う側脳室の拡大が見られる．

20歳以下の若年発症例（若年型，5〜10％）では，舞踏病や精神症状に加えて，重度の精神・言語発達の遅延，小脳失調，てんかん発作が見られることがある．筋固縮が見られることも多い．若年型では概して典型的な成人型よりも臨床像は多彩であり，かつ病状の進行が速い．一方，50歳以降の高齢発症HDでは精神症状が目立たず，舞踏病と認知症が主症状となる．

鑑別疾患では舞踏病をきたすAD疾患として，脊髄小脳変性症（歯状核赤核・淡蒼球ルイ体萎縮症，SCA17など），良性遺伝性舞踏病（benign hereditary chorea）がある．

― 遺伝カウンセリング ―

- *HTT*のCAGリピート数は発症年齢と負の相関を示す.成人発症のHDではCAGリピート数はおよそ40〜55であるが,若年(20歳以下)発症のHDでは60以上に伸長している.若年発症例はほとんどが変異アレルを父親から受け継いでいる(parental bias).表現促進現象のために小児期発症の患者の遺伝子診断が結果的に両親いずれか(ほとんどの場合は父親)の発症前診断になってしまう場合がありうる.
- *HTT*の遺伝学的検査により発症前診断は可能であるが,将来の発症時期や重症度などを正確に予測できるものではない.
- HDは本来,自殺リスクの高い疾患であるが,海外の調査では自殺リスクの高い時期として,①遺伝的リスクを持つ個人が診断を告知される直前(これは軽微な症状が出現してきた時期とも重なるものと思われる),および,②病状の進行により日常生活動作が自立できなくなったとき,が挙げられている.
- 発症前診断に特化した大規模調査研究においても検査後に自殺など破滅的行為に至った個人は,行為の時点で約半数がHD症状を発症していたとされる.また,この研究では破滅的な行為に至る時期は結果告知後の2年以内が約80％とされ,時間とともに減少している.
- 遺伝カウンセリングという立場から見れば,HDの遺伝的リスクを持つ個人に対しては,発症前診断陽性の場合は結果告知後から1〜2年間,および発症後早期,発症前診断を受けていない場合には,発症から確定診断に至るまでの時期がとりわけ心理的支援を強化する時期と言える.なお頻度は低いながら,発症前診断陰性者における種々の心理的なトラブル(生存者の罪の意識,など)も報告されている.

2 脊髄小脳変性症 spinocerebellar degeneration(SCD)

わが国では脊髄小脳変性症(SCD)の約70％が孤発性,約30％が遺伝性とされる(ただし,孤発性には現在では多系統萎縮症に分類されるオリーブ橋小脳萎縮症が含まれる).遺伝性の大半はADであり,そのうちの大部分はリピート伸長病が占める.リピート伸長病の中でも翻訳領域内のCAGリピートが伸長するトリプレット・リピート病(ポリグルタミン病)と非翻訳領域に過剰伸長した5塩基リピートの挿入が見られる脊髄小脳失調症31型(SCA31)が大半を占める.

わが国でよく見られるトリプレット・リピート病は,Machado-Joseph病/脊髄小脳失調症3型(MJD/SCA3),脊髄小脳失調症6型(SCA6),歯状核赤核・淡蒼球ルイ体萎縮症(DRPLA)であり,さらに脊髄小脳失調症1型(SCA1),脊髄小脳失調症2型(SCA2)が続く.これらのトリプレット・リピート病とSCA31で優性遺伝性SCDの約70〜80％を占めている.ただし,これらの病型頻度には国(人種)による差が大きく,日本国内でもかなりの地域差がある.臨床的に病型を見極めることは困難であり,病型診断は遺伝学的検査による.SCDは日常の神経内科診療では遺伝学的検査が最も汎用されている疾患の1つである.

表1 常染色体優性遺伝性脊髄小脳変性症

リピート伸長病（ポリグルタミン病）（翻訳領域内）

病型 [MIM番号]	原因遺伝子	遺伝子変異	原因タンパク	正常CAG リピート数	異常CAG リピート数
SCA1 [#164400]	*ATXN1*	CAGリピートの過剰伸長	Ataxin 1	6〜36	39〜83
SCA2 [#183090]	*ATXN2*	CAGリピートの過剰伸長	Ataxin 2	15〜31	34〜400
MJD/SCA3 [#109150]	*ATXN3*	CAGリピートの過剰伸長	Ataxin 3	12〜44	52〜86
SCA6 [#183086]	*CACNA1A*	CAGリピートの過剰伸長	Voltage-dependent P/Q-type calcium channel subunit α1A	4〜18	20〜33
DRPLA [#125370]	*ATN1*	CAGリピートの過剰伸長	Atrophin 1	6〜35	48〜93

リピート伸長病（非翻訳領域内）

病型	原因遺伝子	遺伝子変異	原因タンパク	正常	異常
SCA31 [#117210]	*BEAN/TK2*	イントロンへの挿入変異	—	(TGGAA)nの挿入なし	(TGGAA)nの挿入あり

本邦でよく見られる代表的なAD遺伝性病型について，原因遺伝子とその変異を**表1**にまとめて示す．

A マシャド・ジョセフ病/脊髄小脳失調症3型
Machado-Joseph disease (MJD)/spinocerebellar ataxia type 3 (SCA3)

[MIM #109150]

原因
*ATXN3*のエクソン10内のCAGリピート過剰伸長による．

再発率
AD，50％．

臨床像
発症年齢はCAGリピート数に大きく依存し，長いCAGリピートを有する患者ほど若年発症である．このため発症年齢はばらつきが大きいが，一般的には20〜50歳代の発症が多い．中核症状は，小脳失調と痙性麻痺（錐体路徴候）である．

若年発症例ではしばしば小脳失調よりも痙性麻痺や錐体外路徴候（ジストニア，筋固縮や動作緩慢などのパーキンソニズム）が目立つ．一方，高齢発症例では痙性麻痺やパーキンソニズムは目立たず，小脳失調に末梢神経障害（四肢末梢の感覚障害や筋萎縮）を伴うことが多い．つまりCAGリピートが長い患者ほど，錐体外路徴候が前景に出て，短い患者ほど末梢神経障害が目立つ傾向がある．

🌿 遺伝カウンセリング 🌿

- CAGリピート数52〜86のアレルはほぼ浸透率100％であるが(full penetrance allele，完全浸透アレル)，45〜51のアレルは浸透率が低く(reduced penetrance allele，不完全浸透アレル)，それを有する個体は発症を免れる可能性がある．
- 不完全浸透アレルは次世代に伝わったときに完全浸透アレルに移行する場合がある．
- parental biasはHuntington病ほど明白ではないが，Huntington病と同様にCAGリピートの伸長が父親由来でより顕著になる可能性がある．

B 脊髄小脳失調症6型 spinocerebellar ataxia type 6（SCA6）

[MIM #183086]

原因
*CACNA1A*のエクソン47内のCAGリピート過剰伸長による．*CACNA1A*は発作性失調症(episodic ataxia type 2：EA2)，家族性片麻痺性片頭痛(familial hemiplegic migraine：FHM)の原因遺伝子でもある．家系によってはSCA6，EA2，FHMの臨床症状は重複することがある．

再発率
AD，50％．浸透率はほぼ100％と考えられる．

臨床像
発症年齢は30〜40歳代が多い．わが国ではSCA31と並んで，純粋小脳型失調症を呈する代表的な病型である．ただし，SCA31に比べて小脳外徴候・症状(錐体路徴候，錐体外路徴候など)を呈する頻度は高いとされる．また，複視や動揺視などの眼症状，水平注視眼振をはじめ，種々のタイプの眼振が高頻度に見られる．認知機能は保たれる．病初期には発作性の失調症を呈する症例がある．生命予後は良好である．

🌿 遺伝カウンセリング 🌿

- 他のポリグルタミン病と比べて，CAGリピート数が少なく，かつ健常者と罹患者のCAGリピート数の差が小さい(表1参照)．
- 明らかな表現促進現象は見られない．
- CAGリピート過剰伸長をホモ接合性に有する患者ではヘテロ接合性の患者に比べて，いくぶん若年発症で，かつ症状も重症であるとされる．
- *CACNA1A*のミスセンス変異により小脳失調症を発症した患者が報告されているが，この場合はCAGリピート伸長による典型的なSCA6患者よりも臨床的に重症であるとされる．

C 脊髄小脳失調症31型 spinocerebellar ataxia type 31(SCA31)

[MIM #117210]

原因
16q22.1領域に双方向性に転写される*BEAN*，*TK2*が共有するイントロン内の挿入変異が原因とされる．この挿入には数種類の5塩基繰り返し配列が含まれるが，病因的には(TGGAA)nが重視されている．健常対照者の中に1％以下の頻度で同部の挿入配列が見られるが，健常対照者の挿入配列では(TGGAA)nを含まないとされる．

SCA31は強い創始者効果を有し，ほぼ日本人に特有の病型と考えられる．中国や韓国など東アジア諸国では散発的な報告はあるが，欧米人ではまだ見つかっていない．

再発率
AD，50％．

臨床像
発症年齢は60±10歳である．ゆるやかながら挿入配列の長さと発症年齢は逆相関する．臨床的には緩徐進行性の純粋小脳型失調症を呈する．認知症，錐体外路徴候，錐体路徴候，自律神経症状などの小脳外徴候・症状が見られることは少ない．病像は比較的均一で個体差は少ない．神経病理学的には変性したPurkinje細胞周囲を取り囲むようなhalo構造が特徴的である．

遺伝カウンセリング
- 高齢発症であるため，上位世代が他の要因で発症前に死亡していることがあり，必ずしも家族歴が明確でない場合がある．このような場合には孤発性の皮質性小脳萎縮症との鑑別が困難である．

D 歯状核赤核・淡蒼球ルイ体萎縮症 dentatorubral-pallidoluysian atrophy(DRPLA)

[MIM #125370]

原因
*ATN1*のエクソン5内のCAGリピートの過剰伸長による．日本では比較的高頻度に見られるSCD病型であるが(0.48人/100,000人)，日本以外の諸外国ではまれである．日本人では他の人種に比べて，総体的にCAGリピート数が上方へシフトしている．

再発率
AD，50％．60以上のCAGリピート数を有するアレルはほぼ完全浸透と考えられるが，60未満のCAGリピート数を有するアレルは浸透率が下がる可能性がある．

臨床像

発症年齢はCAGリピート数に依存するため，かなりのばらつきが見られる（1～62歳）．臨床症状もCAGリピート数，ひいては発症年齢によって大きく変わる．発症年齢から大まかに20歳未満，20歳以上の2群に分類される．20歳未満で発症する患者には種々のてんかん発作が見られる．てんかん発作に加えて，ミオクローヌス，知的障害，小脳失調を伴うことが多く，進行性ミオクローヌスてんかん（progressive myoclonus epilepsy：PME）病型と呼ばれることがある．一方，発症年齢が遅くなるにつれ，てんかん発作を伴う頻度は低くなる．20歳以上で発症する患者では，小脳失調，舞踏アテトーシス，精神症状，認知症が中核となる（non-PME病型）．

遺伝子量効果が見られ，同じCAGリピート数であれば，ホモ接合性の患者はヘテロ接合性の患者より，より重症である．

🌿 遺伝カウンセリング 🌿

- 顕著な表現促進現象，parental biasが確認されている．すなわち，変異アレルが父親から伝達された場合では発症年齢が26～29歳若年化するのに対して，母親から伝達された場合には14～15歳若年化するとされる．
- したがって未発症の親（軽度に伸長したCAGリピートを有する）が罹患した子を持つ可能性がある．

E 常染色体劣性遺伝性脊髄小脳変性症
autosomal recessive spinocerebellar degeneration

MIM番号は**表1**参照

原　因

その頻度はAD遺伝性SCDに比べて圧倒的に少なく，本邦のSCD全体に占める割合は5％以下と推察される．いくつかの病型が知られているが（表1），いずれもまれである．

各疾患の頻度には著しい人種差がある．欧米ではFRDAが最も高頻度に見られるが，本邦では遺伝学的に確定診断された症例はない．本邦ではEAOH/AOA1が半数以上を占め，最多の病型とされる．代表的な病型の原因遺伝子は**表1**参照．

再発率

AR，25％（両親がいずれも保因者である場合）．

臨床像

臨床的には**表1**に示すように多様である．

🌿 遺伝カウンセリング 🌿

- 病歴の聴取においては，同胞罹患，他の世代の罹患者，両親の血族結婚の有無を詳細に聞き取るべきである．家族歴や特徴的な臨床・検査所見から特定の病型を疑うことはできるが，

表1 常染色体劣性遺伝性脊髄小脳変性症

疾患(略称) [MIM番号]	原因遺伝子 (原因タンパク)	発症年齢	臨床症状・所見(小脳失調以外) および検査所見
Friedreich失調症 (FRDA) [MIM #229300]	FXN[†1] (frataxin)	10〜20歳代 (4〜40歳)	深部腱反射消失, Babinski徴候陽性, 深部感覚障害, 足の変形(凹足, など), 脊柱の側彎・後彎, むずむず脚症候群, 肥大型心筋症, 糖尿病
毛細血管拡張運動失調症(Lous-Bar症候群)(AT) [MIM #208900]	ATM (serine-protein kinase ATM)	10歳以下	眼球運動失行, 舞踏アテトーシス, 眼球結膜の毛細血管拡張, 免疫不全(血清IgG, IgAの低下), 癌(特に白血病やリンパ腫)に対する易罹患性, 染色体異常, 血清α-fetoprotein高値
ビタミンE欠乏性失調症(AVED) [MIM #277460]	TTPA (tocopherol transfer protein α)	20歳以下 (5〜52歳)	神経症候はFriedreich失調症に類似する. 他に頭部振戦, 視力低下. 血清ビタミンE(α-tocopherol)低下
眼球運動失行を伴う失調症1型(EAOH/AOA1) [MIM #208920]	APTX (aprataxin)	幼児期〜学童期	眼球運動失行, 知能低下, 振戦, 舞踏アテトーシス, 深部感覚障害, 感覚運動性ニューロパチー, 低アルブミン血症, 高コレステロール血症
眼球運動失行を伴う失調症2型(SCAR1/AOA2) [MIM #606002]	SETX[†2] (senataxin)	20歳以下	眼球運動失行, 感覚運動性ニューロパチー, 遠位筋優位の筋萎縮・筋力低下(下肢優位), 手指・足の変形(凹足, など), 血清α-fetoprotein高値
痙性失調症(Charlevoix-Saguenay)(ARSACS) [MIM #270550]	SACS (sacsin)	幼児期〜学童期	痙性麻痺, 感覚運動性ニューロパチー, 遠位筋優位の筋萎縮・筋力低下(下肢優位), 手指・足の変形(凹足, など), 網膜の有髄線維増生, 橋の線状低信号および中小脳脚の低信号(MRI, T2/FLAIR強調画像)
Marinesco-Sjögren症候群(MSS) [MIM #248800]	SIL1 (nucleotide exchange factor SIL1)	幼児期	精神発達遅滞, 白内障, 筋緊張低下, ミオパチー, 原発性性腺機能不全, 縁取り空胞(筋生検)
脳腱黄色腫症(CTX) [MIM #213700]	CYP27A1 (cytochrome p450 subfamily XXVIIA, polypeptide 1)	学童期〜成人期	腱肥厚(黄色腫), 知能低下, 精神症状, ジストニア, 錐体路徴候, 白内障, 血漿コレスタノール高値, 小脳歯状核・小脳白質・錐体路の高信号(MRI, T2/FLAIR強調画像)

[†1] Friedreich失調症の患者のうち, 約98%はFXNイントロン1内のGAAリピートの過剰伸長のホモ接合体であるが, 残りの2%はGAAリピートの過剰伸長と点変異などの複合ヘテロ接合体である.
[†2] SETXはAD遺伝形式を取る若年発症の筋萎縮性側索硬化症(ALS4)の原因遺伝子でもある.

確定診断は遺伝学的検査による.
- AVEDに対するα-トコフェロール内服など, いくつかの病型では早期の治療が有効であるため, 早期診断, 積極的な家系調査が重要である. 特に若年発症(30歳未満)の失調症では家族歴の有無にかかわらず, AR遺伝性SCDの可能性を念頭に精査することが望ましい.

3 痙性対麻痺 spastic paraplegia

MIM番号は**表1**参照

原因
 遺伝的および臨床的異質性が顕著に認められる．遺伝的にはAD型，AR型，XLR型が認められ，**表1**に示すように，現在70病型以上の遺伝子座が同定されている．このうち原因遺伝子が同定されているのは46である．臨床的には中核症状である，緩徐進行性の下肢の痙縮と筋力低下以外の神経徴候が目立たないuncomplicated (pure) formと，中核症状に加えてけいれん，認知症，錐体外路徴候，末梢神経障害を呈するcomplicated formがある．
 本邦における発症頻度は人口10万人あたり2～10人であるが，これらの正確な頻度は不明である．臨床的にはAD型が最も多く，その中でもSPG4，SPG10の頻度が最も高いと考えられている．

再発率
 AD型では50％，浸透率についての正確なデータはないが，かなり高いと思われる．AR型では25％，XLR型では保因者の母からの男児で50％である．

臨床像
 一般的には発症年齢，臨床徴候，重症度から病型を診断することは困難である．

a. uncomplicated (pure) form
 極めて緩徐に進行する痙性対麻痺を主症状とする．発症年齢は10歳未満から30歳までと幅が広く，同一家系内でもばらつきを認める．

b. complicated form
 下肢の痙性対麻痺に加えて認知機能の低下，錐体外路徴候，小脳症状，末梢神経障害，視神経萎縮，網膜色素変性などを合併する家系が多数報告されている．

🌿 遺伝カウンセリング 🌿

- 家族歴がない場合には，発症年齢や臨床徴候などから遺伝形式，病型を診断することはできない．浸透率や突然変異率は不明であり，AD型であっても家族歴がない場合がありうる．
- AD型のpure formの場合，遺伝子変異を有した患者の発病率は年齢依存性であり，20歳で約70％，30歳で約80％と推定されている．したがってAD型の家系で30歳で未発症の場合，その子どもに伝わる確率は約10％である．
- 遺伝子診断はSPG1 (*L1CAM*)，SPG2 (*PLP*)，SPG4 (*FSP2*)，SPG7 (*PGN*) については可能であるが，遺伝的異質性が高いので，遺伝学的検査の前に詳細な家族歴を取ること，かつSPG以外の疾患を除外しておくことが必要である．

表1 痙性対麻痺の分類

遺伝学的分類[MIM番号]	原因遺伝子の局在	原因遺伝子産物	遺伝形式	臨床病型
SPG1[MIM #303350]	Xq28	L1CAM	XLR	complicated
SPG2[MIM #312920]	Xq22	PLP	XLR	complicated
SPG3[MIM #182600]	14q11-q21	?	AD	pure
SPG4[MIM #182601]	2p22	Spastin	AD	pure
SPG5[MIM #270800]	8p11-8q13	?	AR	pure
SPG6[MIM #600363]	15q11.1	?	AD	pure
SPG7[MIM #607259]	16q24.3	Paraplegin	AR	complicated
SPG8[MIM #603563]	8q23-q24	?	AD	pure
SPG9[MIM %601162]	10q23.3-q24.2	?	AD	complicated
SPG10[MIM #604187]	12q13	?	AD	pure
SPG11[MIM #604360]	15q13-q15	?	AD	pure
SPG12[MIM #604805]	19q13	?	AD	pure
SPG13[MIM #605280]	2q24-q34	?	AD	pure
SPG14[MIM %605229]	3q27-q28	?	AR	complicated
SPG15[MIM #270700]	14q22-q24	?	AR	complicated
SPG16[MIM %300266]	Xq11	?	XLR	complicated
SPG17[MIM #270685]	11q13	BSCL2	AR	complicated
SPG18[MIM #611225]	8p12	ERLIN2	AR	complicated
SPG19[MIM %607152]	9q33	?	AD	pure
SPG20[MIM *607111]	13q13	Spatin	AR	complicated
SPG21[MIM *608181]	15q22	ACP33	AR	complicated
SPG22[MIM #300523]	Xq13	SLC16A2	XLR	complicated
SPG23[MIM %270750]	1q24	?	AR	complicated
SPG24[MIM %607584]	13q14	?	AR	pure
SPG25[MIM %608220]	6q23	?	AR	complicated
SPG26[MIM #609195]	12q13	B4GALANT1	AR	complicated
SPG27[MIM %609041]	10q22	?	AR	complicated
SPG28[MIM #609340]	14q22	DDHD1	AR	pure
SPG29[MIM %609727]	1p31	?	AD	complicated
SPG30[MIM #610357]	2q37	ATSV(KIF1A)	AR	pure
SPG31[MIM #610250]	2p22	REEP1	AD	pure
SPG32[MIM %611252]	14q12	?	AR	complicated
SPG33[MIM #610244]	10q24	ZFYVE27	AD	pure
SPG34[MIM %300750]	Xq25	?	XLR	pure
SPG35[MIM #612319]	16q23	FA2H	AR	complicated
SPG36[MIM %613096]	12q22	?	AD	complicated
SPG37[MIM %611945]	8p21	?	AD	pure
SPG38[MIM %612335]	4p16	?	AD	complicated

SPG39[MIM #612020]	19p13	PNPLA6	AD	complicated
SPG41[MIM %613364]	11p14.1-p11.2	?	AD	pure
SPG42[MIM #612539]	3q25	SLC33A1	AD	pure
SPG43[MIM #615043]	19q12	C19orf12	AR	complicated
SPG44[MIM #613206]	1q14	GJA12	AR	complicated
SPG45[MIM #613162] SPG65[MIM #]	10q24	NT5C2	AR	complicated
SPG46[MIM #614409]	9p13	GBA2	AR	complicated
SPG47[MIM %]	1p13	AP4B1	AR	complicated
SPG48[MIM #]	7p22	KIAA0415	AR	pure
SPG49[MIM #]	14q32	TECPR2	AR	complicated
SPG50[MIM #]	7q22	AP4M1	AR	complicated
SPG51[MIM %]	15q21	AP4E1	AR	complicated
SPG52[MIM #]	14q12	AP4S1	AR	complicated
SPG53[MIM #]	8p22	VPS37A	AR	complicated
SPG54[MIM #]	8p11	DDHD2	AR	complicated
SPG55[MIM %]	12q24	C12orf65	AR	complicated
SPG56[MIM #]	4q25	CYP2U1	AR	complicated
SPG57[MIM #]	3q12	TFG	AR	complicated
SPG58[MIM #]	17q13	KIF1C	AR	complicated
SPG59[MIM %]	15q21	USP8	AR	complicated
SPG60[MIM #]	3p22	WDR48	AR	complicated
SPG61[MIM #]	16p12	ARL6IP1	AR	complicated
SPG62[MIM #]	10q24	ERLIN1	AR	complicated
SPG63[MIM %]	1p13	AMPD2	AR	complicated
SPG64[MIM #]	10q24	ENTPD1	AR	complicated
SPG66[MIM #]	5q32	ARSI	AR	complicated
SPG67[MIM %]	2q33	PGAP1	AR	complicated
SPG68[MIM #]	11q13.1	FLRT1	AR	complicated
SPG69[MIM #]	1q41	RAB3GAP2	AR	complicated
SPG70[MIM #]	12q13	MARS	AR	complicated
SPG71[MIM %]	5p13	ZFR	AD/AR	complicated
SPG72[MIM #]	5q31	REEP2	AD/AR	complicated

4 アルツハイマー病 Alzheimer disease

[MIM #104300, *104760, #104310, #607822, *600759]

原因

脳へのアミロイドβ(Aβ)タンパクおよびタウタンパクの蓄積により脳神経細胞が脱

落し認知機能障害が発症する．Aβの蓄積が患者脳で最も早期から出現する変化で本症の根本的な原因であると考えられている．

発症には遺伝因子および環境因子の双方が関与する．*APP*, *PSEN1*, *PSEN2*遺伝子変異は単一遺伝子病である早発型家族性Alzheimer病の原因となる．*APOE*の多型であるε4は晩発型家族性Alzheimer病の原因遺伝子であると同時に，孤発性Alzheimer病発症の危険因子である．*APP*の遺伝子産物はアミロイド前駆蛋白（APP）であり，APPが切断されることによりAβが産生される．*PSEN1*および*PSEN2*の遺伝子産物であるプレセニリン1, 2はAPPからAβを産生するために必要な切断酵素であるγセクレターゼのサブユニットである．家族性Alzheimer病の分類を表1に示す．

再発率

認知症の原因疾患としては最も頻度が高く，わが国に約300万人の患者が存在すると推測される．

孤発性が多いが，孤発患者の第1度近親者がAlzheimer病を発症するリスクは20～25％であり，第1度近親者に患者がいない場合の2.5倍のリスクである．これは，*APOE* ε4アレルの影響が大きいと考えられる．

晩発型家族性Alzheimer病の浸透率は比較的低い．*APOE*のε4のヘテロ接合体は85歳までに27％が，ホモ接合体は80歳までに55％がAlzheimer病を発症するとの報告がある．

早発型家族性Alzheimer病の浸透率はほぼ100％であり，再発率は50％である．

Down症候群では21番染色体のトリソミーによるAPPの過剰発現により，若年性Alzheimer病の発症頻度が高い．

臨床像

記銘力障害で発症することが多く，次第に見当識障害，判断能力の低下，遂行機能障害などの症状が加わり，緩徐に進行する．通常65歳以降の高齢発症であるが，*PSEN1*および*APP*遺伝子変異を有する早発型家族性Alzheimer病は40～50歳代の発症が多い．*PSEN2*遺伝子変異を有する患者の発症年齢は40～75歳と幅があり，80歳で未発症の報告もある．

遺伝カウンセリング

- 治療薬として，コリンエステラーゼ阻害薬とグルタミン酸作動性NMDA受容体拮抗薬が認可されているが，これらは残存したシナプス機能の改善を狙った対症療法である．

表1 家族性Alzheimer病の分類（いずれもAD）

疾患名	原因遺伝子	遺伝子座	発症年齢	浸透率	Alzheimer病における頻度
AD1	*APP*	21q21.3	早発型	100％	まれ（早発型の10～15％）
AD2	*APOE*	19q13.32	晩発型	比較的低い	家族性の15～25％
AD3	*PSEN1*	14q24.2	早発型	100％	約1％（早発型では最も多い）
AD4	*PSEN2*	1q42.13	早発型	ほぼ100％	非常にまれ（早発型の5％以下）

- 脳に蓄積したAβの除去を目的としたワクチン療法や抗体療法などの臨床試験が実施されているが，これまでに有効性を示すエビデンスは得られていない．
- Alzheimer病患者（家族性および孤発性）群では*APOE*ε4アレルを多く持つ群で発症年齢が若年化している（遺伝子量効果）という報告がある．
- *APOE*ε4は現在のところ唯一確定された遺伝的な危険因子であるが，発症のための必須条件ではなく，また十分条件でもない．個々人においてそのε4の遺伝型から将来の発症を予測することはできない．
- 早発型家族性Alzheimer病の発症前診断に関しては，本症が有効な予防法や治療法がなく認知機能障害をきたす疾患である点を十分認識したうえで，クライエントごとに適応を慎重に検討する必要がある．
- 欧米では，早発型家族性Alzheimer病の発症前診断陽性者（未発症者）に対する治療介入の臨床試験が開始されている．日本でも同様の準備が進められている．

5 プリオン病 prion disease

［MIM #123400, #137440, #600072］

原因

感染性を有する異常プリオンタンパクが中枢神経系に沈着し，進行性の致死性脳症を呈する神経変性疾患である．病理学的には脳は海綿状変性を呈し，伝達性海綿状脳症とも呼ばれる．その原因により特発性（孤発性），獲得性（感染性），遺伝性に分類され，この中では特発性が最も多く約80％を占める．獲得性の原因としては硬膜移植が多く，この他にヒト下垂体ホルモン製剤，角膜移植，深部脳波電極，脳外科手術時の手術器具，献血由来の輸血によるものが報告されている．牛海綿状脳症からの感染（罹患牛の経口摂取）もある．

遺伝性は約10～15％を占め，AD形式をとる．遺伝性プリオン病の原因遺伝子は20p13に局在するプリオンタンパク（*PRNP*）遺伝子である．

再発率

遺伝性では原則として50％だが，遺伝子変異により浸透率が異なる．浸透率が低い変異や家系も少なくなく，家系内発症者が存在するとは限らない．

臨床像

遺伝性プリオン病には家族性クロイツフェルト・ヤコブ病（Creutzfeldt-Jakob disease：CJD），ゲルストマン・シュトロイスラー・シャインカー症候群（Gerstmann-Sträussler-Scheinker syndrome：GSS），致死性家族性不眠症（fatal familial insomnia：FFI）がある．

家族性CJDは，急速に進行する認知症，ミオクローヌス，錐体路徴候，錐体外路徴候，を特徴とする．症状は特発性に類似するが，特発性に比べ発症年齢が早く，進行が緩徐な例も存在する．

GSSは，主に40～50歳代に発症し，進行性の小脳失調，痙性対麻痺，認知症を主症状とする．発症から数年後に無動・無言状態となる．神経病理学的には大脳あるいは小脳にアミロイド斑を多数認め，異常プリオンタンパクから構成されている．

FFIは，主に40～50歳代に発症し，不眠症，夜間興奮，記憶力低下，交感神経緊張状態（高体温，発汗，頻脈）などを呈する．やがてミオクローヌス，認知症が出現し，1年ほどで無動性無言状態になる．病理学的には選択的視床変性症と大脳のさまざまな程度の海綿状変化が特徴である．

🌿 遺伝カウンセリング 🌿

- プリオンタンパクには129番目，171番目，219番目のアミノ酸に多型があり，このうち129番目のアミノ酸の多型（メチオニン／バリン）が特発性，獲得性，遺伝性プリオン病の発症や臨床表現型に関与することが知られている．
- いずれの病型も有効な治療法はなく，生命予後は不良である．
- 発症前診断に関しては，本症が有効な予防法や治療法がなく認知機能や生命予後が不良である疾患である点を十分認識したうえで，クライエントごとに適応を慎重に検討する必要がある．

6 軸索腫大を伴う遺伝性白質脳症 hereditary diffuse leukoencephalopathy with spheroids（HDLS）

[MIM #221820]

原因

現時点で原因遺伝子として同定されているのはコロニー刺激因子1受容体（colony stimulating factor 1 receptor）遺伝子（*CSF1R*）のみである．これまでに*CSF1R*では30以上の遺伝子変異が同定されているが，すべてCSF1Rの細胞内チロシンキナーゼ・ドメインに相当する*CSF1R*のエクソン12-22内に存在している．

再発率

AD，50％．浸透率はよくわかっていない．

臨床像

多くは若年成人期（20～50歳代）に発症する．症状としては，抑うつ，自発性低下，感情鈍麻，無関心などの精神症状と遂行機能障害，記銘力低下などの認知症を主体とする．しばしば言語障害，嚥下障害，歩行障害などの運動症状が見られる．神経学的な診察では，認知，精神症状に加えて，前頭葉徴候（原始反射陽性や強制把握など），失行などの高次機能障害，筋固縮や動作緩慢などのパーキンソン症状，錐体路徴候，小脳失調が見られる．進行期には高頻度にけいれんを伴う．

現時点では有効な予防法，治療法はない．進行は急速で発症から数年で無言無動症を呈する．全経過は5～10年である．

MRIでは前頭葉〜頭頂葉を中心に両側性の白質病変が見られる．脳梁萎縮・信号異常，側脳室周囲の微細な石灰化(CT)も高頻度に見られる．臨床的および画像的には，血管性認知症，遺伝性脳小血管病(CADASIL，CARASILなど)，多発性硬化症(特に一次進行型)との鑑別が困難なことがある．

確定診断は神経病理学的検索か，*CSF1R*検査による．病理学的には大脳白質に広範な軸索脱落と脱髄，軸索腫大(spheroid)，色素性グリア(マクロファージ)が見られる．

遺伝カウンセリング

- 遺伝型と臨床型には明らかな対応は見出されていない．新生突然変異による発症例が確認されている．したがって家族歴がなくてもHDLSを除外することはできない．
- 病理学的に軸索腫大が確認されていても*CSF1R*変異が同定されない家系があり，*CSF1R*以外の原因遺伝子が存在する可能性が示唆される．

7 副腎白質ジストロフィー adrenoleukodystrophy(ALD)

[MIM #300100]

原因

Xq28に局在する*ABCD1*の変異による．これまでに600以上の変異が見つかっており，変異の種類は，ミスセンス変異，ナンセンス変異，欠失，挿入などさまざまである．*ABCD1*の遺伝子産物はadrenoleukodystrophy protein(ALDP)であり，ペルオキシソーム膜に局在している．ALDPの機能低下により，極長鎖脂肪酸の活性型誘導体がペルオキシソーム内へ移送されなくなる結果，極長鎖脂肪酸の分解(β酸化)が障害され神経細胞などの細胞内に蓄積し，機能異常を引き起こす．

再発率

XLR．保因者である母親からの男児の50％．極長鎖脂肪酸の高値を示す生化学的な浸透率は100％であるが，極長鎖脂肪酸の増加が認められるにもかかわらず症状のない成人例がしばしば認められる．少なくとも4.1％の患者は新生突然変異である．

わが国における発症頻度は男児20,000〜30,000人に1人．

ヘテロ接合体の女性の約20％が軽度の神経症状を呈する．

臨床像

a. 小児大脳型ALD

わが国における全国調査ではALDの29.9％を占める．3〜10歳に好発し，中枢神経の急激に拡大する炎症性脱髄により視力・聴力障害，学業成績低下，行動異常，けいれんなどの症状を呈する．発症後比較的急速な進行を呈し半年から2年で臥床状態となることが多い．

b. 思春期大脳型ALD

わが国のALDの9.1％を占める．11〜21歳の間に中枢神経系の炎症性脱髄を生じ，

小児大脳型と同様に視力・聴力障害，認知機能低下，行動異常，けいれんなどの症状を呈し，急速な経過をとる．
c. 成人大脳型ALD
 わが国のALDの21.4％を占める．22歳以降に中枢神経系の炎症性脱髄を生じ，小児大脳型と同様に視力・聴力障害，認知機能低下，行動異常，けいれんなどの症状を呈し，急速な経過をとる．
d. 小脳脳幹型ALD
 わが国のALDの8.4％を占める．主に成人期に小脳・脳幹の白質病変で発症する．約半数の症例は，発症から2年程度で成人大脳型に移行する．
e. 副腎脊髄ミエロパチー（adrenomyeloneuropathy：AMN）
 わが国のALDの23.5％を占める．思春期から成人期に発症することが多く，痙性歩行を主症状とし，知覚障害，インポテンツ，尿失禁，軽度の末梢神経障害などを伴う．副腎不全や大脳白質病変を伴う場合も存在する．経過中に成人大脳型に移行することがあり，いったん成人大脳型に移行すると急速に進行する．
f. Addison単独型
 副腎不全のみを認める．経過中に他の病型に移行することがある．
g. 症候性女性患者
 約20％のヘテロ接合体の女性が30歳以降に軽度の錐体路症状を主体とした症状を呈する．副腎機能は正常である．

🌿 遺伝カウンセリング 🌿

- 極長鎖脂肪酸分解過程に障害があるため各組織でC24:0，C25:0，C26:0などの極長鎖飽和脂肪酸が増加しており，末梢血を用いた診断が可能である．
- 0.1％の男性患者では血中極長鎖飽和脂肪酸が境界値または正常値を示し，また女性保因者の15％は正常値を示すため，非典型患者や保因者の診断には*ABCD1*遺伝子解析が必要となる．
- 同一家系内で同じ*ABCD1*変異を持った同胞で発症年齢や臨床型が異なることがしばしば観察されることから遺伝子変異から予後を正確に予測することは困難である．
- 副腎機能不全が認められる患者に対しては，副腎皮質ホルモンの補充が必要である．
- 現在，大脳型ALDにおいて炎症性脱髄による大脳症状の進行を停止させる可能性がある唯一の方法は造血幹細胞移植である．
- 家系内の発症者で*ABCD1*変異が同定されていれば出生前診断，保因者診断，発症前診断が可能であるが，実施に際してはクライエントごとに適応を慎重に検討する必要がある．

8 常染色体優性遺伝性小血管病 cerebral autosomal dominant arteriopathy with subcortical infarcts and leukoencephalopathy(CADASIL)

[MIM #125310]

原因
19p13.12に局在する*NOTCH3*遺伝子変異に起因する脳の小動脈平滑筋の変性が原因である．脳血管平滑筋の細胞膜にはNotch3のN末端タンパクが蓄積している．このほかに，細小動脈中膜筋層に高電子密度顆粒よりなる好酸性・PAS陽性の顆粒状物質（granular osmiophilic material：GOM）の沈着が認められる．GOMは皮膚などの脳以外の組織の血管でも認められる．

再発率
AD，50％．浸透率は100％と考えられるが，発症年齢や重症度は同一家系内でも多彩である．新生突然変異の報告もある．

臨床像
30〜40％の患者に前兆を伴う片頭痛の既往を認める．動脈硬化因子を持たないにもかかわらず，30〜60歳代に軽度の脳虚血発作で発症することが多い．その後，脳虚血発作を繰り返し脳白質変性が進行する．進行すると，うつ，無気力，無関心などの精神症状，歩行障害，仮性球麻痺，皮質下性認知症を呈する．発症から10年ほどで臥床状態となる．CTやMRIなどの画像検査では広範な脳白質病変と多発性ラクナ梗塞を認める．外包と側頭葉前極の白質変性は本症に特徴的である．

--- 🌿 遺伝カウンセリング 🌿 ---

- 確定診断は*NOTCH3*遺伝子の検索によるが，皮膚生検によるGOMの検索も診断的価値がある．
- 治療は個々の症状に対する対症療法が中心で，疾患特異的な有効な原因療法は存在しない．
- 脳梗塞の予防目的で抗血小板薬や降圧薬が用いられることが多いが，有効性は証明されていない．
- 発症前診断に関しては，本症が有効な予防法や治療法がなく精神症状や認知機能障害をきたす疾患である点を十分認識したうえで，クライエントごとに適応を慎重に検討する必要がある．

9 常染色体劣性遺伝性小血管病 cerebral autosomal recessive arteriopathy with subcortical infarcts and leukoencephalopathy(CARASIL)

[MIM #600142]

原因
10q26.13に局在する*HTRA1*遺伝子変異に起因する脳小血管病である．HTRA1はセ

リンプロテアーゼ活性を持つ分泌タンパクで，TGF-βファミリーシグナルを抑制している．遺伝子変異によりセリンプロテアーゼ活性が低下し，TGF-βファミリーシグナルが亢進することが発症に関与すると推測されている．

再発率

AR．患者の同胞の再発率は25％．患者の同胞が保因者となる確率は50％．日本と中国から患者の報告があるが，有病率や保因者頻度は明らかになっていない．

臨床像

20歳代に下肢の痙性による歩行障害で発症することが多く40歳までに約半数の患者がラクナ梗塞様の症状を呈する．うつ，易怒性などの精神症状，仮性球麻痺，認知機能障害，錐体路症状，錐体外路症状，失調などの症状が，30～40歳代に出現する．発症から10年ほどで臥床状態となる．

CTやMRIなどの画像検査ではびまん性白質病変を認めるがU-fiberは保たれる．禿頭，変形性脊椎症，腰痛を合併することが多く，禿頭は10歳代，変形性脊椎症による腰痛は神経症状とほぼ同時期に出現する．

🌿 遺伝カウンセリング 🌿

- 確定診断は*HTRA1*遺伝子の検索による．
- 治療は個々の症状に対する対症療法が中心で，疾患特異的な有効な原因療法は存在しない．
- 脳梗塞の予防目的で抗血小板薬や降圧薬が用いられることが多いが，有効性は証明されていない．
- 発症前診断に関しては，本症が有効な予防法や治療法がなく精神症状や認知機能障害をきたす疾患である点を十分認識したうえで，クライエントごとに適応を慎重に検討する必要がある．

---

10 パーキンソン病 Parkinson disease (PD)

[MIM #168600]
PARK1:#168601, PARK2:*602544, PARK3: % 602404, PARK4: #605543, PARK5: #613643, PARK6:#605909, PARK7: #606324, PARK8: #607060, PARK9: #606693, PARK10: % 606852, PARK11: 607688, PARK12: % 300557, PARK13: #610297, PARK14: #612953, PARK15: #260300, PARK16: % 613164, PARK17: #614203, PARK18: #614251, PARK19: #615528, PARK20: #615530, PARK21: #616361

原因

黒質におけるドーパミン含有細胞の変性脱落によって起こる．発症頻度は人口10万人あたり150～200人程度．大部分は孤発性であるが，約5％が遺伝性である．家族性PDにはAD型，AR型が知られているが，日本ではARの若年性PD（AR-PD）が注目されている．原因遺伝子としてはAD-PDでは*PARK1*（α-synuclein），*PARK5*（UCHL1），AR-PDでは*PARK2*（Parkin）などが見出されており，家族性PDは遺伝的異質性が顕著

な疾患である．

再発率
ほとんどが孤発性であり(家族性は5％)，第1度近親者の再発率は，Parkinson病の家族歴を持たない人の2.7～3.5倍．AD-PDにおいては，浸透率は不完全である病型が多い．AR家系は25％．

臨床像
孤発性PDでは発症年齢は50歳代が最も多く，緩徐進行性の経過を取る．筋固縮・安静時振戦・動作緩慢(無動・寡動)・姿勢保持障害の4大徴候を中核とするが，自律神経障害(便秘・起立性低血圧)や睡眠障害，精神障害などの非運動症状にも注意を払う必要がある．

治療としては10数種類に及ぶ薬剤の中から患者に合ったものを適量選択することが第一であり，リハビリテーションを併行して行っていくことも重要である．外科的手術(脳深部電気刺激術など)が適応となることもある．

🌿 遺伝カウンセリング 🌿

- 大部分が孤発性である．孤発性PDは複数の遺伝的危険因子および環境因子が原因となると想定されている．近年の研究の結果，Gaucher病の原因遺伝子である*GBA*など，孤発性PDの発症に影響する遺伝子変異が複数見出されている．
- PARK2：AR．発症年齢は20～40歳であり，levodopa反応性が良好である一方，ジスキネジアやwearing off等の運動障害が出現しやすい．症状の日内変動や睡眠効果，ジストニアも見られやすい．*PARK2*変異には点変異とともに欠失や重複を伴うエクソン再編成が報告されている．

11 一次性遺伝性ジストニア primary hereditary dystonia

[MIM番号は表1参照]

原因
ジストニアをきたす疾患のうち，神経変性等のジストニアの原因となりうる異常がなく，ジストニア以外に明らかな症状を認めない病態を一次性ジストニアと分類している．一次性ジストニアは遺伝性と孤発性に細分されるが，遺伝性ジストニアは浸透率が低いことが多いので，孤発例であっても遺伝性は否定できない．遺伝形式は，AD型が多いが，AR型，XLR型も知られている．

再発率
AD型では50％(患者数の多いDYT1やDYT5(瀬川病)はいずれもAD型であるが，浸透率が低く注意を要する)．

AR型では25％，孤発例も多い．

表1 一次性遺伝性ジストニアの分類

	MIM番号	原因遺伝子	遺伝形式	不随意運動の特徴	臨床的特徴
DYT1	#128100	TORA1	AD	ジストニア	小児期発症
DYT2	%224500	unknown	AR	ジストニア	小児期発症
DYT3	#314250	TAF-1	XLR	ジストニア，パーキンソニズム	成人発症，フィリピンに多発
DYT4	#128101	TUBB4	AD	ジストニア	喉頭ジストニア
DYT5	#128230	GCH1	AD	ジストニア，パーキンソニズム	小児期発症，ドーパ反応性ジストニア，瀬川病
DYT6	#602629	THAP1	AD	ジストニア	思春期発症
DYT7	%602124	unknown	AD	ジストニア	成人発症，局所性ジストニア
DYT8	#118800	MR-1	AD	非運動誘発性ジストニア，舞踏運動	小児期発症
DYT10	#128200	PRRT2	AD	非運動誘発性ジストニア	非発作時に対麻痺
DYT11	#159900	SGCE	AD	ジストニア，パーキンソニズムミオクローヌス	アルコール反応性
DYT12	#128235	ATP1A3	AD	ジストニア，パーキンソニズム	急性発症の顔面口部ジストニアとパーキンソニズム
DYT13	%607671	unknown	AD	ジストニア	思春期発症
DYT15	%607488	unknown	AD	ジストニア，ミオクローヌス	小児思春期発症
DYT16	*603424	PRKRA	AR	ジストニア，パーキンソニズム	小児期発症
DYT17	%612406	unknown	AR	ジストニア	思春期発症
DYT18	#612126	SLC2A1	AD	運動誘発性ジストニア，舞踏アテトーゼ	小児期発症
DYT19	%611031	unknown	AD	運動誘発性ジストニア	小児期発症
DYT20	%611147	unknown	AD	非運動誘発性ジストニア	幅広い年代で発症
DYT21	%614588	unknown	AD	ジストニア	成人発症
DYT23	%614860	CIZ1	AD	ジストニア	成人発症，頸部ジストニア
DYT24	#615034	ANO3	AD	ジストニア	成人発症，頭頸部ジストニア
DYT25	#615073	GNAL	AD	ジストニア	成人発症，頸部ジストニア

臨床像

ジストニアは，骨格筋の持続の長い収縮により生じる異常姿勢・異常運動である．出現する部位により，局所性・分節性・多巣性・片側性・全身性に分類される．一次性遺伝性ジストニアのうちでは，TORA1遺伝子の変異に起因するDYT1が最も多いが，わが国ではまれである．

一次性遺伝性ジストニアは現在まで，24疾患がDYTシリーズ（1〜25，DYT14は現在は除外されている）として登録されている（表1）．

―― 遺伝カウンセリング ――

- DYT1：わが国ではまれである．アシュケナージ・ユダヤ人では高頻度（1/3,000〜5,000人）に一次性ジストニア患者が存在しているが，うち90％の頻度で*TORA1*遺伝子の変異（3塩基（GAG）の欠失）が見られる．
- DYT5：遺伝形式はADであるが，浸透率が低く，女性優位に発症する．著明な日内変動（夕方に症状悪化）を認め，睡眠によって改善する「睡眠効果」が見られる．ごく少量のlevodopaに反応する．

12 シャルコー・マリー・トゥース病 Charcot-Marie-Tooth disease (CMT)

[MIM番号は表1参照]

原因

運動および感覚神経が障害される遺伝性ニューロパチーであり，これまでに40種類以上のCMT原因遺伝子が特定されている（http://www.molgen.ua.ac.be/CMTMutations）．臨床遺伝学的に，髄鞘障害が原因のうち優性遺伝形式のものをCMT1，劣性遺伝形式のものをCMT4，軸索障害によるものをCMT2，X染色体性をCMTXと分類する（表1）．さらに，原因遺伝子によりアルファベットにて細分される（例：CMT1A）．

CMTの約半数はPMP22重複によるCMT1Aと考えられている．脱髄型CMTの原因遺伝子として，*PMP22*，*GJB1*，*MPZ*など，軸索型CMTの原因遺伝子として，*MFN2*，*GAN1*，*TDP1*，*APTX*，*SETX*などが報告されている．

再発率

AD型では50％．浸透率はほぼ100％に近い．AR型の場合は同胞の再発率は25％．XLR型の場合は，保因者の母からの男児の50％．

臨床像

四肢遠位部優位の筋力低下と筋萎縮を主徴とする緩徐進行性の遺伝性末梢神経障害である．遺伝的異質性が顕著に見られ，発症年齢は乳児期から成人期までさまざまである．進行例では，特徴的な足変形（凹足），筋萎縮（逆シャンペンボトル型）を呈し，深部腱反射は低下〜消失する．脱髄型CMTでは，一般的に神経伝導速度は38 m/sec以下，活動電位はほぼ正常または軽度低下を示し，腓腹神経所見では節性脱髄，onion bulbの形成を認める．軸索型CMTでは，神経伝導速度は正常または軽度低下を示すが活動電位は明らかに低下し，末梢神経病理所見では有髄線維の著明な減少を示す．

近年の原因遺伝子の解明に伴い中枢神経系の障害も含む多様な臨床症状が明らかとなってきている．まれに，四肢近位部優位の筋力低下・筋萎縮を示す例もある．CMT全体に共通する一般的な合併症としては，腰痛，便秘，足関節拘縮などが多く見られる．遺伝子変異のタイプによって，声帯麻痺，自律神経障害，視力障害，錐体路障害，糖尿病，脂質代謝異常症などの合併が見られる．

表1 CMTの分類

病型	MIM番号	原因遺伝子	遺伝形式
CMT1			
CMT1A	#118220	*PMP22*	AD
CMT1B	#118200	*MPZ*	AD
CMT1C	#601098	*LITAF*	AD
CMT1D	#607678	*EGR2*	AD
CMT1E	#118300	*PMP22*	AD
CMT1F	#607734	*NEFL*	AD
CMT2			
CMT2A1	#118210	*KIF1B*	AD
CMT2A2	#609260	*MFN2*	AD
CMT2B	#600882	*RAB7*	AD
CMT2C	*606595	unknown	AD
CMT2D	#601472	*GARS*	AD
CMT2E	#607684	*NEFL*	AD
CMT2F	*606595	*HSPB1(HSP27)*	AD
CMT2G	#607706	unknown	AD
CMT2I	#607677	*MPZ*	AD
CMT2J	#607736	*MPZ*	AD
CMT2L	#608673	*HSPB8*	AD
CMT4			
CMT4A	#214400	*GDAP1*	AR
CMT4B2	#604563	*SBF2*	AR
CMT4B1	#601382	*MTMR2*	AR
CMT4C	#601596	*SH3TC2*	AR
CMT4D	#601455	*NDRG1*	AR
CMT4E	#605253	*EGR2*	AR
CMT4F	#614895	*PRX*	AR
CMT4G	#605283	*HK1*	AR
CMT4H	#609311	*FGD4*	AR
CMT4J	#611228	*FIG4*	AR
CMTX			
CMTX1	#302800	*GJB1*	XLR/XLD
CMTX2	*302801	unknown	XLR
CMTX3	*302802	unknown	XLR
CMTX4	*310490	unknown	XLR
CMTX5	#311070	*PRPS1*	XLR

🍃 遺伝カウンセリング 🍃

- CMTは上記のように遺伝的に多様であるため，家族歴の詳細な聴取や末梢神経伝導速度などを施行し正確な病態の把握が重要である．孤発例ではまずニューロパチーをきたす後天的な要因がないかどうか検索する．

- 同一家系内でも発症年齢や重症度に差が見られることがある．また両親が一見正常であっても遺伝子変異を持っていたり軽微な症状，所見を呈することもあるので，両親の神経学的診察や電気生理検査も検討すべきである．
- 最も患者数が多いCMT1Aに関しては，17番染色体 *PMP22* 遺伝子の重複検査（FISH）が保険収載されており，遺伝学的に診断可能である．
- その他の病型に関しては，遺伝子解析が可能となってきたが，研究段階であり診療目的では行われていない．

13 トランスサイレチン型家族性アミロイドポリニューロパチー
transthyretin familial amyloidtic polyneuropathy（ATTR-FAP）

[MIM *176300, #105210, #115430]

原因

18q12.1に局在するトランスサイレチン（TTR）遺伝子の変異による．世界的に最もよく見られる変異はVal30Met（p.Val50Met）変異で，わが国の患者の約80％を占める．このほかに100種類以上の *TTR* 変異が見出されており，そのほとんどが1塩基置換によるミスセンス変異である．

TTR遺伝子変異により，TTRタンパクの四量体構造が不安定となり，四量体から解離した単量体が変性してアミロイド線維を形成し，末梢神経や心臓などの全身臓器に蓄積することによって発症する．

再発率

AD．集積地（長野県や熊本県）に多い若年発症家系（50歳以下の発症）では50％．集積地以外に多い高齢発症（50歳以降に発症）の家系では浸透率は100％ではないため50％未満．特に女性はTTR遺伝子変異を有していても発症しないことが少なくない．

臨床像

集積地のVal30Met変異を有する患者は，20〜40歳代に，下肢遠位部から始まる末梢神経障害や下痢・嘔吐・起立性低血圧・陰萎などの自律神経症状で発症する．心伝導障害が高率に認められ人工ペースメーカーの植込みを必要とする．自然経過では発症後10年前後で臥床状態となり，12〜15年の経過で死亡する．

非集積地のVal30Met変異を有する患者は大多数が50歳以降の高齢発症であり，家族歴が明らかでない場合も多い．臨床像は，下肢遠位部から始まる末梢神経障害が主体で，若年発症患者と比べると自律神経症状が目立たない．内臓病変としては，心アミロイドーシスの頻度が高く，心不全を契機に診断される場合もまれではない．集積地の患者と同様に，自然経過では発症から15年以内に死亡する．

Val30Met変異以外の変異を有する患者の臨床像は変異のタイプに依存するが，主なアミロイド沈着臓器は，末梢神経，心臓，消化管，眼，手根管，中枢神経である．心アミロイドーシスが主症状となる場合は家族性アミロイド心筋症，中枢神経へのアミロイド

沈着が主体の場合は家族性髄膜アミロイドーシスと呼ばれる．

眼組織へのアミロイド沈着による硝子体混濁や緑内障に起因する視力障害はすべての変異で生じる可能性があり，初発症状となる場合もある．

遺伝カウンセリング

- 発症は成人期以降である．同一家系内でも発症年齢や重症度には差があることがある．一見孤発性に見えても家系内に遺伝子変異を有する未発症者が認められることがある．
- 臨床診断には，*TTR*遺伝子変異と腹壁脂肪，胃・十二指腸，末梢神経組織などの生検によるアミロイド沈着の確認が必要である．
- 治療は発症早期(5年以内)の患者に対する肝移植の有効性が確立しているが移植の適応となる患者は25％以下である．TTR四量体安定化薬であるtafamidis meglumine(ビンダケル®)の有効性も証明され，2013年に日本でも承認販売された．同様にTTR四量体安定化薬であるdiflunisal(国内販売中止となっているNSAIDs)の有効性も証明されているが，2015年時点で承認されていない．現在，アンチセンスオリゴヌクレオチドやsiRNAを用いた遺伝子治療の臨床試験が行われている．
- 本症には有効な治療法があり発症前診断は健康管理上のメリットを有するが，実施にあたっては検査結果がクライエントに及ぼす心理的・社会的影響を十分検討する必要がある．

14 筋萎縮性側索硬化症 amyotrophic lateral sclerosis (ALS)

MIM番号は表1参照

原因

孤発例が多いが，約10％は家族性である(家族性ALS：FALS)．家族性ALSの大半はAD型であるが，一部はARである．ADのFALSの約20％はCu/Zn superoxide dismutase遺伝子(*SOD1*)の点突然変異が見られる(ALS1)．またARのALS2では原因としてalsin遺伝子(*ALS2*)が同定されている．その他のFALSについて表1参照．

本邦における発症頻度は人口10万人あたり2〜7であり，紀伊半島南部などの多発地域はあるが，それを除けば明らかな地域差は認めない．

再発率

AD型では50％，ALS1の浸透率については*SOD1*変異により異なることが報告されている．浸透率の低い変異を有する家系では，一見孤発例のように見えることがある．AR型では25％である．

臨床像

発症年齢は40〜60歳であり，孤発性ALSに比して家族性ALSでは若年発症の傾向がある．男女比は孤発性および家族性ALSともやや男性に多い(男女比1.7：1)

臨床的には下位運動ニューロンの変性に基づく四肢・体幹の筋萎縮と筋力低下，線維束収縮や球麻痺(構音障害，嚥下障害)を主体とし，上位運動ニューロンの変性による四

表1 家族性ALSの分類

遺伝学的分類[MIM番号]	染色体の局在	遺伝子産物	遺伝形式
ALS1[MIM #105400]	21q	SOD1	AD
ALS2[MIM #205100]	2q23	Alsin	AR
ALS3[MIM %606640]	18q21	?	AD
ALS4[MIM #602433]	9q34	Senataxin	AD
ALS5[MIM %602099]	15q21	Spatacsin	AR
ALS6[MIM #608030]	16p11	FUS	AD/AR
ALS7[MIM %608031]	20p13	?	AD
ALS8[MIM #608627]	20q13	VAPB	AD
ALS9[MIM #611895]	14q11	Angiogenin	AD
ALS10[MIM #612069]	1p36	TDP-43	AD
ALS11[MIM #612577]	6q21	FIG4	AD
ALS12[MIM #613435]	10p15	OPTN	AD/AR
ALS13[MIM #183090]	12q24	Ataxin-2	AD
ALS14[MIM #643954]	9q13	VCP	AD
ALS15[MIM #300857]	Xp11	UBQLN2	XLR
ALS16[MIM #614373]	9p13	SIGMAR1	AR
ALS17[MIM #644696]	3p11	CHMP2B	AD
ALS18[MIM #614808]	17p13	PFN1	AD
ALS19[MIM #615515]	2q34	ErbB4	AD
ALS20[MIM #615426]	12q13	HNRNPA1	AD
ALS-FTD1[MIM #105550]	9p21.2	C9orf72	AD
ALS-FTD2[MIM #615903]	22q11.23	CHCHD10	AD

肢の痙性麻痺(深部腱反射亢進,Babinski徴候など),仮性球麻痺症状(原始反射陽性,感情失禁など)が存在する.一般的には膀胱直腸障害,眼球運動障害,他覚的感覚障害,錐体外路症状,自律神経障害は見られないが,家族性ALSではこれらの症状が見られることもある.現在のところ根治的な治療法は確立していない.

経過は発症後平均して2～5年で呼吸不全,感染症を併発して死亡するが,まれに10年以上の緩徐な経過を取る症例が知られている.

遺伝カウンセリング

- 孤発例が約90%である.ADが疑われる家系では*SOD1*遺伝子(遺伝性の10～20%を占める)をはじめに検索する.ALS1ではすでに170種類以上の*SOD1*の変異(その大部分が点突然変異)が同定されている.
- 本人および家族への病名の告知は,経過,状況等を踏まえ慎重に行う.進行期における意思疎通法(コミュニケーション),精神的ケアのあり方,嚥下障害に対する経管栄養(胃瘻等),

自発呼吸困難に対する人工呼吸器装着については，医療チームの中で十分な検討が必要である．特に，人工呼吸器の装着については呼吸機能の評価を定期的に行い，呼吸困難等の症状発現から時間をかけて本人および家族に意思確認を行っていく必要がある．

15 球脊髄性筋萎縮症 spinal and bulbar muscular atrophy(SBMA)

[MIM #313200]

原因

Xq12に局在するアンドロゲン受容体(AR)遺伝子のエクソン1内のCAGのリピート数が伸長することにより発症するポリグルタミン病である．正常ではCAGリピート数は34以下であるが，患者では38以上に伸長している．CAGリピート数が伸長することによりタンパク質の折りたたみに異常が生じ，高次構造が異なる変異タンパクが産生される．変異タンパクが不溶性の凝集体を形成し，下位運動ニューロンなどの核内に集積結果，転写障害やDNA損傷などの細胞障害が誘導され神経細胞死に至る．

アンドロゲン受容体タンパクの核内への移行に男性ホルモンが必要であるため，男性のみに発症すると考えられている．

再発率

XLR．保因者である母親の男児では50％．出生男児50,000人あたり1人の頻度で生じる．

臨床像

20～40歳代に歩行障害や易転倒性で発症することが多く，下位運動ニューロンの障害による四肢近位筋，舌，顔面筋，咽頭筋の萎縮，筋力低下，線維束性収縮を認める．筋クランプや手指の振戦も認められる．女性化乳房，精巣萎縮，女性様皮膚変化などの軽度の男性性線機能障害も合併する．緩徐進行性の経過をとり，発症から10～20年で多くの患者で階段の昇降が困難となる．発症から20年で約1/3の患者が車椅子を必要とする．進行期には嚥下障害による誤嚥性肺炎に注意が必要となる．

🍃 遺伝カウンセリング 🍃

- 確定診断はAR遺伝子の検索による．
- AR遺伝子のCAGリピート数と発症年齢には大まかな負の相関がある．ただし，同じCAGリピート数を持つ血縁者間でも臨床経過がかなり異なることがあり，CAGリピート数から発症年齢や重症度を正確には予測できない．
- 境界領域のリピート数(35～37)の場合，その解釈は，患者／クライエントの臨床症状，家族歴，家族の他のメンバーのリピート数と臨床症状の関連などを踏まえ，総合的に判断する必要がある．
- 本症のCAGリピートは比較的安定であり，継代による表現促進現象は明らかではない．
- 治療は個々の症状に対する対症療法が中心で，疾患特異的な有効な原因療法は存在しない．

- 保因者診断や発症前診断に関しては，本症が有効な予防法や治療法がない疾患である点を十分認識したうえで，クライエントごとに適応を慎重に検討する必要がある．

16 脊髄性筋萎縮症 spinal muscular atrophy(SMA)

MIM番号は**表1**参照

原因
脊髄の前角細胞の変性による筋萎縮と進行性筋力低下を特徴とする疾患である．原因遺伝子の*SMN1*(survival motor neuron 1)は第5染色体長腕5q13に存在し，同領域に向反性に5個の塩基が異なって重複した配列の*SMN2*遺伝子も存在する．*SMN1*遺伝子は両親から欠失を受け継ぎ，ホモ接合性の欠失により発症する場合が多い．*SMN1*遺伝子の下流には*NAIP*(neuronal apoptosis inhibitory protein)遺伝子が存在する．症状が重症な例ほど欠失領域が広く，*NAIP*遺伝子欠失も示す傾向がある．

再発率
AR．患者の同胞の再発率は25%，保因者となる確率は50%．98%の症例で両親は保因者であるが，保因者と非保因者 *de novo* 変異のカップルの場合が約2%ある．

臨床像
発症年齢，臨床経過に基づき，I〜IV型に分類される(**表1**)．III型に関しては，発症3歳未満か，3歳以上かでIIIa型，IIIb型としている．

a．I型(重症型，急性乳児型，ウェルドニッヒ・ホフマン(Werdnig-Hoffmann)病)

筋力低下が重症で全身性．発症は生後6ヵ月まで．発症後，運動発達は停止し，体幹を動かすこともできず，筋緊張低下でフロッピーインファントを呈する．肋間筋より横隔膜の筋力が維持されているため奇異呼吸を示す．支えなしに座ることができず，哺乳困難，嚥下困難，誤嚥，呼吸不全を伴う．舌の線維束性収縮が見られる．深部腱反射は消失．人工呼吸管理を行わない場合，24ヵ月までにほぼ全例が死亡する．

表1　SMAの分類

分類 [MIM番号]	病名	遺伝型式	発症年齢	最高到達運動機能
I型 [#253300]	Werding-Hoffmann病 急性乳児型SMA	AR	0〜6ヵ月	座位不能
II型 [#253550]	Dubowitz病 慢性小児型SMA	AR	1歳6ヵ月未満	立位不能
III型 [#253400]	Kugelberg-Welander病 若年型SMA	AR まれに AD	1歳6ヵ月〜20歳	立位・歩行
IV型 [#271150]	成人型SMA	多くは孤発 ADかAR	20歳以上	正常

b. Ⅱ型(中間型，慢性乳児型，デュボビッツ(Dubowitz)病)
　発症は1歳6ヵ月まで．支えなしの起立，歩行ができないが，座位保持が可能である．舌の線維束性収縮，手指の振戦が見られる．腱反射は減弱または消失．次第に側彎が著明になる．呼吸器感染に伴って呼吸不全を示すことがある．
c. Ⅲ型(軽症型，慢性型，クーゲルベルグ・ウェランダー(Kugerberg-Welander)病)
　発症は1歳6ヵ月以降．自立歩行を獲得するが，次第に転びやすい，歩けない，立てないという症状が出てくる．後に上肢の挙上も困難になる．
d. Ⅳ型
　発症は20歳以降であり，筋力低下，運動機能障害を緩徐進行性に示す．小児期や思春期に筋力低下を示すⅢ型の小児は側彎をきたすが，成人発症のSMA患者では側彎は生じない．ALS(筋萎縮性側索硬化症)との異同が問題となるが，Ⅳ型は進行が緩徐で呼吸障害をきたさない．SMAのそれぞれの型の中でも臨床的重症度は幅があり，連続性である．

遺伝カウンセリング

- 確定診断としての遺伝学的検査は保険収載されている．*SMN1*遺伝子欠失はⅠ，Ⅱ型の90％以上，Ⅲ型では約50％，Ⅳ型では約10％で認められる．点変異等の微小変異を示すこともある．
- Ⅰ型の診断の場合には，呼吸障害に対しての人工呼吸管理，哺乳・嚥下障害に対しての経管栄養・胃瘻造設について，主治医との十分な連携のもとで，在宅医療に向けての訪問看護やソーシャルワーカーを紹介するなど，患児の両親への医療情報の提供をする場合もある．根本的治療法はないが，sodium valproateによる治験が開始されている．
- 次子の出生前診断を希望する場合には，次子の妊娠をする前に，患児の確定診断としての遺伝学的検査を行い，両親と患児のDNAを用いた*SMN*遺伝子領域におけるマイクロサテライトDNA多型を行って，正確な診断ができるように準備をしておく必要がある．妊娠11～12週における絨毛穿刺(CVS)による場合が多い．

17 レット症候群 Rett syndrome(RTT)

[MIM #312750]

原因

　RTTは臨床的に診断され，*MECP2*(Xq28)が主要な責任遺伝子である．XLD遺伝形式をとる知的障害症候群の一つで，主に女性で発症する*MECP2*関連疾患として，古典的(classic)RTT，非典型的(variant)RTT，知的障害(軽度)が知られる．男性においては大部分が致死と考えられるが，生存例では重症新生児脳症やPPM-X症候群(精神症状，錐体路症状，パーキンソン様症状，巨大精巣を特徴)が知られる．他に*CDKL5*遺伝子(Xp22)，*FOXG1*遺伝子(14q12)の変異が非典型的RTTの患者において同定されている．

表1 レット症候群診断基準改訂版(2010年版, 簡略)

生後頭囲の成長速度が遅れてきたときにも診断を考慮する

典型的・古典的レット症候群の診断要件
1. 退行期のエピソードがあること(ただしその後，回復期や安定期が存在する)
2. すべての主要診断基準とすべての除外診断基準を満たすこと

【主要診断基準】
1. 合目的な手の機能の喪失
2. 音声言語コミュニケーションの喪失
3. 歩行異常
4. 手の常同運動

【典型的レット症候群診断のための除外基準】
1. 明らかな原因のある脳障害(周産期・周生期・後天性の脳障害，神経代謝疾患，重度感染症などによる脳損傷)
2. 生後6ヵ月までに出現した精神運動発達の明らかな異常

(青天目　信ほか(編著)：レット症候群診療ガイドブック，大阪大学出版会，2015，抜粋)

再発率

MECP2遺伝子変異による症例の99.5％は患者の de novo 変異による孤発例であるが，母親の性腺モザイクも考慮する．

臨床像

女性が主に罹患する．乳児期は順調に発達するが，幼児期に退行を認め，その後，軽快あるいは安定期に入る特徴的な経過を示す．RTTの診断基準を表1に示す．

🍃 遺伝カウンセリング 🍃

- 古典型RTTでは，80％でMECP2遺伝子の塩基配列の変異，8％で一部〜全エクソンの欠失や重複を認める．非典型RTTでは，それぞれ，40％，3％である．
- 非典型RTTでは，CDKL5遺伝子(XL)，FOXG1遺伝子変異(AD)を考慮する．
- 変異を持つ女性は通常典型的RTTを呈するが，X染色体不活化の状態により，さまざまな臨床症状を呈しうる．
- 男性でRTT様症状を呈したときは染色体異常(47,XXYなど)を考慮する．

18 ジル・ドゥ・ラ・トゥレット症候群(トゥレット症候群)
Gilles de la Tourette syndrome(TS)

[MIM #137580]

原因

本症の原因は完全には解明されていない．大脳基底核のドパミン神経系の発達障害が推定される．

TSの一卵性双生児における一致率は53〜56％，二卵性双生児では8％であり，遺伝的要因が強いが，単一遺伝性(monogenic)，多遺伝子性(multigenic)，環境要因(environmental)が複合して発症すると考えられ，遺伝学的および臨床的に多様な疾患である．TS発症に関連していると考えられる多くの遺伝子座，遺伝子が明らかになっており，現時点では *IMMP2L*，*CNTNAP2*，*SLITRK1*，*NLGN4X*，*HDC* 遺伝子が疾患関連遺伝子として同定され，いくつかの疾患関連座位が同定されている．

脳内情報伝達物質(ドパミン，ノルアドレナリン，セロトニン，ヒスタミン)やその受容体の遺伝学的多型の相互作用として表現型に影響を与えていると考えられる．

再発率

5〜18歳の有病率は0.4％(香港)〜3.8％(米国ニューヨーク州)と報告されているが，日本での有病率は不明である．TSの子どもの親の8〜57％はチックの既往を持ち，患者の第1度近親者の再発率は，一般の10〜100倍と推定される．

臨床像

性比は男性：女性＝4：1と男性優位である．

チックは，①小児期に見られる一過性のチック症，②慢性運動チック症，③慢性音声チック症，④慢性運動および音声チック症(Tourette症候群：TS)の4つに分類される．

TS患者の多くは6歳頃，単純運動チック(瞬き，頸振りなど)で始まり，単純音声チック(咳払い，発声など)が加わる．3週間〜3ヵ月の周期で増悪・寛解を繰り返し，1年以上経過する．10歳頃より複雑運動チック，複雑音声チックが出現する．単純チックは思春期以後自然寛解するが，複雑チックは10歳以後併発症を伴って永続・難治化する．注意欠陥/多動性障害(小児期)や強迫性障害(10歳以後)を合併することが多い．

🌿 遺伝カウンセリング 🌿

- 一部のTS患者は，単一遺伝性疾患(AD遺伝性疾患)として発症しているが，原因を特定することが難しい．

---

19 結節性硬化症 tuberous sclerosis complex(TSC)

TSC1[MIM #191100], TSC2[MIM #613254]

原因

責任遺伝子として，*TSC1*(*hamartin*)遺伝子(9q34.13)と*TSC2*(*tuberin*)遺伝子(16p13.3)が同定されている．これらは腫瘍抑制遺伝子であり，コードしているタンパクは複合体を作りmTOR系を抑制的に制御している．患者においては，これらの遺伝子の機能喪失型変異によりmTOR系の脱抑制が起こり，発症すると考えられる．

皮膚病変(低色素斑，顔面の血管線維腫，粒起革様斑，顔面の線維斑，多発性爪周囲線維腫)，脳病変(大脳皮質結節，脳室上衣下結節，脳室上衣下巨細胞性星細胞腫，けいれん発作，知的障害/発達遅滞)，腎病変(血管筋脂肪腫，嚢胞，腎細胞癌)，心病変(横

表1 TSCの診断基準

大症状
- 顔面の血管線維腫または前額部，頭部の結合織よりなる局面
- 非外傷性多発性爪周囲線維腫
- 低色素斑（3ヵ所以上）
- シャグリンパッチ（粒起革様斑，結合組織母斑）
- 網膜の多発性過誤腫
- 大脳皮質結節
- 脳室上衣下結節
- 脳室上衣下巨細胞性星細胞腫
- 心臓横紋筋腫（単発性もしくは多発性）
- 肺リンパ管筋腫症（pulmonary lymphangioleiomyomatosis: pulmonary LAM）
- 腎血管筋脂肪腫

小症状
- 不規則に分布する歯エナメル質の多発性小腔
- 過誤腫性直腸ポリープ
- 骨囊腫
- 放射状大脳白質神経細胞移動線（cerebral white matter radial migration lines）
- 歯肉線維腫
- 腎以外の過誤腫
- 網膜無色素斑
- 「金平糖」様散在性小白斑（confetti skin lesions）
- 多発性腎囊胞

definitive TSC（TSCであることが確実）：大症状2つ，or 大症状1つ＋小症状2つ
probable TSC（TSCの可能性が高い）：大症状1つ＋小症状1つ．
possible TSC（TSCの疑い）：大症状1つ，or 小症状2つ以上

(Roach ES, et al : J Child Neurol 13 : 624-628, 1998)

紋筋腫，不整脈），肺病変（リンパ管筋腫症）を特徴とする．

再発率

AD．患者の50～60％は孤発例で，新生突然変異と考えられる．親が罹患者の場合，次子の再発率は50％．罹病率は1/10,000～15,000と推定．変異率は1/25,000．浸透率は100％．

臨床像

年齢期ごとに特徴的な症状を呈することに注意．表1に診断基準を示す．

遺伝カウンセリング

- 発症機序はKnudsonのtwo-hit theoryによる．
- 患者の85％で変異が同定される（TSC1とTSC2の割合は1:2）．また患者の2/3が新生突然変異と推定される．患者の少なくとも1％がTSC1遺伝子変異もしくはTSC2遺伝子変異の体細胞モザイクを有する．
- 臨床所見は家系内でも家系間でも極めて多彩であり，分子遺伝学的検査の結果から臨床型を予測することは困難．
- 両親のどちらにもTSCが疑われる所見がない場合，もしくは両親のDNAにも原因遺伝子変

異が検出されない場合，性腺モザイクの可能性があるため，発端者の同胞の再発リスクは1〜2％である．
- mTOR阻害薬everolimus（アフィニトール®）が結節性硬化症に伴う「腎血管筋脂肪腫（AML）」（18歳以上）および「上衣下巨細胞性星細胞腫（SEGA）」に適用となっている．
- 孤発性LAM(lymphangioleiomyomatosis，リンパ脈管筋腫症)においては，同じmTOR系に関わる*FLCN*(*folliculi*)遺伝子(17p11.2)の変異によるBirt-Hogg-Dube症候群を考慮する(p172参照)．

20 てんかん epilepsy

てんかんは比較的頻度の高い神経疾患群であり，有病率は1,000人に4〜8人，生涯通しての罹患率はおよそ3％と言われている．てんかんの約2〜3割は後天的要因（頭部外傷や脳血管障害等）が明らかであるが，その他は遺伝的要因（単一または多因子）が主な原因と推測される．なぜならば原因不明のてんかん患者の第1度近親者では発症リスクが2〜4倍高く，双胎研究において遺伝率が約70％と高いからである．進行性ミオクローヌスてんかん，イオンチャネル異常によるてんかんを中心として単一遺伝子による原因が判明しつつある．

現時点ではてんかんの診断・治療は発作型，脳波所見によるところが大きいが，遺伝学的検査による確定診断が治療方針の決定，予後の見通しに役立つことがある．

A 良性家族性新生児てんかん benign familial neonatal epilepsy(BFNE)

BFNS1[MIM #121200], BFNS2[MIM #121201]

原因
BNFS1とBFNS2はそれぞれ電位依存性K^+チャネルサブユニットをコードする*KCNQ2*(20q13.33)と*KCNQ3*(8q24)が責任遺伝子として同定されている．

再発率
AD，50％．

臨床像
通常，けいれんは生後数時間から数日の間に発症し，1〜6ヵ月，遅くても12ヵ月までに自然に消失する．

発作発症前後で身体所見，検査所見，発達に異常を認めない．通常，発作間欠期脳波は正常．発作は強直発作，無呼吸，部間代，二次性全般化，自律神経症状等多彩である．発作は短く，1〜2分で止まりほとんど重積しない．

患者の10〜15％は後にてんかんを発症する．

🍃 遺伝カウンセリング 🍃

- 家族歴を十分に聴取する．両親の一方が変異を持つ場合，再発率は50％である．*de novo* の報告もある．家族例の60〜70％に遺伝子変異を認める．
- 通常，遅くても1歳までに発作が消失し，抗てんかん薬によく反応し良好な経過をとることが多い．

B 素因性てんかん熱性けいれんプラス genetic epilepsy with febrile seizures plus（GEFS＋）

GEFSP1 [MIM #604233]，GEFSP2 [MIM #604403]，GEFSP3 [MIM #611277]，GEFSP7 [MIM #613863]，GEFSP9 [MIM #616172]

原因

GEFSP1，GEFSP2，GEFSP7の責任遺伝子はそれぞれ電位依存性Naチャネルサブユニットをコードする遺伝子 *SCN1B*，*SCN1A*，*SCN9A* と同定されている．またGEFSP3はGABA$_A$受容体サブユニットをコードする *GABRG2*，GEFSP9はシナプス前終末に存在するシンタキシン1Bをコードする *STX1B* が責任遺伝子である．典型的な家族例で，〜10％に変異が見つかる．

再発率

AD，50％．ただし浸透率は100％より低く，家族内で症状に幅が見られる．

臨床像

通常，熱性けいれんは6歳前に消失するが，GEFS＋患者では6歳以降も熱性けいれんや無熱性けいれんが認められる．小児期後期から思春期早期に寛解することが多い．

🍃 遺伝カウンセリング 🍃

- 家族歴を十分に聴取する．
- てんかん発作は抗てんかん薬に良好に反応し良好な経過をとることが多い．

C ドラベ症候群 Dravet syndrome

[MIM #607208]

原因

電位依存性Naチャネルサブユニットをコードする遺伝子 *SCN1A* 変異が70〜80％の患者で検出される．

再発率

ADだが基本的に de novo であり再発率は低い．親の体細胞モザイク，性腺モザイクの可能性があり，その場合の再発率は最大50％である．患者の5％程度にallelic disorderである素因性てんかん熱性けいれんプラス（GEFS＋）の家族歴がある．

臨床像

乳児期に有熱時けいれんで発症することが多く，しばしば重積する．けいれんは入浴や運動など軽度の体温上昇で容易に誘発される．病初期には脳波異常を認めないことが多い．

全身強直間代けいれん，ミオクロニー発作，片側けいれん，非定型欠神発作などを起こし，抗てんかん薬に抵抗性を示し難治の経過をとる．てんかん発症後，発達は遅れ重度の知的障害を呈する．

遺伝カウンセリング

- 約70％で SCN1A 変異を認めるため，遺伝学的検査は確定診断に有用である．
- 生活環境の調整（体温上昇を避ける等），有効な薬剤の選択や避けるべき薬剤（carbamazepine，lamotorigine は発作を悪化させうる）の情報，緊急時の体制確立や予後の見通し等の治療方針に関わる適切な情報を提供する．

D 常染色体優性夜間前頭葉てんかん autosomal dominant nocturnal frontal lobe epilepsy（ADNFLE）

ADNFLE1［MIM #600513］, ADNFLE3［MIM #605375］, ADNFLE4［MIM #610353］, ADNFLE5［MIM #615005］

原因

1995年，原因遺伝子が初めて同定されたてんかんである．イオンチャネル型受容体である神経性ニコチン性アセチルコリン受容体α4サブユニット（CHRNA4）異常によるADNFLE1，β2サブユニット（CHRNB2）異常によるADNFLE 3，α2サブユニット（CHRNA2）異常によるADNFLE4が報告されている．ナトリウム依存性Kチャネルのサブユニットをコードする KCNT1 によるADNFLE5も報告されている．

再発率

AD，50％．

臨床像

多くが小児期に発症する．睡眠時の短い強直発作や hyperkinesis を伴う発作の群発が特徴である．家族内でも症状の多様性があり，睡眠障害や夜驚症と診断されている例もある．神経学的異常や知的障害は伴わないことが多い．

発作は生涯見られるが，中年以降は軽減し減る傾向にある．

大部分の患者で carbamazepine が有効である．

遺伝カウンセリング

- 家族歴を十分に聴取する
- 家族例において CHRNA4 遺伝子変異が 10〜20％，その他の遺伝子変異の検出率はそれ以下と報告されている．
- 家族内でも症状は多様であるが，てんかん発作に対しては約70％の患者で carbamazepine が有効であり予後良好な経過のことが多い．

E てんかん性脳症（大田原症候群 Ohtahara syndrome，ウエスト症候群 West syndrome）

MIM番号は表1参照

原因

てんかん性脳症の原因は脳の構造異常，周産期脳障害，先天性代謝異常症，症候群・基礎疾患に合併（Down症候群，結節性硬化症など），原因不明など多様である．近年，抑制性GABA作動性介在ニューロン（ARX），シナプス機能（STXBP1），イオンチャネ

表1 大田原症候群の遺伝学的分類（2013年時点）

分類	MIM番号	遺伝形式	座位	原因遺伝子
EIEE1	#308350	XLR	Xp21.3	ARX
EIEE2	#300672	XLD	Xp22	CDKL5
EIEE3	#609304	AR	11p15.5	SLC25A22
EIEE4	#612164	AD	9q34.1	STXBP1
EIEE5	#613477	AD	9q34.11	SPTAN1
EIEE7	#613720	AD	20q13.3	KCNQ2
EIEE8	#300607	XLR	Xq11.1	ARHGEF9
EIEE9	#300088	XLD	Xq22.1	PCDH19
EIEE10	#613402	AR	19q13.3-13.4	PNKP
EIEE11	#613721	AD	2q24.3	SCN2A
EIEE12	#613722	AR	20p12	PLCB1
EIEE13	#614558	AD	12q13	SCN8A
EIEE14	#614959	AD	9q34.3	KCNT1
EIEE15	#615006	AR	1p34.1	ST3GAL3
EIEE16	#615338	AR	16p13.3	TBC1D24
EIEE17	#615473	AD	16q13	GNAO1
EIEE18	#615476	AR	1p34.2	SZT2

ル(*KCNQ2*, *SCN2A*, *SCN8A*, *KCNT1*)等に関連するタンパクをコードする遺伝子変異が同定されている(**表1**).エクソーム解析により,原因遺伝子が多数判明してきている.

再発率
ARでは25％.AD,XLDでは通常 *de novo* のため低い.XLRは男児で50％,*de novo* の場合もある.

臨床像
a. 大田原症候群

早期乳児てんかん性脳症(early infantile epileptic encephalopathy:EIEE)とも言う.新生児期に強直スパズムで発症する年齢依存性てんかん性脳症.強直スパズムに加え,焦点性運動発作,片側けいれん,全般性強直発作が見られることがある.脳波はサプレッションバーストパターンを呈する.発作は難治に経過しWest症候群や他のてんかんに移行することが多く,重度の発達遅滞を伴う.

b. ウエスト症候群(点頭てんかん)

4〜7ヵ月,遅くとも1歳未満に発症.スパズムのシリーズ形成を認め,発達は停滞もしくは退行する.脳波はヒプスアリスミアを示す.大部分の患者で副腎皮質刺激ホルモン(ACTH)が有効である.Lennox-Gaustaut症候群や他のてんかんに移行することが多い.予後は基礎疾患によるが知的障害や自閉症を伴うことが多い.

🍃 遺伝カウンセリング 🍃

- 原因が多様なためそれぞれに対応して遺伝カウンセリングを行う.
- 大田原症候群では重度の知的障害は必発.West症候群では70〜90％に知的障害を合併する.
- 出生前診断は発端者の遺伝子変異が判明しており,親が保因者の場合理論的には可能であるが,対応している検査機関は国内にはない.

---

21 脳形成異常 brain malformations

原因

脳は,発生時期とその原因(遺伝性,胎内感染,中毒,循環障害など)によってさまざまな形態異常を呈する.水頭症(男)の*L1CAM*,古典型滑脳症(男)と皮質下帯状異所性灰白質(女)の*DCX*,脳室周囲結節状異所性灰白質(女)の*FLNA*,外性器異常と脳梁欠損を伴う滑脳症もしくは水無脳症(X-linked lissencephaly with abnormal genitalia:XLAG)(男)の*ARX*,小脳低形成(女)の*CASK*はX連鎖性である.Miller-Dieker症候群は*LIS1*から*YWHAE*までの欠失による隣接遺伝子症候群である.小頭症,小脳低形成を伴う滑脳症,橋小脳低形成,Joubert症候群はARが多い.全前脳胞症,Dandy-Walkerは染色体異常,単一遺伝子の他,原因不明が多い.多小脳回は先天性サイトメガロウイルス感染症,染色体微細欠失(1p36.3,22q11.2など)が多いが,一部はARで

ある．孔脳症の20％，裂脳症の半数は*COL4A1*変異による．片側巨脳症は体細胞モザイクが証明された．

再発率
各遺伝様式に従う．*DCX*，*ARX*の経験的性腺モザイクの頻度は2〜3％である．

臨床像
疾患により異なるが，多くは知的障害，運動機能障害(脳性麻痺)とてんかん発作を中核とする．症状の重症度は画像の重症度に比例し，重症例では感染症や栄養障害，呼吸障害をきたしやすい．

小頭症は知的障害が主体で，運動障害は少ない．古典型滑脳症は乳児期の点頭てんかん併発が多い．Miller-Dieker症候群は大脳全体の無脳回と顔貌異常に内臓奇形を併発する．*L1CAM*変異による水頭症では，中脳水道の閉塞と母指内転が特徴的である．XLAGは生後24時間以内にけいれんを認め予後不良である．全前脳胞症は80％に顔面正中低形成(眼間狭小，鼻中隔陥凹など)を伴い，重症例では視床下部障害による低体温，成長障害，呼吸循環障害の併発が多い．脳梁欠損，異所性灰白質，裂脳症は成人でも無症状で，事故や頭痛等の精査の際に偶然気づかれることもある．

遺伝カウンセリング
- 頭部MRIで遺伝子を含む原因推定が可能であり，詳細かつ正確な画像診断が必須である．
- 古典型滑脳症の原因遺伝子である*LIS1*(17p13.3)の微細欠失は保険診療で検査可能だが，他の遺伝子解析は研究目的として個別に相談を要する．
- 出生前診断は家系内で遺伝子変異が明らかにされていれば可能であるが対応する検査機関を探す必要がある．

22 ナルコレプシー narcolepsy

[MIM #161400, %605841, %609039, %612417, %612851, %614223, #614250]

原因
多因子疾患であり複数の遺伝要因と環境要因が発症に関与している．HLA-DRB1*15:01 − HLA-DQB1*06:02ハプロタイプとの強い相関が見られ，日本人罹患者のほとんどがこのハプロタイプを有している．HLA-DQB1*06:02は，人種を問わず本症との強い関連が確認されている．

環境要因としては，特定のインフルエンザワクチン接種により発症が誘発されることが知られている．多くの患者で，視床下部の神経細胞に含有される神経ペプチドであるオレキシンAの脳脊髄液中濃度が低いことが明らかとなっており，症状との関連が示唆されている．

再発率
日本人における頻度は10,000人あたり16〜18人．欧米における頻度は10,000人あた

り2〜6人．

ナルコレプシー患者の第1度近親者がナルコレプシーを発症するリスクは一般集団の10〜40倍高い．

臨床像

10歳代の発症が多い．①昼間の耐えがたい眠気（睡眠発作），②笑う，喜ぶ，怒る，驚く，興奮するなどの強い感情が誘因となり全身の筋力が抜けてしまう情動脱力発作（カタプレキシー），③寝入りばなや目覚めた直後に体が動かない金縛り（睡眠麻痺），④入眠時幻覚，を特徴とする．③，④はレム睡眠に関連した症状である．

レム睡眠中は，骨格筋は弛緩する一方で脳の活動は活発であり，夢を見るのはレム睡眠中である．本症では，通常ノンレム睡眠を経た後で発生するべきレム睡眠が入眠直後に発生するため，睡眠麻痺や入眠時幻覚が出現する．

遺伝カウンセリング

- 昼間の激しい眠気や睡眠発作に対して，methylphenidateやmodafinilが用いられる．
- 日本人ナルコレプシー患者のほとんどがHLA-DRB1*15:02 − HLA-DQB1*06:02ハプロタイプを有しているが，日本人一般集団の約10％も同じハプロタイプを有している．また，一卵性双生児での一致率が約25〜31％と比較的低い．以上から，発症には他の遺伝要因および環境要因が関与していると考えられる．
- ゲノムワイド関連解析によって複数のHLA以外の疾患感受性遺伝子が明らかにされている．

23 統合失調症 schizophrenia

[MIM #181500]

原因

多因子疾患．発症メカニズムは不明であり，複数の遺伝要因および環境要因が発症に関与している．統合失調症罹患者の8〜15％に家族歴が見られ，一卵性双生児の一致率が比較的高いことから，遺伝要因の関与が大きいと考えられるが，これまでに発症に大きく寄与する遺伝子は同定されていない．連鎖解析やゲノムワイド関連研究により，多くの疾患関連遺伝子が報告されているが，個々の遺伝子が統合失調症発症に及ぼす効果は非常に小さい．

一方，DNAマイクロアレイを用いた解析で，小児期発症の統合失調症では両親が持たない *de novo* のコピー数変異が新たに生じたために発症する場合があることが明らか

表1 家族歴に基づく統合失調症の経験的再発率

罹患者	片親	両親	同胞	一卵性双生児	二卵性双生児	子ども	おじ・おば	おい・めい	祖父祖母	いとこ
再発率(%)	7〜16	45〜50	8〜14	40〜48	10〜17	5〜13	2〜5	2〜5	3〜5	2〜3

になっている．統合失調症における22q11.2欠失症候群の頻度は1％前後である．
再発率
　一般集団の生涯罹患率は0.7〜0.8％である．経験的再発率を表1に示す．
臨床像
　10歳代後半から30歳代の発症が多い．思考，行動，感情を1つの目的に沿ってまとめていく能力が長期間にわたって低下し，仕事，対人関係，自己管理などの機能が低下する．経過中に幻覚，妄想，ひどくまとまりのない行動，感情の平板化，思考の貧困，意欲の欠如などの症状が見られる．

🍃 遺伝カウンセリング 🍃

- 治療の基本は抗精神病薬と，心理社会的なリハビリテーションである．
- 若年発症が多い疾患なので，再発率を呈示する際はクライエントの年齢における累積罹患率を加味する必要がある．
- 知的障害や学習障害などを認める場合は22q11.2欠失のFISH検査を考慮する．

---

24 気分障害 mood disorder

[MIM %125480, %309200, #608516, #608520, #608691]

原因
　気分障害には，うつ病と双極性障害（躁うつ病）が含まれる．
　うつ病の中で，身体因性（外因性）うつ病はParkinson病や甲状腺機能低下症などの疾患や副腎皮質ステロイドなどの薬剤が原因である．心因性（反応性）うつ病は性格やストレスなどの環境が発症に大きく関与している．内因性うつ病の発症には複数の環境要因および遺伝要因が関与している．うつ病の一卵性双生児における一致率は40％以下であり，本症の生涯有病率を考えると低い値である．以上から，うつ病に関しては遺伝要因よりも環境要因の関与がより大きいと考えられている．
　双極性障害の発症には複数の遺伝要因および環境要因が関与している．うつ病に比べ遺伝要因の関与が大きいが，これまでに発症に大きく寄与する遺伝子は同定されていない．
再発率
　日本人一般集団の生涯有病率はうつ病が約3〜7％，双極性障害が約1％である．双極性障害の経験的再発率を表1に示す．
臨床像
　うつ病は，憂うつな気持ちや意欲の低下などの「うつ」症状が持続する疾患である．一方，双極性障害は，気分の高揚・多弁・多動などの「躁」症状と「うつ」症状を繰り返す疾患である．躁症状は，本人や周囲が調子がよいと思い込んでしまい，見逃されている場合がある．

表1 家族歴に基づく双極性障害の経験的再発率

罹患者	片親	両親	片親と同胞	同胞	一卵性双生児	二卵性双生児	おい・めい・孫	いとこ
再発率(%)	15	50	20	13	70	20	5	2〜3

🌿 遺伝カウンセリング 🌿

- うつ病には抗うつ薬，双極性障害には気分安定薬や抗精神病薬を主体とした薬物治療が有効である．
- 気分の変化は誰にでもあることを前提とし，遺伝素因のある人に対しては，環境を整えることの重要性を説明する．特に，うつ病については，環境要因の影響が遺伝要因よりも大きいことを説明する．

---

25 自閉症/自閉症スペクトラム障害 autism/ autism spectrum disorders(ASD)

[MIM *209850]

原因

ASDの原因は多彩であるが，双生児研究において，一卵性および二卵性における発症一致率はそれぞれ90％と10％であり，遺伝的要因が強く関与している．遺伝的要因は，複数の遺伝子変化の蓄積により発症する多重遺伝子性と，1つの遺伝子変異で発症する単一遺伝子性に分けられる．いずれも，シナプスの形成や機能の破綻をきたし発症すると考えられる．現在までにASD発症に関わる103遺伝子，44遺伝子座位が同定され，これらは知的障害（精神遅滞）とも関連している．

現時点では，罹患者の約20％に遺伝学的異常が検出され，約5％に顕微鏡レベルの染色体構造異常，約10％に新規（de novo）のコピー数異常（copy number variations：CNVs）が同定される．メンデル遺伝病として脆弱X症候群，結節性硬化症，Rett症候群，神経線維腫症の頻度が高い．ほかに，Williams-Beuren症候群，Sotos症候群，Cowden症候群，Moebius症候群，Smith-Lemli-Opitz症候群，Timothy症候群がASDと関連している．頻度の高い細胞遺伝学的異常はAngelman/Prader-Willi症候群の責任領域である15q11-q13の重複（ASDの1〜3％）で，多くは母親由来である．比較的頻度の高いCNVsは16p11.2の欠失/重複があるが，ASD以外の患者でも観察されている．

ASDの責任遺伝子として，*NLGN3/4*，*SHANK2/3*，*NRXN1/3*など，シナプス関連タンパクをコードする遺伝子が同定されている．

再発率

原因が明らかな場合，その遺伝形式による．原因が明らかでない場合，経験的な同胞

再発率は8〜19％.

臨床像
　自閉症スペクトラム障害(ASD)は，①社会的コミュニケーションと社会的相互作用の持続的な障害および，②行動・関心・活動における固定的・反復的なパターンを特徴とする(DSM-5). ASD患者の約70％で知的障害，約25％でてんかんを合併する.
　男女比は4：1と男性優位である．88〜110人に1人がASDに罹患している.
　ASDと関連する症候群の臨床症状に注意する.

遺伝カウンセリング
- 次項「知的障害(精神遅滞)」を参照.
- 日本国内では保険適用外ではあるが，欧米ではCGHマイクロアレイによるCNVsの解析は推奨されている.
- ASD発症に関わると報告されている遺伝子やSNPあるいはゲノムの異常/変化(CNVs)は，ASD発症への関与の度合いがさまざまであり，また浸透率も考慮し，遺伝学的変化を持つこととASD発症とは必ずしも同じではないことに注意する.
---

26 知的障害 intellectual disability(ID)(精神遅滞 mental retardation(MR))

原因
　知的障害の原因は，複合的であり遺伝要因と環境要因がある．全人口の1〜3％が罹患していると推定される．X連鎖性知的障害(XLID)は男性ID/MRの5〜10％を占める．100を超える責任遺伝子が同定され，そのコードするタンパクの多くは，直接あるいは間接的にシナプスの可塑性や樹状突起棘の形態・機能に関わっている．また，常染色体に局在する400以上の遺伝子がIDに関わっていると推定される．他の遺伝的要因には，ゲノムの微小欠失/重複，サブテロメアの異常，不均衡型転座がある（「自閉症/自閉症スペクトラム障害」の項も参照）.

再発率
　メンデル遺伝性疾患は各遺伝型式に従う．ID/MRの頻度は全人口の2〜3％であり，男女比は1.3：1と男性優位である．IQ 50以下の非特異的知的障害患者の同胞の経験的再発危険率は，孤発例の場合は1/35，同胞2名が罹患している場合は1/4と推定されている.

臨床像
　知的障害はIQ 70以下であり，その重症度は軽度：IQ 50〜70，中等度：IQ 35〜50，重度：IQ 20〜35，最重度：IQ 20以下に分類される.
　知的障害以外に特徴的な臨床症状(特徴的顔貌や奇形の有無など)や検査所見(脳MRI/CT，1H-MRS，血液・尿生化学，血液ガス，乳酸・ピルビン酸，甲状腺機能，尿クレアチン/クレアチン比，血液・尿アミノ酸，有機酸分析など)があるもの(知的障

害症候群；syndromic forms）とないもの（非特異的知的障害；non-syndromic forms）に臨床的に分類される．同じ遺伝子が両者の原因となりうる．
　XLIDは，女性もさまざまな程度で発症する可能性があることに注意する．

―――――――――――― 🌿 遺伝カウンセリング 🌿 ――――――――――――

- クライエントが次子の再発率を心配している場合も，まず，発端者の養育状況を確認し，クライエントの不安を傾聴し，遺伝カウンセリングに何を求めているかを確認する．
- 特にXLIDにおいては，一見，発端者が孤発例の場合，母親の性腺モザイクの可能性を念頭におく．
- ID/MDの原因検索は重要であり，治療の可能性のあるID/MR（クレアチントランスポーター（SLC6A8）欠損症，甲状腺ホルモン輸送体（MCT8：SLC16A2）欠損症，グルコーストランスポーター1型（GLUT1）欠損症1型（SLC2A1）などの代謝性疾患）を見逃さないように注意する．

27 脆弱X症候群 fragile X syndrome（FMR）

［MIM #300624］

原因

　FMR1遺伝子（Xq27.3）のエクソン1の5'非翻訳領域（5'-UTR）内にあるCGGリピートの伸長により，CpGのメチル化が起こり，FMR1遺伝子の発現が低下することにより発症する．正常者ではCGGのリピート回数は5〜44回であるが，患者においては200回以上に伸長している（full mutation）．
　mGluR5受容体の活性化によりAMPA受容体のinternalizationを促進するが，FMRタンパクはこれに対して抑制的に働く．mGluR5のアンタゴニストが治療戦略の一つとなっている．

再発率

　XLR．日本での発症頻度は，男性10,000人に1人程度と推定され，欧米（男性1,500人に1人，女性2,500人に1人）に比べ低い．

臨床像

　full mutationを持つ男性は重度の知的障害を呈する．特徴的身体所見（大頭，長い顔，前額や顎の突出，細長い顔，大耳介，巨大精巣，関節の過伸展など）は，特に幼小児期は明らかではない．女性は，一般的に男性よりも症状が軽い．

―――――――――――― 🌿 遺伝カウンセリング 🌿 ――――――――――――

- full mutationを持つ患者の母親は，premutationあるいはfull mutationの保因者であり，罹患していることもある．
- リピート数が45〜54回の中間型（intermediate）アレルは，母親から子孫に受け継がれる際

に伸長して前変異型(premutation；リピート数55～200回)となる可能性がある．これが母親から子に伝わる際に，さらに伸長しリピート数が200以上となるとFMRを発症する．
- 前変異型の保因者は一般に無症状であるが，男性および女性で50歳以降に小脳失調(振戦・失調)，パーキンソン様症状を呈する脆弱X関連振戦・失調症候群(fragile X-assocated tremor/ataxia syndrome：FXTAS)，女性では40歳前に閉経するFMR1関連早期卵巣不全症候群(FMR1-related premature ovarian failure：POF)を発症する可能性がある．
- リピート数，DNAメチル化(モザイク)の程度，X染色体不活化の偏り(女性)でさまざまな程度の精神遅滞を呈する．
- 保険収載されているのはXq27.3の葉酸感受性脆弱部位を解析する細胞遺伝学的検査であり，CGGリピートの伸長の検査は研究レベルで行われている．

2 筋疾患

I デュシェンヌ/ベッカー型筋ジストロフィー
Duchenne/Becker muscular dystrophy(DMD/BMD)

[MIM #31200, #300376, #302045]

原因
Duchenne型筋ジストロフィー(DMD),Becker型筋ジストロフィー(BMD)は,ともに筋細胞の細胞膜下に存在する巨大なタンパク質ジストロフィンの異常によって起こる.Xp21.2に存在する*DMD*遺伝子変異により生じる.DMDはジストロフィンが合成されず,BMDは異常なジストロフィン合成や合成量の減少による.女性もX染色体の不活化(ジストロフィン遺伝子のメチル化)の程度により,骨格筋において,ジストロフィン発現がある細胞とない細胞のモザイクとなり,症状を示す場合がある.

再発率
XLR.男児出生3,500人に1人の頻度で認められる.孤発例の場合2/3は母親が保因者であるが,1/3の症例で新生突然変異による.母親が保因者である場合には,男児は1/2の確率で罹患,女児は1/2の確率で保因者となる.BMDを有する男性と非保因者の女性の女児はすべて保因者となり,男児は罹患しない.

臨床像
a. DMD

2〜3歳で,運動発達の遅れ,歩行開始の遅れ,転びやすい,段差があっても飛び降りない,階段昇降をいやがるなどで気づかれる.下腿腓腹筋の仮性肥大が著しく,運動後に筋痛を訴えることが多い.床からの立ち上がりにおいて,登攀性起立(Gowers徴候)を示す.近位筋の筋力低下により,両足間の幅を取りそれぞれの足に重心をかけて体幹を揺らす動揺性歩行を示すようになる.12歳までには車椅子となる.腰椎前彎,脊柱側彎,足,股,膝関節,肘,手関節の拘縮が進む.15歳を過ぎると心筋障害が生じ,20歳前後で呼吸不全と心不全が進行する.

DMDでは知的障害を認めない例から知的障害を認める例まであり,自閉的傾向を示す例もある.

b. BMD

発症年齢も進行の程度もDMDより遅いが,症状の程度にはDMDに近い臨床像を示す例から筋力低下を示さず単に筋痛のみの症例や,拡張型心筋症だけを示す例まで幅がある.歩行不能になる年齢は16歳以上である.*DMD*遺伝子変異を示す拡張型心筋症や筋症状が軽微で筋痛のみを示す症例も存在する.保因者女性にも筋症状や拡張型心筋症を示す人がいる.

------ 遺伝カウンセリング ------

- 臨床経過，家系図，診察所見，高CK血症により診断が可能であるが，*DMD*遺伝学的検査により確定診断となる．約65％でエクソンレベルの遺伝子欠失を示し，10％で遺伝子重複，25％で点変異を含む微小変異を示す．

【保因者診断】
- DMDでは，患者の家系の女性が保因者である場合には，患者と同様の遺伝子変異をX染色体1本において示す．保因者診断は，エクソンレベルの欠失・重複はpolymerase chain reaction(PCR)法，multiplex ligation-dependent probe amplification(MLPA)法，点変異を含む微小変異はシークエンス法で解析する．
- 症状を示さない女性の保因者診断は小児期には実施すべきでない．

【出生前診断】
- 日本産科婦人科学会「出生前に行われる遺伝学的検査および診断に関する見解」(2013年6月)において，「妊婦が新生児期もしくは小児期に発症する重篤なX連鎖遺伝病のヘテロ接合体の場合」に「絨毛採取や羊水穿刺など侵襲的な検査については，夫婦ないしカップルからの希望があった場合に，検査前によく説明し適切な遺伝カウンセリングを行った上で，インフォームドコンセントを得て実施する」としている．DMDに関しては，これに該当する．
- 兄弟や血縁者にDMDを持つ人がいる家系の女性が出生前診断を希望する場合には，出生前診断では検査を実施する期間は極めて短く限られていることから，妊娠してからではなく，妊娠前に遺伝カウンセリングを行い，その家系の発端者の遺伝子変異を同定しておき，保因者診断などの出生前診断において必要な検査をあらかじめ実施しておく必要がある．

【着床前診断】
- 日本では臨床研究として，DMDの着床前診断が実施されている．日本産科婦人科学会「着床前診断に関する見解」(2010年6月)に基づき，事例ごとに審査が実施されている．着床前診断における遺伝カウンセリングは，「着床前診断実施診療部門内における説明・カウンセリングとは異なり，臨床遺伝専門医，認定遺伝カウンセラー等の遺伝医療の専門家が，客観的な立場から遺伝カウンセリングを行い，医学的理解，クライエントの意識の確認などを行う」とされている．

2 福山型先天性筋ジストロフィー Fukuyama type congenitial muscular dystrophy(FCMD)

[MIM #253800]

原因

福山型先天性筋ジストロフィー(FCMD)は，先天性筋ジストロフィーに胎児期からの中枢神経細胞の遊走障害による大脳・小脳の形成障害を伴う疾患であり，フクチン(fukutin)タンパクの欠損によりαジストログリカンの糖鎖修飾の障害を引き起こし，中枢神経系では神経細胞遊走障害を生じる．骨格筋細胞ではラミニンなどの細胞膜のタ

ンパク質との結合ができない．フクチンFKTN遺伝子は9q31に局在し，日本人の患者のほとんどは少なくとも1つのFKTN遺伝子において，SINE-VNTR-Alu(SVA) retroposon 3 kb挿入配列をc.4287と4288の間に示す創始者変異を有し，この創始者変異をホモ接合性に示す患者は8割ほどである．

再発率
AR．同胞再発率は25％，日本人において保因者は約90人に1人である．

臨床像
乳児期からの運動発達遅滞を示す．症状の発現は緩慢であり，発症時期は捉えにくい．新生児期に呼吸不全，哺乳力微弱を認めることもある．初発症状は，自発運動が少ない，体が柔らかいなどが挙げられる．フロッピーインファントの場合も多い．全身性左右対称性に筋緊張低下，運動減少を認める．6〜12ヵ月頃から股関節・膝関節が屈曲して硬くなる．下腿筋の仮性肥大，顔面表情筋の罹患（ミオパチー顔貌）に気づかれる．関節の拘縮，変形は徐々に増強し，ミオパチー顔貌の程度も強くなる．中枢神経症状が特徴的であり，知能発達遅滞，言語発達遅滞を認める．有熱時，無熱時のけいれん発作は半数以上に見られる．

本症では，大部分は座位をとるが，座位にての移動にとどまり，つかまり立ち以上の起立歩行機能を獲得する例はまれである．近視・遠視，網膜の形成異常，白内障，小眼球症を合併する場合もある．創始者変異をホモ接合性に示す患者は，典型例〜軽症で，その中に歩行可能な例も存在する．

遺伝カウンセリング

- FCMDの確定診断のために遺伝カウンセリングを希望する場合と，確定診断がなされた後に，次子の出生前診断を希望して遺伝カウンセリングを希望する場合がある．

【確定診断のためのカウンセリング】
- FCMDの確定診断は，臨床症状と経過，高CK血症，MRI画像における厚脳回，白質病変，小脳の小嚢胞などであり，遺伝子診断にて3kb挿入配列の創始者変異をホモ接合性またはヘテロ接合性に示すことによる．
- ホモ接合性では，独座可能，座位にての移動可能，起立・歩行可能な例が多く，ヘテロ接合性のうちストップコドン型では重症例が多い．

【出生前診断】
- 日本産科婦人科学会「出生前に行われる遺伝学的検査および診断に関する見解」(2013年6月)における「夫婦の両者が，新生児期もしくは小児期に発症する重篤な常染色体劣性遺伝病のヘテロ接合体の場合」に相当する．絨毛穿刺または羊水穿刺により胎児細胞を採取して，遺伝子検査を行うが，PCR法による3kb挿入配列の創始者変異の同定のみで判定をすることは正確性に欠ける．FCMDを持つ子の両親が次子において出生前診断を希望する場合，両親・患児・胎児（絨毛または羊水細胞）においてFCMD遺伝子領域におけるマイクロサテライトDNA多型解析により診断する必要がある．
- DMDの出生前診断と同様に，未妊娠時に遺伝カウンセリングを受けて，多型解析を行って準備をしておくことが必要である．

3 筋強直性ジストロフィー myotonic dystrophy(DM1)

[MIM #160900, #602668, *602668]

原因
骨格筋，平滑筋，眼，心臓，内分泌，中枢神経が障害される．わが国では10,000人に1～5人で認められる．19q13に存在する*DMPK*遺伝子（ミオトニンプロテインキナーゼ遺伝子）の3'端の非翻訳領域に存在するCTGリピートの伸長による．CTGリピート数は，正常では5～34，症状を示す場合には，50リピート以上である．35～49リピートでは症状を示さないが，その子は表現促進現象(anticipation)によりCTGリピートがより伸長し，50リピート以上となり症状を示す．

再発率
AD．患者の子や患者の同胞における再発率は50％．患者の両親が臨床症状をまったく示さないこともあるが，新生突然変異はまれであり，両親のいずれかが，白内障などの軽微な症状を持っているが気づかれないこともある．患者が女性であると，その子は表現促進現象により重症化する．患者が男性である場合には，その子は患者と同程度，重症化もあるが，患者より軽症化する場合もある．

先天型DM1を持つ子が生まれる可能性について，Redmanら(1993)は，CTGリピートが100以上の女性の子の62％で，CTGリピートが730以上（先天型DM1）を示していること，Martorellら(2007)は，CTGリピートが65～1,333を持つ49人の女性のうち31人(63％)の子が1,000以上（先天型DM1）を示したことを述べている．

臨床像
a. 古典型筋強直性ジストロフィー

側頭筋，胸鎖乳突筋，四肢遠位優位の筋力低下と萎縮を示す．発症が早い例では精神運動発達遅滞を示す．手を強く握ったり，診察用ハンマーで母指球を叩打したときのミオトニー（筋強直現象）が特徴である．心伝導障害，心筋障害，中枢神経症状，眼症状（白内障，網膜変性症），内分泌異常（耐糖能障害）などを示す．顔が細く，ミオパチー顔貌を示す．筋電図では，ミオトニア放電(myotonic discharge)が認められ，骨格筋に針の刺入時に急降下爆撃音が捉えられる．ミオトニーに対して，phenytoineかcarbamazepineが有効である．本症を有する女性は，妊娠中の切迫早産の治療として使用されるritodrine hydrochlorideにより，横紋筋融解症を起こすリスクが高い．

b. 先天型筋強直性ジストロフィー

出生前には羊水過多を示し，生後すぐに呼吸障害，筋緊張低下，哺乳力低下，顔面筋筋力低下などのフロッピーインファントを示す．先天型DM1を持つ子を出産して初めて母親がDM1と診断される例もある．新生児期の呼吸障害の危機を乗り越え，運動機能を獲得し，歩行可能となる場合も多い．特徴的なミオパチー顔貌を示し，上口唇が逆V字である．精神運動発達遅滞を示す．新生児期には呼吸管理を必要とすることが多い．

─── 遺伝カウンセリング ───

- 患者の子へは50％の確率で遺伝する．*DMPK*遺伝子のCTGリピートが正常（＜34リピート）から突然変異で50以上に伸長することはまれである．患者の親は症状がないか，ごく軽症の症状を示し，CTGリピートのわずかの伸長を有する．
- 女性が遺伝学的に本症の可能性を有する場合には，妊娠前に遺伝カウンセリングにより，子どもへの遺伝に関する情報，妊娠に関する情報，出生前診断に関する情報を提供することが望ましい．

【出生前診断】

- 女性がCTGリピート伸長を有していて，カップルが出生前診断を希望する場合には，非妊娠時に適切な遺伝カウンセリングを行い，あらかじめ発端者の遺伝学的検査，女性の遺伝学的検査とカップルの多型解析を行って，妊娠時の限られた期間内に出生前診断の結果を出すことができるように準備をしておくことが必要である．
- 着床前診断は，臨床研究として症例ごとに実施施設と日本産科婦人科学会の倫理審査の下に実施されている．

【発症前診断】

- 血縁者にDM1を持つ人が，症状がないat-riskの成人として発症前診断を希望する場合，遺伝カウンセリングは重要である．疾患の特性，自然歴を十分に説明し，適切な医学的情報を提供し，発症後の医療に関する情報を提供し，心理への配慮および支援を行う．検査陽性であったときの健康，生活，雇用，キャリア，教育，家族などの問題を遺伝カウンセリングにおいて話し合う．そのうえで，文書による同意取得後に検査を実施する．
- 検査結果報告書の取り扱いは特に慎重にすべきである．検査の開示後の長期にわたる医療的・心理的なフォローが重要であり，臨床遺伝専門医のみならず，神経内科，産婦人科などの専門診療科のフォローも必要である．
- 他の成人発症（遅発性）神経疾患と同様，無症状の場合に未成年では発症前診断はすべきでない．

4 その他の筋ジストロフィー

A エメリ・ドレイフュス型筋ジストロフィー
Emery-Dreifuss muscular dystrophy (EDMD)

原因遺伝子は表1参照

[原　因]

6個の原因遺伝子が報告されている（**表1**）．いずれの原因タンパク質も筋細胞の核・核膜に存在する．

[再発率]

遺伝形式は XL（EDMD1, EDMD6），AD（EDMD2, EDMD4, EDMD5,

表1 EDMDの原因遺伝子による分類

型	MIM番号	染色体局在	遺伝子	遺伝形式	タンパク質
EDMD1	#310300	Xq28	EMD	XL	emerin
EDMD2	#181350	1q22	LMNA	AD	lamin A/C
EDMD3	#616516	1q22	LMNA	AR	lamin A/C
EDMD4	#612998	6q25.1-q25.2	SYNE1	AD	spectrin repeat-containing nuclear envelope protein 1
EDMD5	#612999	14q23.2	SYNE2	AD	spectrin repeat-containing nuclear envelope protein 2
EDMD6	#300696	Xq26.3	FHL1	XL	four-and-a-half LIM domains 1
EDMD7	#614302	3p25.1	TMEM43	AD	transmembrane protein 43

EDMD7)，AR(EDMD3)である．
　XLでは女性保因者の子は男性であれば1/2の確率で罹患，女性であれば1/2の確率で保因者である．保因者女性は一般には無症状であるが，拡張型心筋症，筋症状などのEDMDの臨床像を示す可能性もある．ADでは，76％は de novo と報告されている．患者の両親の臨床評価，特に心臓の評価は考慮すべきである．EDMD2には不完全浸透の報告がある．ARのEDMD3の報告は少数である．

[臨床像]
　小児期早期から認められる関節拘縮，緩徐進行性の筋力低下，上腕下腿型，進行すると肩甲帯から腰帯筋の筋力低下，不整脈・失神発作・うっ血性心不全などを特徴とする．発症年齢，重症度，筋と心臓の症状は，家系間でも家系内でも幅があり，小児期早期発症で重症の例から，成人期の遅発性発症で緩徐進行性の例まで存在する．関節拘縮は20歳までに認められ，その後，筋力低下や易疲労性が生じる．
　心臓の症状は20歳以降に生じることが多い．突然死が生じうる．EDMDと診断がなされたら，ECG，Holter心電図，心エコーなどの循環器専門医師のフォローによる突然死の予防が必要である．

── 🍃 **遺伝カウンセリング** 🍃 ──

- XL(EDMD1，EDMD6)：患者が孤発例のときに，de novo 変異の頻度は1/3以下である．患者が1人以上いる場合で母親の白血球由来のDNAに遺伝子変異が同定されなかった場合に，性腺モザイクの可能性がある．女性保因者は一般的には無症状であるが，心症状や筋症状を示すこともある．男性患者の女児は保因者となるが男児に変異アレルは伝わらない．
- AD(EDMD2，EDMD4，EDMD5，EDMD7)：患者の親が罹患している場合もあるが，75％は de novo である．患者の子どもへは50％の確率で遺伝する．

顔面肩甲上腕型筋ジストロフィー
facioscapulohumeral muscular dystrophy(FSHD)

[MIM #158900, #158901]

原因

顔面肩甲上腕型筋ジストロフィー(FSHD)は顔面と上肢帯から上腕の筋が主に障害される筋ジストロフィーである．FSHDの遺伝子は筋細胞におけるdouble homeobox-containing遺伝子(*DUX4*)である．*DUX4*は4q35におけるマクロサテライト繰り返し配列D4Z4に存在し，D4Z4は正常では11〜100リピートであるが，FSHDでは1〜10リピートとなる．D4Z4アレルが短くなると，D4Z4アレルのクロマチン配列が弛緩して，*DUX4*がプロモートされて*DUX4*の抑制が解除される．これがFSHD1の原因であり，遺伝子診断はD4Z4アレルの長さの測定による．FSHD2ではD4Z4アレルの長さは変わらず，クロマチン修飾遺伝子である*SMCHD1*が原因であり，この変異がエピジェネティックな修飾因子としてD4Z4に影響して*DUX4*の発現に影響を与えFSHDの筋症状を示す．FSHD2は，FSHDの5％を占める．

再発率

AD．70〜90％は親から遺伝子変異を受け継ぎ，10〜30％では*de novo*変異である．患者の子へは50％の確率で遺伝する．

臨床像

通常10歳代で，遅くとも20歳代で発症する．典型的な筋萎縮の分布は，顔面，肩甲，上腕部である．筋萎縮と筋力低下が主に見られ肥大はない．

顔面の表情が乏しくミオパチー顔貌を呈する．ストローで飲んだり，笛を吹くことが困難である．笑うときは口が横に動き，強く笑うときには口角にしわがよる．左右非対称のことが多い．強く眼を閉じることができず，うす眼を空けている状態となる．上肢帯部の筋萎縮が特徴的で，肩甲骨の固定が弱く，外側，上方に位置し翼状肩甲を示す．肩の筋力低下が目立つころに下肢，特に前脛骨筋の筋力低下も認められる．FSHDでは筋力低下が顔，肩，上腕二頭筋，三頭筋，腰帯筋と下降していく．筋萎縮の分布は左右非対称となる場合も少なくない．下腹部の筋の選択的な障害により臥位で頸部を前屈することによって，臍が上方に動くことが特徴的に認められる(Beevor徴候)．

知能は正常である．感音難聴を合併する．網膜の変化を合併することがある．

遺伝カウンセリング

- 成人以降の発症の症例が多く，出生前診断については日本産科婦人科学会「出生前に行われる遺伝学的検査および診断に関する見解」(2013年6月)に該当しない．
- FSHD2は*SMCHD1*の変異が*DUX4*にエピジェネティックに関わり発症する．

C 肢帯型筋ジストロフィー limb-girdle type muscular dystrophy（LGMD）

MIM番号は**表1**参照

原因
ジストロフィンの発見に引き続き，骨格筋細胞膜の構造，機能が明らかになるとともに，LGMDは遺伝子的・タンパク質的に単一のものではなく，さまざまな亜型からなっていることが明らかになった．現在，遺伝形式により，AD形式をとるものをLGMD 1型，AR形式をとるものをLGMD 2型に分類し，発見の順にA，B，C…としている（**表1**）．

それぞれの原因タンパク質は骨格筋の構成タンパク質や機能に関わるタンパク質である．caveolin 3異常はLGMD 1C型，γ-，α-，β-，δ-sarcoglycanの障害によるsarcoglycanopathyは，LGMD 2C，2D，2E，2Fとされている．dysferlin異常によるLGMDはLGMD 2Bである．

再発率
ADのLGMD 1型は50％，ARのLGMD 2型は25％．

臨床像
腰帯筋と肩甲帯の近位筋の進行性の筋力低下と筋萎縮が小児期から成人期に認められる．次第に四肢の遠位部に広がる．DMDに類似して早期発症で進行の速い例と，BMDに類似して発症が遅く進行が緩徐な例がある．LGMD 2型では，発症後10～25年で歩行不能となる．顔面筋罹患は認められない．心筋障害はDMDやBMDほどではないが，sarcoglycanopathyの約30％に心電図や心エコーでの異常を認める．LGMDでは腓腹筋の仮性肥大を認める例もある．知的障害はない

🍃 遺伝カウンセリング 🍃

- 臨床症状からLGMDを疑った場合に，家系図から遺伝形式を推定できる場合もある．**表1**のように多くの原因遺伝子があり，LGMD1型とLGMD2型では遺伝形式が異なるために確定診断が必要である．生検筋の免疫染色による確定診断がなされてきたが，最近は次世代シークエンサーによるターゲットリシークエンスを行い，原因遺伝子の変異の同定が可能となってきた．
- 原因遺伝子変異が明らかになると，症状の進行の度合いや心筋障害の出現の可能性などが予測できる場合もある．

表1 LGMDの分類

亜型	MIM番号	染色体局在	遺伝形式	原因遺伝子	タンパク質
LGMD1A	#159000	5q31	AD	MYOT	myotilin
LGMD1B	#159001	1q22	AD	LMNA	lamin A/C
LGMD1C	#607801	3p25	AD	CAV3	caveolin 3
LGMD1D	#603511	7q	AD	DNAJB6	co-chaperoneDNAJB6
LGMD1E	#603511	6q23	AD	DES	desmin
LGMD1F	#608423	7q32.1	AD	TNPO3	transportin 3
LGMD1G	#609115	4q21.22	AD	HNRNPDL	Heterogeneous nuclear ribonucleo-protein D-like protein
LGMD2A	#253600	15q15.1	AR	CAPN3	calpain 3
LGMD2B	#253601	2p13	AR	DYSF	dysferlin
LGMD2C	#253700	13q12.12	AR	SGCG	γ-sarcoglycan
LGMD2D	#608099	17q21.33	AR	SGCA	α-sarcoglycan
LGMD2E	#604286	4q12	AR	SGCB	β-sarcoglycan
LGMD2F	#601287	5q33	AR	SGCD	δ-sarcoglycan
LGMD2G	#601954	17q12	AR	TCAP	telethonin
LGMD2H	#254110	9q33	AR	TRIM32	TRIM32
LGMD2I	#607155	19q13.32	AR	FKRP	fukutin関連タンパク
LGMD2J	#608807	2q31	AR	TTN	titin
LGMD2K	#609308	9q34.13	AR	POMT1	POMT1
LGMD2L	#611307	11p14.3	AR	ANO5	anoctamin 5
LGMD2M	#611588	9q31.2	AR	FKTN	fukutin
LGMD2N	#613158	14q24.3	AR	POMT2	POMT2
LGMD2O	#613157	1p34.1	AR	POMGnT1	POMGnT1
LGMD2P	#613818	3p21.31	AR	DAG1	dystrophin関連糖タンパク1
LGMD2Q	#613723	8q24	AR	PLEC1	plectin 1
LGMD2R	#615325	2q35	AR	DES	desmin
LGMD2S	#615356	4q35.1	AR	TRPPC11	Trafficking protein particle complex, subunit 11

5 悪性高熱症 malignant hyperthermia(MH)

[MIM #117000, #145600]

原因
　ミオグロビンは骨格筋に多く存在するヘモグロビンと似た構造のヘムタンパクである．筋細胞の融解・壊死により血中に遊離し，尿から大量に排泄される状態をミオグロビン尿症という．原因は，糖原病Ｖ型(筋ホスホリラーゼ欠損によるMcArdle病)，糖原病Ⅶ型(ホスホフルクトキナーゼ欠損によるTarui病)，全身麻酔に使用される薬(揮発性吸入麻酔薬，ガス麻酔薬，神経筋遮断薬suxamethonium)による悪性高熱症などがある．リアノジン受容体遺伝子を原因遺伝子とする先天性ミオパチー(セントラルコア病)，先天性筋強直症(Thomsen病，Becker病)や周期性四肢麻痺のような骨格筋の膜のイオンチャネル異常症は，全身麻酔薬で悪性高熱症を生じる体質である．Duchenne型筋ジストロフィーや福山型筋ジストロフィーなどの筋疾患においては，ウイルス感染症に引き続き，急激な筋力低下を生じる骨格筋融解現象，ミオグロビン尿症が生じることもある．

再発率
　原疾患による．糖原病Ｖ型，糖原病Ⅶ型はAR形式を示し，25％の再発率．セントラルコア病はAD形式を示し，再発率は50％．

臨床像
　全身麻酔中または終了後に発症する．特徴的な徴候は骨格筋の硬直，呼吸性アシドーシス，代謝性アシドーシス，体温上昇を生じ，頻脈，異常高熱となる．腎障害を合併することがあり，尿はコーラのような赤褐色を呈し，潜血反応は陽性になるが，尿沈渣に赤血球が認められない．骨格筋障害の所見として，血清のCK(20,000 IU/L以上となる)，ALT，AST，LDHが上昇する．尿や血清中の過剰なミオグロビン，高Ｋ血症となる．

🍃 遺伝カウンセリング 🍃

- リアノジン受容体遺伝子の変異による先天性ミオパチー，各種筋ジストロフィーなど，筋細胞膜に関わる遺伝子変異を有する場合に，前記の全身麻酔薬やウイルス感染により悪性高熱症を発症することを医療関係者が認識して，治療・予防をするとともに，患者・保護者にも十分に説明をしておく必要がある．
- 本症を発症した患者の第１度近親者に全身麻酔のリスクについて十分伝えておくことが重要である．

6 重症筋無力症 myasthenia gravis(MG)

A 自己免疫による重症筋無力症

原因

神経筋接合部のシナプス後膜に存在する主にアセチルコリン受容体や筋特異的チロシンキナーゼに対する自己免疫疾患．神経筋接合部(NMJ)において，骨格筋細胞膜のアセチルコリン受容体に対する抗体が反応して，受容体が変性し数が減少する．神経末端(終板)から分泌されたアセチルコリンに対して受容体が反応できず，筋力低下を生じる．胸腺腫，胸腺過形成を合併することがある．胸腺摘出により症状の改善が見られることから，胸腺の免疫学的な関与があると考えられる．胸腺過形成を伴う重症筋無力症はHLAと連鎖が報告され，6p21.3の*MYAS1*が関与するとされている．

再発率

NMJに対する自己免疫疾患である．胸腺過形成を伴う重症筋無力症はHLAと連鎖があり，同胞発生はありうる．

臨床像

眼筋型と全身型があり，小児では眼筋型の頻度が高い．運動の反復により筋の易疲労性が見られ，休息により改善する．症状の日内変動が見られ，夕刻になると易疲労性が増し，筋脱力が強くなる．眼瞼下垂，複視，眼球運動障害，閉眼困難などの眼症状は必発である．全身型では，球症状として，嚥下困難，発語の障害が見られる．近位筋の症状が出現しやすく，上肢挙上困難，動揺性歩行が認められることがある．

🌿 遺伝カウンセリング 🌿

- 自己免疫疾患であり，重症筋無力症に罹患している母親から出生した児に，筋緊張低下，哺乳力低下，眼瞼下垂，呼吸困難等の症状を生下時から認めることがある(一過性新生児型重症筋無力症：遺伝性ではない)．抗コリン薬，チューブ栄養，補助呼吸が必要なこともある．生後1ヵ月以内に自然治癒する．

B 先天性筋無力症候群 congenital myasthenic syndrome(CMS)

MIM番号は**表1**参照

原因

先天性のNMJ構成分子の欠損や機能障害によって筋力低下や易疲労性を示す．NMJにおける異常の部位により，**表1**のように分類される．

再発率

それぞれの遺伝形式に従う．

表1 先天性筋無力症候群の原因遺伝子

NMJにおける異常部位	MIM番号	染色体局在	遺伝形式	遺伝子	タンパク質	CMSにおける頻度(%)
前シナプス	#254210	10q11.23	AR	CHAT	choline O-acetyltransferase	4〜5
シナプス	#603034	3p25.1	AR	COLQ	acetylcholinesterase collagenic tail peptide	10〜15
後シナプス	#614198	17q23.3	AR	SCN4A	sodium channel protein type 4 subunit alpha	まれ
後シナプス	#601462 #608930	2q31.1	AD AD, AR	CHRNA1	acetylcholine receptor subunit alpha	<1
後シナプス	#616313 #616314	17p13.1	AD AR	CHRNB1	acetylcholine receptor subunit beta	<1
後シナプス	#616321 #616323	2q37.1	AD AR	CHRND	acetylcholine receptor subunit delta	<1
後シナプス	#605809	17p13.2	AD,AR	CHRNE	acetylcholine receptor subunit epsilon	50
後シナプス	#616326	11p11.2	AR	RAPSN	43 kDa receptor-associated protein of the synapse	15〜20
後シナプス	#616325	9q31.3	AR	MUSK	muscle, skeletal receptor tyrosine protein kinase	まれ
後シナプス	#254300	4p16.3	AR	DOK7	protein Dok-7	10〜15
	#615120	1p36.33	AR	AGRN	agrin	まれ
	#610542	2p13.3	AR	GFPT1	glucosamine:fructose-6-phosphate aminotransferase 1	2

臨床像

　臨床症状は，出生直後の哺乳力の弱さ程度の軽症例から，呼吸困難により人工呼吸管理が必要な重症例まで認められる．羊水過多・胎動の減少・多関節拘縮・筋緊張低下・筋力低下・筋萎縮・顔面小奇形を呈する．スローチャネル症候群は，アセチルコリン受容体のイオンチャネルの開口時間が異常延長する病態であり，アセチルコリン受容体各種サブユニット遺伝子に変異を示す．新生児期からのフロッピーインファントを含み，未診断状態にある症例が多いと考えられる．

　病態に応じて有効な薬剤があり，遺伝子変異の同定による病態の解明が重要である．

7 ミトコンドリア脳筋症 mitochondrial encephalomyopathy

MELAS [MIM #540000], MERRF [MIM #545000], CPEO [MIM #125250], Leigh脳症 [MIM #256000], チトクロームc酸化酵素欠損症 [MIM #220110]

原因
　ミトコンドリアはエネルギー産生に関わる酵素が局在する細胞内小器官である．細胞内の解糖系で生成されたピルビン酸や遊離脂肪酸は，ミトコンドリアの外膜，内膜を通りミトコンドリア内に入る．ピルビン酸はミトコンドリア内でTCA回路に入り，電子伝達系へ代謝され，ADPからATPが合成される．ミトコンドリアDNA（mtDNA）やタンパク質の異常によりミトコンドリアにおけるエネルギー産生障害が生じ，骨格筋，脳などのエネルギーを必要とする臓器に障害が起こる．

再発率
　ミトコンドリア病において核またはミトコンドリアDNA（mtDNA）の変異が発見されている．核ゲノムにおける変異の場合にはメンデル遺伝の分離の法則にて再発率が述べられるが，mtDNA変異を示す場合は細胞質遺伝・母系遺伝によるミトコンドリア異常であり，変異が明らかにされても再発率についての正確な情報は得られない．すなわち，母の変異mtDNAはすべての子に伝えられるが，伝えられる変異mtDNAの比率はさまざまなので，子どもが発症するかどうかはわからない．

臨床像

a. MELAS (mitochondrial myopathy, encephalopathy, lactic acidosis, and stroke-like episodes)
　脳卒中様症状を主症状とする．筋力低下，易疲労性，低身長があり，15歳までに嘔吐を伴う発作性の頭痛，けいれん，意識障害などの脳卒中様発作があり，片麻痺，一過性または永続性の視力障害を残す．数日から数週間の脳卒中様症状を示す間，高乳酸血症により代謝性アシドーシスを示す．発作を繰り返し，知的退行，てんかん，半盲，筋力低下が進行する．血清，髄液の乳酸値の増加，脳のCTとMRIにおいて特に後頭部に脳梗塞所見を認める．mtDNAの転移RNA（tRNA）-Leu（UUR）の1塩基置換であるm.3243A＞G変異またはm.3271T＞C変異を示す．根本的治療法はなく，発作時のアシドーシスの補正，ステロイド投与，酸素吸入などを行う．

b. MERRF (myoclonus epilepsy associated with ragged-red fibers)
　ミオクローヌス，てんかん，小脳失調を特徴とする．経過とともにけいれん，知的退行，筋力低下が進行する．心筋症の合併もある．血液，髄液の乳酸値の上昇，筋生検でRRF, SSVを示す．チトクロームc酸化酵素染色で欠損を認める．mtDNAのtRNA lysのm.8344A＞G変異が見られる．

c. CPEO (chronic progressive external ophthalmoplegia)
　眼瞼下垂，眼球運動麻痺を特徴とする．筋力低下，筋萎縮などの骨格筋症状，網膜色素変性，知能低下，感音難聴などの中枢神経症状，伝導障害などの心症状，低身長，糖尿病，副甲状腺障害などの内分泌症状，Bartter症候群，Fanconi症候群などの腎症状を示す．特に，網膜色素変性と心伝導障害を伴うCPEOをKearns-Sayre症候群（KSS）

と呼ぶ．KSSでは難聴，低身長，髄液蛋白増加，知的退行も示す．CPEOおよびKSSでは血清乳酸値の高値，筋生検でのRRF，チトクロームc酸化酵素染色での酵素活性の欠損した筋線維の存在により診断できる．mtDNAの欠失を認める．骨格筋のmtDNAでは変異を認めるが，血液では遺伝子診断ができない

d．リー脳症（Leigh syndrome）

乳児期に精神運動発達遅滞および退行，筋力低下により発症する．呼吸障害を示し，呼吸不全に陥り死に至る例が多い．大脳基底核，脳幹部に左右対称性の壊死性病変を認め，脳のCTやMRIで診断される．筋生検でRRFやSSVがない例が多い．特別な治療法はない．mtDNAのm.8933T＞Cまたはm.8933T＞G変異を認める例や，核DNAである*SURF1*遺伝子の変異の例がある．ピルビン酸脱水素酵素複合体（pyruvate dehydrogenase complex：PDHC）欠損を示す例もある．B_1依存性PDHC欠損症はビタミンB_1が著効する．

e．チトクロームc酸化酵素欠損症

ミトコンドリアの酵素欠損による．臨床的にはLeigh脳症の原因ともなる．乳児重症型として，糖尿，タンパク尿，汎アミノ酸尿（Debré-de Toni-Fanconi症候群）を伴う．

🌿 遺伝カウンセリング 🌿

- 核DNAの変異による場合はADまたはAR遺伝形式をとるが，mtDNAの変異による場合には母系遺伝を示す．mtDNA欠失は一般的には*de novo*である．男性から子どもに変異mtDNAは遺伝しない．
- mtDNA変異を持つ患者の母親はヘテロプラスミーの程度により症状を示すことも示さないこともある．mtDNAのヘテロプラスミーのために，出生前診断における判定が困難な場合が多い．

---

8 先天性ミオパチー congenital myopathy

MIM番号は**表1**参照

原因

先天性ミオパチーは，生下時または乳児期早期にフロッピーインファントとして発症し，筋力低下，筋緊張低下が続く筋疾患である．特徴的な骨格筋病理組織学的所見から，ネマリンミオパチー，中心核ミオパチー（X連鎖性ミオチュブラーミオパチーを含む），セントラルコア病，先天性筋線維タイプ不均等症などが診断される．臨床像と筋病理組織所見が共通でも，**表1**のように原因遺伝子が複数ある（genetic heterogeneity）．また，**表1**に示した*TPM3*や*ACTA1*のように，1つの遺伝子が複数の筋病理像を呈する（clinical heterogeneity）場合もある．

再発率

原因遺伝子により遺伝形式が異なる．理論的再発率は，ARでは25％，ADでは50％，XLRでは男性の場合に50％である．

表1 先天性ミオパチーの原因遺伝子

臨床診断	型	MIM番号	染色体局在	遺伝形式	遺伝子	タンパク質
ネマリンミオパチー1型	NEM1	#609284	1q21.3	AD/AR	TPM3	tropomyosin3
先天性筋線維タイプ不均等症	CFTD	#255310				
ネマリンミオパチー2型	NEM2	#256030	2q23.3	AR	NEB	neblin
ネマリンミオパチー3型	NEM3	#161800	1q42.1	AD/AR	ACTA1	actinα skeletal muscle 3
先天性筋線維タイプ不均等症	CFTD	#255310				
ネマリンミオパチー4型	NEM4	#609285	9q13	AD	TPM2	tropomiosin2
ネマリンミオパチー5型	NEM5	#605355	19q13	AR	TNNT1	tropomin T1
ネマリンミオパチー6型	NEM6	#609273	15q22.31	AD	KBTBD13	kelch repeat and BTB/POZ domains-containing protein 13
ネマリンミオパチー7型	NEM7	#610687	14q13.1	AR	CFL2	cofilin 2
中心核ミオパチー1型	CNM1	#160150	19p13.2	AD	DNM2	dynamin 2
			3p25.3		MTMR14	myotubularin related protein 14
中心核ミオパチー2型	CNM2	#255200	2q14	AR	BIN1	bridging integrator 1
中心核ミオパチー3型	CNM3	#614408	12q21	AD	MYF6	myogenic factor 6
中心核ミオパチー4型	CNM4	#614807	16p13	AD	CCDC78	coiled-coil domain containing 78
中心核ミオパチー5型	CNM5	#615959	2q36	AD/AR	SPEG	striated muscle preferentially expressed gene
X連鎖性中心核ミオパチー(X連鎖性ミオチュブラーミオパチー)	MTM1 CNMX	#310400	Xq28	XLR	MTM1	myotubularin
セントラルコア病	CCD	#117000	19q13.2	AD/AR	RYR1	ryanodine receptor 1
先天性筋線維タイプ不均等症	CFTD	#255310	1p36	AD/AR	SEPN1	selenoprotein N,1

臨床像

出生時または乳児期早期からフロッピーインファントとして発症し，呼吸障害や哺乳障害を呈する．筋力低下，筋緊張低下が続き，運動発達遅滞を示す．非進行性または緩徐進行性であるが，新生児期から乳児期早期に死亡する重症例もある．

筋病理像により，ネマリンミオパチー，中心核ミオパチー(X連鎖性ミオチュブラー

ミオパチーを含む),セントラルコア病,先天性筋線維タイプ不均等症と診断されるが,共通の臨床的特徴として,以下が挙げられる.
①生下時または乳児期早期からの筋力低下,筋緊張低下,運動発達遅滞
②乳児期の呼吸障害・嚥下障害
③非進行性または緩徐進行性の経過(例外はある)
④近位筋優位,やせてきゃしゃな体つき
⑤細長い顔,ミオパチー顔貌,テント状の上口唇(fish-like mouth)
⑥眼瞼下垂,眼球運動制限を示すこともある
⑦高口蓋,側彎,股関節脱臼,甲の高い足,漏斗胸などの骨格の異常を伴う
⑧腱反射は減弱または消失
⑨血清CK値は正常か軽度高値

ネマリンミオパチー,X連鎖性ミオチュブラーミオパチー,セントラルコア病の臨床像を下記に記す.

a. ネマリンミオパチー(nemaline myopathy)

先天性ミオパチーの中で最も頻度が高く,原因遺伝子により**表1**に示したように複数の型が発見されている.病理組織学的にGomori-trichrome変法染色で筋線維内に紫色のネマリン小体(rods)という構造物が認められ,微細構造はZ帯と同様である.呼吸障害や哺乳障害を示す重症例から,遅い発症の軽症例まで存在する.

b. X連鎖性ミオチュブラーミオパチー(myotubular myopathy)

胎生期に発症し,胎動の減少・羊水過多を,新生児期には嚥下・哺乳障害を示し,眼瞼下垂・眼球運動制限を認め,乳児期に死亡する重症型がある.病理組織学的に,筋線維の中心に核を認め発生途中の筋管細胞(myotube)に類似している.原因タンパク質はミオチュブラリンという.

c. セントラルコア病(central core disease)

halothaneなどの全身麻酔下で高熱,筋強直,呼吸性・代謝性アシドーシスを示す悪性高熱症の原因遺伝子,リアノジン受容体遺伝子の変異を示し,AD遺伝を示す.悪性高熱のリスクを有しており,患者の直系の家系の者は全身麻酔時に厳重な注意が必要である.筋線維の中心部に筋小胞体やミトコンドリアがなく酸化酵素染色(NADH-TRなど)で中央部が果物の芯(core)のように染色されないのが特徴である.

🍃 遺伝カウンセリング 🍃

- 先天性ミオパチーは,従来,筋生検により病理学的診断がなされて,その特徴によって命名されてきたが,同じ病理学的特徴を示しても,**表1**のように複数の原因遺伝子があり,それぞれに遺伝形式が異なる.遺伝カウンセリングにおいて再発率を予測するためには,原因遺伝子を明らかにすることが求められる.
- 臨床像と筋病理学的所見から原因遺伝子をサンガー法によるシークエンスをしてきたが,最近は次世代シークエンサーによるターゲットリシークエンスを行い,原因遺伝子の変異の同定が可能となってきた.原因遺伝子変異が明らかになると,症状の進行や重症度の予測,合併症の予測と予防など,臨床的にも有用である.

⑨ 先天性筋強直症 myotonia congenita(トムゼン病(Thomsen disease), ベッカー病(Becker disease))

トムゼン病[MIM 160800], ベッカー病[MIM 255700]

原因
骨格筋細胞膜のClイオンチャネルの遺伝子変異により，Clイオンの透過性が減少することが病因である．遺伝子は*CLCN1*と呼ばれる．Naイオンチャネルの変異により，先天性パラミオトニアが生じる．Thomsen病とBecker病の遺伝子は7q35に局在し，T-cell-receptor beta(TCRB) locusと連鎖する．また，先天性筋強直症ではClイオンの透過性の低下のみならず，Naチャネルのre-openingも病因である．

再発率
Thomsen病はAD形式をとり，再発率は50％，Becker病はAR形式をとり，再発率は25％．

臨床像
先天性筋強直症は，手を握ったら開かない，目をつぶると開眼が困難になる，などの筋強直(ミオトニー)を呈する非進行性遺伝性疾患である．痛みを伴わず，軽い運動やウォーミングアップによって改善する．Becker病は全身性である．筋電図でミオトニア放電を認める．抗不整脈薬のmexiletineや抗けいれん薬のphenytoin, carbamazepineが筋強直に効果を示す．

ミオトニアは先天性筋強直症，先天性パラミオトニア，周期性四肢麻痺，Schwarz-Jampel症候群などの疾患において認められる．全身麻酔薬で悪性高熱症を生じるリスクを有する．

遺伝カウンセリング

- Thomsen病はAD，Becker病はARであるが，同じ*CLCN1*遺伝子における同一変異がThomsen病の家系でもBecker病の家系でも認められるため，明確な区別が困難な場合がある．
- Thomsen病の多くは患者の親も同疾患であるが，*de novo*変異もわずかにある．Becker病においては，両親とも遺伝子変異を有するが，無症状である．
- 次子においてはThomsen病では50％の確率で，Becker病では25％の確率で，同疾患を有する児が出生する．

10 周期性四肢麻痺 periodic paralysis

[MIM #170400, #170500, #613345]

原因
低K血性周期性四肢麻痺は，Caチャネル遺伝子(*CACNA1S*)の変異または，Naチャネル遺伝子(*SCN4A*)の変異による．高K血性周期性四肢麻痺，正K血性周期性四肢麻痺では，Naチャネル遺伝子(*SCN4A*)の変異を認める．

再発率
低K血性周期性四肢麻痺，高K血性周期性四肢麻痺ともAD．低K血性周期性四肢麻痺の浸透率は遺伝子変異によるが，男性では約90%，女性では約50%である．高K血性周期性四肢麻痺の浸透率は90%以上である．

臨床像
急に一時的な筋力低下と麻痺が出現する．自然に回復するが，発作は反復する．発作時の血清K濃度により，病型分類される．全身麻酔により悪性高熱症を生じるリスクを有する．治療としては，血液のpHを変化させるacetazolamideはすべてのタイプの周期性四肢麻痺の発作の予防に有効である．

a. 低K血性周期性四肢麻痺

発症年齢は5～20歳．運動，寒冷，感染などが誘因で，炭水化物を多く含んだ食事を摂った数時間後～翌日に発作性の弛緩性麻痺，筋力低下を起こす．炭水化物を摂取した後に激しい運動を行ってエネルギーを消費すると，Kが糖とともに細胞に取り込まれる結果，血液中のK濃度が低下して生じると考えられる．数時間から数日間にわたって顔面，呼吸筋を除く下肢に強い全身の弛緩性麻痺を生じる．発作を繰り返し永続的な筋力低下を示すこともある．発作時に心電図異常(不整脈)を生じることもある．甲状腺機能亢進症の合併がある(甲状腺中毒性周期性四肢麻痺)．

治療は発作時にKの経口投与，糖を含まない輸液にKClを加えたものを点滴する．発作の間欠期に低塩食として糖質の制限をする．

b. 高K血性周期性四肢麻痺，正K血性周期性四肢麻痺

10歳までに発症する．運動の後の休息，Kの多い食事，空腹などが誘因で発作性に筋力低下が起こる．起床直後の激しい運動，寒冷，ストレスも誘因である．発作性に筋力低下を生じ，四肢の麻痺を生じる．麻痺の持続時間も短く程度も軽いが，しばしば筋強直(ミオトニー)を伴う．炭水化物の多い食事を頻回に摂取することで予防する．

── 遺伝カウンセリング ──

- ADであり，多くは両親のどちらかが罹患しているが，不完全浸透のために遺伝形式は不明瞭となっている．*de novo* 変異の報告もある．患者の両親が原因遺伝子変異を有すると考えて，全身麻酔における悪性高熱症のリスクを予防することが必要である．
- 知的障害を示さず，治療法もある本疾患においては，妊娠の中断を考えるための出生前診断の対象とは考えにくい．

3 眼科疾患

1 網膜色素変性症 retinitis pigmentosa(RP)

[MIM #268000]; RP1[MIM #180100], RHO[MIM *180380], RP2[MIM *300757], RP3[MIM #300029], RP6[MIM %312612], RP8[MIM #500004], RP9[MIM #180104], RP10[MIM #180105], RP11[MIM #600138], RP12[MIM #600105], RP13[MIM #600059], RP14[MIM #600132], RP15[MIM #300029], RP17[MIM #600852], RP18[MIM #601414], RP19[MIM #601718], RP24[MIM %300155], RP25[MIM #602772], USH1[MIM #276900]

原因

遺伝的異質性に富む.現在までに疾患発症に関係する100以上の座位が知られており,単離された病因遺伝子も80以上に及ぶ.RetNet:Retinal Information Network (http://www.sph.uth.tmc.edu/RetNet/)の2015年9月時点の情報によると病因遺伝子の局在と単離された遺伝子の数はADで1座位21遺伝子,ARで3座位34遺伝子,XLRで3座位2遺伝子となっている.

罹患率は人口10,000人に1.3〜3.7人と人種差はないが,遺伝形式の分類では,ADが15〜25%,ARが5〜20%,XLRが5〜15%と人種差がある.しかし実際には孤発例がRP全体の約半数を占め,その多くがARと考えられている.

代表的な原因遺伝子としてはAD形式の*RHO*(rhodopsin)遺伝子があり,3q21-q24に局在する.この*RHO*遺伝子の変異によるRPはAD型の約20〜30%を占め,RP全体の12〜14%と考えられており,現在までに100以上の変異が確認されている.AR形式の*USH2A*(Usher syndrome 2A)遺伝子はARの中で10〜15%と最も多くを占める.1q41に局在しており,AR形式のRPだけではなくUsher症候群2型の原因遺伝子でもある.同一遺伝子の変異で異なる疾患を呈することも本疾患群の特徴である.他にもARの遺伝子は多数見つかっているが,いずれも1〜5%を占めるに過ぎず遺伝的異質性が非常に高く,浸透率の低いADも認められている.

再発率

ADでは50%,ARでは25%,XLRでは保因者女性の息子の50%,しかし,孤発例で遺伝形式が不明な場合が多く,親が孤発例で,児の発症する経験的再発率は約12.5%(1/8)とされている.また,孤発例の親でも児が発症した場合,次子再発率は50%となる.

臨床像

初発症状は夜盲(杆体変性,機能障害).眼底周辺部の視野障害があり,当初は輪状暗点,病期が進むと求心性狭窄となる.黄斑部の錐体がよく保たれるので,病変が進行してはじめて視力が低下する.眼底では視神経乳頭が黄色に褪色し,毛細血管は細くなる.網膜は周辺部にびまん性に灰色や青味を帯びた変色があり,これに色素上皮細胞の遊走と増殖が起こるので,色素塊が網膜に骨小体様の黒色斑として多数存在する.網膜電図の減弱消失が起こる.

前述のように遺伝的異質性に富むため発症年齢や疾患の進行が症例により大きく異なる．

🌿 遺伝カウンセリング 🌿

- 家族歴・発症年齢を十分に聴取し，遺伝形式や病型を判定する．
- 症状が網膜色素変性症のみか，他の合併症を伴う全身性疾患ないしは症候群性のRP（Bardet-Biedl症候群，Usher症候群など）かを十分鑑別する．
- 多くの遺伝子が同定されつつあり，臨床研究を含めた研究段階では次世代シークエンサーを用いた解析により網羅的な遺伝子解析がされている．

2 レーベル遺伝性視神経萎縮症
Leber hereditary optic neuropathy (LHON)

[MIM #535000]

原因
ミトコンドリア異常症の1つで，mtDNAの点変異による．日本では患者の約95％にm.11778G＞A変異が見られ，そのためミトコンドリア呼吸鎖酵素の複合体のサブユニット4（ND4）340番目のアルギニン（R）がヒスチジン（H）に置換している．代表的変異としてm.11778G＞A以外にm.11484T＞C（MT-ND6），m.3460G＞A（MT-ND1）が挙げられ，全体の90％以上はこの3つの変異のいずれかである．現在までにこれ以外の変異も認められているがそれぞれの頻度は低い．

男性患者が多く家系内でも症状に差があり10〜15％の症例ではヘテロプラスミーの存在が確認されている．さらに，発症に影響を与える遺伝的背景や喫煙などの環境因子の関与も考えられている．mtDNAハプロタイプの解析から変異は家系ごとに新しく起こったもので，同一祖先からのものではない．

再発率
罹患者が父親の場合，疾患は子には伝達されない．母親が罹患者，あるいは罹患者ではなくても前児が罹患者である場合には，変異部位によっても多少異なるが，経験的に次子男児の約50％が発症，女児の20％が発症し，80％が保因者となる．

臨床像
思春期から成人期（15〜35歳，平均27歳）にかけて急性，亜急性の視神経萎縮による視力障害．乳頭は発赤腫脹し，視神経線維層も腫脹混濁する．乳頭周囲の拡張性微細血管は乳頭炎と鑑別される．ときにジストニア，低身長，ミオパチー症状を呈する．心臓伝導障害，聴力障害，錐体外路症状など他のミトコンドリア異常症で見られる症状を合併することがある．

― 遺伝カウンセリング ―

- ミトコンドリア異常症における母系遺伝を説明する．再発率は現在のところ経験的なものによるしかない．
- 生化学，神経放射線学的に診断確定することは困難である．DNA変異スクリーニングが有用であり，代表的な変異のスクリーニングが一般的である．これらの変異が認められない場合には，臨床的特徴と合わせたうえでミトコンドリアDNAの網羅的解析を考慮するが研究段階の検査であり，一般的な臨床検査ではない．
- 発症の早期に診断確定することは，治療方針を決定するうえで重要．診断の確定は長期的予後の推定に有用であるだけでなく，視神経炎で行われる大量ステロイドのパルス療法を回避することができる．

3 その他の視神経萎縮症 other optic neuropathies

クジャー視神経萎縮症［MIM #165500］
ベール症候群（乳児型遺伝性視神経萎縮）［MIM %210000］
DIDMOAD症候群［MIM #222300, #598500］

I．クジャー視神経萎縮症
Kjer type optic atrophy (dominant optic atrophy：DOA)

AD．4〜8歳頃に，潜在性，亜急性に発症する．成人期に発症することはまれ．さまざまな視力障害，視野障害を呈する．ときに眼振を伴うことがある．症状の個人差は大きく，症状に気づいていないものもいる．

変異を有していても無症状のことがあり，遺伝子や家系によって異なるものの浸透率は70％前後と考えられている．原因遺伝子は*OPA1*が75％を占めているが，一部ながらAR形式をとる遺伝子も報告されている．他の神経症状は認めないことが多いが，*OPA1*変異を有するDOA患者の一部に眼外症状（感音難聴，末梢神経障害など）を認めることがある．

発生頻度は100,000人に3人程度とされている．

II．ベール症候群 Behr syndrome

1〜9歳にかけて，主に乳児期に発症する最も重症な両側性の視神経萎縮でARが想定されているが，類似する病態で前述したDOAの原因遺伝子*OPA1*変異も報告されており遺伝的異質性は高いと考えられる．視力障害，中等から重度の部分色覚障害．症例の半数で眼振を，2/3で斜視を合併する．視野障害として中心暗点を呈する．神経症状を伴い，Friedreich失調症のような腱反射亢進，Babinsky徴候陽性，痙性，知的障害などを見る．出生前診断は困難である．

III. DIDMOAD(diabetes insipidus, diabetes mellitus, optic atrophy, and deafness)症候群

AR．Wolfram症候群と呼ばれるほうが一般的である．糖尿病，視神経萎縮が主症状で，中枢性尿崩症，感音難聴，尿路系異常，眼振，けいれん，知的障害，精神症状などさまざまな症状を呈する．若年性糖尿病が初発症状で，2～20歳，平均5～7歳頃に発症する．

Inoueら(1998)により4p16.1にマップされる原因遺伝子*WFS1*が単離された[MIM #222300]．家系ごとに変異は異なる場合が多く，*WFS1*遺伝子エクソン8に変異が集中している．患者は2つの変異の複合ヘテロ接合であることが多い．Wolfram症候群と臨床的に診断された90％に*WFS1*の変異を確認している．変異と臨床症状との明らかな相関はない．

ほとんどが孤発例であるが，血族婚例が15～32.5％に認められることからARとされた．遺伝的異質性が知られ，4qにマップされる*WFS2*もある．一方，患者ミトコンドリア遺伝子に7.6kbにわたるheteroplasmic deletionが確認された病型もある[MIM #598500]．LHONとの症状の重なりがあり，鑑別を要する．

発生頻度は100,000出生に1例と考えられている．

4 網膜剥離 retinoschisis

[MIM 180270, *300839, #312700]

原因
感覚網膜と網膜色素上皮が分離する疾患．強度近視に伴って発症するものが多い．脊椎骨端異形成症[MIM #183900]，Stickler症候群[MIM #108300]，Wagner症候群[MIM *143200]などII型コラーゲンの異常による疾患では網膜剥離を合併しやすい．その他にAD，AR，XLの遺伝形式を示す家系の報告がある．

再発率
原疾患により異なる．

遺伝カウンセリング

- 眼球以外の症状の有無，近視の程度，家族歴を考慮し，原疾患の診断を確実なものにしてから，それぞれの遺伝形式に基づいて算定し，遺伝カウンセリングを行う．

5 脈絡膜萎縮症 chroideremia(CHM), progressive tapetochroidal dystrophy

[MIM #303100]

原因
網膜色素上皮，脈絡膜，網膜の進行性の変性をきたす．原因遺伝子は*CHM*(Xq21.1)であり，罹患者の60〜95％で検出される．変異は*CHM*遺伝子を含む領域の欠失が25％，フレームシフトやスプライス部位の変異が50％で，*CHM*遺伝子産物の欠損ないしは短縮が主な原因である．*CHM*にコードされるタンパクは，Rab geranylgeranyl transferase(GGT)のサブユニットと同一で，REP-1(Rab escort protein-1)とも呼ばれる．患者では，遺伝子変異によりこれが欠如するため，RABタンパクへの結合が起きない．*CHM*はX不活化を免れる遺伝子である．*chm/rep-1*遺伝子を不活化させたモデルマウスは致死となってしまい，実験ではこの問題を克服する必要があるとされている．欠失では，この領域を含む大きな欠失を見ることがあり，知的障害，難聴，口唇口蓋裂などの症状の複合である隣接遺伝子症候群をなすこともある．新規突然変異はむしろ少なく，家族性であることが多い．

発生頻度は約100,000人に1人と考えられている．

再発率
XLR．男児の50％．女性保因者では一部軽度の症状を認めることがある．

臨床像
男性のみが罹患し，夜盲を初発症状とするが，それは小児期の比較的早い時期から認められ，視力障害へと続く．中心視力は比較的遅くまで保たれる．一般的には45歳までには失明に至るが，疾患の進行は個人差が大きい．症状は脈絡膜血管の喪失や眼底の色素消失と平行する．進行性の求心性視野狭窄，夜盲などの視力障害，網膜・脈絡膜萎縮，ERG消失，症状の進行には個体差がある．10歳以前の診断は，しばしば困難である．

女性は通常眼底変化（ごましお眼底）のみで正常視力であるが，まれに発症する．女性保因者ではERG異常を呈することもある．女性保因者の眼底所見も緩徐に進行経過をたどることがある．保因者である母親より，保因者である娘のほうがより高度の眼底変化を見ることがあるが，これはX染色体の不活化の偏りに起因する．白人に多いが，日本人では極めてまれ．フィンランドでは300年前まで家系が遡れるという．

🌿 遺伝カウンセリング 🌿
- 女性保因者のほとんどは無症状だが，一部症状を認める場合もある．重症の視力障害をきたす例はまれである．
- 女性保因者は眼底検査で同定できる．
- 原因遺伝子が単離されたので出生前診断は方法的には可能．しかし前述の方法を組み合わせても，検出できる変異は50〜75％で，変異検出に限界がある．出生前診断への適応は検討を要する．

6 網膜芽細胞腫 retinoblastoma（RB）

[MIM #180200]

原因

　遺伝性と非遺伝性とがある．発生頻度は人種差を認めず，15,000〜25,000出生に1例で環境の影響を受けない．両側性の場合の平均診断月齢は12ヵ月，片側性では18ヵ月，90％の例が3歳までに診断されている．また，遺伝性症例の平均発症年齢が7.5ヵ月，非遺伝症例では20.7ヵ月とも言われている．一般に60％が非遺伝性で片側性，15％が遺伝性で片側性，25％が遺伝性で両側性．

　原因は13q14にある癌抑制遺伝子 *RB1* の変異．*RB1* は約200 kbに及び，4.7 kbの転写産物を持ち，組織に広く存在する110 kDaのタンパク質をコードする．腫瘍発生を説明する two-hit theory は本症の発症メカニズムとして提唱された．生殖細胞系列の変異としては，RB患者の約3〜5％に13q14の染色体欠失を認める．75〜80％は *RB1* 遺伝子の点変異や遺伝子内の微細な変異と考えられている．

再発率

　遺伝性はAD．**表1**に片側性・両側性に分けて示す．

臨床像

　病変の時期（緑内障期，展開期，転移期）により異なる．患児の瞳孔が照明の具合により白く光る現象（白色瞳孔）に親が気づくことで発見されることが多い．初発症状の頻度は，白色瞳孔69％，斜視13％，結膜充血5％，低視力2％，角膜混濁2％，眼瞼腫脹1％，眼球突出0.5％となっている．

　発症年齢は生後1年間が最も多く，90％は5歳までに発症する．先天的に *RB1* 遺伝子が存在する13q14に欠失を有する症例では薄い上口唇，特異顔貌を呈する．癌抑制遺伝子 *RB1* の変異は他の腫瘍の発生も合併することになり，骨肉腫は一般頻度の500倍の高率で合併する．他に，軟部組織肉腫，小細胞肺癌，乳癌，膀胱癌，などが知られている．

表1　次世代における再発率

		再発率（％）
片側性	罹患親ないしは同胞を持つ罹患者	45
	罹患親と罹患同胞ないしは罹患同胞2人を持つ非罹患者	5
	罹患者；血族内罹患者なし	1
	非罹患者；罹患児を1人あり	1
	非罹患者；罹患同胞を1人あり	1
両側性	罹患者；家族内に罹患者あり	45
	罹患者；家族内に他の罹患者なし	45
	非罹患者；罹患児1人あり	2
	非罹患者；罹患親をあり	5

―― 🌿 遺伝カウンセリング 🌿 ――

- 家族歴を詳しく聴取し，家族内発症の有無をよく確認する．
- 片眼性の網膜芽細胞腫の母と息子で13q14の欠失を認めた報告もあるので，染色体13qの欠失の有無を検討する（高精度分染法およびFISH法）．
- 生殖細胞系列で*RB1*遺伝子の変異を有する場合は約90％の確率でRBを発症する．
- RBの変異が判明している家族では出生前診断が理論的には可能である．連鎖マーカーで診断した例もある．
- 医療用放射線被曝は極力回避する．
- RBの子を持つ患者の会「すくすく」が活動している（遺伝性，非遺伝性を区別している）．

7 ノリエ病 Norrie disease

遺伝性偽性膠腫［MIM #310600］

原　因

候補責任遺伝子はXp11.3に存在する*NDP*遺伝子で，種々の点突然変異が同定されている．また，一部に*ND*遺伝子座やDXS7，モノアミンオキシダーゼ遺伝子（*MAOA/MAOB*）座を含む微細欠失例（隣接遺伝子症候群）も知られている．NDタンパクは形質転換成長因子bに構造が類似し，神経外胚葉細胞間の相互作用や神経細胞の分化・増殖に関係し成長因子として作用するが，その異常が本症の病因だと考えられる．

再発率

XLR．原則的には男性に発症．本症男性がいとこと結婚し，その女児に発症した例や，硝子体網膜の典型的な形成障害を示した相互転座t(X;10)(p11;p14)を持つ女児例がある．

臨床像

初期に両側性，先天性の偽性膠腫，虹彩萎縮・後癒着を示し，早ければ生後1ヵ月には全盲に，8ヵ月頃までには白色瞳孔に気づかれる．10歳頃までには帯状の角膜変性と白内障を伴い眼球萎縮を示す．50歳までには白色角膜，前房閉塞，萎縮性白色虹彩，水晶体白内障までに進行する．知的障害および知的退行を示す患者が多い．1/3に進行性の感音難聴．NDP/DXS7を含む欠失を示す患者は重度知的障害，性腺機能不全，成長障害，易感染性などの付加的症状．

*NDP*遺伝子の変異はNDのほかに，家族性滲出性硝子体網膜症（FEVR）や未熟児網膜症（ROP）にも見いだされることがある．ごく最近になり，Coats病も*ND*遺伝子の変異によることがわかり，両疾患はallelic disorderと言える．

―― 🌿 遺伝カウンセリング 🌿 ――

- 偽性膠腫が片側性のときは他の疾患の可能性があり要注意．XLRの小眼球症と報告されている患者に本症が含まれることが多い．

- 遺伝子診断が可能になった情報を伝える．変異の種類としては点変異が80％，欠失・重複が15％である．現在までに80以上の点変異他が検出されている．
- まれにヘテロ女性で症状を見ることがあり，X染色体不活化の偏りが原因と考えられる．
- 家族内でも症状に差が生じることがある．
- 日本でも遺伝子変異家系の報告がある．

8 角膜ジストロフィー corneal dystrophy

[MIM #105120, #122200, #121900, #122100, #136800, #608471]

A 顆粒状角膜変性症 granular corneal dystrophies

顆粒状角膜変性症[MIM #121900]
格子状角膜変性症Ⅰ型[MIM #122200]，ⅢA型[MIM #608471]
Avellino角膜変性症[MIM #607541]

原因

顆粒状角膜変性症，格子状角膜変性症(Lattice角膜変性症)(Ⅰ型・ⅢA型)，Avellino角膜変性症，Reis-Bucklers角膜変性症の4つは*TGFBI*遺伝子(5q31にマップされる)の異常によるものでkeratoepithelinをコードする遺伝子である．日本で多く見られるのはAvellino角膜変性症で*TGFBI* p.Arg124His変異を高頻度に認める．*TGFBI*の変異部位と臨床型との相関が指摘されている．

再発率

AD．視力障害を早期から呈する重症型は血族婚によるホモ接合を考慮に入れる必要がある．

臨床像

Avellino角膜変性症は10歳前後で発症し，緩徐な進行を呈し視力低下が生じにくい．Bowman膜直下から実質浅層の境界明瞭な白色円形の顆粒状混濁．症状に幅がある．

B フックス角膜内皮変性症 Fuchs endothelial dystrophy

[MIM #136800]

原因

カルシウム代謝の異常が発症に関与していると考えられている．原因遺伝子として*ZEB1*(10p11.2)，*SLC4A11*(20p12-p13)，*LOXHD1*(18q21.1)が報告されているが遺伝的異質性は高いと考えられている．

再発率

いずれもADとされているが，孤発例が多く男女比は1:2と女性が多いことから浸透率を考慮する．

臨床像

成年発症で進行性であり，デスメ膜上に多くの小さな増殖物が認められる．一部で聴覚障害を合併する例がみられる．

C メースマン角膜上皮変性症 Meesmann epithelial corneal dystrophy

[MIM #122100]

原因

本邦においては比較的まれ．原因はkeratin 3（*KRT3*, 12q13）ないしはkeratin12（*KRT12*, 17q12）の異常による．変異ごとに浸透率や表現型に差がある．

再発率

ADであるが，浸透率は60％以下とされている．

臨床像

1～2歳頃より，角膜上皮内に多数の微小囊胞ができる．無症状であることが多いが，中年以降に異物感・羞明をきたす例もある．点状角膜上皮炎と間違えられる．

D 格子状角膜変性症Ⅱ型 lattice corneal dystrophy typeⅡ

[MIM #105120]

原因

9q34にある*GSN*遺伝子（Gelsolin）の変異により発症する．187番目のコドンに変異が報告されており，日本ではp.Asp187Asn変異が複数家系で報告されている．

再発率

AD．孤発例もあるが，発症年齢が高齢であることも多く再発率の推定は慎重にする必要がある．

臨床像

格子状の実質内の線状混濁とアミロイド沈着を認める．角膜反射の低下を認めるが視力障害は起こりにくい．家族性アミロイドポリニューロパチーに合併する．

⑨ 白内障 cataracts

cataract [MIM #116200, #604307, #601547]

原因
　白内障に関連する45座位において38遺伝子が同定されている．遺伝子変異の約半数はcrystallin，10％は転写因子，15％はconnexin，5％は中間フィラメントもしくはaquaporin 0に認められる．遺伝形式は主としてADをとり，一部はAR，XLである．
　またLowe症候群のような代謝性疾患，筋緊張性ジストロフィーなどにも合併する．環境要因として先天性風疹症候群などの感染，外傷，放射線，薬剤性が挙げられる．

再発率
　各遺伝様式に従う．孤発例の同胞の再発率は10％以下で，代謝疾患を除くと多くは優性遺伝形式をとるため，次世代の再発率は50％程度と考えられる．

臨床像
　白内障は水晶体の混濁によって起こる疾患で，発症年齢により分類される．先天性白内障は100,000人に72人程度の頻度であり，そのうち遺伝性のものは8.5〜25％とされている．本邦では年間約200例の新規患者が発生しており，1/3に眼合併症が，1/4に全身合併症を伴うと報告されている．加齢白内障は40〜50歳代から発症し，遺伝的要因と環境要因により起こる．手術を要する程度の白内障は，65〜74歳ではほぼ5人に1人，75歳以上では2人に1人の割合である．

遺伝カウンセリング
- 表現度の違いに注意する．無症状だからといって非罹患者と断定できない．
- 孤発例の場合は特に注意する．片側性の場合は非遺伝性の場合が多いが，両側性の場合は家族歴がなくても原因検索を行う．つまり，無症状と言われているその両親や同胞を細隙燈顕微鏡で観察する．
- 全身疾患ないしは奇形症候群の1症状であるか，検討する．必要に応じて血液生化学・尿検査も加える．Lowe症候群やガラクトース血症など代謝疾患や筋緊張性ジストロフィーなども考慮する．
- 環境要因（先天性風疹症候群などの感染性，外傷性，薬剤性，放射線）なども除外する．

⑩ 緑内障 glaucomas

開放隅角緑内障（GLC1A）[MIM #137750]
原発性前房角開放性緑内障 primary open angle glaucoma (OPTN) [MIM #137760] (GLC3A) [MIM #231300]

原因
　緑内障は，視神経と視野に特徴的変化を有し，通常，眼圧を十分に下降させることに

より視神経障害を改善もしくは抑制しうる眼の機能的構造的異常を特徴とする疾患であると定義されている．遺伝要因，環境要因のいずれもが関与している．

開放隅角緑内障には染色体上の13座位が関連しており，*MYOC*，*OPTN*，*WDR36*，*CYP1B1*などが同定された．*MYOC*は緑内障疾患関連遺伝子として1997年に初めて同定された．この遺伝子変異による緑内障は全体の8～36％とされ，遺伝形式はADで，欧米などのAfrican-American，Caucasiansではp.Gly368Stop変異が大部分を占める．*OPTN*も遺伝形式はADであり，p.Glu50Lys変異によって生じ，緑内障全体の1.5％を占める．原発性先天性緑内障では*CYP1B1*変異が家族性の20～100％，孤発例の10～15％で認められ，一部は*LTBP2*変異によっても起こる．*CYP1B1*，*LTBP2*は，いずれも遺伝形式はARである．

再発率

緑内障は多くの症候群の一症状でもあり，眼症状の評価が重要である．原因遺伝子の同定も進んでいるが，遺伝的異質性が高く，再発率，遺伝形式が明らかでない．

原発性開放隅角緑内障では同胞で10％程度，原発性閉塞隅角緑内障の場合では12％程度の再発危険率という報告がある．また，先天性緑内障の場合にはAR遺伝をとるものが多く，再発率は25％と考えられる．しかし，孤発例が多く，経験的な再発率は10％程度である．

臨床像

眼圧の変動により視神経が障害を受け，視神経乳頭陥凹して視野狭窄が起こり，さらには失明に至る疾患である．視神経の形(乳頭形状)と機能(視野)の特徴的な変化から診断される．危険因子として人種，年齢，眼圧の程度などが挙げられる．いずれの年齢にも起こりうる疾患であり，40歳以上の日本人成人における有病率は約5％である．日本人の失明の原因第1位が緑内障である．先天性緑内障は前房隅角の形成異常が原因である．眼圧上昇により眼球拡大，角膜浮腫，デスメ膜の破裂などが起こり，羞明，眼瞼けいれん，過剰な流涙などの症状が認められる．生後1年以内に診断される．

🍃 遺伝カウンセリング 🍃

- 原発性開放隅角緑内障のうち5％程度は単一遺伝子疾患もしくはメンデル遺伝形式に従うが，遺伝的異質性に富み，ほとんどが多因子遺伝と考えられる．
- 家族歴がある場合，発生頻度は一般集団の5～20倍と言われる．家族歴のある場合，1年～数年ごとの定期的眼科健診を受けるのが望ましい．早期発症の緑内障の家族歴がある場合は，眼科スクリーニングを早期から始めるべきである．
- 今後，原因遺伝子の同定が進むにつれて発症前診断が可能となることが予想される．

11 屈折異常 refractive errors

近視 myopia［MIM *160700, *310460］, 強度遠視 high hyperopia［MIM 238950］

原因
遺伝形式としてはAD, AR, XLのいずれも可能性がある．環境因子も大きく影響しており，多因子遺伝と考えられる．双胎での研究から遺伝的要因の関与が考えられている．

再発率
孤発例の強度近視の場合では，4～5％．特定のSNPでは罹患率が10倍という報告がある．同胞の再発率は高く，強度近視ではより高いとされる．両親が近視の場合，次世代での頻度は高いが，相対危険率は東アジアのような罹患率の高い地域では低くなる．

臨床像
屈折異常は近視，遠視，乱視に分けられる．近視は欧米では30％，アジアでは80％が罹患しており，特にアジアでは健康問題として重要である．都市部では80～90％が罹患しており，10～20％は強度近視と言われる．眼鏡，コンタクトレンズ，手術により矯正可能であり良性疾患として扱われている．近年，ゲノムワイド関連解析により，疾患関連領域の同定が進んでいる．症候群性の強度近視の場合には，強膜細胞外マトリックス形成に関与する遺伝子，非症候群性の場合にはMYP1-17のような染色体上の領域が関与している．また，近視はMarfan症候群，Stickler症候群などのような症候群の一つの症状として認める．

遺伝カウンセリング
- 単一遺伝子疾患．メンデル遺伝形式に従うものは一部であり，多因子遺伝も考慮し説明する．症候群に関連する近視の場合には，その遺伝形式に従う．合併症管理が重要である．

12 無虹彩症 aniridia

［MIM 106210］; Peter奇形［MIM #604229］

原因
約90％の症例はPAX6の変異や欠失によって起こり，11p13領域でPAX6と隣接したWT1も欠失するとWAGR（wilms tumor-aniridia-genital anomalies-reterdation）症候群が起こる．PAX6とWT1の欠失によるWilms腫瘍のリスクは50％である．診断にはPAX6のシークエンス検査，欠失の検査が必要であり，WAGR症候群では高分染法，FISHでの欠失確認する．PAX6以外の関連遺伝子としてAxenfend-Rieger症候群の原因遺伝子であるFOXC1, PITX2, PITX3が挙げられる．

無虹彩症の頻度は40,000～100,000人に1人である．

再発率

PAX6 遺伝子変異の場合にはAD，50％．

臨床像

眼科的診察では虹彩の完全欠損もしくは部分的な低形成，中心窩の低形成が認められ，幼児期早期では視力低下，眼振の出現により診断に至る．遅発性の白内障，緑内障，角膜混濁や血管新生などの眼球異常を合併しうる．

2/3は優性遺伝形式をとる家族例であり，残りは孤発例である．汎眼球性の疾患であり，角膜，虹彩，眼内圧，水晶体，中心窩，視神経に影響を及ぼす．表現型はさまざまで家族内，家族間でも変化に富んでおり，同じ人でも両眼でわずかに表現型は異なる．

屈折異常は眼鏡による矯正，光過敏性の軽減には濃淡のあるレンズ，弱視に対して遮蔽療法，ロービジョンケアを行う．白内障の治療は視力を改善に有用である．緑内障の場合はまず局所の抗緑内障薬を使用し，難治例では手術が必要となる．角膜疾患には潤滑薬，粘液溶解薬，涙点の閉塞を行う．虹彩線維化症候群に対しては手術を行う．難聴，嗅覚障害を伴っている例も認められるため，耳鼻科的な評価が必要である．

遺伝カウンセリング

- 孤発例の無虹彩症はAD遺伝形式をとる．1/3が孤発例，2/3が家族例であり，家族例の場合，浸透率は高い．次世代が無虹彩症となる可能性は50％である．
- WAGR症候群は隣接遺伝子の欠失で，通常は *de novo* か親の構造異常由来である．このため，無虹彩症患者には必ず染色体検査を行い，11p13欠失や11p13を切断点とする染色体構造異常の有無を調べる必要がある．*WT1*を含む欠失の場合には自然歴・腫瘍発生年齢から，就学齢までの定期的な超音波・CT検査は重要である．
- 眼科・泌尿器科など幅広い診療科での医療管理体制が必要となる．

13 色覚特性（色覚異常）color blindness

1色覚 monochromatism, achromatopsia [MIM *216900]
2色覚 dichromatism：
　第1色盲 protanopia [MIM *303900]，第2色盲 deuteranopia [MIM *303800]，
　第3色盲 tritanopia [MIM *190900]
異常3色型色覚 anomalous trichromatism：
　第1色弱 protanomaly [MIM *303900]，第2色弱 deutetanomaly [MIM *303800]
　青錐体単色色盲 blue cone monochromacy (BCM) [MIM *303700]
X連鎖錐体ジストロフィー X-linked cone dystrophy, incomplete achromatopsia (XCD) [MIM *304020]

原因

網膜上の錐体が光を感じ，視神経を介して大脳皮質視覚野で処理されることにより色覚は起こる．錐体にはL錐体（長波長565 nm：赤），M錐体（中波長545 nm：緑），S錐体（短波長490 nm：青）の3種類があり，これらの働きにより色の違いが認識される．

L錐体，M錐体はXq28上の*OPN1LW*，*OPN1MW*，S錐体は7q31.3-q32上の*OPN1SW*によりコードされている．色覚異常は1色覚，先天性赤緑異常（第1色盲，第2色盲，異常3色色覚），第3色盲，X連鎖性錐体ジストロフィーなどに分けられる．

再発率
先天性赤緑異常，X連鎖性錐体ジストロフィーではXLR，第3色盲ではADをとる．

臨床像

a．1色覚

AR．頻度は30,000〜50,000人に1人．視力低下，振り子様眼振，光覚の低下，注視困難，色覚低下もしくは欠損を認める．*CNGA3*，*CNGB3*，*GNAT2*，*PDE6C*の変異により起こる．

b．先天性赤緑異常

XL．日本人では男性5％，女性0.2％，女性保因者は10％に認められる．赤緑色盲では*OPN1LW*，*OPN1MW*の2つの遺伝子が関与している．これらの遺伝子はXq28上に並んで存在しており，また構造が類似していることから，DNA複製時に不均衡が起こりやすい．*OPN1LW*が単純に欠失すれば，1型色盲となり，*OPN1MW*の場合には2型色盲となる．また，*OPN1LW*と*OPN1MW*の融合遺伝子が形成された場合には異常3色覚が起こる．赤緑色覚異常の75％はこれにより説明できる．遺伝子変異は1〜2％の症例で認められる．他の原因としてプロモーター領域の変異が挙げられている．

XL遺伝形式に従い，女性の場合にはX不活化の偏りによる発症，ホモ接合による発症のいずれもが考えられる．

c．青錐体単色色盲

XL．100,000人に1人の頻度．*OPN1LW*と*OPN1MW*の2遺伝子欠失もしくは*OPN1LW*，*OPN1MW*いずれかの欠失ともう一方の機能喪失ミスセンス変異によって起こる．

d．X連鎖性錐体ジストロフィー

XL．羞明，中心視力・色覚の低下，夜盲などの症状が認められ，Xp21上のRPGRエクソンORF15遺伝子変異，Xq28上の*OPN1LW*，*OPN1MW*のミスセンス変異により発症する．

e．第3色盲

7番染色体上の*OPN1SW*遺伝子変異により，男女比は1：1で，AD遺伝形式（不完全浸透）をとる．

🍃 遺伝カウンセリング 🍃

- 先天性赤緑異常に関する相談は多い．色覚特性は視力に影響がない場合には，色の見え方の個性と考えるべきであり，日常生活に困ることはない．暗い場所，視標が小さい，色調が鮮やかでないなどの場合には色の区別がつきにくいため，色以外の情報付加も重要である．
- わが国では一般集団中の男性の5％，女性の0.2％が先天性赤緑異常．女児保因者は10％を占める．第2色盲が最も多く第1色盲の3倍．
- 先天赤緑異常の女性では，選択的X不活化で説明が可能だが，近親結婚やX染色体の異常（Turner女性や転座）も考慮する必要がある．

14 眼振 nystagmus

```
congenital nystagmus, autosomal dominant [MIM *164100]
hereditary vertical nystagmus [MIM *164150]
voluntary nystagmus [MIM *164170]
nystagmus, autosomal recessive [MIM 257400]
X-linked nystagmus [MIM *310700]
myoclonic nysytagmus [MIM 310800]
nystagmus-split hand症候群 [MIM *183800]
```

原因

遺伝性の眼振にはFRMD7遺伝子変異(XL)，夜盲(XL)，Leber遺伝性視神経萎縮症（多くはAR），白皮症，Chediak-Higashi症候群，色覚特性（色覚異常），無虹彩症，Joubert症候群・Bardet-Biedl症候群に認められる網膜萎縮などがある．Down症候群では約20％に眼振を認める．

再発率

各疾患の遺伝形式に従う．

臨床像

眼振は眼球の不随意で規則的な運動により起こる．病的眼振は脳神経系，耳・前庭部，眼の異常によって誘発される．そのうち先天性眼振は先天性白内障，強度屈折異常，核上性機構障害による眼球運動障害，周産期異常，各種遺伝形式をとる遺伝性疾患が原因として挙げられている．

遺伝カウンセリング
- 遺伝形式により説明は異なる．遺伝要因による眼振であることを確かめる必要がある．
---

15 斜視 strabismus

[MIM 185100]

原因

感覚系の異常，中枢の統合系の異常，眼球運動系の異常などがある．危険因子として低出生体重，未熟性瘢痕性網膜病変，未熟性，妊娠中の喫煙，不同視，遠視，遺伝が関係している．間欠性斜視の場合，ADおよびAR遺伝形式をとるが，まれに慢性進行性外眼筋麻痺症候群 (chronic progressive external ophthalmoplegia：CPEO) のようなミトコンドリア遺伝も関与している．Duane症候群では5％で斜視を合併しており，Moebius症候群，先天性外眼筋線維症においても頻度は高い．

成人では糖尿病，高血圧，頭蓋内病変などにより急性に斜視が生じ，その場合には複視を伴う．

再発率
各遺伝形式に従う．両親が正常で，1子が罹患している場合は，同胞での再発率は15％で，両親いずれかが罹患している場合は，子での再発危険率は40％程度と考えられている．

臨床像
斜視とは左右眼の視線が同じ固視目標に向かない眼位の異常である．小児の約3％が罹患しているという報告がある．外見上の問題以外に小児期には両眼視機能障害，弱視の問題が生じる．

🌿 遺伝カウンセリング 🌿

- 遺伝形式により説明は異なる．他の症候群，筋神経疾患との鑑別は重要である．

16 眼瞼下垂 blephaloptosis

blephaloptosis, strabismus and ectopic pupils［MIM 178330］
blepharophimosis, ptosis, and epicanthus inversus［MIM 110100］

原因
眼瞼下垂を伴う症候群としては遺伝性先天性眼瞼下垂，Ohdo症候群，Young-Simpson症候群，Noonan症候群などが挙げられる．また眼瞼下垂，眼瞼裂狭小，内眼角贅皮，眼間解離を伴うものを眼瞼裂狭小・眼瞼下垂・逆内眼角贅皮症候群(blepharophimosis ptosis epicanthus inversus syndrome：BPES)と呼ぶ．性腺機能不全を伴うBPES 1型および伴わない2型のいずれにも*FOXL2*遺伝子が発症に関与している．BPESの場合には，*FOXL2*遺伝子変異・欠失，染色体異常の有無を確認する．
重症筋無力症などの筋疾患，動眼神経障害などを鑑別する必要がある．

再発率
BPESではAD，50％．

臨床像
先天性の眼瞼下垂は眼瞼挙筋の発育不全や麻痺によって起こり，後天的なものは動眼神経部分麻痺の症状として生じることが多い．眼瞼下垂により上方視が妨げられ，高度になると正面視も制限されるため，乳幼児であれば弱視の原因となる．視力障害をきたす可能性がある場合には手術療法を行う．BPES type Iでは性腺機能不全(早発卵巣機能不全)をきたすため，ホルモン補充が必要となる場合がある．

🌿 遺伝カウンセリング 🌿

- それぞれの症候群の遺伝形式に従う．
- BPESの場合，原因遺伝子として特定されているのは3q23上の*FOXL2*遺伝子のみである．AD遺伝形式を示し，再発危険率は50％である．1型女性患者は不妊で，男性患者から次世

代へ遺伝し，浸透率は100％．2型は男性，女性いずれからも遺伝し，浸透率は96.5％で，性比は男性に多い．新生突然変異が多い．

17 小眼球症 microphtahlmia

[MIM *156850, 156900, *251600, 251700, *309800, 309801]

原因
環境要因，遺伝要因のいずれもが関与している．**表1**に小眼球症の要因をまとめる．無眼球/小眼球症に関連する遺伝子として SIX3, HESX1, BCOR, SHH, PAX6, CHD7, IKBKG, NDP, SOX2, SIX6, POMT1, RAXが同定されている．

再発率
各遺伝形式に従う．半数は突然変異，半数は遺伝要因が関係していると考えられており，経験的再発リスクは10～15％．

臨床像
一般に小眼球症の診断には馬嶋の基準(1994年)が用いられており，定義は正常の眼球容積の2/3以下，眼軸長が年齢の正常の約0.87以下である．頻度は約10,000人に1人とされ，1/3の症例では他の形態異常を伴っている．

🍃 **遺伝カウンセリング** 🍃

- 遺伝形式によって説明は異なる．染色体転座に伴う場合には両親解析が必要である．

表1 小眼球症の原因と合併する症候群

1. **環境要因**
   風疹，アルコール，薬剤(thalidomide, tretinoin, ヒダントイン系薬)
2. **遺伝因子**
   染色体
   - 異数性(13トリソミー，9トリソミーモザイク)，欠失，再構成
   症候群
   - 症候群性無眼球症
     SOX2関連性眼疾患，PAX6変異，Waardenburg無眼球症候群，目-脳-皮膚症候群，無眼球症＋症候群
   - 小眼球症と前方領域の異形成
     小眼球症＋線状皮膚欠損
   - 小眼球症と白内障
     cerebro-oculo-facial症候群，Nance-Horan症候群，Micro症候群
   - 小眼球症＋コロボーマ
     CHARGE症候群，Papillorenal症候群，Lenz小眼球症候群，Branchiooculofacial症候群，Goltz症候群，Aicardi症候群
   - 小眼球症＋網膜異形成
     Walker-Warburg症候群，Meckel-Gruber症候群，Norrie病，色素性失調症

4 耳鼻科疾患（遺伝性難聴）

1 遺伝性難聴総論

原因
　先天性高度難聴児は新生児1,000人に1人の割合で出生し，先天性疾患の中で最も頻度が高い疾患の1つである．そのうち，少なくとも50％は遺伝子が関与していると推測されている．また，原因遺伝子の70〜80％はAR形式であり，家系内には難聴者がいない場合が多い．

　遺伝性難聴のほとんどは単一遺伝子によるとされている．また，原因遺伝子は100種類以上と推測されており，現在までに80ほどの遺伝子が同定されている．

　なお，老人性難聴や騒音性難聴などは多因子疾患と考えられており，複数の遺伝子によって規定される素因と環境因子との相互作用によって発症すると考えられ，いくつかの候補関連遺伝子が報告されている．また通常一側性に生ずる突発性難聴やMénière病などに関しても発症に関連する遺伝子が報告されているが，クライエントに還元できる有用な知見はまだ得られていない．

再発率
　それぞれの遺伝形式に従う．

臨床像
　難聴の他に随伴症状を伴うか否かで「症候群性難聴」と「非症候群性難聴」に分類される．

a．症候群性難聴

　遺伝性難聴の約30％を占める．400種類以上の疾患群が知られている．難聴以外に，筋肉骨格系・腎尿路系・神経系・眼疾患・色素異常・代謝異常などさまざまな奇形症候群や疾患を伴う．Alport症候群，branchio-oto-renal（BOR）症候群，Jervell and Lange-Nielsen症候群，Norrie症候群，Pendred症候群，Stickler症候群，Treacher Collins症候群，Usher症候群，Waardenburg症候群などでは既に原因遺伝子が特定されている．

b．非症候群性難聴

　遺伝性難聴の約70％を占める．

　遺伝子座が明らかになったAD形式をとる非症候群性難聴にはDFNA＋番号（2015年10月現在DFNA 1-67），AR形式をとる非症候群性難聴にはDFNB＋番号（現在DFNB 1-103），またXL形式をとる非症候群性難聴にはDFN＋番号（現在はDFN 2-6）がつけられている．そのうち現在までに80を超える遺伝子が明らかになっている．

　「先天性難聴」の遺伝学的検査は保険収載されており，日本人難聴患者に高頻度に認められる19遺伝子154変異を次世代シークエンス法およびインベーダー法により検出している．この検査により約40％の変異検出率が得られ，診療や治療方針の選択に有用な情報が得られている．

― 遺伝カウンセリング ―

- 遺伝的異質性がある(多種類の遺伝子が「難聴」という同じ表現型をとる).
- 原因遺伝子が同定されることによって難聴のメカニズムが明らかになり,難聴の受容が進む場合が多い.
- 原因遺伝子によって,難聴の発症年齢,聴力レベル,聴力像,進行性の有無,随伴症状の有無,治療法(補聴器や人工内耳)の効果が異なることが明らかにされており,患者にとって有用な情報提供が可能になっている.それぞれの原因遺伝子に応じた難聴および遺伝カウンセリングが重要である.
- 先天性難聴は早期に診断し,早期治療(補聴器や人工内耳)を行えば音声言語習得が可能であることを説明する.
- 症候群性難聴では難聴以外の症候の経過観察・治療が必要となる場合がある.
- 遺伝形式に基づいた次子,次世代の再発率の説明を行う.難聴に関する出生前診断,保因者診断は行われていない.
- AR形式をとる難聴の場合,保因者の意味を正しく理解できるように説明を行う.
- AD形式をとる難聴の場合,責任論にならないような配慮が必要である.

2 *GJB2*遺伝子による難聴

[MIM *121011, #220290, #601544]

原因

AR[DFNB1A; MIM #220290],AD[DFNA3A; MIM #601544]ともに報告されているが,ほとんどがARである.*GJB2*遺伝子は細胞間伝達を行うギャップ結合タンパク(コネキシン26:Cx26)をコードする遺伝子である.内耳では,蝸牛のラセン靱帯やlimbusのfibrocyteと支持細胞に発現している.内耳におけるK^+イオンのリサイクルが障害され,難聴を発症すると考えられている.

再発率

ARでは25%,ADでは50%.

臨床像

先天性感音難聴を呈する.難聴が進行することはまれである.ARの場合は非症候群性難聴を呈する.ADの場合はまれに難聴と皮膚疾患等を伴う場合がある[MIM #148350 ; MIM #124500; MIM #148210; MIM #602540; MIM #149200].難聴の程度は軽度から重度までさまざまであるが,遺伝型と難聴の程度には相関があることが知られている(図1).

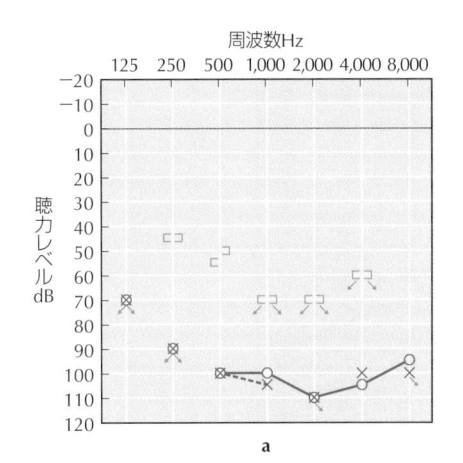

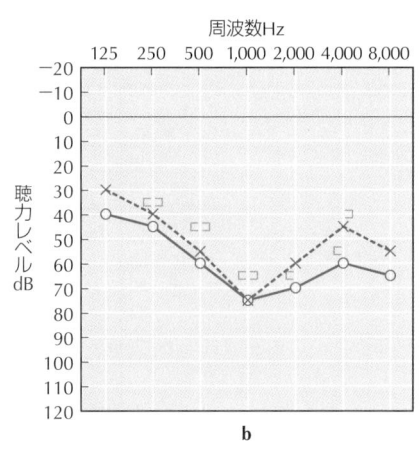

図1 GJB2遺伝子変異による難聴症例の聴力像例
（c.235delC変異〔a〕とp.Val37Ile変異〔b〕）

🌿 遺伝カウンセリング 🌿

- 先天性難聴の約20％は GJB2 遺伝子変異による難聴であり，非常に頻度が高い．日本人における保因者頻度は1/40～1/50と推定され，保因者同士の結婚はまれなことではない．
- 数多くの変異が報告されているが，日本人ではc.235delC変異の頻度が高い．この変異は高度～重度難聴を呈することが多い（図1a）．一方，2番目に頻度の高いp.Val37Ile変異では軽度～中等度の難聴を呈することが多い（図1b）．
- 難聴は先天性であり，中等度～高度難聴が多い．新生児聴覚スクリーニングの普及により，早期発見が可能となってきた．補聴器や人工内耳による早期補聴により，良好な言語発達が可能であることを説明する．
- GJB2 遺伝子変異による先天性重度難聴症例は人工内耳の効果が良好であることが知られているため，早期遺伝子診断は，人工内耳の適応を決定する際に有用である．

3 SLC26A4遺伝子による難聴（ペンドレッド症候群 Pendred syndrome，前庭水管拡大を伴う非症候群性難聴）

[MIM *605646, #600791, #274600]

原因

前庭水管拡大を伴う日本人難聴患者の約80％は SLC26A4 遺伝子変異によるものである．SLC26A4 遺伝子は pendrin をコードする．pendrin は Cl^- や HCO_3^- など陰イオンとヨードの輸送に関連し，内耳，甲状腺，腎に発現が認められる．

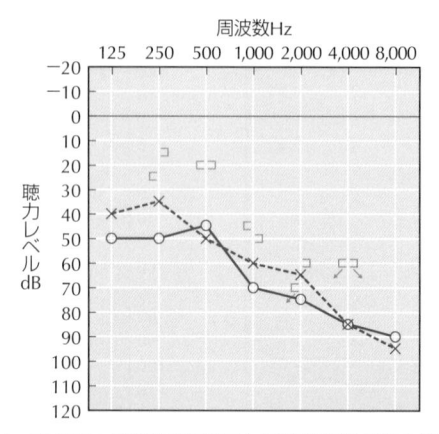

図1 *SLC26A4*遺伝子変異による難聴症例の聴力像例

再発率
AR，25％．

臨床像
前庭水管拡大を伴う非症候群性難聴[DFNB4; MIM #600791]では，言語習得期前に中等度〜重度の高音障害型感音難聴を認める(図1)．低音域に気導-骨導差を呈することが多い．聴力変動に伴うめまい発作が出現し，徐々に難聴が進行する例がある．Pendred症候群[MIM #274600]では，このような難聴に加え，10〜20歳代発症の甲状腺腫を合併する．

めまい，甲状腺腫の発症については，遺伝型との明らかな関連はなく，聴力の予後とも関係しないとされている．

🌿 遺伝カウンセリング 🌿

- 先天性難聴の約10％は*SLC26A4*遺伝子変異による難聴であり，*GJB2*遺伝子に次いで頻度が高い．日本人ではp.His723Arg変異が最も多い．
- 難聴が変動しながら進行するため，定期的な聴力検査が必要である．聴力に応じて，治療法(補聴器や人工内耳)を選択する．早期治療により，良好な言語発達が期待できる．
- めまいを伴う例が多い．幼少期には運動発達遅滞を認めることもあるが，成長とともに改善することが多い．
- 甲状腺腫は10〜20歳代で発症する場合があるので，甲状腺機能を含め，定期的な経過観察が必要である．

4 CDH23遺伝子による非症候群性難聴

[MIM *605516, #601386]

原因
　CDH23遺伝子は内耳有毛細胞の不動毛同士を結びつけるチップリンクの構成タンパクであるcadherin 23をコードしている．CDH23遺伝子変異により，チップリンクの構造が変化し，難聴が生じると考えられている．
　非症候群性難聴[DFNB12; MIM #601386]とUsher症候群Ⅰ型[USH1D; MIM #601067]の原因として知られている．主にミスセンス変異では非症候群性難聴を呈し，ナンセンス変異・フレームシフト変異・スプライシング変異ではUsher症候群Ⅰ型を発症する．

再発率
　AR，25％．

臨床像
　進行性感音難聴を呈する．非症候群性難聴の場合，発症時期は変異の種類によって異なり，先天性から高齢発症までさまざまである．高音域から難聴が進行し，徐々に低音域も難聴が生じる(図1)．Usher症候群Ⅰ型についてはp149を参照．

🍃 遺伝カウンセリング 🍃

- 先天性難聴の原因として*GJB2*遺伝子，*SLC26A4*遺伝子に次いで頻度が高い．
- 高音域から難聴が進行することが多く，定期的な聴力検査による経過観察が重要である．
- *CDH23*遺伝子による難聴は人工内耳の効果が良好であることが知られているため，早期遺伝子診断は，人工内耳の適応を決定する際に有用である．また，低音域に残存聴力を認める場合には，残存聴力活用型人工内耳の有効性が報告されている．
- Usher症候群Ⅰ型の原因遺伝子でもあるため，眼症状がない場合でも眼科的検査を行うのが望ましい．

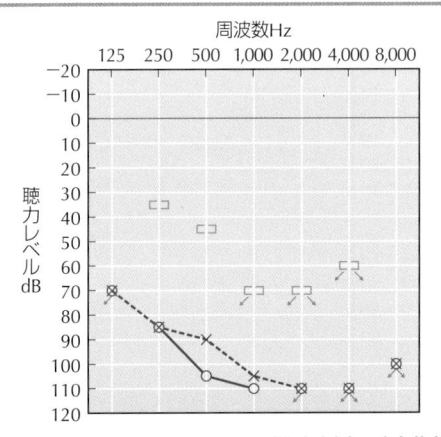

図1　*CDH23*遺伝子変異による難聴症例の聴力像例

5　KCNQ4遺伝子による難聴

[MIM *603537, #600101]

原因
KCNQ4遺伝子はカリウムイオンチャネルタンパクをコードする．内耳では，有毛細胞が脱分極した後，内リンパから流入したカリウムイオンを排出するのに重要な役割を果たしていると考えられている．

再発率
AD，50％．

臨床像
10歳代前後で難聴を発症し，徐々に進行する．変異の種類により，高音急墜型難聴（図1）もしくは高音漸傾型難聴を呈する．耳鳴を伴うことが多い．

難聴が進行し，補聴器が必要になることが多い．しかし，低音域に残存聴力を有するため，補聴器の適合に苦慮する例がある．高音域の難聴が進行すれば，残存聴力活用型人工内耳の適応となる．

🌿 遺伝カウンセリング 🌿

- AD形式を呈する難聴の5～10％を占める．c.211delC変異が最も多い．
- 徐々に難聴が進行するため，定期的に聴力検査を行う必要がある．難聴が進行し，補聴器の効果が得られないときは，残存聴力活用型人工内耳を検討する．
- 幼少期に難聴を認めていなくても発症する例があるため，注意が必要である．

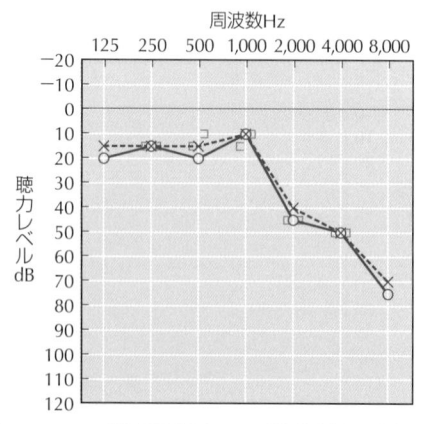

図1　KCNQ4遺伝子変異による難聴症例の聴力像例

6 *TECTA*遺伝子による難聴

[MIM *602574, #601543, #603629]

原因
AR［DFNB21；#603629］，AD［DFNA8/12；#601543］ともに報告されているが，ADの頻度が高い．

*TECTA*遺伝子は蝸牛コルチ器の蓋膜の構成タンパクであるalpha-tectrinをコードする遺伝子である．蓋膜は蝸牛内で音刺激を有毛細胞に伝達する際に重要な機能を果たしており，モデル動物での所見などから蓋膜の構造が変化することで難聴を起こすと考えられている．

再発率
ARでは25％，ADでは50％．

臨床像
非症候群性難聴を呈する．

ADの場合は遅発性の発症であり，ARの場合は先天性高度難聴を呈する．ADのほうが高頻度であり，変異の種類によって，高音障害型難聴や皿形(図1)の聴力像を示す．難聴が進行した場合，補聴器が有効である．ARの場合は人工内耳の適応となるような高度難聴を呈する．ADの場合は人工内耳の適応となるような高度難聴に至る例は少ない．

🌿 遺伝カウンセリング 🌿

- 徐々に難聴が進行するため，定期的に聴力検査を行う必要がある．
- ADの場合，同一家系内では同様の難聴のタイプを示す．幼少期に難聴を認めていなくても発症する例があり，注意が必要である．

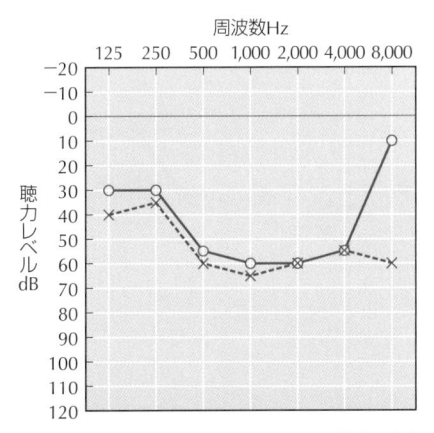

図1 *TECTA*遺伝子変異によるAD形式を取る難聴症例の聴力像例

7 *WFS1*遺伝子による難聴

[MIM *606201, #600965, #222300, #614296]

原因
*WFS1*遺伝子は小胞体の膜タンパクであるwolframinをコードしている．wolframinは小胞体ストレスに関与しているとされているが，細かい機能については明らかになっていない．

再発率
AD, 50%．

臨床像
*WFS1*遺伝子変異により，ADの非症候群性感音難聴[DFNA6/14/38；MIM #600965](図1)，もしくはARのWolfram症候群(糖尿病，視神経萎縮，感音難聴，知的障害など)[MIM #222300]，あるいはADのWolfram症候群[MIM #614296]を呈する．
　非症候群性感音難聴の場合，難聴は低音域から発症し，進行性である．

―――― 🍃 **遺伝カウンセリング** 🍃 ――――
- 徐々に難聴が進行するため，定期的に聴力検査を行う必要がある．
- 幼少期に難聴を認めていなくても発症する例があり，注意が必要である．
- 変異の種類により視神経萎縮を伴う場合があるため注意が必要である．

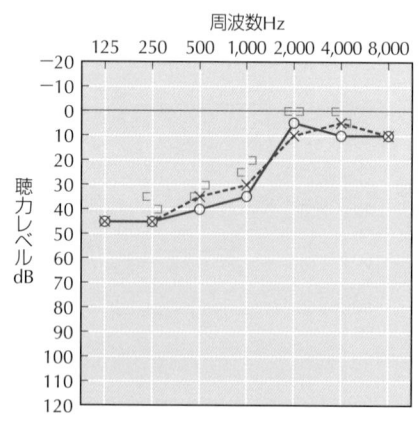

図1　*WFS1*遺伝子変異によるAD形式を取る難聴症例の聴力像例

8 *COCH*遺伝子による難聴

[MIM *603196, #601369]

原因
*COCH*遺伝子はcochlinをコードする．蝸牛ではspiral limbus，ラセン靱帯，基底版への著明な好酸性物質（変異タンパク）の沈着が報告されている．また，有毛細胞が部分的に消失するため難聴が生じると考えられている．

再発率
AD，50％．

臨床像
進行性感音難聴を呈する．難聴の進行とともにめまいを伴う．

🍃 遺伝カウンセリング 🍃
- 徐々に難聴が進行するため，定期的に聴力検査を行う必要がある．難聴が進行した場合，補聴器や人工内耳の適応となる．
- めまいについての十分な説明と対応が必要である．

---

9 ミトコンドリア遺伝子m.1555A＞G変異による難聴

[MIM *561000.0001, #540000, #500008]

原因
ミトコンドリア12S rRNA遺伝子m.1555A＞G変異による．

再発率
ミトコンドリア遺伝（母系遺伝）形式．ホモプラスミーの場合が多く，母親に変異がある場合は100％の再発率である．

臨床像
ミトコンドリア遺伝子m.1555A＞G変異はアミノ配糖体抗菌薬に対して感受性が高く，アミノ配糖体抗菌薬の投与により高度感音難聴を発症する［MIM #540000］．また，アミノ配糖体抗菌薬の投与歴がなくても，進行性高音障害型感音難聴（図1）を呈する［MIM #500008］ことがあるが，難聴の程度には個人差がある．

難聴が進行し，補聴器が必要になることが多い．さらに難聴が進行した場合には，人工内耳もしくは残存聴力活用型人工内耳の適応となる．

🍃 遺伝カウンセリング 🍃
- 母系遺伝について説明する．
- アミノ配糖体抗菌薬の投与を避けることで，難聴の急激な進行を防ぐことができる．「薬物

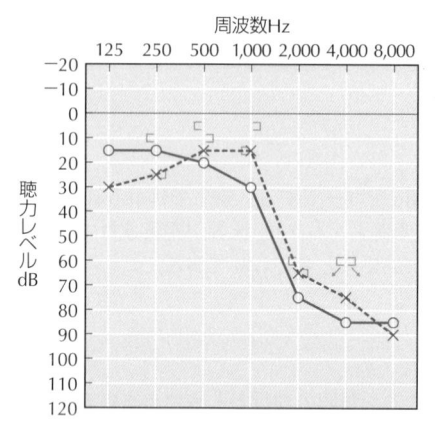

図1 ミトコンドリア m.1555A＞G 変異による難聴症例の聴力像例

カード」を渡し，病院を受診する際には提示するように指導する．
- 難聴がなくても家系図から変異を持つと推測される親族には積極的に遺伝学的検査と耳鼻科受診を勧める．
- アミノ配糖体抗菌薬の投与歴がなくても進行性難聴が認められる場合があるため，定期的な聴力検査による経過観察が必要である．

10 ミトコンドリア遺伝子 m.3243A＞G 変異による難聴

[MIM *590050.0001, #580000, #520000, #500008]

原因
ミトコンドリア tRNA^{Leu} 遺伝子 m.3243A＞G 変異による．

再発率
ミトコンドリア遺伝（母系遺伝）形式．ヘテロプラスミーの割合が一定以上になると臨床症状が発症すると言われている．

臨床像
ミトコンドリア遺伝子 m.3243A＞G 変異は，MELAS (mitochondrial encephalopathy, lactic acidosis and stoke-like episodes) [MIM #580000] や，糖尿病合併の感音難聴 [MIM #520000]，非症候群性感音難聴 [MIM #500008] などの多彩な症状を起こす．

ミトコンドリア遺伝子 m.3243A＞G 変異による感音難聴は，成人発症・両側性・高音障害型・進行性という特徴がある．難聴が進行し，補聴器が必要になることが多い．さらに難聴が進行した場合には，人工内耳もしくは残存聴力活用型人工内耳の適応となる．

また，糖尿病を発症する可能性が高く，発症していなくても糖尿病内科を受診することが望ましい．

―――――― 🌿 遺伝カウンセリング 🌿 ――――――
- 母系遺伝について説明する.
- 難聴は進行性であるため，定期的な聴力検査による経過観察が必要である.
- 難聴以外にもさまざまな症状を呈する可能性があり，複数科の連携が重要である.

11 アッシャー症候群 Usher syndrome

USH1B[MIM #276900; *276903], USH1C[MIM #276904; *605242],
USH1D[MIM #601067; *605516], USH1F[MIM #602083; *605514],
USH1G[MIM #606943; *607696], USH1J[MIM #614869; *605564],
USH2A[MIM #276901; *608400], USH2C[MIM #605472; *602851],
USH2D[MIM #611383; *607928], USH3A[MIM #276902; *606397]

原因
臨床症状によりⅠ～Ⅲ型に分類される．遺伝的異質性があり，いくつかの原因遺伝子が類似の表現型を示す．Ⅰ型はUSH1B（*MYO7A*），USH1C（*USH1C*），USH1D（*CDH23*），USH1F（*PCDH15*），USH1G（*USH1G*），USH1J（*CIB2*）遺伝子，Ⅱ型はUSH2A（*USH2A*），USH2C（*ADGRV1*），USH2D（*DFNB31*）遺伝子，Ⅲ型はUSH3A（*CLRN1*）遺伝子の変異が原因である．

再発率
AR，25％．

臨床像
難聴と網膜色素変性症を合併する．
臨床症状（難聴の発症年齢，網膜色素変性症の発症年齢，前庭症状の有無など）により以下のようにⅠ～Ⅲ型に分類される．

a. type Ⅰ
　幼少期より高度難聴を呈する．めまいを伴う例が多く，視覚症状は10歳前後より生じる．

b. type Ⅱ
　若年期より高音障害型の難聴を呈する．視覚症状は思春期以降に生じる．めまいを伴わない例が多い．

c. type Ⅲ
　難聴，視覚症状とも思春期以降に生じ，難聴は徐々に進行する．

―――――― 🌿 遺伝カウンセリング 🌿 ――――――
- Ⅰ～Ⅲ型の分類ごとに臨床症状を説明する．
- 視覚障害との重複障害となるため，難聴の治療（補聴器や人工内耳）を積極的に行うことが重要である．
- 網膜色素変性症の早期診断にはERGが有用である．

12 鰓・耳・腎症候群 branchio-oto-renal(BOR) syndrome

[MIM *601653; #113650]

原因
最も多いのが*EYA1*(BOR1)[MIM #113650; *601653]遺伝子変異によるもので，その他，*SIX1*(BOS3)[MIM #608389; *601205]，*SIX5*(BOR2)[MIM #610896; *600963]，*SIX6*[MIM *606326]，*SALL1*[MIM *602218]などの遺伝子変異が原因とされているが，発症原因は未解明の部分が多い．

再発率
AD，50％．

臨床像
家族歴のない患者では，表1に示す主症状を3つ以上，もしくは2つ以上でかつ遺伝子診断されたもの．一親等に家族歴のある患者では，主症状を1つ以上でかつ遺伝子診断されたもの．

いずれの場合であっても，BOR症候群と同様の徴候を示す他の多発奇形症候群は除外する(Townes-Brock症候群，CHARGE症候群，22q11.2欠失症候群など)．

遺伝カウンセリング

- 耳瘻孔，頸部瘻孔，難聴，腎奇形の表現型には個人差があり，すべての症候を持つとは限らない．
- 中耳奇形・先天性真珠腫を伴うことがある．手術適応となる場合があるので，側頭骨CTを撮影する．
- 腎機能に関する精査が必要である．

表1　BORの診断基準

主症状
1. 第2鰓弓奇形(鰓溝性瘻孔あるいは鰓溝性囊胞がある．鰓溝性瘻孔は胸鎖乳突筋の前方で，通常は頸部の下方1/3の部位の微小な開口．鰓溝性囊胞は胸鎖乳突筋の奥で，通常は舌骨の上方に触知する腫瘤)
2. 難聴(程度は軽度から高度までさまざまであり，種類も伝音難聴，感音難聴，混合性難聴のいずれもありうる)
3. 耳小窩(耳輪の前方，耳珠の上方の陥凹)，耳介奇形(耳介上部の欠損)，外耳，中耳，内耳の奇形(※参考所見)，副耳のうち1つ以上
4. 腎奇形(腎無形成，腎低形成，腎異形成，腎盂尿管移行部狭窄，水腎症，膀胱尿管逆流症，多囊胞性異形成腎など)

遺伝子診断
1. *EYA1*もしくは*SIX1*に病原性のある変異を認める

※参考所見
1. 外耳道奇形(外耳道閉鎖，狭窄)
2. 中耳奇形(耳小骨の奇形，変位，脱臼，固着．中耳腔の狭小化，奇形)
3. 内耳奇形(蝸牛低形成，蝸牛小管拡大，前庭水管拡大，外側半規管低形成)

13 ワーデンブルグ症候群 Waardenburg syndrome

WS1 [MIM #193500; *606597], WS2A [MIM #193510; *156845], WS2B [MIM #600193], WS2C [MIM #606662], WS2D [MIM #608890; *602150], WS3 [MIM #148820; *606597], WS4A [MIM #277580; *131244], WS4B [MIM #613265; *131242], WS4C [MIM #613266; 602229]

原因

臨床症状によりⅠ〜Ⅳ型に分類される．遺伝的異質性があり，いくつかの原因遺伝子が類似の表現型を示す．

Ⅰ型は*PAX3*遺伝子[MIM *606597]，Ⅱ型は*MITF*遺伝子[MIM *156845]，Ⅲ型は*PAX3*遺伝子，Ⅳ型は*EDNRB*[MIM *131244]，*EDN3*[MIM *131242]，*SOX10*[MIM *602229]遺伝子の変異が原因である．Ⅱ，Ⅳ型の遺伝子の中にはARを示すものがある．

再発率

ADが多く，50％であることが多い（遺伝子によっては25％）．新生突然変異で発症する例も見られる．

臨床像

a. Ⅰ型
内眼角開離，幅広く高い鼻根部形成，虹彩異色，前頭部の限局性白髪，連なった両眉毛を特徴とする．難聴の重症度はさまざまである．

b. Ⅱ型
内眼角開離が認められない他はⅠ型と同様の症状．Ⅰ型よりも難聴の頻度が高い．

c. Ⅲ型
上肢の形成異常を伴う．

d. Ⅳ型
Hirschsprung病を伴う．神経学的な症状を伴う可能性がある．

🌿 遺伝カウンセリング 🌿

- 症状やその程度には個人差がある．
- 難聴の浸透率は36〜69％．そのうち高度難聴は23％である．難聴については補聴器や人工内耳が有用である．

5 頭部・顔面疾患

I FGFR関連頭蓋骨癒合症候群
FGFR-related craniosynostosis syndromes

Crouzon症候群（頭蓋顔面異骨症I型 craniofacial dysostosis type I）[MIM #123500]
黒色表皮腫を伴うCrouzon症候群 [MIM #612247]
Apert症候群（尖頭合指趾症I型 acrocephalosyndactyly type I）[MIM #101200]
Pfeiffer症候群（acrocephalosyndactyly type V）[MIM #101600]
Muenke症候群 [MIM #602849]
Jackson-Weiss症候群 [MIM #123150]
Beare-Stevenson症候群（Beare-Stevenson cutis gyrata syndrome）[MIM #123790]

原因
線維芽細胞増殖因子受容体遺伝子（*FGFR*：fibroblast growth factor receptor）が責任遺伝子として確認されている一連の症候群．*FGFR1*（8p11.23-p11.22），*FGFR 2*（10q26.13），*FGFR 3*（4p16.3）遺伝子変異による（**表1**）．

再発率
AD，罹患者の子は50％．Apert症候群の大半と，Pfeiffer症候群2型（1例の例外を除く）・3型，Beare-Stevenson症候群は新生突然変異により，再発率は無視できる．

表1　*FGFR*関連頭蓋骨癒合症候群の分子基盤

表現型	遺伝子変異の割合と主な変異		
	FGFR1	*FGFR2*	*FGFR3*
Crouzon症候群		100％	
黒色表皮腫を伴うCrouzon症候群			100％ p.Ala391Glu
Apert症候群		100％ p.Ser252Trp（71％） p.Pro253Arg（26％）	
Pfeiffer症候群1型	5％ p.Pro252Arg	95％	
Pfeiffer症候群2型		100％	
Pfeiffer症候群3型		100％	
Muenke症候群			100％ p.Pro250Arg
Jackson-Weiss症候群		100％	
Beare-Stevenson症候群		＜100％	
*FGFR2*関連単独冠状縫合癒合		100％	

表2 *FGFR*関連頭蓋骨癒合症候群の臨床像

疾患名	知能	頭蓋顔面	母指	手	母趾	足	その他
Crouzon症候群	正常	眼球突出,外斜視,下顎前突症	正常	正常	正常	正常	進行性水頭症(30%)
黒色表皮腫を伴うCrouzon症候群	正常	眼球突出,外斜視,下顎前突症	正常	正常	正常	正常	黒色表皮腫
Apert症候群	さまざまな程度の発達遅滞・知的障害(50%)	塔状頭・短頭,顔面中部後退	ときに他指と癒合	皮膚性±骨性合指	ときに他趾と癒合	皮膚性±骨性合趾	頸椎癒合(68%,通常C5-C6),肘関節強直
Pfeiffer症候群1型	正常	顔面中部後退	幅広く,内側偏位	さまざまな程度の短指	幅広く,内側偏位	さまざまな程度の短趾	難聴,水頭症
Pfeiffer症候群2型	発達遅滞・知的障害	クローバー様頭蓋,重度眼球突出	幅広く,内側偏位	さまざまな程度の短指	幅広く,内側偏位	さまざまな程度の短趾	肘・膝関節強直,後鼻孔閉鎖,喉頭気管異常
Pfeiffer症候群3型	発達遅滞・知的障害	塔状頭・短頭,重度眼球突出	幅広く,内側偏位	さまざまな程度の短指	幅広く,内側偏位	さまざまな程度の短趾	肘・膝関節強直,後鼻孔閉鎖,喉頭気管異常
Muenke症候群	正常,軽度知的障害	片側・両側冠状縫合癒合,顔面中部後退	正常	±手根骨癒合	±幅広い	±足根骨癒合	感音性難聴
Jackson-Weiss症候群	正常	下顎前突症	正常	正常	幅広く,内側偏位	足根骨異常	
Beare-Stevenson症候群	知的障害	顔面中部後退,耳介異常,出生時歯	正常	手掌の皺	正常	足底の皺	脳回転状皮膚,黒色表皮腫
*FGFR2*関連単独冠状縫合癒合	正常	片側冠状縫合癒合	正常	正常	正常	正常	

[臨床像]

　片側もしくは両側冠状縫合癒合,またはクローバー様頭蓋,特徴的な顔貌,手足の所見により8種類に臨床分類されている(**表2**).Muenke症候群(*FGFR3*のp.Pro250Arg)と*FGFR2*関連単独冠状縫合癒合の診断には遺伝学的検査を要する.

遺伝カウンセリング

- 表現度の差異は大きい．孤発例と思われる場合，両親の軽微な臨床所見やX線所見の評価が必要．
- Muenke症候群では浸透率の低下を認める．
- 新生突然変異例出生時の父の平均年齢は高い．
- Crouzon症候群では親の性腺モザイクと体細胞モザイクが報告されている．

2 セトレ・コーツェン症候群 Saethre-Chotzen syndrome

尖頭合指趾症Ⅲ型 acrocephalosyndactyly type Ⅲ [MIM #101400]

原因

責任遺伝子は*TWIST1*(7p21.1)．約80％に遺伝子変異が検出される(50％は塩基置換などのシークエンスバリアント，11〜28％はエクソンあるいは遺伝子欠失)．7p21を含む染色体異常(転座や逆位)が4％．*TWIST1*遺伝子を含む微細欠失例では発達遅滞・知的障害を伴う．*FGFR2*変異が認められた症例も報告されている．

再発率

AD，罹患者の子は50％．

臨床像

頭蓋骨癒合症(片側もしくは両側冠状縫合癒合が多い)，高い前額を伴う短頭，尖頭，頭頂孔，顔面非対称，眼間開離，眼瞼下垂，上顎低形成，目立つ耳輪脚を伴う小さい耳介，部分皮膚性合指趾(第2-第3指，第3-第4趾)，短指，母趾末節骨重複，外反母趾．通常，知能は正常．ときに，低身長，口蓋裂，難聴，椎骨癒合，橈尺骨癒合症，先天性心疾患．

遺伝カウンセリング

- 表現度の差異は大きい．孤発例では，両親の軽微な所見(眼瞼下垂，軽度短指，第2-第3指の部分皮膚性合指)の評価が必要．
- 浸透率はほぼ100％．
- 罹患した親由来が多く，新生突然変異由来の割合は不明である．

3 トリーチャー コリンズ症候群 Treacher Collins syndrome

Treacher Collins-Franceschetti症候群，下顎顔面異骨症, mandibulofacial dysostosis
[MIM #154500; #613717; #248390]

原　因
　ADの責任遺伝子では*TCOF1*(5q32)変異が71〜93％，*POLR1D*(13q12.2)変異が7％．ARの責任遺伝子では*POLR1C*(6p21.1)変異が1％．
　マウスやヒトの妊娠中ビタミンA過剰摂取による児の形態異常が表現模写とされる．

再発率
　ADでは罹患者の子は50％．ARでは同胞再発率は25％．

臨床像
　眼瞼裂斜下，下眼瞼の部分欠損，下睫毛の欠損，頬骨部低形成，耳介形態異常，外耳道閉鎖，伝音難聴（耳小骨形態異常や中耳低形成），下顎低形成，口蓋裂，頬部まで伸びた頭髪．

遺伝カウンセリング

- ADでは，表現度の差異は大きい．孤発例では，両親の軽微な所見（軽度頬骨弓低形成あるいは無形性）の評価が必要．
- 浸透率はほぼ100％．
- 60％が新生突然変異による．
- 1％はAR．

4 ピエール ロバン シークエンス Pierre Robin sequence

[MIM %261800]

原　因
　胎生9週以前の下顎低形成により，舌沈下，口蓋裂をきたすシークエンス．40％は単独性（非症候群性）で，*SOX9*と*KCNJ2*(17q24)のmRNA発現低下が報告されている．17q24.3-q25.1に連鎖する4世代にわたる家系がある．25％は既知の症候群の部分症状であり，Stickler症候群が最も多く，22q11.2欠失症候群がこれに次ぐ．35％は既知の症候群ではないが，他の形態異常を伴う．

再発率
　単独性の場合は，極めて低い．

臨床像
　小下顎，口蓋裂（通常の逆V字型ではなく逆U字型），舌沈下による上気道閉塞性呼吸障害が古典的3徴．哺乳・摂食障害．

遺伝カウンセリング

- 症候群の部分症状ではないか評価が必要．
- 両親のStickler症候群の軽微な所見の評価が必要．

5 鰓弓症候群 branchial arch syndrome

hemifacial microsomia; 眼耳脊椎異形成症; oculoauriculovertebral dysplasia; oculoauriculovertebral spectrum; Goldenhar症候群[MIM %164210]

原　因
　第1・第2鰓弓の発生異常により，由来器官・組織に生じる形態異常の総称．多くは孤発例で，多因子遺伝が示唆されている．AD（14q32に連鎖），ARかXLRと思われる家族例がある．母体糖尿病との関連や22q11.2欠失症候群に伴うこともある．一卵性双胎の一方と生殖補助技術による児における増加が報告されている．
　眼球結膜の類皮腫と特に脊椎異常を伴う場合，Goldenhar症候群と呼ぶ．

再発率
　孤発例における経験的再発率は2％．

臨床像
　表現型は多様である．所見は非対称であることが多く，70％が片側性罹患．上眼瞼欠損，眼球結膜の類皮腫，小耳，副耳，耳前瘻孔，難聴（中耳異常），頬骨部・上顎・下顎低形成，口角の裂様伸展（広い口），顔面筋・口輪下垂筋低形成，口蓋裂，半椎，椎骨低形成（頸椎に多い），先天性心疾患，中枢神経系異常，13％に知的障害．

遺伝カウンセリング

- 大部分は孤発例．
- 家族内に軽微な所見を持つ者がいないか，評価が必要．

6 口腔・顔・指趾症候群Ⅰ型 oral-facial-digital syndrome typeⅠ

orofaciodigital syndrome typeⅠ[MIM #311200]

原　因
　罹患男性致死のXLD．患者は，ほとんどが女性．責任遺伝子は*OFD1*（Xp22）．85％に遺伝子変異が検出される（80％は塩基置換などのシークエンスバリアント，5％はエクソンあるいは遺伝子欠失）．一次線毛の異常によるciliopathyの1つ．

再発率

XLD．罹患女性の生産児では，罹患男性致死のため，罹患女児が1/3，非罹患女児が1/3，非罹患男児が1/3．

臨床像

頬粘膜と歯槽堤間の小帯，歯槽堤裂，分葉舌，舌の過誤腫または脂肪腫，乏歯症，口蓋裂，上口唇正中裂，鼻翼形成不全，眼角開離，斑状脱毛，乳児期の耳介や顔面上部の稗粒腫，彎指や合指を伴う非対称な指の短縮，重複母趾，軸前性・軸後性多指，中枢神経系異常（大脳内囊胞，脳梁欠損，小脳虫部低形成，Dandy-Walker奇形），多囊胞腎（18歳以上の60％），まれに成人期の肝・膵・卵巣囊胞，知的障害（57％，平均IQは70），1/3は乳児期に死亡．

🍃 遺伝カウンセリング 🍃

- 75％は孤発例．新生突然変異由来の割合は不明である．
- 孤発例の母（非罹患女性）から，さらに罹患女児が生まれるリスクは1％未満．
- まれに男性罹患者がいるが，XXY男性やARの口腔・顔・指趾症候群Ⅱ型を考慮する．

---

7 口唇裂/口唇口蓋裂/口蓋裂 nonsyndromic cleft lip with or without cleft palate, nonsyndromic cleft lip and palate

［MIM ％119530，％602966，％600757，％608371，#608874，#608864，#129400，％610361，#613705，#600625，％612858，％613857］

原因

口唇裂/口唇口蓋裂，口蓋裂の約30％に他の形態異常を合併し，その半数は染色体異常症，単一遺伝子疾患，あるいは催奇形因子による疾患の部分症状として見られ，350以上の症候群が知られている．本項では，単独性口唇裂/口唇口蓋裂について解説する．

単独性口唇裂/口唇口蓋裂の出産児10,000人あたりの頻度は，日本では16.04人（0.16％）で，ボリビアの22.94人に次いで高い．単独性口唇裂/口唇口蓋裂は同一の遺伝学的機序で発生し，単独性口蓋裂とは機序が異なる．多因子遺伝とされ，妊娠中の喫煙，大量飲酒，糖尿病，phenytoin，retinoic acidなどの環境要因が危険因子となり，葉酸摂取による予防効果がある．疾患感受性遺伝子として，*MSX1*（4p16.2），*IRF6*（1q32.2），*TP63*（3q28），*BMP4*（14q22.2），*SUMO1*（2q33.1）が明らかになり，他にも複数の遺伝子座が報告されているが，環境要因との相互作用も含めて全貌は未だ明らかではない．

再発率

血縁者へのリスクは，最低3世代の家系図を作成し，経験的再発率により推定する．

表1 口唇裂/口唇口蓋裂の経験的再発率

発端者との関係	口唇裂・口唇顎口蓋裂(%) 日本人	白人	口蓋裂(%) 日本人	白人
同胞（発端者以外の罹患者も含む全体的なリスク）	1.81 [*1]	4.0	1.06 [*1]	1.8
同胞（発端者以外に罹患者なし）	1.73 [*3]	2.2	1.46 [*3]	
同胞（同胞2人が罹患）	6.15 [*3]	10	7.69 [*3]	8
同胞（同胞1人と片親1人が罹患）	4.14 [*1] 15.79 [*3]	10		
子ども	2.33 [*2]	4.3	1.61 [*2]	3
第2度近親者		0.6		
第3度近親者		0.3		
一般頻度	0.16(1/625)	0.1(1/1,000)	0.045(1/2,200)	0.04(1/2,500)

[*1] 日本における論文5編の集計による
[*2] 日本における論文2編の集計による
[*3] 日本における論文1編の集計による

(升野光雄：応用編 1．遺伝カウンセリングのポイント 7) 多因子遺伝：口唇裂・口蓋裂．遺伝子医学MOOK別冊 遺伝カウンセリングハンドブック，福嶋義光(編)，メディカルドゥ，p317-321，2011)

日本人のデータは，ほとんどが第1度近親者に限られているため，参考のため海外のデータと対比し，単独性口蓋裂も合わせて示す(表1)．

[臨床像]

口唇裂は男女差がなく(男/女 0.96)，口唇口蓋裂は男性に多い(男/女1.84)．口唇裂の程度により，不完全(外鼻孔に達していない)と完全(外鼻孔まで達する)に分類される．口蓋裂は，切歯孔後方の裂の程度により，口蓋垂裂(二分口蓋垂)，軟口蓋裂，硬軟口蓋裂と粘膜下口蓋裂(粘膜の連続性は保たれるが，軟口蓋筋が正中部で分離する)に分類される．

── 🌿 遺伝カウンセリング 🌿 ──

- どのカップルにも，口唇裂/口唇口蓋裂/口蓋裂を含めた先天形態異常のリスクは5％ほどあることを説明する．
- 次の妊娠では，喫煙，飲酒を避け，葉酸摂取を勧める．
- カナダ産科婦人科学会のガイドライン2007では，神経管閉鎖障害，口唇裂・口蓋裂などの先天形態異常の再発予防のため，少なくとも妊娠3ヵ月以上前から妊娠12週まで1日5mg，妊娠12週以降から産後4～6週まで1日0.4～1.0mgの葉酸摂取が推奨されている．しかし，高用量葉酸摂取による口唇裂/口唇口蓋裂/口蓋裂の再発予防効果は，限られた非ランダム化介入研究の報告しかなく，二重盲検無作為割付(1日4mg摂取群と1日0.4mg摂取群)による前方視的研究では有意差は見られていない(2014年末)．

8 無歯症 anodontia of permanent dentition, 乏歯症 oligodontia / hypodontia

無歯症[MIM %206780]
乏歯症[MIM #106600, %602639, #604625, #150400, %610926, #613097, #313500]

原因
無歯症は原因不明．乏歯症では，ADの責任遺伝子は*WNT10A*(2q35)変異が56％，*PAX9*(14q13.3)変異が9％，*MSX1*(4p16.2)変異が3％．ARの責任遺伝子は*LTBP3*(11q13.1)．XLDの責任遺伝子は*ED1*(Xq13.1)．

再発率
無歯症はAR．乏歯症はAD，AR，XLD．無歯症では同胞再発率は25％．乏歯症のADでは，罹患者の子は50％，ARでは，同胞再発率は25％，XLDでは，女性罹患者の子は50％，男性罹患者の子は女児ではほぼ100％(X染色体不活化の極端な偏りによる例外がある)，男児では0％．

臨床像
a. 無歯症
　乳歯は正常であるが，永久歯の完全欠損．両親に上顎側切歯欠損，あるいは栓状歯を認めることがある．

b. 乏歯症
　永久歯6歯以上の欠損(第3大臼歯を除く)をoligodontia，6歯未満の欠損(第3大臼歯を除く)をhypodontiaと分類する．一般集団の20％に見られ，最も多い欠損は第3大臼歯で，上顎側切歯，下顎第2小臼歯と続く．*WNT10A*遺伝子変異では，上顎側切歯欠損，あるいは栓状歯をきたす．表現度の差異と浸透率の低下(86％)を認める．その他の責任遺伝子においても，欠損頻度の高い歯牙は遺伝子ごとに異なる．*ED1*遺伝子変異では，男性は，oligodontiaで，乳歯と永久歯の上下顎側切歯欠損(上下側切歯欠損：92％，下顎中切歯欠損：83％)を特徴とし，女性は，hypodontiaで典型的には上顎側切歯欠損が見られる．

遺伝カウンセリング
- 無汗性外胚葉形成不全症(XLR)，口腔・顔・指趾症候群I型(XLD)，Rieger症候群(AD)など無歯症や乏歯症をきたす全身疾患を否定する．

⑨ エナメル質形成不全症 amelogenesis imperfecta

[MIM #104500, %104530, #204650, #301200, %301201, #204700, #612529, #613211, #614832, #130900, #104510]

原因
ADの責任遺伝子は*ENAM*(4q13.3),*FAM83H*(8q24.3),*DLX3*(17q21.33).ARの責任遺伝子は*ENAM*(4q13.3),*KLK4*(19q13.41),*MMP20*(11q22.2),*WDR72*(15q21.3),*C4orf26*(4q21.1).XLDの責任遺伝子は*AMELX*(Xp22.2).

再発率
ADでは,罹患者の子は50％,ARでは,同胞再発率は25％,XLDでは,女性罹患者の子は50％,男性罹患者の子は女児ではほぼ100％(X染色体不活化の極端な偏りによる例外がある),男児では0％.

臨床像
臨床所見,X線所見,組織所見により,Ⅰ型(低形成型:エナメル質の硬さは正常で薄い,表面は円滑,粗,小窩,限局性とさまざま,AD, AR; 低形成・低成熟型:XLD),Ⅱ型(低成熟型:硬いが脆く,厚さは正常,表面は粗で黄茶の色素沈着,X線像では象牙質とのコントラストは少ない,AR),Ⅲ型(低石灰化型:柔らかく容易に剥がれ,厚さは正常,AD),Ⅳ型(低成熟・低形成型:長髄歯(taurodontism)を伴う,AD)に分類される.限局性低形成型の表面は,水平に並んだ小窩,線状圧痕,あるいは局所的低形成で,頬粘膜側の中央1/3に多い.

乳歯,永久歯ともに見られるエナメル質形成不全による齲歯,高温・低温に過敏(Ⅱ型,Ⅲ型),歯周病(Ⅲ型)をきたし,開咬(Ⅱ型,Ⅲ型)を伴うこともある.

🍃 遺伝カウンセリング 🍃

- 家族歴をよく調べ,遺伝形式を明らかにする.
- 早期の歯科治療を勧める.

6 循環器・呼吸器疾患

1 先天性心疾患 congenital heart disease

原因
　先天性心疾患は小さな欠損を含めると出生約100人に1人に発症する．その原因には遺伝要因と環境要因がある．遺伝要因には，Down症候群やTurner症候群などの染色体の数的異常および22q11.2欠失症候群やWilliams候群などの染色体部分欠失によるもの(8.2％)，Holt-Oram症候群など転写因子や形態形成因子の遺伝子変異(4.7％)がある．また環境要因としては，母体のウイルス感染，薬剤内服，飲酒や喫煙などがある(0.5％)．残りの約86.7％の症例は単一もしくは複数の遺伝子異常にさまざまな環境要因が加わって発症する多因子遺伝と考えられている．

再発率
　先天性心疾患の児が生まれた場合，次子の再発率は約2～5％とされている．また，先天性心疾患を持つ親から生まれる子どもたちは約3～10％の頻度で先天性心疾患を発症する．この場合，母親が先天性心疾患の場合は，父親の場合よりも頻度は約2倍高いとされている．

臨床像
　疾患と血行動態により症状はさまざまであるが，一般に，左-右短絡疾患で肺血流が多い場合(心室中隔欠損，完全型房室中隔欠損など)では乳児期より呼吸障害や体重増加不良を，右-左短絡疾患で肺血流が少ない場合(Fallot四徴，肺動脈狭窄を伴う単心室など)では全身のチアノーゼを主症状とする．左心低形成や大動脈縮索離断では，新生児期に動脈管が狭窄するとショック症状に陥る．

遺伝カウンセリング

【医師による問診・診察】
- 家族歴に先天性心疾患や原因不明の突然死がなかったか，父方母方とも確認する．また，妊娠初期の薬剤の服用，感染症，アルコールなどの嗜好，喫煙を確認する．
- 主治医は，心臓だけでなく，顔貌，体幹，四肢などの外表異常の有無を詳しく観察するとともに，脳神経，呼吸器，消化器，泌尿器などの内臓臓器異常の有無をスクリーニングする．臨床症状および検査所見により染色体異常が疑われる場合には，検査の必要性を説明し，承諾を得たうえで実施する．

【説明のポイント】
- 疾患により臨床症状と予後はさまざまであるが，妊娠中もしくは出生直後に先天性心疾患の宣告を受けた場合の両親の心理的動揺は大きいため，主治医は，血行動態と内科的および外科的治療の必要性，中長期的な予後を，患者家族が理解し納得するまでわかりやすく説明する．
- 遺伝カウンセリング担当者は，患者および両親の質問に耳を傾け，症状と理解度に応じて「医療における遺伝学的検査・診断に関するガイドライン」に準じ，頻度などの遺伝的情報をわか

りやすく説明する．染色体異常や遺伝子異常が疑われる場合には，得られる情報の具体的な内容と検査の任意性，個人情報が保護されることなどを説明する．

2 22q11.2欠失症候群 22q11.2 deletion syndrome

[MIM #188400, #192430, #217095]

原因
22番染色体長腕q11.2の欠失(ヘテロ接合：ハプロ不全)による染色体微細欠失症候群．別々に報告されたDiGeorge症候群(1965)，円錐動脈幹異常顔貌症候群(Takao症候群)(1976)，velo-cardio-facial症候群(Shprintzen症候群)(1978)が，共通の原因を有する疾患単位としてまとめられた(1993)．

欠失は均一にもかかわらず，臨床像は多彩である(遺伝型-表現型相関なし)．

再発率
一般発生頻度は4,000～5,000人に1人．多くは散発性だが，AD遺伝の家族例(約10％)がある．*de novo* 欠失であれば，再発率は一般頻度と同等である．両親のいずれかに欠失があれば，子の再発率は50％．ただし，症候群が再発しても，表現型は親子間で必ずしも一致しない．

臨床像
主要症状として，先天性心疾患(75％)，特徴的顔貌(ほぼ全例)，胸腺低形成に伴う免疫不全(70％，重症は2％)，口蓋裂(9％)，鼻咽腔閉鎖機能不全(32％)，低Ca血症(無症候性47％，症候性12％)，精神発達遅滞(軽症50％，中等症15％，重症3％)，腎奇形(36％)，低身長(36％)，統合失調症などの精神障害(25％)．その他の症状は，糖代謝・脂質代謝異常，脳萎縮，けいれん，鎖肛，鼠径ヘルニア，尿道下裂，斜視，顔面神経麻痺，気管軟化症，脊椎側彎，内反足，外反足，血小板減少症など．大部分の症例で，新生児・乳児期の先天性心疾患と特徴的顔貌が診断の契機になる．成人期には，先天性心疾患(術後を含む)と統合失調症などの精神障害に留意．

🍃 遺伝カウンセリング 🍃

- 症状の組み合せから疑い，FISH法で22q11.2微細欠失を確定診断．
- 再発率を正確に知るためには，両親のFISH検査が必要である．
- 両親のいずれかに欠失があれば，再発率は50％．いずれにも欠失がない場合，再発率は一般と同等．
- 小児期には生命に直結する先天性心疾患の治療を優先．個々の患者の成長・発達に応じて，心臓外科，耳鼻咽喉科，形成外科，小児外科，精神科，眼科，泌尿器科，整形外科など関連各科連携による包括的管理．
- 小児科で診断されることが多いが，思春期以降も残存心疾患の長期管理を行い精神障害による社会的自立困難がある場合には継続的支援を行う．

- 診断が確定しても，子の臨床像（自然歴・予後）の確実な予測はできない．両親に過度の不安を与えることなく，幅広い知識をもって，症例ごとに継続的包括管理を行うことが大切である．
- 羊水・絨毛細胞の染色体FISH法による出生前診断は可能だが，一般的ではない．

3 ウイリアムス症候群 Williams syndrome

[MIM #194050]

原因
7q11.23に局在する，エラスチン遺伝子（*ELN*）を含む*WBSCR*領域の欠失．頻度は7,500人に1人．ほとんどすべて孤発例．

再発率
罹患者の子での再発は50％．孤発例の同胞での再発はない．

臨床像
乳児期は哺乳障害，発達遅滞を認め，歩行，発語開始は平均2歳である．ときに高Ca血症を合併する．腫れぼったい眼瞼と頬，小さい鼻，上向きの鼻孔，大きい口，厚い口唇など，いわゆる妖精様顔貌を示す．ほとんどは先天性心疾患，特に大動脈弁状狭窄を合併する．結合織は柔らかく扁平足や靱帯弛緩，側彎を合併しやすい．認知発達の障害は重度から軽度まで．性格は社交的であるが，心配・不安症であることが多い．音過敏の一方，音楽を好む．思春期以降は，高血圧，うつ，肥満，糖尿病に注意が必要．

遺伝カウンセリング
- 特徴的な顔貌，心疾患により診断は容易であるが，FISH法で確定できる．
- 知的障害に加え，特徴的な性格行動パターンに留意した発達支援が重要．
- ほとんどは孤発例で同胞での再発はない．

4 肥大型/拡張型心筋症（hypertrophic/dilated cardiomyopathy）

MIM番号は表1，2参照

原因
心筋症は"心機能障害を伴う心筋疾患"であり，病因解明が進めば，病因による分類が行われるようになると考えられる．一方，原因または全身疾患との関連が明らかな心筋疾患は区別され含まれない．現在のところ，臨床病態により，肥大型（hypertrophic, HCM），拡張型（dilated, DCM），拘束型（restrictive, RCM），不整脈原性右室心筋症（arrhythmogenic right ventricular：ARVC）と分類不能の心筋症（unclassified）に分類

表1 HCMの主要な原因遺伝子

タンパク質	MIM番号	染色体座位	遺伝子
サルコメアタンパク質			
心筋型βミオシン重鎖	#160760	14q11.2	*MYH7*
ミオシン結合タンパク質C	#600958	11p11.2	*MYBPC3*
心筋トロポニンT	#191045	1q32.1	*TNNT2*
心筋トロポニンI	#191044	19q13.42	*TNNI3*
αトロポミオシン	#191010	15q22.2	*TPM1*
心筋ミオシン調節軽鎖2	#160781	12q24.11	*MYL2*
心筋アルカリミオシン軽鎖	#160790	3p21.31	*MYL3*
心筋αアクチン	#102540	15q14	*ACTC1*
非サルコメアタンパク質			
心筋LIMタンパク質	#600824	11p15.1	*CSRP3*
肥大型心筋症様病態原因			
AMP活性化キナーゼγ2	#602743	7q36.1	*PRKAG2*
ライソゾーム関連膜タンパク質2	#309060	Xq24	*LAMP2*
αガラクトシダーゼ	#300644	Xq22.1	*GLA*
LIMタンパク質FHL1	#300163	Xq26.3	*FHL1*

される．このうち，HCM，DCMを含む心筋症の原因はしばしば遺伝性であり，多くの原因遺伝子変異が同定されている．

HCMでは約50〜60％の家系で原因遺伝子が明らかになっている．多くはADであり，心筋線維/サルコメアを構成するタンパク質をコードする遺伝子などで多くの変異が同定されている（表1）．中でも，*MYH7*，*MYBPC3*は変異が同定された症例の75〜80％に見いだされ，*TNNT2*，*TNNI3*，*TPM1*の変異が続くが，他の遺伝子変異の頻度は少ない．

DCMについては家族性の約20％に何らかの遺伝子変異が検出される（表2）．それらは心収縮関連のサルコメアタンパク質をコードする遺伝子や心収縮力伝達を担うジストロフィン関連タンパク質をコードする遺伝子などであり，細胞内カルシウム調節関連タンパク質遺伝子の変異も報告されている．

再発率

ADの場合，子の再発率は50％．

臨床像

a. HCM

心肥大に基づく左室拡張能低下を基本病態とし，胸部症状として，相対的心筋虚血による胸痛，胸部絞扼感，肺毛細管圧の上昇や低心拍出量による呼吸困難，不整脈や頻脈による動悸，脳症状として立ちくらみ，眼前暗黒感，失神など脳虚血を思わせる症状があるが，これらは必ずしも不整脈を伴うわけではない．

表2 DCMの主要な原因遺伝子

タンパク質	MIM番号	染色体座位	遺伝子
収縮・調節タンパク質			
心筋αアクチン	#102540	15q14	ACTC1
心筋型βミオシン重鎖	#160760	14q11.2	MYH7
心筋トロポニンT	#191045	1q32.1	TNNT2
心筋トロポニンI	#191044	19q13.42	TNNI3
心筋トロポニンC	#191040	3p21.1	TNNC1
ホスホランバン	#172405	6q22.31	PLN
筋力伝達タンパク質			
タイチン	#188840	2q31.2	TTN
ジストロフィン	#300377	Xp21.2-p21.1	DMD
δサルコグリカン	#601411	5q33.2-q33.3	SGCD
デスミン	#125660	2q35	DES
核タンパク質			
ラミンA/C	#150330	1q22	LMNA
他			
RNA結合モチーフタンパク質20	#613171	10q25.2	RBM20
病因不確定なもの			
α2アクニチン	#102573	1q43	ACTN2
ビンキュリン	#193065	10q22.2	VCL
サイモポエチン	#188380	12q23.1	TMPO
タイチンキャップ	#604488	17q12	TCAP
BCL2関連athanogene 3	#603883	10q26.11	BAG3
LIMドメイン結合3	#605906	10q23.2	LDB3
アンキリンリピートドメイン1	#609599	10q23.33	ANKRD1

b. DCM

心筋収縮不全と左室内腔の拡張を特徴とし，進行性であることが多い．慢性心不全症状(呼吸困難，末梢浮腫，消化器症状，全身倦怠感，尿量減少など)を特徴とし，急性増悪を繰り返して予後不良である．不整脈により，突然死や血栓塞栓症を生ずることもある．

c. その他

一部の症例ではHCMから移行してDCM様病態を呈することが知られる．

─── 🍃 遺伝カウンセリング 🍃 ───

- 遺伝性であるか，非遺伝性で原因または全身疾患との関連が明らかな心筋疾患であるか(ただし，遺伝性神経筋疾患が原因のこともある)を判断する必要があり，基礎疾患の有無を確認す

- 遺伝性であっても，代謝異常を治療により改善することで心機能の改善が期待できる病態の類似する疾患もある．しかし，現時点では原因遺伝子の特定は直接には治療に結びつかないことが多い．
- 臨床像，検査所見から原因遺伝子を特定・類推することは困難であるが，HCMでは原因遺伝子による病像の違いが報告されている．すなわち，*MYH7*の変異によるHCMは比較的若年発症で肥大の傾向が強いことが多い．*MYH7*のp.Arg403Gln変異は突然死や心不全の発症が多く，p.Arg719Trp変異は心不全の発症が多い．*TNNT2*変異によるHCMは肥大の程度が軽く，*MYBPC3*遺伝子変異によるHCMでは浸透率が低く年齢が高い傾向がある．しかしながら，遺伝子変異から生命予後を推測することは困難である．
- 遺伝子解析による原因遺伝子変異の検索は，家族性HCMで*MYH7*遺伝子，拡張期HCMでは*TNNT2*遺伝子，また，頻度の多い*MYBPC3*遺伝子，の検索は有用であるとされるが，遺伝カウンセリングを行い検査の実施を慎重に決定する必要がある．

5 QT延長症候群 long QT syndrome (LQTS)

MIM番号は**表1**参照

原因

QT延長症候群(LQTS)は，心電図上のQT時間の延長とTorsade de Pointes(TdP)と称される多形性心室頻拍を認め，失神や突然死の原因となる．心筋活動電位を形成するK，Na，Ca電流などのイオンチャネル，細胞膜タンパク，受容体などをコードする遺伝子上に50〜80％の患者で変異を認め，心室筋活動電位プラトー相の外向き電流が減少または内向き電流が増加することにより活動電位持続時間が延長しQT延長を呈する．先天性LQTSのRomano-Ward症候群では13個，両側性感音難聴を伴うJervell & Lange-Nielsen症候群では2個の遺伝型が報告されている(**表1**)．

再発率

薬物治療としてLQT1とLQT2ではβ遮断薬が有効であるが，国際登録研究によればLQT1患者の26％，LQT2患者の37％で再発を認める．LQT3ではNaチャネル遮断薬のmexiletineの有効性が報告されているが，再発率の報告はない．

臨床像

頻度の多いLQT1，LQT2，LQT3型では遺伝型別の臨床像が明らかとなっている．LQT1の心事故(失神発作，蘇生に成功した心停止，突然死)は水泳中などの運動中に多い．LQT2の心事故の多くは情動ストレス(恐怖や驚愕)，睡眠中の雑音(目覚まし時計など)による覚醒時などに起こる．出産前後の心事故もLQT2に多い．LQT3では睡眠中や安静時に心事故が多い．心事故発生率はLQT3に比べLQT1，LQT2で高いが，致死的心事故はLQT3で多い．

表1 先天性QT延長症候群の原因遺伝子とイオンチャネル機能

タイプ	MIM番号	遺伝子座	原因遺伝子	イオンチャネル
Romano-Ward症候群					
LQT1	604115	11p15.5	*KCNQ1*	IKs(α)
LQT2	#613688	7q35-q36	*KCNH2*	IKr(α)
LQT3	#603830	3p21	*SCN5A*	INa(α)
LQT4	#600919	4q25-q27	*ANK2*	Na-K ATPase, INa-Ca
LQT5	#613695	21q22.1-q22.2	*KCNE1*	IKs(β)
LQT6	#613693	21q22.1	*KCNE2*	IKr(β)
LQT7	#170390	17q23.1-q24.2	*KCNJ2*	IK1
LQT8	#601005	12p13.3	*CACNA1C*	ICa-L
LQT9	#611818	3p25	*CAV3*	INa
LQT10	#611819	11q23	*SCN4B*	INa
LQT11	#611820	7q21-q22	*AKAP-9*	IKs
LQT12	#612955	20q11.2	*SNTA1*	INa
LQT13	#613485	11q24	*KCNJ5*	IKACh
Jervell&Lange-Nielsen症候群					
JLN1	#220400	11p15.5	*KCNQ1*（homozygous）	IKs(α)
JLN2	#612347	21q22.1-q22.2	*KCNE1*（homozygous）	IKs(β)

--- 🍃 遺伝カウンセリング 🍃 ---

- LQT1，LQT2，LQT3型では遺伝型に基づいた生活指導やテーラーメイド治療が実践されている．
- 先天性LQTSの遺伝学的検査は，保険収載されている．

6 血管型エーラス・ダンロス症候群
Ehlers-Danlos syndrome, vascular type

[MIM #130050]

原因
Ⅲ型プロコラーゲンの合成異常，分泌低下により広範な組織脆弱性を呈する遺伝性結合織病で，原因遺伝子は2q32に局在する*COL3A1*である．有病率は50,000～100,000人に1人．

再発率
AD，50％．患者の50％は新生突然変異による．

表1 血管型エーラス・ダンロス症候群の主要な症状

1. 動脈破裂，動脈瘤，動脈解離（大血管および末梢の小血管：胸部と腹部50％，頭頸部25％，四肢25％）
2. 消化管破裂（S状結腸に多い）
3. 妊娠中の子宮破裂
4. その他：薄く透けて見える皮膚，易出血性，特徴的顔貌（薄い口唇や人中，細い鼻，大きな眼），末端早老症，小関節の可動性過剰，先天性股関節脱臼，内反足，繰り返す関節脱臼，鼠径ヘルニア，静脈瘤，頸動脈海綿静脈洞瘻，自然気胸・血気胸，腱や筋肉の破裂，歯肉後退

臨床像

薄く透けて見える皮膚，易出血性，特徴的な顔貌，動脈・腸管・子宮の脆弱性を特徴とし，動脈の破裂や解離，腸管穿孔や臓器破裂が主症状となる（表1）．診断が確定した患者では，25％が20歳までに，80％が40歳までに何らかの明らかな医学的問題を経験する．

動脈破裂や臓器破裂は，何の前触れもなく突然発症する．診断においては非侵襲的手技を優先し，動脈造影，浣腸，内視鏡検査等は，治療を目的とした場合以外は可能な限り避ける．保存的治療が原則であるが，外科的処置が必要とされる場合には，麻酔から縫合に至るまで繊細で丁寧な取り扱いが要求される．

遺伝カウンセリング

- 発端者における確定診断は，線維芽細胞等を用いた生化学的検査（Ⅲ型プロコラーゲンの分泌低下）あるいは分子遺伝学的検査（*COL3A1*遺伝子の変異検出）による．家系解析は，発端者の変異が同定されていれば，血液サンプルから抽出したDNAでの解析が可能である．
- 表現度は同一家系内においても差異が大きく，軽微な所見のみのものもいるが，遺伝的浸透率はほぼ100％．
- 罹患者に対しては，緊急時連絡用カードの携帯が推奨されており，突然，原因不明の激痛を自覚したときにはただちに医療機関を受診するよう指導する．
- 女性患者における妊娠では，分娩前後の動脈破裂や子宮破裂による死亡リスクが高く，ハイリスク妊娠として管理する必要がある．

7 遺伝性出血性毛細血管（末梢血管）拡張症
hereditary hemorrhagic telangiectasia（HHT）

Osler-Weber-Rendu病［MIM #187300］

原因

血管形成異常により，毛細血管の介在がなく結果的に動脈と静脈が直接結合し，多発

7 遺伝性出血性毛細血管（末梢血管）拡張症

表1　HHTの分類と原因遺伝子

臨床型	MIM番号	遺伝子座	原因遺伝子
HHT1	#187300	9q34	ENG
HHT2	#600376	12q13	ACVRL1
HHT3	#601101	5q31	unknown
HHT4	#610655	7p14	unknown
JP/HHT	#175050	18q21	SMAD4

表2　HHTの臨床診断基準

以下の4項目のうち3項目以上を認めた場合に臨床的にHHTと診断される．

1. 鼻出血；自然に出血し反復性
2. 粘膜・皮膚末梢血管拡張症；口唇，口腔内，手指，鼻，消化管に多発
3. 内臓動静脈奇形（AVM）：脳，脊髄，肺，肝，消化管
4. 家族歴

性動静脈奇形（AVMs）を生じる．鼻出血や軽度の外傷による出血を繰り返し，深部臓器の動静脈奇形による諸症状が現れる．

HHT患者の75％以上で*ENG*あるいは*ACVRL1*のいずれかの遺伝子変異が同定され，*SMAD4*遺伝子変異によるものは1～2％を占める（**表1**）．

再発率

AD，50％．新生突然変異はまれであるが存在する．浸透率は高いが，40歳以降まで自覚症状が現れない場合があることには注意が必要である．有病率は5,000～10,000人に1人．

臨床像

HHTの臨床診断の基準を**表2**に示す．臨床的には，**表2**に示した部位からの出血とそれによる貧血，肺AVMによる低酸素血症と多血症，奇異性脳塞栓や脳膿瘍，肝AVMによる高拍出性心不全や門脈圧亢進症，胆道疾患などが問題となる．症状の多くは，年齢とともに明らかになってくるものが多い．

HHT1では，肺AVMと脳脊髄AVM，HHT2では肝AVMを比較的高頻度に合併し，*SMAD4*変異によるJP/HHTでは若年性ポリポーシス症候群の合併が特徴的である．HHT2ではまれに肺動脈性高血圧症を合併する．

遺伝カウンセリング

- 家系内でも表現度には差異が大きい．
- 発端者で遺伝子変異が同定された場合には，リスクのある親族に分子遺伝学的検査を提供することで，早期診断と治療によって，合併症の発症および死亡率を低下させることができる．
- AVMに起因する合併症の多くはコイル塞栓術などの適切な治療により予後が改善されるため，スクリーニングの重要性を理解させる．
- どの年齢層においても肺および脳AVMによる重篤な合併症が生じうるので，リスクのある小児は，生後なるべく早期に頭部MRI検査を行う．また，肺AVMの評価は少なくとも5年に1回は行う．
- 未治療の肺AVMを有する妊婦では妊娠中の出血リスクが高いため，妊娠前に肺AVMのスクリーニングと治療が必要である．

8 遺伝性肺動脈性高血圧症
heritable pulmonary arterial hypertension

[MIM #178600]

原因
肺小動脈の中膜および内膜が肥厚し肺動脈内腔が狭小化することにより肺動脈圧が上昇し，心臓と肺の機能に障害をもたらす．遺伝性PAHは，従来，家族性原発性肺高血圧症（familial primary pulmonary hypertension：FPPH）と称されていたものを包含し，家族性PAHおよび遺伝子変異の同定された特発性PAHの総称で，膠原病や先天性シャント性心疾患などに合併する続発性PAHと区別される．

患者の多くはBMPR2遺伝子変異によるが，ACVRL1遺伝子，ENG遺伝子，SMAD9遺伝子，CAV1遺伝子，KCNK3遺伝子の変異報告もある．

再発率
いずれもAD．遺伝子変異を有していても実際にPAHを発症するのは20％程度とされる．また，孤発例とされる患者の一部は，浸透率の低い家族性PAHである可能性が示唆されている．

臨床像
妊娠可能年齢の女性に好発し，他に明らかな原因がないまま高度の肺高血圧（右心カテーテル検査による肺動脈平均圧が25 mmHg以上）を主徴とする疾患で，主な症状は，「労作時の息切れ」「易疲労感」「失神」である．

右心カテーテル検査，心エコー検査，造影CT検査，肺換気-血流シンチグラム，等により，まず肺動脈性高血圧症の診断を行い，病歴・家族歴，血液検査，その他の画像検査により，続発性PAHとの鑑別診断を行う．

未治療の場合，診断後の平均生存期間は2.8年と極めて予後不良であるが，最近では，特異的PAH治療薬の開発などにより，治療開始後の生命予後は大きく改善している．

🌿 遺伝カウンセリング 🌿

- ADであるが，遺伝子変異を有していても実際に発症するのは20％程度であり，また，早期治療で生命予後の改善が望めるようになってきていることを理解させ，過度の不安をあおらないように注意する．
- 女性患者の場合，妊娠～産褥期における母体死亡リスクが高いため，現時点では，発症後の妊娠は原則として禁忌である．

⑨ α₁アンチトリプシン欠損症 α₁-antitrypsin deficiency

[MIM #107400]

原因

タンパク分解酵素インヒビターに分類されるタンパク，α₁アンチトリプシン（AAT）の機能異常による．責任遺伝子は*SERPINA1*遺伝子．病的変異の約95％が，commonな既知の変異で，PI*Z（p.Glu342Lys），PI*S（p.Glu264Val），PI*Q0（種々のnull変異）などの変異アレルで呼ばれる（PIはprotease inhibitor）．*SERPINA1*遺伝子は主に肝臓に発現しており，肝臓で産生されたタンパク質は通常血漿中に分泌される．肝障害は，Z変異アレルで合併しやすく，Zアレルによる変異タンパクは，凝集しやすいという新たな機能を獲得しポリマー形成し，肝細胞障害を引き起こす．一方，肺症状は，AATの減少により，好中球エラスターゼの阻害の低下をきたし肺胞壁のエラスチンの分解が促進されることによって引き起こされる．

罹患率は，北米で，5,000人に1人，スカンジナビアでは，1,500～3,000人に1人．Caucasianに多くアジア人にはまれな疾患で，わが国では非常にまれである．

再発率

AR，25％．

臨床像

喫煙により誘発される成人の慢性閉塞性肺疾患（COPD），肺気腫，小児での閉塞性黄疸，肝機能障害，進行しての肝硬変．肝細胞癌のハイリスク．皮下脂肪組織炎．

🌿 遺伝カウンセリング 🌿

- 罹患者の子は，確定保因者になる．特にCaucasianでは頻度が高いことから，罹患者同士，あるいは保因者と子を授かることがあり，この場合は50％で罹患者になる．
- Caucasianに多いPI*ZZの遺伝型の場合，肺疾患，肝疾患の両者のハイリスク．
- 肺疾患の治療として，ヒトα₁-AT濃縮製剤．進行した肝疾患には肝移植が行われている．
- 罹患者は，喫煙（受動喫煙も含む）やほこりや有害ガスの吸入を避ける．また，肺疾患の進行を防ぐために気道感染予防の肺炎球菌やインフルエンザのワクチン接種を行う．

---

⑩ カータゲナー症候群 Kartagener syndrome

不動線毛症候群，原発性線毛運動機能不全症 primary ciliary dyskinesia（PCD），Siewert症候群［MIM #244400, #242650, *242670］

原因

原発性線毛運動機能不全症（PCD）に situs inversus（内臓逆位）を合併した場合を Kartagener症候群と呼ぶ．PCDとは，線毛の機能不全により粘液線毛機能が障害され

種々の臨床症状を呈する症候群である．遺伝的異質性があり，*DNAI1*，*DNAH5*，*DNAH11*など17の責任遺伝子が報告されている．

再発率
AR，25％．

臨床像
慢性気管支炎，気管支拡張症，慢性鼻副鼻腔炎，慢性中耳炎，伝音難聴，内臓逆位（50〜60％）．一方，内臓逆位の患者の約25％にPCDを合併．無脾症候群や多脾症候群のような内臓錯位症候群（heterotaxy）（6％）．先天性心疾患，新生児の呼吸窮迫症候群（RDS）（PCDの70〜80％は，新生児期の呼吸障害を示す），精子の運動障害による男性不妊（50％）．頻度は，16,000出生に1人．

遺伝カウンセリング

- ARであるが，同じ家系内での表現型の多様性があり，また不完全浸透を示す．
- 確定診断は，臨床所見と光顕的，電顕的な線毛の病理所見，あるいは，加えて遺伝学的検査による．
- 遺伝的異質性があり，遺伝学的検査で変異が見出されなくとも診断が否定されるわけではない．
- 遺伝学的検査による診断確定は困難なことが多い．報告では，*DNAI1*，*DNAH5*の両遺伝子の頻度が高い（30〜38％）．多くの責任遺伝子が報告されているおり，両アレルに病的変異を見出すことによって確定診断に至るが，片方のアレルにのみしか変異アレルが見出されないことも多い．

---

11 バート・ホッグ・デューベ症候群 Birt-Hogg-Dube syndrome

[MIM #135150, *607273]

原因
FLCN（17p11.2）[MIM 607273]の生殖細胞系列変異が原因である．84％で*FLCN*変異が同定されている．変異はフレームシフト変異，ナンセンス変異，スプライス異常などで，特にエクソン11のc.1285dupCはホットスポットである．患者の腎腫瘍では体細胞変異としての*FLCN*のsecond hitやmRNAの発現低下が観察され，癌抑制遺伝子として合致する．しかし，同一患者の線維毛包腫（fibrofolliculoma）では体細胞変異としての*FLCN*変異や発現低下がなく，この現象は動物モデルでも観察されており，臓器によって腫瘍発生メカニズムが異なると推測される．過誤腫発生に関連するmTORシグナル伝達経路のFLCN，そのFNIP1，FNP2，AMPKが互いに活性化し，腎癌発生に関わっていることが報告されている．

遺伝型‐表現型相関としてc.1285delC変異保有者の腎癌リスクは比較的低いとの報告がある．さらに，c.610delGCinsTA変異保有者に比較し，c.1285dupC変異保有者は

大腸癌発症リスクが高いという報告がある．

再発率
AD．変異アレルを受け継ぐ確率は50％であり，浸透度の高い疾患であるので，再発率はほぼ50％と考えられる．

臨床像
皮膚の線維毛包腫，肺囊胞，自然気胸，腎癌発症を特徴とする．皮膚では線維毛包腫以外に毛盤腫(trichodiscoma)，尖端線維性軟疣(acrochordon)，血管線維腫(angiofibroma)などが見られる．さらに皮膚および脈絡膜の黒色腫が発生する可能性がある．

気胸のリスクは肺囊胞の存在にもよるが24％に見られ，一般集団に比較し50倍高く，平均発症年齢は38歳である．胸部CT検査によって*FLCN*変異保有者の89％に肺囊胞が確認される．

腎癌は27％に発症する．平均発症年齢は50.7歳で，20歳で診断された患者が最も若いとされる．両側性，多発性で進行が遅いことが特徴で，病理組織分類ではoncocytic hybrid tumorが2/3を占める．

遺伝カウンセリング

- それぞれの病変が皮膚科，呼吸器科，泌尿器科に関わるため，診療科間の連携が重要である．
- 病歴，家族歴を十分調査する必要がある．
- ADであるため，第1度，第2度近親者のサーベイランスが重要であることを説明する．
- サーベイランスは皮膚，肺，腎を主に*FLCN*遺伝子検査で結果が明らかな場合は遺伝型‐表現型相関も参考にする．

7 消化器疾患

1 乳児肥厚性幽門狭窄症
infantile hypertrophic pyloric stenosis(IHPS)

[MIM %179010, %610260, %612017, %300711, %612525, #270400, *300415, #218040]

原因
　生下時に肥厚のない幽門筋が2週間程度で肥厚し通過障害をきたすメカニズムは十分解明されていない．nNOSの合成低下・欠如やCajal細胞の減少による幽門筋の神経支配の異常が筋弛緩不全を生じたためと考えられている．GWAS解析により12q(IHPS1)，16p13-p12(IHPS2)，11q14-q22(IHPS3)，Xq23(IHPS4)，16q24.3(IHPS5)が候補の遺伝子座と考えられている．IHPS1候補領域には*NOS1*遺伝子[MIM 163731]が存在し注目される．

　一方，erythromycinを投与された新生児や経鼻空腸チューブ栄養の乳児での発症が報告されており，環境要因との関連も考慮されており，多因子遺伝性疾患と認識されている．症候性に合併する場合も6～20％の報告があり，Smith-Lemli-Opitz症候群[MIM 270400]，X-linked centronuclear myopathy[MIM 300415]，Costello症候群[MIM 218040]などが知られている．

再発率
　発生頻度は500～1,000人に1人で，男女比は4：1と男児に多発し，特に第1子に多い傾向がある．性差があるため，発端者が男女で血縁者の再発率は異なる(表1)．

臨床像
　生後2～6週頃より幽門筋の肥厚・狭窄とともに攣縮も加わって，胃内のミルクが十二指腸に移行できず，胃内容物が一気に逆流する噴水状嘔吐(projectile vomiting)が見られる．なお，内容物に胆汁は含まれない．上腹部の膨満と皮膚を通して胃蠕動の亢進(visible gastric peristalsis)も観察される．嘔吐が持続すると低Cl血症性代謝性アルカローシスと脱水症，体重増加不良を伴う．

表1　乳児肥厚性幽門狭窄症の再発率

	子 男	子 女	同胞 男	同胞 女
男性患者	5.5％	2.4％	2.7％	2.2％
女性患者	18.9％	7.0％	10.0％	6.3％

---————— 🍃 遺伝カウンセリング 🍃 —————

- 特定の症候群の合併症として発症する場合があるので,十分な診察を行う.
- 家系内に同様の症状を有した患者や手術を行った血縁者がいるか家族内の情報収集を進める.
- 患者の性差が血縁者の再発率を左右する.発生頻度に性差がある場合,少ないほうの性で発症した患者の子の再発率は相対的に高くなることを十分理解して遺伝カウンセリングを行う.

2 消化性潰瘍 peptic ulcer

[MIM %126850, #600263]

原 因

　消化性潰瘍(胃・十二指腸潰瘍)は遺伝要因や環境要因に,種々の局所的要因が複雑に関わり発生する.攻撃因子となる胃酸,ペプシン,NSAIDs,*Helicobacter pylori*菌感染と胃粘膜の防御因子(粘液,血流,重炭酸イオン,増殖因子など)のバランスが,攻撃因子優位な状況で生じる.多くの場合,環境要因の*H.pylori*菌感染を背景に再発性潰瘍を生じ,経過とともに慢性萎縮性胃炎に移行し,胃癌を生じることがある.*H.pylori*菌への感受性に関わる遺伝子として*IFNGR1*[MIM *107470],*PTPRZ1*[MIM *176891]の報告がある.

　一方,ADの明らかな疾患がある.多発性内分泌腫瘍症1型(MEN1)[MIM #131100]では膵消化管内分泌腫瘍であるガストリノーマを30～75%の例で発症する.原因遺伝子は*MEN1*(11q13.1)[MIM *613733]で,癌抑制遺伝子の一種である.多量のガストリン分泌が胃酸を増加し,難治性消化性潰瘍を生じる.この病態をZollinger-Ellison症候群と呼んでいる.高ペプシノゲンⅠ血症[MIM %126850]が高値を示す家系に十二指腸潰瘍患者が多いことが報告された.

再発率

　消化性潰瘍は多因子疾患として認識されており,再発率は明確ではない.一方,ADが明確なZollinger-Ellison症候群の再発率は50%である.

臨床像

　胸やけ,悪心・嘔吐に加え,胃潰瘍では食直後の心窩部痛,十二指腸潰瘍では空腹時あるいは夜間の心窩部痛が典型的症状である.合併症として穿孔,出血,閉塞を伴うことがある.Zollinger-Ellison症候群の潰瘍は通常と異なった位置に生じ(25%が十二指腸球部より遠位に発生),典型的な潰瘍症状,合併症に加え,膵リパーゼの不活化による下痢症状が25～40%の患者で認められる.

————— 🍃 遺伝カウンセリング 🍃 —————

- 消化性潰瘍を主にMEN1型で関連する下垂体,副甲状腺,膵の腫瘍も含め家族歴聴取が必要である.
- *H.pylori*菌の除菌が重要.ストレスやNSAIDsなどの薬剤服用などが原因となりうるので,

- Zollinger-Ellison症候群はガストリノーマやMEN1の診断をもとにサーベイランスを的確に行うとともに病態に即して治療法を決める.
- 高ペプシノゲンⅠ血症の候補家系員は定期的なペプシノゲンの測定を行うとともに, 必要であれば上部消化管の精査を行う.

3 無カタラーゼ血症 acatalasemia

[MIM #614097]

原因

赤血球中のカタラーゼ活性が低下あるいは欠損する代謝性疾患である. 原因遺伝子は *CAT* (11p13) [MIM 115500] で, 遺伝子変異が同定されており, イントロン内の塩基置換によるスプライシング異常も原因として知られている. 遺伝形式はARと考えられる. しかし, ヘテロ接合体は症状をほとんど認めないが, カタラーゼ活性は低下し中間的な値を示す.

再発率

AR. 両親がヘテロ接合であれば子の発症率は25％である. 同胞間での再発がありうる. 日本のヘテロ接合体の頻度は0.09～1.4％と報告されており, 遺伝子頻度に地域差の存在がうかがわれる.

臨床像

カタラーゼ活性を欠くため, 過酸化水素に対する分解能を欠損している. 口腔内細菌の産生するH_2O_2により口腔内が常に酸性環境となり, 進行性潰瘍性口腔内壊疽を生じやすい(高原病). スイス, イスラエルでも無カタラーゼ血症が報告されているが, カタラーゼ活性はいくらか残存し, 日本の無カタラーゼ血症のように完全な活性欠損型ではない. ハンガリーの調査では糖尿病の素因と関係するとの報告がなされた.

遺伝カウンセリング

- 口腔内衛生に関わる家系内の十分な聞き取り調査が必要である.
- ARのため, 両親が保因者であれば子の再発率は25％である. 同胞間で再発が生じる可能性がある.
- 近親婚で再発率が高まる可能性がある.
- 日本では完全に活性を失う場合が多いので, 口腔内衛生について専門医と相談する.

4 ヒルシュスプルング病 Hirschsprung disease(HSCR)

[MIM #171400, +164761, #190685, #209880, *603851, #609136, *602229, *600837, *602018, *131242, *131244, *600385, 130700, *308840]

原因

頻度は1,500〜7,000に1人の新生児発症とされ，国や地域による差が大きい．米国の調査ではアジア系アメリカ人は3倍発症率が高いとされる．性差があり，男女比は4：1とされる．

下部消化管のMeissner神経叢とAuerbach神経叢の神経節欠損で，胎児期の神経堤が中枢から肛門まで移行する過程に障害が生じたことが主因である．60％以上の患者で中枢神経系，感覚器(視覚・聴覚)，循環器系，泌尿器系の奇形や障害が見られる．9％はDown症候群，神経堤障害(neurocristopathy syndrome)，Waardenburg-Shah症候群，Yemenite deaf-blind症候群，限局性白皮症(piebaldism)，MEN2，先天性中枢性低換気症候群(CCHS)，L1症候群などに合併する．

50％の患者でRET，GDNF，GFRα1，NRTN，EDNRB，ET3，ZFHX1B，PHOX2b，SOX10，SHHに変異が検出されている．

再発率

遺伝形式はAD，AR，XLRが報告されており多様である．性差があり，男性患者に多いが，病変が広範囲にわたる場合は男女比が2：1となる．さらに，女性患者の血縁者はより重症化する可能性がある．症候群性HSCRの場合それぞれの遺伝形式による．しかし，浸透度は症候により異なり，再発率推測は困難な場合がある．非症候群性HSCRの場合，同胞の再発率は4％である(一般集団0.02％)．広範囲病変を有する患者の同胞の再発率は男児で17％，女児で13％に対し，女性患者の同胞では男性同胞で33％，女性同胞が9％である．

臨床像

出生後の胎便の排泄遅延が生じる．排便困難，腹部膨満，摂食異常，体重増加不良が見られる．およそ75％は直腸・S状結腸領域に限定されるが，全結腸や小腸まで無神経節腸管となる症例もある．腸炎を合併するときに中毒性巨大結腸症(toxic megacolon)を呈し，敗血症となる場合がある．

遺伝カウンセリング

- 適切な臨床診断が必要．症候群性の場合が9％存在することを念頭に入れる．
- 遺伝形式が多様なので家系内情報を十分聴取する．
- 染色体異常の検査．
- 病態の把握は再発リスクを知るうえで必須である．
- 症候群性HSCRか非症候群性かを十分説明する必要がある．

5 消化管奇形 gastrointestinal malformation

A 食道閉鎖±気管食道瘻 esophageal atresia with or without tracheoesophageal fistula

[MIM 189960]

原因
先天的に食道が閉鎖しており，気管食道瘻を伴う症例が大半である．罹患率は2,500〜4,500人に1人で，60％は他の合併奇形を伴う．遺伝性疾患と考えられる場合は55％程度で，単独奇形の場合は多因子遺伝と考えられる．6〜10％は21トリソミー，18トリソミー，13トリソミーなどの染色体異常に伴って生じる．

AD形式の症候群としてanophthalmia-esophageal-genital（AEG）症候群（原因遺伝子*SOX2*）[MIM #206900]，CHARGE症候群（*CHD7*）[MIM #214800]，Feingold症候群（*MYCN*）[MIM #164280]，Pallister-Hall症候群（*GLI3*）[MIM #146510]が知られている．AR形式の症候群としてFanconi貧血，X連鎖性症候群としてX-linked Opitz G/BBB症候群（原因遺伝子*MID*）[MIM #300000]，VACTERL連合（*FANCB*）[MIM #276950]が知られている．

再発率
発端者が孤発例の場合，同胞の再発率は約1％である．病因不明の発端者あるいはVACTERL連合の子の再発率は2〜4％である．孤発例の中にはAD様式の疾患の*de novo*例が含まれる．

臨床像
病型はGross分類により5型に分類される．胃管挿入が狭窄部を通過できずコイル状所見を呈したり，近位気管食道瘻（B型）では単純X線写真で胃泡が観察できない特徴がある．狭窄形態は一般にabrupt narrowingと形容され，食道アカラシアのtapered narrowingと異なる．食道閉鎖があり，下部食道が気管に開口し気管食道瘻を形成するC型が約85％を占め最も多い．出生直後から口から多量の分泌物流出，咳，吐き気，嘔吐，呼吸困難が認められる．気管食道瘻を欠く例（A型）や近位気管食道瘻（B型）では羊水過多が認められる．

遺伝カウンセリング
- 家族歴を聴取する．
- 合併する奇形の有無を確認する．
- 染色体検査の結果，染色体異常があれば病態および自然歴の説明を行う．
- 特定の症候群が考えられる場合は遺伝学的検査による確認と遺伝形式に沿ったと説明と再発率の評価を行う．

B 横隔膜ヘルニア diaphragmatic hernia

[MIM %142340, %222400, #610187]

原因

先天性横隔膜ヘルニアは2,000〜5,000出生に1人の割合で生じ，先天奇形の8％を占める．

遺伝形式はAD，AR，XLが知られている．染色体異常としてPallister-Killian症候群（12pテトラソミー）[MIM #601803]は30％くらいまでに，18トリソミーは1〜2％に横隔膜ヘルニアを伴う．単一遺伝子疾患に伴う症候群として，Cornelia de Lange症候群（AD/XL）[MIM #122470]の5％，Craniofrontonasal症候群（XL，原因遺伝子 *EFNB1*）[MIM #304110]ではまれに，Donnai-Barrow症候群（AR，原因遺伝子 *LRP2*）[MIM #222448]で70％，Fryns症候群（AR）[MIM %229850]で80％以上，Matthew-Wood症候群（AR，原因遺伝子 *STRA6*）[MIM #601186]で50％程度に本症を伴う．

環境要因として，免疫抑制薬であるmycophenolate moftil，妊婦の飲酒，ビタミンA欠乏の関与が報告されている．

再発率

孤発例であるか，あるいは特定の症候群や染色体異常に関連するかでまったく異なる．孤発例の同胞の再発率は1〜2％である．特定の症候性に伴う場合はその遺伝形式による．

臨床像

胎児期に50％は超音波検査で診断され，羊水過多を伴う場合がある．

後外側ヘルニア（Bochdalekヘルニア）では出生後数分から肺低形成による呼吸障害と肺高血圧による循環不全のためチアノーゼを呈し，蘇生を要する．左側に多いため縦隔偏移を生じ右胸部での心音聴取，樽状胸，腹部陥没が特徴である．適切な外科的修復が行われない限り予後不良である．胎児期に内視鏡を用いた気道閉塞をすることで肺膨張をさせる胎児治療の試みがある．

胸骨後ヘルニア（Morgagni症候群）では症状は軽度な場合が多く，学童期〜成人期に診断される場合があり，予後は通常良好である．

🌿 遺伝カウンセリング 🌿

- 胎児期の超音波検査により，出生前に予知可能な場合が50％である．胎児治療も考慮する．
- 合併奇形を評価する．
- 発端者が無症候性の場合，その同胞の再発率は2％以下である．
- 症候群性の場合，遺伝形式を基に情報提供する．
- 適切な処置によって生存し，生殖年齢に達する人は多くないが，子どもをもうける人も少なくない．その場合，当該の遺伝形式に沿って遺伝カウンセリングを行う．

C 十二指腸閉鎖/狭窄 duodenal atresia/stenosis

[MIM 223400]

原因
十二指腸閉鎖/狭窄は10,000人に1人の発生頻度で，先天性消化管閉塞症の25〜40％を占める．原因の多くは多因子遺伝によると考えられるが，Down症候群など染色体異常症に伴う場合がある．本症の25％はDown症候群に合併している．胎生4〜5週の原始腸管には内腔が存在するが，その後上皮細胞の増殖とともに一旦内腔は閉塞する．8〜10週に内腔の空泡化と癒合により再疎通する．この一連の過程の膜様型障害により狭窄あるいは閉鎖が生じる(Tandlerの再開通障害説)．離断型の成因としては腸回転とともに生じた偶発的血管障害が腸管壊死を引き起こし，十二指腸の閉鎖が起こるとの説がある．

再発率
家族歴のない場合，同胞の経験的な再発率は5％である．両親の近親婚による十二指腸閉鎖症患児の報告はない．

臨床像
膜様型(41.7％)と輪状膵を含む離断型(51.9％)に分けられる．

合併奇形が約半数に認められる．主に先天性心疾患，腸回転異常症，食道閉鎖症，直腸肛門奇形が合併する．

十二指腸閉鎖のため，胎児が嚥下した羊水の腸管吸収が困難となり，羊水過多の所見がある(45％)．胎児期超音波検査で拡張した胃と十二指腸が観察される．

初期症状は嘔吐，腹部膨満である．閉鎖部がVater乳頭部より肛門側に存在することが多いため胆汁性嘔吐が生後早期に出現する．腹部膨満は上腹部に限局し，下腹部は陥凹した船状腹(scaphoid abdomen)を示す．胎便は閉鎖部がVater乳頭部より口側であれば黒緑色，Vater乳頭部より肛門側であれば灰白色である．嘔吐に伴い脱水，電解質異常が進行する．

生後の腹部単純X線撮影で胃と十二指腸の鏡面形成像(double bubble sign)と下腹部腸管内ガス像欠如の所見を認める．

経鼻胃管により上部消化管の減圧，輸液による脱水・電解質異常の補正を行う．外科的処置として膜様型には十二指腸形成術，離断型には十二指腸-十二指腸吻合術(ダイアモンド吻合)が行われる．

遺伝カウンセリング
- 胎児期の羊水過多や超音波検査所見を確認する．
- 臨床所見，腹部X線検査などの所見を総合的に評価．
- 染色体検査を要する場合がある．
- 脱水，電解質異常が進行するので早期の医療介入を行う．

D 臍帯ヘルニア omphalocele

[MIM #164750, 310980, #130650]

原因

臍帯ヘルニアは腹壁形成異常の中で腹壁破裂に次いで多く，その発生頻度は3,000〜6,000人に1人で，男児に多い．原因として，胎生12週までに生理的臍帯ヘルニアが腹腔内に自然還納される過程の障害で起きる説や胎生3〜4週に中胚葉由来の皺壁が癒合して腹壁を形成する過程の障害で生じるという説がある．合併奇形を伴う頻度は50〜88％で，染色体異常として13，18，21トリソミーに合併して認められる．また，Beckwith-Wiedemann症候群（AD）[MIM #130650]の3主徴の一つである．その他にcongenital constriction band症候群[MIM %217100]，prune belly症候群[MIM 264140]に合併する．XLの報告もある[MIM 310980]．一方，腹壁破裂(gastroschisis)は染色体異常等に合併することは極めて少ない．

再発率

非症候群性の場合，同胞再発率は約1％と考えられている．

臨床像

臍帯内のヘルニア門から腹腔内臓器が脱出する．ヘルニア嚢は腹膜（内層），Wharton膠質（中間層），羊膜（外層）からなり，健常皮膚を欠いている．

超音波検査で胎生10週には診断されることが多い．母体血清マーカーのαフェトプロテイン高値が認められることがある．出生後は視診で容易に診断される．低体温，アシドーシス，呼吸障害，感染症が進行する可能性がある．

外科的処置として一期的腹壁閉鎖が理想であるが，重症合併奇形例では二期的あるいは保存療法の選択が妥当な場合がある．

遺伝カウンセリング

- 胎児スクリーニング検査による診断と評価．
- 合併奇形の評価と周産期管理の検討を行う．
- 染色体検査適応の検討と実施．

E 肝外胆道閉鎖 extrahepatic biliary atresia

[MIM %210500]

原因

肝外胆管が先天性あるいは生後早期に閉塞し，新生児期に胆汁性肝硬変を生じる疾患．わが国の発生頻度は10,000〜15,000人に1人で，アジア人・黒人に多い傾向がある．男女比は1：1.7で女児に多い．

胎生期の発生異常に起因し，内臓逆位や多脾を伴うことがある fetal/embryonic type（20％）と，胆管形成後にウイルス感染や自己免疫機序により閉塞する perinatal type（80％）が知られている．多因子遺伝と考えられているが，動物モデルで SOX17 遺伝子の発現低下と胆道閉鎖の関係に関する報告がある．

再発率
同胞の再発率を評価するエビデンスがない．

臨床像
黄疸，灰白色便，肝腫大が3徴候である．症状は生後すぐに認められる場合と，出生後時期を経てから出現する例が存在する．肝は日々腫大とともに硬度を増し，脾腫を伴う．当初，成長障害は認めない．

脂溶性ビタミン(A，D，E，K)の吸収障害からビタミンK欠乏症による出血傾向が顕在化する場合がある．その結果として頭蓋内出血を伴うことがある．生後4ヵ月を過ぎると胆汁うっ滞性肝硬変が進行し，低タンパク血症，腹水，門脈圧亢進症，脾機能亢進症，出血傾向，くる病が出現する．

身体所見，生化学的検査，Schmidt検査，腹部超音波検査，腹部CT検査，胆道シンチグラフィ，経皮的肝生検により診断される．

肝硬変を生じる前に外科的処置が必要である．肝門部空腸吻合術(葛西法)や肝移植の適応となる．

遺伝カウンセリング

- 遺伝的な原因が希薄である．
- 合併奇形を伴う場合は臨床遺伝学的評価を行う．

F 鎖肛 imperforate anus，直腸肛門奇形 anorectal maiformation

[MIM %107100]

原因
先天的に直腸肛門管領域に見られる奇形で，鎖肛が最も多い．発生頻度は5,000人に1人で，男女比3：2でやや男児に多い．人種差はない．

胎生4週の後腸(hindgut)は尿膜と総排泄腔を形成している．その後，尿直腸中隔により尿生殖洞と肛門直腸管に分けられ，8週頃に外界に穿孔する．早期発生段階で障害が起きると高位の奇形を生じるとともに泌尿器系，生殖器系臓器との瘻孔などを生じやすい．

鎖肛を伴う症候群としては Currarino 症候群 (AD，原因遺伝子 HLXB9) [MIM #176450]，Pfeiffer症候群(AD，FGFR1，FGFR2) [MIM #101600]，Townes-Brocks症候群(AD，SALL1) [MIM #107480]，Kabuki症候群(AD，KMT2D) [MIM #147920]，McKusick-Kaufman症候群(AR，MKKS) [MIM #236700]，prune belly症候群(AR，CHRM3) [MIM #100100]，VATER連合などで，染色体異常としてはDown症候群，

22q11.2欠失症候群などが知られている．

再発率
　同胞再発率は定かではないが，1％程度と考えられている．ただし，直腸会陰瘻や直腸腟瘻は2〜5％との報告がある．特定の症候群はそれぞれの遺伝形式による．

臨床像
　肛門の欠如，瘻孔，胎便排泄遅延，腹部膨満，嘔吐を認める．

　男児の場合，尿に便が混入する場合，直腸尿道瘻を考える．女児で腟前庭部と交通している場合は直腸(肛門)腟前庭瘻を，尿道・腟・肛門の区別がなく開口している場合は直腸総排泄腔瘻を疑う．

　検査としては生後12時間を経過して倒立位X線撮影を行い腸管ガス像の位置から，高位型，中間型，低位型の診断を行う．その他，瘻孔造影検査，尿道造影検査，腟造影検査などで病態を明らかにする．

　合併奇形としては腎無形性，水腎症，膀胱尿道逆流現象，尿道下裂，尿膜管遺残などがある．

🍃 遺伝カウンセリング 🍃

- 多因子遺伝と考えられ，同胞再発率は1％程度と低い．
- 瘻孔が確認される場合は2〜5％と若干再発率が高まる傾向がある．
- 合併奇形から特定の症候群でないか評価する．

---

6 遺伝性高ビリルビン血症 hereditary hyperbilirubinemia

A クリグラー・ナジャール症候群 Crigler-Najjar syndrome

[MIM #218800, #606785]

原因
　ARが基本であるが，II型でAD形式の報告がある．*UGT1A1*遺伝子(2q37.1)[MIM *191740]のコードするUDP-グルクロン酸転移酵素の機能欠損で生じる．I型は発症率1,000万人に1人と極めてまれな疾患である．性差は認めない．UDP-グルクロン酸転移酵素の機能が完全に欠損することで発症する．*UGT1A1*遺伝子の変異はエクソン1のナンセンス変異p.Cys280*がよく知られているが，変異の種類は多様で人種差も認める．II型は100万人に1人程度見られる不完全欠損型で酵素機能が10％前後残存している場合がある．II型の遺伝形式はARが基本であるが，不完全浸透ADの場合がある．

　肝細胞の小胞体上に存在するUDP-グルクロン酸転移酵素は脾臓で産生された非抱合型(間接)ビリルビンをグルクロン酸抱合することで水溶性の抱合型(直接)ビリルビンに変換しビリルビンを胆汁に移行しやすくする．本症候群は非抱合型ビリルビンから抱合型ビリルビンへの変換が進まないため，体内に非抱合型(間接)ビリルビンがうっ滞

し，黄疸を生じる．
再発率
　Ⅰ型（完全欠損型）はAR．両親が保因者の場合，同胞の再発率は25％である．Ⅱ型（不完全欠損型）はⅠ型と同様の場合と，一部に不完全浸透AD形式が認められる．
臨床像
　Ⅰ型は生後間もなく高間接ビリルビン血症（＞30mg/dL）が出現し，高度の新生児黄疸が持続し核黄疸のリスクが高くなる．核黄疸になると嘔吐，四肢硬直，けいれんなどが出現し死に至る場合がある．回復しても知的障害，聴覚障害，四肢麻痺などの後遺症を残すことがある．

　Ⅱ型の間接ビリルビン血症は軽度であり核黄疸に至ることは少ない．新生児黄疸の遷延例や1歳を過ぎて診断される場合がある．Ⅱ型の場合，phenobarbitalが奏効し，血中ビリルビン値の低下と黄疸消失がみられる．

🌿 遺伝カウンセリング 🌿

- 肝機能障害を伴わない高間接ビリルビン血症の場合に考慮する．
- Ⅰ型，Ⅱ型の鑑別にphenobarbital付加試験を行う．
- 核黄疸を防ぐため，光線療法，交換輸血を行う．
- 肝移植療法を考慮する．
- Ⅰ型の同胞再発率は25％である．出生前検査で予知することは可能である．

B　ギルバート症候群 Gilbert syndrome

[MIM #143500]

原因
　*UGT1A1*遺伝子（2q37.1）[MIM *191740]のコードするUDP-グルクロン酸転移酵素の70〜80％の機能低下で生じる（残存機能機能は30％程度）．*UGT1A1*遺伝子のp.Gly71Argなどのミスセンス変異，さらにプロモーター領域やエンハンサー領域の変異で転写活性が低下し発症することが知られている．発生頻度は3〜7％で，男女比は2〜7：1で男性に多い．

再発率
　AR．同胞の再発率は25％であるが，ADと考えられる報告があることを認識する必要がある．しかし，予後良好であり治療を要しない．

臨床像
　母乳栄養の場合，生後2〜3週を過ぎても遷延性高間接ビリルビン血症が見られることがある．母乳を中止すると間接ビリルビン値は低下する．母乳性黄疸児は高率にp.Gly71Arg変異を有する．思春期以降に軽度黄疸が出現したり，白血病治療中に高ビリルビン血症が認められることがある．生化学検査で偶然高ビリルビン血症が明らかと

なる場合もある．基本的に予後良好であり治療不要である．抗腫瘍薬irinotecan（CPT-11）の活性代謝産物SN-38の代謝にUDP-グルクロン酸転移酵素ファミリーが関与しており，UGT1A1の抱合活性が低下していると副作用が出現しやすいため，投与前に*UGT1A1*遺伝子多型検査を行う必要がある．

──────── 🍃 遺伝カウンセリング 🍃 ────────

- 新生児黄疸の遷延，母乳性黄疸などの場合考慮に入れる．
- 思春期以降に診断に至る場合がある．
- 基本的に予後良好で治療不要の体質であることを認識する．
- 抗腫瘍薬irinotecan（CPT-11）を処方する際は*UGT1A1*遺伝子多型検査を行う（保険収載されている）．

C デュビン・ジョンソン症候群 Dubin–Johnson syndrome

[MIM #237500]

原因
*ABCC2/MRP2*遺伝子（10q24.2）[MIM *601107]がコードするMRP2タンパクは抱合型（直接）ビリルビンを肝細胞から毛細胆管側の胆汁へ排泄するが，原因遺伝子の変異で機能欠損をきたし発症する．わが国では発症例が少ないが，イラン系ユダヤ人では1,300人に1人と頻度が高い．性差はないが，男性例で若年発症傾向があるとの報告がある．

再発率
AR．同胞再発率は25％である．

臨床像
黄疸により新生児期から学童期ごろまでに半数が診断される．しかし，黄疸が軽度であれば成人期に診断される場合もある．黄疸は疲労，妊娠，経口避妊薬，抗菌薬や抗癌薬によって増強し顕在化することがある．

生化学検査で肝酵素のALTやASTは異常値を示さないが，直接ビリルビン優位の高ビリルビン血症が見られることが特徴である．さらに腹腔鏡検査で黒色肝の所見，胆嚢造影検査で胆嚢が造影されない．尿中コプロポルフィリンⅢ：コプロポルフィリンⅠの比率が逆転し，コプロポルフィリンⅠアイソマーが全体の80％以上を占める．

予後は良好で，基本的に治療を要しない．

──────── 🍃 遺伝カウンセリング 🍃 ────────

- 新生児～成人期に軽度の黄疸が認められる場合，考慮に入れる．
- 直接ビリルビン優位の高ビリルビン血症である．
- 予後良好で治療は不要である．

バイラー病 Byler disease，進行性家族性肝内胆汁うっ滞症 progressive familial intrahepatic cholestasis（PFIC）

[MIM #211600, #601847, #602347]

原因
乳児期に胆汁うっ滞による肝障害を発症し，進行性の経過をたどり通常10年以内に肝硬変に至る．PFICは1～3型に分類され，PFIC1が狭義のByler病である．

原因遺伝子ATP8B1遺伝子（18q21.31）[MIM *602397]の変異により胆汁酸輸送機能の低下によるリン脂質膜不安定化をきたし，胆汁うっ滞を生じると考えられている．PFIC2の原因遺伝子はABCB11（2q31.1）[MIM *603201]で，変異により肝細胞から毛細胆管に胆汁酸を排泄できず，肝細胞性胆汁うっ滞を発症する．PFIC3の原因遺伝子はABCB4（7q21.12）[MIM *171060]で，変異によりリン脂質を胆汁に運ぶことができずうっ滞性の肝疾患を発症する．PFIC1とPFIC2は，まれで報告例は200例程度，PFIC3はさらにまれである．性差はない．

良性反復性肝内胆汁うっ滞症（benign recurrent intrahepatic cholestasis：BRIC）はATP8B1遺伝子の変異で起こる（BRIC1）が，中にはABCB11遺伝子に変異を認める例がある（BRIC2）．

再発率
AR．同胞再発率は25％である．極めてまれなARのため，近親婚が大きく関与する．

臨床像
PFIC1とPFIC2は乳児期早期から胆汁うっ滞による黄疸が持続し，時間の経過とともに肝硬変に至る．PFIC1は膵炎，下痢，低身長，発達障害，出血傾向などを伴う．検査所見としてはγ-GTP値が正常あるいは低値を示す．PFIC3はPFIC1とPFIC2に類似し，最終的に肝硬変を生じる．検査上はγ-GTP値が高値を示す．

出血傾向にはビタミンK投与，中鎖脂肪酸ミルク，脂溶性ビタミン，phenobalbitalなどを用いる．肝移植は最も有効な治療法であるが，PFIC1の胆汁うっ滞以外の病態に対しては効果が認められない．BRIC1とBRIC2は肝硬変へ進行しない軽症の経過をたどる．

遺伝カウンセリング
- 症状や生化学検査より，病態を推量する．
- 家系情報を聴取し，近親婚の有無を確認する．
- 先天性胆道閉鎖症との鑑別が必要である．
- 必要な場合は遺伝学的検査を行う．
- 自然歴を説明し，治療方針を決定する．

7 アラジール症候群 Alagille syndrome

[MIM #118450, #610205, +601920, *600275]

原因
　新生児期から乳児期にかけて胆汁うっ滞性肝障害をきたす疾患で，罹患率は70,000～100,000人に1人である．*JAG1*遺伝子[MIM +601920]のハプロ不全あるいはdominant negative効果により，Notchシグナル伝達系の異常が発生過程に影響を及ぼし，肝，顔面，心血管系，骨，眼，腎などの形成異常をきたす．*JAG1*遺伝子（Alagille症候群1型）に加え，*NOTCH2*遺伝子[MIM *600275]：（Alagille症候群2型）も原因遺伝子として認識されている．

再発率
　AD．子は50％で形質を受け継ぐが，臨床像は家族内でも多彩であり，自然歴を予測することは困難である．

臨床像
　肝内胆管の消失あるいは低形成を認める．新生児黄疸の遷延，灰白色便，肝腫大，脾腫が出現する．進行すると皮膚瘙痒感，黄色腫などを認める．新生児期から乳児期は症状を欠き，たまたま行った生化学検査から診断に至る場合がある．
　特徴的顔貌として前額突出，離開し陥凹した眼，尖った顎による三角顔を呈する．表1に示す合併症，奇形を呈することがある．
　脂溶性ビタミン補充や中鎖脂肪酸補充の継続，瘙痒感や高脂血症には陰イオン交換樹脂や脂質降下薬を用いる．肝硬変に進行する場合は肝移植の適応となる．

🍃 遺伝カウンセリング 🍃

- 胆汁うっ滞の原因を明らかにする．
- 合併奇形を評価する．
- 遺伝学的検査を考慮する．

表1　アラジール症候群の合併症，奇形
1. 心血管系異常：末梢性肺動脈狭窄，大動脈狭窄，心室中隔欠損症，Fallot四徴症，総動脈幹症など
2. 椎体異常：蝶形椎体，椎弓欠損など
3. 眼の異常：後部胎生環が特徴的である（80％），網膜脈絡膜萎縮，網膜色素変性など
4. 腎奇形：単一腎，異所性腎，馬蹄腎，囊胞腎など
5. その他：発育・発達障害，性腺機能不全，消化管異常など

8 アカラシア achalasia

[MIM %200400, #231550, *605378]

原因

アカラシアは食道の蠕動障害および嚥下時の下部食道括約筋(LES)の弛緩不全のために生じる通過障害を特徴とする多因子疾患と認識されている．罹患率は10,000人に1人で，性差はない．

ヨーロッパの研究で，アカラシアに関連する33種類のSNPが選定された．すべてのSNPは第6染色体短腕の主要組織適合抗原(MHC)の領域に存在する．MHCは自己免疫疾患である多発性硬化症，SLE，1型糖尿病に関連することで知られることから，アカラシアも自己免疫機序が働き，食道下端部のAuerbach神経叢の神経節細胞の消失・減少・変性をきたし，神経原生運動障害が出現したものと考えられている．

AAA症候群[MIM #231550]は食道アカラシア(achalasia)，無涙症(alacrima)，副腎皮質機能不全(adrenal insufficiency)の3徴候に筋萎縮と筋力低下が合併するAR形式の遺伝性疾患である．AAA症候群の原因遺伝子は*AAAS*[MIM *605378]で，コードするタンパクALADINは核細胞質輸送に関わっており，その機能は細胞を維持するうえで重要である．

再発率

多因子疾患が主なため，再発率は明らかではない．AAA症候群に伴う場合，両親が保因者とすると同胞罹患率は25％である．

臨床像

20～40歳に発症する場合が多い．潜行性に発症し，徐々に進行する．嚥下困難は固形物と液体の両者で起こる．この現象は悪性腫瘍などの物理的狭窄の場合，固形物は嚥下困難であっても液体はかなりの期間飲み込めることと異なっている．

夜間に逆流が生じる(33％)が，胃液の逆流はない．誤嚥性肺炎を合併する．食道拡張による胸痛，腹痛を生じる．

体重減少が起こることがあるが，軽度から中等度である．食道癌発生率が一般集団に比較し高い．食道癌は予後を規定する要因である．

X線検査，内視鏡検査，内圧検査で病態を把握する．

非観血的治療として，LES低下を期待してCa拮抗薬・亜硝酸薬の投与，神経終末からアセチルコリンの放出抑制のためにボツリヌス毒素注入，物理的拡張のために内視鏡下バルーン拡張術などから選択される．手術は基本的に狭窄解除と逆流防止を目的に，Heller & Dor法が用いられる．

遺伝カウンセリング

- 家族歴を聴取し，遺伝様式を明らかにする．
- 大多数は孤発例で，多因子遺伝が考えられる．再発率は明らかでない．
- AAA症候群の場合は遺伝形式を含め説明する．

9 バレット食道 Barrett esophagus

[MIM #614266, *153622, *610635, *614215]

原因
胃食道逆流症(gastroesophageal reflux disease：GERD)が胃酸や胆汁酸による慢性食道炎を惹起し，食道の扁平上皮が円柱上皮に置換した状態である．男女比は2～3：1で男性に多く，診断年齢は55～65歳に多い．人種間で差が認められており，発生頻度は白人に高くわが国で少ないが，最近増加傾向にある．

MSR1 遺伝子 (8p22) [MIM *153622]，*ASCC1* 遺伝子 (8q22.3) [MIM *614215]，*CTHRC1*遺伝子(10q22.1)[MIM *610635]で，まれではあるが点変異(ナンセンス変異，ミスセンス変異)が検出されており，病的変異の可能性がある．

再発率
遺伝形式が不明で再発率の推定は困難である．原因遺伝子の研究が望まれる．

臨床像
GERDは食道下部の炎症や潰瘍により，胸やけ(呑酸)，胸骨下部の疼痛，咽喉部の球感覚，粘膜出血などを生じる．慢性炎症により食道粘膜に化生変化が進むと，食道腺癌の発生につながる場合がある．

遺伝カウンセリング
- GERDはわが国でも増加し注目されているが不定愁訴として処理されてきた可能性があり，今後十分な聴取が必要である．
- 同様の症状を呈する血縁者の存在について調査を行う．
- 遺伝学的検査については研究の推移を見守る必要がある．

10 congenital short bowel and malabsorption syndrome

[MIM #615237, *611693, #300048, *300017]

原因
*CLMP*遺伝子(11q24.1)[MIM *611693]変異のホモ接合あるいは複合型ヘテロ接合で発症する．変異は点変異(ナンセンス変異，ミスセンス変異)フレームシフト変異，スプライス異常の報告がある．一方，先天性特発性偽性腸管閉塞(chronic idiopathic intestinal pseudo-obstruction：CIIP) [MIM #300048]，*FLNA* 遺伝子 (Xq28) [MIM *300017]の変異も原因の一つと考えられている

再発率
AR, XLR. *CLMP*遺伝子変異に起因する場合，ARのため同胞の再発率は25％である．一方，*FLNA*遺伝子変異由来の発症の場合はXLRのため，同胞の男児の再発率は50％である．

臨床像

小腸全長が50 cm前後の短腸が見られる．腸回転異常をしばしば伴う．水溶性下痢，大量の脂肪便，胆汁性嘔吐，体重増加不良，栄養障害，易感染性などが見られる．

遺伝カウンセリング

- 発端者の適切な診察のうえ，家系の十分な調査を要する．
- *CLMP*あるいは*FLNA*の変異が明らかな場合は遺伝形式に沿って再発率を説明することができる．

11 セリアック病 celiac disease

[MIM #212750, #146880, *604305]

原因

小麦，大麦，ライ麦などに含まれるグルテンの成分であるグリアジンに対する感受性亢進が原因となる多因子疾患である．グルテン感受性T細胞が活性化され，小腸粘膜絨毛萎縮を伴う炎症から下痢などを主症状とするグルテン不耐症のため吸収不良を生じる．発生率が人種で異なり，白人に多いこと(3,000人に1人)が知られるが，わが国では比較的罹患率は低い．

感受性遺伝子の候補領域として6p21.32が示され，この領域に座位を有する*HLA-DQA1*と*HLA-DQB1*が候補遺伝子である．そのハプロタイプ DR3-DQ2とDR4-DQ8が関連していることが示され，特にハプロタイプDR3-DQ2のホモ接合の場合，小児期早期発症例が多い．Down症候群，Turner症候群，Williams症候群などとの関連も指摘されている．

再発率

多因子疾患のため，正確な再発率は不明である．ただし，第1度近親者の経験的再発率は10％(7〜20％)と推定されている．HLAハプロタイプが明らかな場合はADに準ずる．

臨床像

小麦等の食材を摂取すると粘土色の悪臭のある軟便を大量排出することがある．乳幼児期には発育不全，食欲不振，無気力，腹部膨満，筋萎縮を伴うことがある．成人では倦怠感，食欲不振とともに間欠性の下痢を認めることがある．

遺伝カウンセリング

- 本症は潜在化している場合があるので，家族も含め十分に調査する．
- 症候群性の発症例があるので，広い観点から診察する．
- 第1度近親者，特に同胞の経験的再発率は10％である．
- HLAハプロタイプが再発率予測に貢献する可能性がある．

12 炎症性腸疾患 inflammatory bowel disease(IBD)

[MIM #266600, *605956, *607562]

原因
腸管の広範囲の領域に特発性の炎症を生じる疾患群で，潰瘍性大腸炎(ulcerative colitis：UC)とクローン病(Crohn disease：CD)が代表的な疾患である．難病疾患克服研究事業の対象疾患で原因不明であるが免疫学的要因が深く関わっていると考えられている．双生児研究によると一卵性と二卵性の一致率はUCでそれぞれ13％と0％，CDで84％と18％で遺伝要因の関与が考えられている．

GWAS等の研究からIBD1〜IBD28として感受性遺伝子の候補領域が明らかにされた．UCの感受性遺伝子として*ECM1*が，HLAハプロタイプとしてCw*1202-B*5201-DRB1*1502が報告されている．CDの感受性遺伝子としては欧米例で自然免疫に関わる*CARD15(NOD2)* に相関が見られたが，わが国では否定的な結果が示された．その他，*IL23R*，*CCR6*，*IL12B*，*STAT3*，*JAK2*，*LRRK2*，*CDKAL1*，*PTPN22*，*ITLN1*，*IRGM*，*PTGER4*の相関が報告されている．

再発率
第1度近親者は一般集団に比較し5〜20倍の再発率があり，患者の子の再発率は5％と推定されている．一方，IBD患者の10〜25％で第1度近親者に罹患者が認められる．

臨床像
UCは大腸粘膜の慢性炎症性潰瘍病変を生じ，血性下痢を特徴とする．関節炎やブドウ膜炎などを合併する場合がある．炎症が重篤化すると中毒性巨大結腸症による致死的な状況を呈することがある．

長期経過例では大腸癌(ulcerative colitis)の発症リスクが高まる．CDは回腸末端から大腸の全層性炎症で腹痛，発熱，食欲不振，および体重減少を伴う慢性の下痢が主症状で膿瘍形成，内外瘻孔，腸閉塞，難治性痔瘻を合併する．

🍃 遺伝カウンセリング 🍃

- 腸管の慢性炎症のある患者の適切な診断が必要．
- 家系内にUCとCDの患者が混在する場合(indeterminate colitis)が存在するので，十分な調査を行う．
- 多因子遺伝病で特に第1度近親者の再発率は高くなることを念頭に入れる．

8 腎・泌尿器疾患

1 先天性腎尿路奇形 congenital anomalies of the kidney and urinary tract（CAKUT）

CAKUT［MIM #610805］, renal hypodysplasia/aplasia［MIM #191830］, VUR1［MIM %193000］, VUR2［MIM #610878］, VUR3［MIM #613674］, VUR4［MIM %614317］, VUR5［MIM %614318］, VUR6［MIM %614319］など

原因
①腎臓の発生に関与するさまざまな遺伝子の異常，②microRNAなどのエピジェネティックな因子，③環境因子などが原因となる．CAKUTは臨床的に腎臓にのみ奇形が見られるもの（non-syndromic CAKUT）と，腎臓以外にも奇形があるもの（syndromic CAKUT）に分けられる．

再発率
原因不明のCAKUTの次子再発率は約10%とされている．

原因遺伝子が明らかなnon-syndromic CAKUTはADが多く，その場合再発率は50%である（*PAX2*, *HNF1B*, *UMOD*など）．孤発例も多い．syndromic CAKUTはその原因遺伝子により，AD，AR，XLRいずれも存在する．

臨床像
CAKUTは全体で軽度なものも含め1,000人に3〜6人の頻度で見られる．奇形症候群の1つとして見られる症例も多いため（syndromic CAKUT），奇形症候群患者では必ず腎臓に異常がないかを確認する．

a. 両側腎無発生・異形成

2,000人に1人で見られる．この場合は肺低形成となり，死産もしくは生後早期に死亡する．

b. 腎低異形成，片側腎無発生

1,000人に1人で見られる．原因遺伝子は*PAX2*や*HNF1B*が比較的多く，合わせて20%近くになる．将来的に末期腎不全となる可能性があるため，慎重な経過観察が必要である．

c. 水腎症

水腎症はCAKUTの中で最も多く，20〜100人に1人の頻度である．原因遺伝子として*SOX17*などが報告されているが，特定のものはない．自然に軽快するものから，腎実質の圧迫により腎機能が低下するものまである．

d. 膀胱尿管逆流症（vesicoureteral reflux：VUR）

VURは小児の1〜2%，そのうち家族性のVURは25〜51%とされている．原発性VURでは多くの原因候補遺伝子が報告されているが，ほとんどが散発的な報告であり特定のものはない．VURはしばしば尿路感染症の原因となるため注意が必要である．

遺伝カウンセリング

- CAKUTは種々の疾患，原因を含むため，それぞれの疾患に合わせたカウンセリングを行う．
- 原因遺伝子が多岐にわたり，また浸透率もさまざまであるため，原因遺伝子が不明な例は遺伝カウンセリングがしばしば困難となる．

2 常染色体優性多発性嚢胞腎 autosomal dominant polycystic kidney（ADPKD）

polycystin 1; PKD1（16p13.3-p13.12）[MIM *601313]
polycystic kidney disease 1; PKD1; polycystic kidney disease, adult, included; APKD, included（16p13.3-p13.12）[MIM #173900]
polycystin 2; PKD2（4q21-23）[MIM *173910]
polycystic kidney disease 2; PKD2（4q21-23）[MIM #613095]

原因

*PKD1*および*PKD2*が責任遺伝子として同定されている．*PKD1*は16p13.3に座位し，46エクソンから14 kbのトランスクリプトが発現される．細胞表面に存在し巨大細胞外ドメインと，膜貫通型細胞内ドメインより構成される．主に，PKD2産物とともに局在する．一方，*PKD2*は4q13-23に座位し，5 kbのトランスクリプトを発現する．局在はPKD1とともに細胞膜に発現するとともに，細胞内小器官との結合も多く見られることがPKD1とPKD2の違いである．

PKD2産物は膜貫通ドメインのみを有し，PKD1のC末端に類似した構造である．PKD1は細胞接着に関与すると考えられるが，PKD2はカルシウム依存性のイオンチャネルと考えられている．

再発率

家系例ではAD．95％は遺伝性，5％は孤発例である．

臨床像

腎嚢胞以外にも多彩な症状を呈し，肝嚢胞，精索嚢胞，膵臓・くも膜・血管病変などであり，脳動脈瘤，大動脈起始部の拡大，胸部大動脈瘤解離，僧帽弁逸脱，などである．

腎嚢胞の出現は胎児期から成人期と幅広く，40歳以降の出現はまれである．主たる腎病変は尿細管由来であり，腎機能は成人期まで保たれ，透析・移植の適応も成人期がほとんどである．生命予後は，成人期以降に問題となる脳動脈瘤の管理で左右される．小児期は定期的な血圧管理と採血による腎機能のフォロー．成人期ではさらに脳血管病変の早期発見が望まれる．家系内の腎移植においては，ドナーが発症前罹患者でないことを確認する必要がある．

なお，バソプレシンV_2受容体拮抗薬であるtolvaptanの腎嚢胞増大抑制効果が示され，保険での治療が可能となった．

―――――――――― 遺伝カウンセリング ――――――――――
- 患者の半数は60歳までに末期腎不全になる．くも膜下出血の家族歴がある場合はADPKDのハイリスク群となる．
- 変異の85％は*ADPKD1*，残りは*ADPKD2*である．また*ADPKD2*は*TSC1*との隣接遺伝子症候群を呈する場合があり，これがADPKDと結節性硬化症との合併の原因である．
- ハイリスク群はMRIを用いた，スクリーニングを考慮する．
- 治療法が開発されたことからat risk者に積極的にスクリーニングを勧める必要がある．

3 遺伝性腎炎

A アルポート症候群 Alport syndrome

X染色体連鎖型[MIM 301050]，常染色体劣性型[MIM 203780]，常染色体優性型[MIM 104200]

原因
4型コラーゲンのα3-5鎖をコードする遺伝子の異常で発症する．以下の3つのタイプに分類される．

a. X染色体連鎖型(XLAS)
　全体の約80％を占める．4型コラーゲンα5鎖をコードする遺伝子*COL4A5*の異常で発症する．

b. 常染色体劣性型(ARAS)
　約15％を占める．4型コラーゲンα3鎖またはα4鎖をコードする遺伝子*COL4A3*または*COL4A4*のホモまたは複合ヘテロ接合体変異を有する場合発症する．

c. 常染色体優性型(ADAS)
　約5％を占める．*COL4A3*または*COL4A4*のヘテロ接合体変異を有する場合発症する．

再発率
各遺伝様式による．

臨床像
　遺伝性進行性腎疾患で高頻度に腎不全へと進行し，しばしば難聴や眼症状を伴う．病初期には顕微鏡的血尿を呈し，病気の進行とともにタンパク尿を呈する．その後の症状の経過は以下のように遺伝形式により大きく異なる．眼症状としては，円錐水晶体，白内障，網膜病変，角膜病変を認めることがある．

a. XLAS
　男性で90％，女性で12％が40歳までに末期腎不全へと進行する．男性患者では*COL4A5*遺伝子にtruncating mutationを有する場合，non-truncating mutationを有する場合より10歳以上早く腎不全に至る．女性においては臨床症状と遺伝型の相関を認めず，難聴を伴う患者で腎不全への進行リスクが高い．男性患者の80％に難聴，30％に眼症状を合併するとされている．

b. ARAS
　男女ともに重症で20歳代で腎不全へと進行する．海外からは50％以上の患者で難聴および眼症状を認めると報告されている．
c. ADAS
　腎予後は一般的に良好とされるが，50歳以降に腎不全進行例も存在し，また，同一家系内においても重症度は異なると報告されている．

―――― 遺伝カウンセリング ――――

- 最も発症頻度の高い病型はXLASであり，その場合，男性患者では40歳までにほとんどの場合末期腎不全へと進行する．女性においても男性に比し頻度はかなり低いものの，末期腎不全へと進行する患者もいる．
- XLAS男性患者では80％で難聴，30％で眼合併症を伴う．
- ARASでは男女ともにほとんどの患者で20歳前後に末期腎不全へと進行する．高頻度に難聴および眼症状を合併する．

B 菲薄基底膜症候群 thin basement membrane nephropathy

良性家族性血尿「MIM 141200」

原因
　4型コラーゲンのα3または4鎖をコードする遺伝子 COL4A3 または COL4A4 のヘテロ接合体変異を有する場合発症する．常染色体劣性Alport症候群（ARAS）はこれらの遺伝子のホモまたは複合ヘテロ接合体変異を有する場合発症するので，菲薄基底膜症候群患者はARASの変異保因者と表現できる．

再発率
　ADであるが，家系内で同じ変異を有しても尿異常を認めない場合があり，尿異常を認めるのは変異保因者の70％と報告されている．

臨床像
　血尿または血尿と軽度タンパク尿を認め，臨床的には初期のAlport症候群患者との鑑別はできない．しかしAlport症候群と異なり，腎不全へと進行することはなく，難聴や眼症状も認めない．そのため，臨床病名として良性家族性血尿と呼ばれる．ADの家族歴があるが，家系内に腎不全患者がいる場合はAlport症候群を疑う必要がある．
　診断には腎生検で腎糸球体基底膜の菲薄化の所見を得る必要があるが，血尿のみしか認めない患者においては，一般的には腎生検の適応はない．

―――― 遺伝カウンセリング ――――

- ADであるが，遺伝子変異を有しても尿所見に異常を認めるのは約70％．
- 腎不全への進行や，難聴，眼症状は認めない．

- 一方，両親がともに菲薄基底膜症候群の患者である場合，その両親が*COL4A3*または*COL4A4*の同じ遺伝子に変異を持っていた場合，子は25％の確率で常染色体劣性Alport症候群を発症する．

4 腎結石 renal stone

```
secreted phosphoprotein 1(SPP1); 4q21-q25[MIM *166490]
nephrolithiasis, calcium oxalate[MIM 167030]
cystinuriacystinuria, type A(2p16.3, 19q13.1変異を含む)[MIM 191700]
urolithiasis, uric acid, autosomal dominant[MIM #220100]
xanthinuria, type I; 2p23-p22[MIM #278300]
```

原　因

多くの場合は多因子疾患，生活習慣病である．若年発症，多臓器症状を伴う場合は遺伝的要素が高まることはAR，多因子遺伝病の特徴である．代謝性疾患のほとんどはARであるが例外的に，XLRの遺伝形式をとる家族性低リン血症，腎性尿崩症や，AD遺伝病である家族性高カルシウム尿症や重症型の遠位尿細管性アシドーシスも存在する．

再発率

原疾患による．代謝性の多くはARであるが，確定診断が前提である．

臨床像

まれではあるが，若年発症かつ多臓器障害による致死性の疾患もあるので，典型的でない場合の原因検索は必須である．*AGXT*異常で生じる原発性高オギザロ尿症1型では，肝のペルオキシゾーム酵素の欠損であり．肝移植・肝腎同時移植の適応もある．

遺伝カウンセリング

- 原疾患によるが多くはAR，遺伝性の理解とともに生活習慣の把握，指導も重要である．
- 原疾患により内服，食事療法で尿中代謝産物のコントロールも可能な場合もある．

5 若年性ネフロン癆 juvenile nephronophthisis(JN), medullary cystic kidney disease complex(MCKD)

```
medullary cystic kidney disease(MCKD)1(1q21)[MIM #174000]
uromodulin; UMOD(16p12.3)[MIM *191845]
medullary cystic kidney disease(MCKD)2(16p12.3)[MIM #603860]
```

原　因

慢性尿細管間質性腎炎のカテゴリーに入る疾患で，小児期，一部乳児期発症の間質性

腎炎であり，単一疾患ではない．
再発率
原疾患によるが確定困難．
臨床像
多くの例では種々の速さで進行し，末期腎不全に至る．最終的には透析・腎移植を要する．疾患の特徴は糸球体病変より尿細管病変が主体であることから，多飲，多尿，腎機能（クリアランス）に見合わない進行した腎性貧血，成長障害，結石などである．低形成腎や，膀胱尿管異常の合併もある．

画像診断で髄質に小囊胞が見られることもあるが，早期は糸球体病変も軽微であり，一方進行すると末期腎不全の共通した組織像のみで特異的な像は見られず，腎生検では確定診断困難なことが多い．臨床像，生化学的，血液，尿検査を繰り返し，特徴的な画像診断が確定診断に役立つが，遺伝形式の予測までは困難である．

遺伝カウンセリング

- *NPHP1-NOHP11* まで遺伝子が判明しAR形式をとる場合があるが，他の疾患の部分症状の場合は基礎疾患の遺伝形式から再発率を求める．
- 鑑別診断としてAR形式を呈するものとしてSenior-Loken syndrome，Joubert syndrome，oculomotor ataxia Cogan．また，自己免疫疾患としてtubulointerstitial nephritis with uveitisがあるが非遺伝性疾患である．

---

6 デント病 Dent disease

Dent-1 [MIM #300009], Dent-2 [MIM #300555]

原因
60〜70％がXp11.23-22に局在する*CLCN5*遺伝子の変異で発症し，10％がXq25-26.1に存在する*OCRL*遺伝子の異常で発症する．*OCRL*遺伝子の異常により，Lowe症候群を発症することが知られているが，Lowe症候群と異なり白内障や重度の精神発達遅延を認めず臨床的にDent病を呈することが近年示された．

その後，*CLCN5*異常によるDent病患者はDent-1，*OCRL*異常による患者はDent-2と総称されるようになった．

再発率
Dent-1，Dent-2ともにXLであり，遺伝子変異を有する場合，全例で発症する．ただし，Dent-2においては，同一家系内で腎症状のみのDent-2患者と全身疾患のLowe症候群患者が混在する家系も報告されている．女性ではほとんどの場合無症状であり，まれに尿中低分子タンパクの軽度上昇を認める．

臨床像
多くは無症状であり，学校検尿で無症候性タンパク尿により発見されることが多い．

尿中タンパクは主にβ₂-マイクログロブリンやα₁-マイクログロブリンなどの分子量40,000 kD未満の低分子タンパクによって構成される．血尿はほとんどの場合認めず，高Ca尿症，腎石灰化を認めることもある．低P血症，代謝性アシドーシス，アミノ酸尿などのFanconi症候群を呈することもあり，加齢とともに腎機能低下を呈することもある．まれに末期腎不全へと進行することがある．Dent-2ではまれに軽度の精神発達遅滞を伴う例が報告されている．

遺伝カウンセリング

- XL疾患であるが，男性でも末期腎不全へと進行することは比較的まれで，ほとんどの場合無症状で経過する．
- 女性ではほとんどの場合無症状で，まれに尿中低分子タンパクの軽度上昇を認める．
- 分子遺伝学的にDent-1，Dent-2に分類されるが，臨床像からの鑑別はできない．ただしDent-2では軽度の精神発達遅滞を認めることがある．
- 同一家系内で腎症状のみのDent-2と白内障や精神発達遅滞を伴うLowe症候群が混在することがある．その理由は現在まで明らかとなっていない．

9 骨・結合組織疾患

骨系統疾患

1 軟骨無形成症 achondroplasia(ACH)/軟骨低形成症 hypochondroplasia(HCH)

軟骨無形成症[MIM #100800], 軟骨低形成症[MIM #146000]

原因
線維芽細胞増殖因子受容体3遺伝子(*FGFR3*)の点突然変異により発症する. 約98％はc.1138G＞A変異を示し, 約1％は同G＞C変異を示すが, いずれもアミノ酸ではp.Gly380Arg変異を引き起こす. HCHは疾患概念がACHに比べて確立しておらず, 臨床的にHCHと診断されても約70％に*FGFR3*遺伝子変異を認める程度である. これらの*FGFR3*遺伝子変異は受容体の機能亢進(gain of function)を示し, 軟骨内骨化に対しては抑制的に働くことで, 長管骨の伸長を妨げる.

ACHの出生頻度は26,000～28,000人に1人程度とされている. HCHの出生頻度は明確でないが, おそらくACHの頻度に近い. 父親の年齢が高いほど頻度が上昇する.

再発率
AD. ACHでは患者の80％は*de novo*変異とされ, 健常な両親から生まれている. 両親のいずれかが罹患している場合には, 子は50％の確率で再発する. また両親ともにACHに罹患している場合は, 健常な子が25％, 両親と同じACH罹患児が50％, タナトフォリック骨異形成症に類似した重症型のホモ接合体のACH罹患児が25％の確率で生まれる. 性腺モザイクによる健常な両親からの罹患同胞の再発が0.02％程度あるとされている. 浸透率は100％である.

HCHについては臨床症状が軽いため, ACHよりは上位世代からの遺伝性の割合が高いと推測される.

臨床像
ACHもHCHも症状の重症度が異なるだけで, 臨床像は類似している. ACHの臨床像は比較的均一で, 四肢の近位肢節(上腕骨や大腿骨)の著明な短縮による四肢短縮型低身長を示す. 頭部は前額部の突出, 鼻根部の陥凹, 顔面中央部の低形成, 下顎の突出, 頭囲の拡大などを示す. 脊椎では腰椎前彎と臀部の突出が見られる. 三尖手(trident hand)が特徴的で, 診断の決め手になる.

X線所見では太く短縮した長管骨とその(特に大腿骨の)骨幹端の杯状変形(cupping)が特徴的で, この所見は特に出生時には大腿骨近位部の透亮像として, 三尖手とともに診断の決め手になる.

HCHでは基本的には前記のACHの症状を軽症にしたものとなるが, 臨床所見は

ACHに近い重症例から体質的な低身長との鑑別が困難な軽症例まで多様である．
　治療は整形外科的な骨延長術と成長ホルモン投与が行われる．

遺伝カウンセリング

- 両親のいずれかがACHに罹患している場合は，浸透率はほぼ100％なので，50％の確率で罹患児が出生する．
- 両親のいずれもが非罹患者の場合でACHの患児が生まれた場合は，新生突然変異の可能性が極めて高いが，まれに性腺モザイクによる同胞再発がある．
- HCHについては遺伝的異質性があり，*FGFR3*遺伝子変異が検出されない孤発例では遺伝性の確定は困難である．
- 出生前診断は超音波検査で大腿骨長の短縮が妊娠22週頃から認められるが，妊娠28週頃以降になって指摘されることもある．また羊水や絨毛を用いた*FGFR3*遺伝学的検査も技術的には可能である．

2 タナトフォリック骨異形成症1型, 2型 thanatophoric dysplasia (TD)

TD 1型[MIM #187600]，TD 2型[MIM #187601]

原因

線維芽細胞増殖因子受容体3遺伝子（*FGFR3*）の点突然変異により発症する．1型では複数の変異の集中した領域が報告されており，Arg248Cysが1型の60～70％，次いでTyr373Cysが20～30％程度に見られる．2型については，ほぼ全例でLys650Glu変異が検出される．頻度は出生児（死産も含む）の1/20,000～1/50,000程度である．

再発率

AD．ただし，TDは出生後早期に死亡することが多く，長期生存であっても妊孕性がないため，実際の発症はほぼ全例が新生突然変異である．性腺モザイクの疑われる報告はあるが，その頻度は無視できるほどであり，再発率は極めて低い．

臨床像

近位肢節中心の著明な四肢短縮を示す．体幹の短縮は軽度であるが，著明な胸郭低形成による呼吸障害と腹部膨満をきたす．頭部は巨大頭蓋（macrocephaly）［2型では側頭部膨隆によるクローバー葉頭蓋（cloverleaf skull）］，前頭部突出，鼻根部陥凹［鞍鼻（saddle nose）］，大泉門開大，顔面の比較的低形成などの所見を示す．四肢では長管骨の伸びが皮膚に追いつかないため，長軸と垂直方向に皮膚の皺襞が見られる．生命予後は出生後に呼吸管理を行わない場合は，呼吸障害により周産期死亡となることが多いが，呼吸管理を行えば長期生存も可能である．胎生期には妊娠30週前後から羊水過多が必発で，しばしば胎児水腫を呈する．根治的な治療法はない．
　X線所見は長管骨（特に上腕骨と大腿骨）の著明な短縮を示す．妊娠20週以前から，超音波検査で－2SD以上の四肢短縮，特に大腿骨の短縮が見られる．その後も週数が

進むにつれて正常との差は広がり，妊娠末期に至っても大腿骨長は妊娠16〜20週程度である．長管骨の骨幹端は軽度拡大(splaying, flaring)し，不整でcuppingを認め，これにより骨幹端縁は棘突起状(spur)に見える．1型では大腿骨の彎曲が著明で，受話器様変形(French telephone receiver femur)を示す．2型では彎曲は認めないか，極めて軽度である．肋骨の短縮による胸郭低形成で，ベル状胸郭となる．著明な椎体の扁平化を示す．

🌿 遺伝カウンセリング 🌿

- 全例が健常な両親からの新生突然変異での発症であり，再発リスクはほぼ無視できる．
- X線診断で確定できるが，技術的には遺伝子診断も可能である．
- 2型は大腿骨の彎曲がなく直状で，ほとんどの例でクローバー葉頭蓋を示す．1型は大腿骨が彎曲し，クローバー葉頭蓋はないことが多いが，あってもよい．1型と2型の区別は大腿骨の彎曲の有無による．
- 出生前診断は超音波検査でほぼ可能であるが，胎児CTも極めて有用である．また技術的には遺伝子診断も可能である．
- 以前は「致死性骨異形成症」と呼ばれていたが，長期生存例が報告されるようになったため，「致死性」が疾患名として適切ではないとされ，2013(平成25)年にタナトフォリック骨異形成症に変更された．

3 先天性脊椎骨端異形成症
spondyloepiphyseal dysplasia congenita (SEDC)

[MIM 183900]

原因

脊椎椎体と骨端の骨化異常を特徴とする疾患で，12q13.11-q13.2にある2型コラーゲン遺伝子(*COL2A1*)の1塩基置換や一部の欠失，重複による．遅発性SED(SED tarda)，SEDC，軟骨低発生症，軟骨無発生症Ⅱ型は，いずれも2型コラーゲンの遺伝子異常から生じる疾患であり，画像所見をはじめとして臨床的にも共通した特徴を持つ一連のスペクトラムをなす．このSEDCスペクトラムでは中間の表現型も存在する．表現型の差は残存する正常プロコラーゲンの量と細胞外に分泌された異常プロコラーゲンの性状による．

再発率

AD．多くは新生突然変異による散発例として発症する．両親のいずれかが罹患していれば子は50％の確率で発症する．浸透率は高い．性腺モザイクによると思われる非罹患の両親からの同胞再発例が報告されている．

臨床像

低身長であり，四肢，体幹とともに短縮しているのが特徴である．顔面正中部の低形

成に注意すれば出生時に診断可能であるが、軽症例ではしばしば見逃されて乳幼児期に発見されることが多い。表現型としては軟骨低発生症と連続的なスペクトラムを示す。椎体の骨化不全や胸郭低形成を示す軟骨低発生症に近い重症型では出生直後の呼吸不全を示す。出生時身長が予後に関係するというデータがあり、-5SD以下の低身長では予後不良とされる。

成長とともに体幹短縮が優位となる。低身長とともに短頸、樽上胸、鳩胸、外反膝(内反股)を呈する。しばしば口蓋裂や難聴、内反尖足を伴う。硝子体網膜変性による近視や網膜剥離が起こることがある。C1-C2の環軸椎亜脱臼は四肢麻痺や突然死の原因となるため注意が必要である。

―――― 🍃 遺伝カウンセリング 🍃 ――――

- 定期的な耳鼻科、眼科、整形外科検診を必要とする。
- 胎児超音波検査では長管骨の短縮と頭囲の拡大を認め、軟骨無形成症の所見と類似する。胎児CTで鑑別可能である。
- *COL2A1*変異部位が明らかにされた家系では胎児遺伝子診断は技術的には可能である。

4 スティックラー症候群 Stickler syndrome

type Ⅰ [MIM #108300], type Ⅱ [MIM #604841], type Ⅲ [MIM #184840], type Ⅳ [MIM #614134], type Ⅴ [MIM #614284]

原因

硝子体や内耳などの組織に有意に発現する線維性コラーゲンの機能異常に起因する。遺伝的異質性と表現型の幅が存在し、責任遺伝子と主な表現型により5タイプに分類される。大部分はADであり、全体の約80%を占める*COL2A1*変異で起こるtype Ⅰと、*COL11A1*変異で起こるtype Ⅱは典型的な表現型を呈する。まれな*COL11A2*変異によるtype Ⅲは眼所見を呈さない。ARでは近年*COL9A1*変異(type Ⅳ)、*COL9A2*変異(type Ⅴ)の少数家系の報告がある。

類似表現型のアレリックな疾患も複数存在し、Ⅱ(ⅩⅠ)型コラーゲン異常症としての分子遺伝学的分類がなされている。

再発率

表現型の幅があるが完全浸透であり、ADの場合、変異を持つ親からの再発率は50%。新生突然変異も存在し、両親において、臨床的に罹患(もしくは発端者で認めた変異)がなければ同胞再発率は一般に低い。ARの場合は発端者の健常両親はヘテロ保因者であり、同胞再発率は25%、保因者となる確率は50%。

臨床像

Robinシークエンス(小下顎に起因する舌の後方転位による口蓋形成異常や上気道閉塞)をきたす原因の1/3程度が本症候群とされる。生直後最も明らかな所見であるため、

これを認めた場合は眼，聴覚所見につき早期に精査する．新生児期は通常遠視所見を有するため，屈折度（ジオプトリー）において近視所見があれば有意と捉える．その他，硝子体変性所見，幼児期以降の強度近視，白内障や網膜剥離の合併頻度が高い．中でもtype Iは重度の硝子体・網膜所見と高い網膜剥離のリスクを持つが，type IIIは有意な眼所見を認めない．難聴はtype IIで中等度〜重度の進行性であることが多い．X線画像上は軽度の扁平椎や幅広の骨幹端，骨端核不整などの所見を認め，Marfan様体型を呈する例もある．20〜30歳代の早期から変形性関節症の発症に注意が必要である．心疾患は僧帽弁逸脱の報告をときに認める．

遺伝カウンセリング

- 高率に合併する網膜剥離からの失明の回避や，難聴に対する早期聴覚刺激の有用性を考え，診断が疑われたら積極的に前記合併症を精査，フォローする．
- 同一家系内においても臨床所見の幅が大きいため，両親を含めた家系内での眼科診察や聴覚検査は，本人の健康管理だけでなく再発率の情報提供にも有用である．
- 遺伝学的検査は確定診断や前述の大まかな臨床型との関連把握に有用であるが，正確な重症度の予測は難しい．

5 短肋骨多指症候群 short-ribs polydactyly syndrome(SRPS)/呼吸不全性胸郭異形成症 asphyxiating thoracic dysplasia(ATD, Jeune)

SRPS[MIM #263510], ATD[MIM #208500]

原因

SRPSとATDは遺伝的異質性のある疾患で表現型も多様性がある．SRPSは4つの亜型，1型Saldino-Noonan型，2型Majewski型，3型Verma-Naumoff型，4型Beemer型に分類される．1型と3型はATDとも臨床所見に共通点があり，遺伝子変異がdynein, cytoplasmic 2, heavy chain 1（*DYNC2H1*）と intraflagellar transport 80（*IFT80*）に報告されている．ATDはさらにtetratricopeptide repeat domain 21B（*TTC21B*）や*IFT144*などの遺伝子にも報告されている．また，いずれの遺伝子にも連鎖していないものもある．2型はNIMA (never in mitosis gene a) -related kinase 1（*NEK1*）と*DYNC2H1*が候補であるが，確定的ではない．4型は原因不明である．またSRSPやATDと類似した臨床型を示す軟骨外胚葉性異形成症（chondroectodermal dysplasia；Ellis-van Creveld症候群）は*EvC1*または*EvC2*遺伝子に変異が報告されている．

発症頻度は不明であるが，SRPSとADを含めても1〜2人/10万人程度と推定される．

再発率

ARであり，保因者である両親から生まれ，25％は罹患，50％は両親と同じ保因者，25％は非保因者となる．

臨床像

　SRPSは周産期死亡を起こすことが多く，延命には呼吸管理を必要とする．4型以外は多指(趾)を認めること多い．胎児期から重症の四肢短縮や胸郭低形成を示し，胎児水腫となることも多い．骨病変以外にも腎臓や心臓等の内臓の形態異常や機能障害など多彩な合併症を有する．X線所見は特徴的な多指症を認めれば診断に有用である．また胸郭狭小化と胸郭低形成は必発である．

　ATDは新生児期から胸郭の狭小化による呼吸障害を認め，小児期に死亡することが多いが，軽症例では長期生存も可能である．軽度の四肢短縮と低身長を示し，多指(趾)症を合併することもある．精神発達は通常は正常である．腎機能障害を呈して進行性に悪化することがある．胎生期には羊水過多を示すことが多いが，腎機能障害があると尿量減少により羊水過少となる場合もある．X線所見は胸郭狭小化が見られ，短縮した肋骨が水平に近い走行を示す．骨盤は腸骨翼の低形成と三尖臼蓋を示す．

遺伝カウンセリング

- 遺伝子診断は可能であるが，研究レベルであり，変異が見つからないことも多い．
- 出生前診断は超音波検査により多指や短肋骨，胸郭低形成などの特徴的な画像を捉えれば可能であるが，SRPSの亜型や重症のATDとの鑑別などは困難である．超音波検査で特徴的な画像が得られない場合は，胎児CTが有用である．

---

6 多発性骨端異形成症 I，II，III，IV，V，VI型
multiple epiphyseal dysplasia(MED) type Ⅰ～Ⅵ

I型[MIM 132400]，II型[MIM 600204]，III型[MIM 600969]，IV型[MIM 226900]，V型[MIM 607078]，VI型[MIM 120210]

原因

　低身長および長管骨骨端の形成異常を示す一群の疾患を多発性骨端異形成症といい，現在のところ6つのサブタイプに分類されているが，遺伝的異質性があってほかにも原因遺伝子が見つかる可能性がある．ARを示すIV型は軟骨内sulfateの欠損，それ以外はADで軟骨基質の構成成分の異常が原因である．原因遺伝子はⅠ型が*COMP*(cartilage oligomelic matrix protein遺伝子)，II型とIII型とVI型が9型コラーゲン(それぞれ*COL9A2*, *COL9A3*, *COL9A1*)，IV型が*SLC26A2*(*DTDST*)，V型がマトリリン3をコードする*MATN3*である．ADは10,000人に1人，ARは20,000人に1人程度の発症率で，骨系統疾患の中では比較的頻度が高い疾患である．

再発率

　ADでは50％．ARでは25％．

臨床像

　四肢短縮型の低身長，四肢関節の拘縮と関節痛が特徴で，顔貌や知的発達は正常であ

る．50％程度は出生時にすでに四肢短縮，関節症などを呈するが，成人後に初めて左右対称性の関節症を発症して診断される軽症型までさまざまな重症度を示す．短指や下肢のアライメントの異常（O脚やX脚など）を示す．進行性の変形性関節症のために関節置換術などの整形外科的治療が必要となることが多い．脊椎骨端異形成症と異なり脊椎彎曲異常や脊髄圧迫症状はほとんどない

🌿 遺伝カウンセリング 🌿

- 異質性の高い疾患であり，X線的，分子遺伝学的な精査を行う必要がある．
- 整形外科的なフォローが必要である．
- V型では浸透率がやや下がると言われる．
- ADでは両親のいずれかが罹患の場合がほとんどであり，新生突然変異の比率はわかっていない．ARでは同胞再発率は25％だが，いずれの場合も胎児遺伝子診断は一般的でない．

7 偽性軟骨無形成症 pseudoachondroplasia

[MIM 177170]

原因
多発性骨端異形成症I型の責任遺伝子と共通の*COMP*の変異が原因である．19p12-p13.1に局在し，軟骨基質のオリゴマータンパク質の異常をきたす．20,000人に1人の発症率で，比較的頻度の高い疾患である．

再発率
ADで家系例と突然変異例の両方が存在する．過去に報告されたAR例は現在では両親の性腺モザイクであったことがわかっている．

臨床像
近位肢節優位の四肢短縮に伴う低身長が著しい．関節弛緩性が強く，特に手足の小関節に目立つ．生下時には異常を認めないが，生後1年を超えて低身長が出現する．身体特性は軟骨無形成症と類似するが頭囲と顔貌は正常である．生命予後は良好で，知的発達も正常である．しばしば頸椎の不安定が発生する．側彎もしばしば発生する．股関節の変形性関節症が早期に出現し，成人の半数で人工股関節形成術が必要となる．O脚やX脚，あるいはその両者の合併がある．

🌿 遺伝カウンセリング 🌿

- 頸椎の環軸亜脱臼による突然死のリスクに注意する．
- 側彎，下肢の変形，関節症に対する整形外科的なフォローが必要である．
- 遺伝的浸透度はほぼ100％である．
- 両親のいずれかが罹患の場合で，遺伝子変異部位がわかっていれば，技術的には胎児遺伝子診断が可能である．

8 骨幹端異形成症 metaphyseal dysplasia

Schmid型[MIM 156500], McKusick型[MIM 250250],
Jansen型[MIM 156400], Shwachman-Bodian-Diamond(SBD)型[MIM 260400],
anadysplasia型[MIM 309645], Spahr型[MIM 250400]

原因

X線上，骨幹端異形成が目立つが，椎骨や骨端には変形を認めない一群の症候群を指す．遺伝的異質性が極めて大きく，今後新たな原因遺伝子が見つかる可能性が高い．Schmid型(AD)は10型コラーゲン遺伝子(*COL10A1*)変異，McKusick型(AR)はミトコンドリアRNA分解酵素遺伝子(*RMRP*)変異，Jansen型(AD)は副甲状腺ホルモンレセプター遺伝子(*PTHR*)の機能獲得型変異，SBD型(AR)はリボソーム生合成のための遺伝子(*SBDS*)の変異，anadysplasia型(AD, AR)はⅠ型コラーゲン分解酵素遺伝子(*MMP13*)変異である．Spahr型(AR)の原因遺伝子はまだ同定されていない．

再発率

ARでは25％．ADの型では両親のいずれかが罹患していれば50％だが，新生突然変異例も多い．

臨床像

Schmid型は，乳幼児期に明らかになる低身長やO脚が主症状で，骨変化もこの時期に顕在化してくる．骨幹端変化は長管骨で著明である．最終的には軽度ないしは中等度の低身長(140 cm前後)となる．McKusick型の骨変化はSchmid型に似るが，短指，短肢が目立つ．毛髪異常や免疫不全を合併する．Jansen型は長管骨の短縮や彎曲，骨幹端の拡大などの変化が著明で，低身長(130 cmに達しない)や病的骨折など最も重症である．両眼開離，眼球突出など顔貌にも特徴がある．SBD型では骨変化は軽いが，膵外分泌不全と骨髄機能不全の合併症が特徴的である．骨髄異形成症候群や急性骨髄性白血病をきたすことがある．metaphyseal anadysplasiaはSchmid型類似の骨所見を新生児期に有するが，これが年齢とともに正常化していくのが特徴である．*MMP9*変異によるAR型の存在も知られているが，表現型はAD型とまったく同じである．Spahr型は，生後の不均衡型低身長，短肢などSchmid型に似るが，内反膝，下肢彎曲などが重症である．

--- 遺伝カウンセリング ---

- 異質性の高い疾患であり，X線的，分子遺伝学的な精査を行う必要がある．
- 一般に知的発達は正常である．
- McKusick型やSBD型では免疫不全症としての対処が必要．長期には悪性腫瘍の合併も念頭においてフォローする必要がある．
- 変異遺伝子が判明している家系では胎児遺伝子診断が技術的には可能である．

⑨ 軟骨無発生症 1A, 1B, 2 achondrogenesis(ACG)/軟骨低発生症 hypochondrogenesis(HCG)

ACG1A型[MIM #200600], ACG1B型[MIM #600972],
ACG2型[MIM #200610], HCH[MIM #200610]

原因

軟骨無発生症(ACG)は1A型(Houston-Harris型), 1B型(Fraccaro型), 2型(Langer-Saldino型)に分類される. 以前は1つの疾患の亜分類とされていたが, 現在ではそれぞれ, 原因遺伝子が異なる3つの独立疾患であり, 軟骨無発生症という名称はX線所見が比較的類似した疾患の総称と位置づけられる. また軟骨低発生症(hypochondrogenesis：HCG)はACG2型と原因遺伝子を同じくする疾患であり, 症状がやや軽度である.

ACG1A型は正確な頻度は不明であるが40,000分娩に1例程度とされる, まれな疾患である. 原因遺伝子はthyroid receptor-interacting protein 11(*TRIP11*)で, ARと考えられる. ACG1B型は正確な頻度は不明であるが40,000分娩に1例程度とされる, まれな疾患である. 原因遺伝子はsolute carrier family 26(sulfate transporter), member 2 (SLC26A2)(従来はdiastrophic dysplasia sulfate transporter(DTDST)と呼ばれていた)遺伝子の変異で, ARである. ACG2型とHCGは頻度は40,000〜60,000分娩に1例程度とされるが, ACG1AやACG1Bよりは多い印象である. 原因遺伝子は2型コラーゲンcollagen, type 2, alpha 1(*COL2A1*)遺伝子の変異で, ADであるが, 罹患者は致死性であり次世代を残さないことから, 発症はほぼ全例が新生突然変異である.

再発率

ACG1A型と1B型はARであり, 外見上は健常な保因者同士の両親から罹患児が25％, 親と同じ保因者が50％, 健常児が25％の割合で出生する. ACG2型とHCGはADであるが, 患者は妊孕性がないので, 健常な両親から新生突然変異により発症する.

臨床像

ACGの共通した胎児の特徴は妊娠20週以前からの著明な四肢短縮で, 長幹骨は妊娠後期に至ってもほとんど伸長を示さない. 妊娠30週頃から羊水過多を認めることがある. 超音波検査で椎体の非骨化があれば決め手となる重要な所見である. 新生児の臨床所見は, 胎生期からの著しい四肢短縮と変形, 骨化不全や骨形成不全, 巨大頭蓋, 胸郭低形成と腹部膨隆を示す. 羊水過多を伴い, 胎児水腫を示し, 周産期致死性である. X線所見では, 著明な椎体骨化不全と四肢短縮・変形である. ACGは椎体や恥骨の非骨化が共通した所見である. HCGは症状がやや軽度で頸椎の非骨化が特徴である.

🌿 遺伝カウンセリング 🌿

- ACG1A型と1B型はARであり, ACG2型とHCGはADであるので, X線診断により正しい診断を行う必要がある.
- 遺伝子診断はACG2型とHCGでは2型コラーゲン遺伝子で可能であるが, 必ずしも変異が見つかるとは限らない. ACG1A型と1B型は技術的には可能であるが研究レベルである.

10 屈曲肢異形成症 campomelic dysplasia(CD)

[MIM #114290]

原因
妊孕性が低いため，ほとんどの例は新生突然変異による孤発例である．原因遺伝子はSRY(sex determining region Y)-box 9(*SOX9*)で，II型コラーゲンなどの軟骨特異的遺伝子の転写を誘導し，軟骨細胞への分化に重要な役割を示す．また*SOX9*は性分化にも関与している．発症頻度は不明であるが，まれな疾患である．

再発率
ADであるが妊孕性が低いため，ほとんどは健常な両親から新生突然変異で発症する．同胞再発リスクは極めて低い．

臨床像
新生児期には呼吸障害を示すため，周産期致死とされてきたが，実際には呼吸管理を行うことで長期生存例も多く報告されている．大腿骨や脛骨の彎曲が特徴的で，内反足を認めるが，長管骨の短縮は軽度である．下腿前面の皮膚の陥凹(skin dimple)を認める．特徴的な顔貌(眼間開離，鼻根部の陥凹，口蓋裂，小顎症など)を認める．しばしば性分化異常を伴う(46,XYで外性器が女性)．大腿骨の彎曲の所見は診断の決め手になるが，骨折を呈する骨形成不全症などとの鑑別が重要である．CDでは両側に彎曲が対称性に見られること，肋骨など他の長管骨に弯曲(骨折)の所見がないこと，頭蓋骨の骨化が正常で超音波のプローブによる圧迫で児頭が変形しないことなどが重要である．

X線所見で下肢の彎曲，両側内反尖足，肩甲骨や腓骨，恥骨の低形成が特徴的である．肋骨は11対であることが特徴であるが，12対のことも多い．

CDと同様の症状を呈して大腿骨の彎曲を伴わない，acampomelic campomelic dysplasia(ACD)という亜型もあるが，疾患概念は確立しておらず，多彩な症状を示す多くの病態がACDと見なされる傾向にある．

遺伝カウンセリング

- ADであるが，実際は散発例がほとんどであり，健常な両親から患児が出生した場合は，再発リスクは極めて低い．ただしまれではあるが性腺モザイクにより同胞に再発した例も報告されている．
- 確定診断はX線検査で可能であるが，遺伝学的検査も技術的には可能である．
- 出生前診断は超音波検査で特徴的な大腿骨の彎曲を同定できれば診断可能であるが，胎児CTで大腿骨の彎曲や肩甲骨の低形成などが認められればより診断が確実である．

11 点状軟骨異形成症 chondrodysplasia punctata

CDPX1〔MIM #302940〕, CDPX2〔MIM #302960〕

原因
骨端やその近傍の点状の石灰化を特徴とする疾患．特徴的な点状石灰化は，先天代謝異常症，胎児期の催奇形因子の曝露，染色体異常症においても認める．代表的な疾患としては，ゴルジの酵素であるarylsulfatase E (ARSE)の欠損が原因のX連鎖性点状軟骨異形成症1型(CDPX1)，8(9)-cholestenol and 8-dehydrocholesterolの増加を呈するコレステロール生合成に関わるsterol-Δ8-isomerase (EBP)の低下が原因のConradi-Hünermann症候群(X連鎖性点状軟骨異形成症2型，CDPX2)があり，本項ではこの2疾患を解説する．

再発率
CDPX1は，XLRであり，母が保因者であれば，男児で50%．
CDPX2は，男児は胎生早期致死性のXLD．女性のEBP変異保有者は，臨床症状を有することが多い．次子の再発率については，両親が症状を認めなければ，低い．しかし両親が性腺モザイク，体細胞モザイクの可能性があり，一般頻度よりは高くなる．

臨床像
a. CDPX1
出生後に始まる低身長．多くの場合，生命予後は良好．ときに，上気道の低形成や気管への石灰化による気道狭窄(30%)や環軸椎不安定性(20%)を有する．X線所見として管状骨骨端部とその周囲の点状の石灰化(stippled epiphyses)があり，これは成長とともに消失．末節骨短縮，鼻骨上顎の低形成，短い鼻柱と低い鼻尖．冠状，矢状裂を有する椎体の異形成など認める．頸椎の異形成は，環軸椎不安定性のリスクになり注意が必要．混合性/感音難聴(〜25%)，発達の遅れ(16%)．

b. CDPX2
罹患者の女性は，低身長，CDP1のX線所見に加えて，多指，側彎，新生児期に特徴的な魚鱗癬様，また萎縮性皮膚所見，前額部突出，平坦な鼻根部，粗な頭髪，部分的禿頭，白内障(60%)．知的には正常，生命予後は良好．男児の報告例では，筋緊張低下，発達の遅れ，けいれん，中枢神経異常など症状は重くなる．

🌿 遺伝カウンセリング 🌿

- 点状石灰化を見たときは正確な診断が鍵となる．身体的な症状や合併症から臨床診断を絞る．特にCDPX1と鑑別が必要な遺伝要因でない短末節骨型点状軟骨異形成(brachytelephalangic chondrodysplasia punctate：BCDP)には，胎生期のwarfarin曝露，ビタミンK不足，ヒダントイン系薬やアルコール曝露でも認めるので，問診が重要である．
- CDPX1は，X染色体短腕の隣接遺伝子症候群として，魚鱗癬，低ゴナドトロピン性性腺機能不全，白内障，無臭症，知的障害という症状を合併する．CDPX1の主要所見に加えてこれらの症状を有する場合は，染色体検査が必要である．
- 健康管理では，頸椎異常のスクリーニングは必須である．

- 軽度な四肢短縮，超音波所見から出生前診断が可能な症例もある．胎児CTでは，特徴的な点状石灰化を同定できる．

12 大理石骨病，およびその他の骨硬化症(硬化性骨異形成症) osteopetrosis, other osteopetrosis(osteosclerotic dysplasia)

Caffey病［MIM #114000］，Camurati-Engelmann症候群［MIM #131300］，頭蓋骨幹異形成AR型［MIM 218300］，AD型［MIM #122860］，頭蓋骨幹端異形成AD型［MIM #12300］
大理石骨病は表1参照

原因

骨硬化を示す疾患群．①新生児に全身骨の骨硬化を示す周産期致死のグループ，②全身骨の骨硬化を示し骨幹端と骨幹に変形を伴わないグループ，あるいは③骨幹端と骨幹に変形を伴うグループに分類される．骨吸収の低下，骨形成の亢進，あるいはそれらの組み合わせによって生じる．

新生児に全身骨の骨硬化を示す周産期致死のグループとしては，Caffey病(軽症の乳児型は*COL1A1*遺伝子：AD)．骨変形を伴わないグループでは，遺伝的異質性と表現型の多様な大理石骨病(osteopetrosis)という疾患群が分類される．骨幹端と骨幹に変形を伴うグループには，頭蓋骨幹端異形成症(craniometaphyseal dysplasia：*ANKH*遺伝子：AD)，Camurati-Engelmann症候群(*TGFB*遺伝子：AD)，頭蓋骨幹異形成症(craniodiaphyseal dysplasia：AR，AD)などが含まれる．

大理石骨病は，その遺伝的異質性，重症度，発症年齢，骨以外の合併症からさらに分類される(表1)．さらにX連鎖性の免疫不全と外胚葉形成不全症状を有する大理石病がある．ほとんどの骨硬化のメカニズムは，破骨細胞の機能障害．疾患によって異なる．

再発率

AD，ARの遺伝形式に従う．

臨床像

骨折，成長障害，四肢短縮，側彎，関節症，頭蓋底の骨硬化肥厚による後鼻孔狭窄，水頭症，脳神経の神経孔の狭窄による視神経圧迫からくる視覚障害，顔面神経麻痺，聴神経麻痺による難聴，骨髄腔の閉塞による骨髄機能障害(貧血，血小板減少，易感染性)，髄外造血による肝脾腫，歯牙異常，下顎骨髄炎のリスク，低Ca血症によるテタニーとけいれん．

X線像としては，びまん性の骨硬化(重度の場合は，皮質と髄質の境目なく，骨梁が認識できない)，骨幹端のアンダーモデリング(エーレンマイヤー・フラスコ変形)，不均一な骨硬化による長管骨の横断線(横の透亮帯)や腸骨翼の"骨内骨陰影像"．椎体終板の骨硬化像による"サンドイッチ椎体像"という特徴的なX線像を示すことがある．

表1 大理石骨病の分類

タイプ	MIM番号	遺伝形式	遺伝子	備考
OPTB1	#259700	AR	TCIRG1	乳児重症型，AR型の50％
OPTB4	#611490	AR	CLCN7	乳児重症型
OPTB5	#259720	AR	OSTM1	乳児重症型，AR型の2％
OPTB3	#259730	AR	CA2	尿細管アシドーシス合併型
OPTB6	#611497	AR	PLEKHM1	中間型
OPTB2	#259710	AR	TNFSF11	osteoclast-poor型
OPTB7	#612301	AR	TNFRSF11A	低γグロブリン血症
OPTB8	#615085	AR	SNX10	AR型の4％
OPTA1	#607634	AD	LRP5	優性遺伝性Ⅰ型
OPTA2	#166600	AD	CLCN7	優性遺伝性Ⅱ型

遺伝カウンセリング

- 多彩な遺伝形式をとることに注意する．
- AD型の場合，"良性"とも呼ばれX線で所見を持つ人の60～80％が臨床症状を有するので，X線検査を含む家系内の罹患者の有無の確認は必須．
- CLCN7関連中間型常染色体性大理石骨病の場合，約40％はAR，約60％はAD．
- 免疫不全，外胚葉形成不全の所見を有するNEMO遺伝子によるXLRのタイプもある．
- 乳児型重症劣性遺伝大理石骨病の治療には，幹細胞移植が適応であるが，脳神経の麻痺には効果はない．
- AD型大理石骨病の浸透率は60～90％．
- AD型である成人型では，下顎骨髄炎の予防のために歯科的な経過観察が必要．

---

13 骨形成不全症 osteogenesis imperfecta (OI)

OI1 [MIM #166200]，OI2 [MIM #166210]，OI3 [MIM #259420]，OI4 [MIM #166220]，OI5 [MIM #610967]，OI6 [MIM #613982]，OI7 [MIM #610682]，OI8 [MIM #610915]，OI9 [MIM #259440]，OI10 [MIM #613848]，OI11 [MIM #610968]，OI12 [MIM #613849]，OI13 [MIM #614856]，OI14 [MIM #615066]，OI15 [MIM #615220]

原因

骨形成不全症(OI)のおよそ90％に責任遺伝子が同定される．そのほとんどが1型コラーゲンを規定する遺伝子である COL1A1 [MIM *120150] あるいは COL1A2 [MIM *120160] の異常による．まれに，IFITM5 [MIM *614757]，SERPINF1 [MIM *172860]，CRTAP [MIM *605497]，LEPRE1 [MIM *610339]，PPIB [MIM *123841]，SERPINH1 [MIM *600943]，FKBP10 [MIM *607063]，SP7

[MIM *606635], BMP1 [MIM *112264], TMEM38B [MIM *611236], WNT1 [MIM *164820] 異常による. COL1A1, COL1A2, IFITM5 の異常は AD, その他は AR である.

再発率

原則として責任遺伝子が特定されている OI については各遺伝形式に従う. 責任遺伝子が特定されていない OI の再発率の算出は困難である. また COL1A1 および COL1A2 で両親のいずれかに性腺モザイク(あるいは低頻度体細胞モザイク)が証明された場合の再発率算出も困難である. 前記すべてを合わせた OI の経験的再発率は 7〜10％と言われている.

臨床像

骨脆弱性症状, すなわち易骨折性や進行性の骨変形を特徴とする. その他に, 成長障害, 青色強膜, 象牙質形成不全, 難聴, 関節皮膚の過伸展などを呈することもある.

🌿 遺伝カウンセリング 🌿

- OI は遺伝的異質性を有する疾患である.
- OI の臨床症状の差異は大きい. 新生児早期に死亡する最重症型から一生涯骨折しない最軽症型まで幅広い. また家系内においても必ずしも臨床症状は同一ではない.
- 一見孤発例に見える患者において, AD の新生突然変異, AD の性腺モザイク(あるいは低頻度体細胞モザイク), AR のいずれも可能性がある.
- 最重症型あるいは重症型 OI においては, 超音波検査を用いて, 多発骨折, 頭蓋骨骨化不全, 細くない長幹骨などから出生前診断が可能である.
- 新生児致死となる最重症型 OI の両親のいずれかが性腺モザイク(あるいは低頻度体細胞モザイク)の際には, 着床前診断の対象となる可能性がある.

---

14 低ホスファターゼ症 hypophosphatasia

周産期型, 乳児型[MIM #241500], 小児型[MIM #241510], 成人型[MIM #146300], 歯限局型[MIM #171760]

原因

組織非特異アルカリホスファターゼ(TNSALP, ALPL)遺伝子変異により ALP 活性が低下し, 骨の石灰化障害をきたす. 発症時期や症状出現部位により, 周産期型, 乳児型, 小児型, 成人型, 歯限局型の5病型がある. 日本人で頻度が高い ALPL 遺伝子変異部位として, 周産期型との相関性が高い c.1559delT, 軽症となる病型と相関性が高い p.Phe327Leu がある. 変異部位と臨床重症度は相関している. 多くは AR 形式をとるが, 軽症の場合 AD 形式をとることがある.

再発率

AD では 50％, AR では 25％.

臨床像

症状は骨，歯に限局され，全身骨の形成不全をきたす．骨X線検査で骨の低石灰化，くる病変化(骨幹端不整像)を認め，血清ALP活性の低値，尿中アミノ酸分析での尿中ホスホエタノールアミン(PEA)は高値となる．発症時期により重症度は異なり，発症が遅い病型のほうが軽症である．5病型のうち周産期型が最も重症で，胎児期から四肢短縮，長管骨の変形，低石灰化で発見され，骨症状以外に出生後呼吸不全，けいれんにより致死性であったが長期生存例もいる．一方で，胎児期に骨病変が判明しても，出生後予後良好な経過をとる例もあり，p.Phe327Leuとの相関性がある．乳児型は生後6ヵ月までに体重増加不良，大泉門開大で発症し，しばしば高Ca血症，腎石灰化が見られる．小児型，歯限局型，(ときに成人型)では乳歯の早期(4歳未満)脱落，低身長を伴う．酵素補充療法が行われている．

遺伝カウンセリング

- 血清ALP活性低値の確認が診断確定には必須である(ALPの正常値は小児では成人より高値である点を考慮)．保因者のALP，PEA測定はときに正常域であり不確実．
- 患者と両親の遺伝子診断は，病型判定や再発率を検討するために有用．
- AD形式もあり．家族歴の聴取は重要．日本人ではc.1559delTの頻度が高く，患児がc.1559delTホモで，両親がともにc.1559delTヘテロでも近親婚でないことが多い．

15 多発性軟骨性外骨腫症，その他の過誤腫性疾患 multiple cartilaginous exostoses, other hamartomatous diseases

I型[MIM *133700], II型[MIM *133701]

原因

多発性軟骨性外骨腫症(*EXT1*, *EXT2*)は，骨軟骨由来の多発性過誤腫(良性)を主徴とする．遺伝性多発性骨軟骨腫症とも呼ばれる．両責任遺伝子は，ヘパラン硫酸の生合成に関わる遺伝子で，その変異タンパク質は，アクチン蓄積，アクチニン異常局在などを通じて細胞骨格へ影響を与える．ヘテロ接合性の消失の症例報告からは，腫瘍抑制遺伝子の機能を有することも推測されている．報告されている病的変異は多様で共通変異はない．遺伝子欠失・重複(～10％)もあり，シークエンス解析では，90～100％の変異検出と報告される．

その他，多発性の過誤腫を主徴とする疾患群には，Cherubism(*SHBP2*)，McCune-Albright症候群(線維性骨異形成症：*GNAS1*)，内軟骨腫症(Ollier病；エンコンドロマトシス：*PTPN11*, *PTHR11*)，多発性血管腫を伴う内軟骨腫症のMuffuci症候群(*PTPN11*)，メタコンドロマトーシスなどの疾患がある．

発症頻度は，50,000～100,000人に1人．

[再発率]
AD. 経験的に浸透率は，女性では約96％，男性では100％. 約10％の症例は，新生突然変異.

[臨床像]
長管骨の成長板近接部，扁平骨の表面に発生する多発性の骨軟骨腫. 同一家系内でも骨軟骨腫の発症時期，数，部位には多様性あり. 約70％には膝関節に認めるので診断にも有用. 平均診断年齢は3歳，出生時に5％，12歳ごろには96％に骨軟骨腫を認める. 成人期には，約75％で骨の変形や四肢長差を認める. 好発部位は，大腿骨(30％)，橈骨・尺骨(13％)，脛骨(20％)，腓骨(13％). 低身長(40％). 自覚症状に至る場合は，そのmass effect(圧迫効果)による. また，軟骨肉腫のような骨軟骨腫の悪性化は0.5～20％と幅広く報告されているが最近の知見では約2～5％. 知的障害は伴わない.

鑑別診断は，単独の骨軟骨腫，メタコンドロマトーシス，Langer-Giedon症候群(*EXT1*を含む隣接遺伝子症候群)，Potocki-Shaffer症候群(11p11欠失症候群，*EXT2*を含む隣接遺伝子症候群).

── 遺伝カウンセリング ──

- 骨軟骨腫の部位によっては手術等の治療が必要になるが，多くの場合，自覚症状はなく健康的な生活を送っている.
- 成長が止まるまでの小児期は，四肢(腕や足)の長さの差や変形などについて，定期的な経過観察が望ましい.
- 痛みがある場合は，医療機関への受診は必須. まれな悪性化の可能性もあり.
- 次子の再発率の評価には，親の問診が必須である.
- 家族歴から新生突然変異が考えられた場合も，性腺モザイクの可能性あり.
- 疾患の自然歴(知的障害なく生命予後は良好)から出生前診断は一般的でない.

16 鎖骨頭蓋異形成症 cleidocranial dysplasia

[MIM #119600]

[原因]
責任遺伝子は6q21.1に局在する*RUNX2*(*CBFA1*)遺伝子で，骨芽細胞の分化や軟骨細胞の成熟を制御する転写因子をコードする. 約60％にナンセンス，フレームシフトを中心とした遺伝子内変異，約10％に遺伝子全長を含む微細欠失を認めるとされ，主にRUNTドメインを含むタンパクの機能喪失(ハプロ不全)が原因である.

[再発率]
AD. 浸透率は高いが表現型の差異が大きい. 発端者の一方の親に変異を認めた場合，50％. 両親に明らかな所見なく変異を認めない場合，一般に次子再発率は低いが，性腺モザイクの報告もあり一般頻度よりは高いと考えられる. 良好な生殖適応度に比し新

生突然変異は20〜40％と比較的高い．

[臨床像]
　頭蓋骨所見，鎖骨所見，歯牙所見を主徴とする．大泉門や前頭縫合の異常な離開と閉鎖遅延により，中心部の溝とともに幅広い前額所見を認める．鎖骨の低形成により"なで肩"を認め，両肩の前方への可動域が亢進する．歯牙所見はほぼ全例で認め，乳歯の脱落遅延，永久歯の萌出遅延，埋没歯や過剰歯，咬合異常などを呈する．その他低身長，扁平足，外反膝，側彎，狭骨盤などの骨格所見に注意する．
　X線所見では，頭蓋冠の骨化遅延や多発するWormian bone，鎖骨の中間部から外側の形成不全，恥骨結合の離開，中手骨や中足骨の大きな偽骨端核や第2,5指の短い中節骨などが特徴である．
　中耳炎や副鼻腔炎とともに上気道合併症の報告は多く難聴にも注意する．乳幼児期の粗大運動発達に軽度遅れを認めるが，知的発達予後や生命予後は良好である．

🍃 遺伝カウンセリング 🍃

- 前述の臨床所見に基づき，耳鼻科，歯科，整形外科でのフォローアップを中心に健康管理を行う．また罹患女性の妊娠時においては狭骨盤のため帝王切開を70％近くに行っていることに留意する．
- RUNTドメイン内もしくはそれより上流のタンパク短縮変異は典型例との関連が強く，部分的な機能低下に関連する変異では歯牙所見のみなど軽度な例も認める．また発達遅滞が有意な例では*RUNX2*に加えその他隣接遺伝子領域を含む欠失の可能性を考える．
- 同一家系内においても表現型に幅がある可能性があるため，次子の再発率評価においては，発端者の両親の表現型につき，歯牙所見を含め注意して問診，診察を行う．

17　脊椎肋骨異形成症（spondylocostal dysosytosis（SCD）（脊椎胸郭異形成症 spondylothracic dysostosis（STD），クラリーノ3徴（Currarino triad）を含む）

SCD1［MIM #277300］，SCD2［MIM #608681］，SCD3［MIM #609813］，SCD4［MIM #613686］，クラリーノ症候群［MIM 176450］

[原因]
　脊椎肋骨異形成症（SCD）は，主に椎骨，肋骨の異骨症を特徴とする疾患．現在，SCD1（*DLL3*遺伝子：70％），SCD2（*MESP2*遺伝子：〜25％），SCD3（*LFNG*遺伝子：〜5％），SCD4（*HES7*遺伝子：〜1％）の4つのタイプが報告されている．これらの遺伝子は，体節形成に必要な発生過程のNotchシグナル伝達系に関わるタンパク質を合成する．
　SCDと臨床症状は類似するが，より椎体が短く肋骨の癒合が重度で，呼吸障害の合併が多い脊椎胸郭異形成症（STD）では，*MESP2*遺伝子の多くはエクソン1のナンセン

ス変異を有する．Jarcho-Levin症候群とも呼ばれることがある．
　クラリーノ3徴(Currarino triad)とは，仙骨形成障害，前仙骨部の腫瘍，直腸肛門奇形の3つの症状を特徴とする疾患．Currarino症候群とも呼ばれ，7q36.3に座位するホメオボックス遺伝子の*HLXB9*遺伝子の機能喪失型変異による．

再発率
a. SCD/STD
　AR, 25%.
b. クラリーノ3徴
　AD.

臨床像
a. SCD/STD
　X線上の椎体の典型的には多発性の分節異常，肋骨の癒合や数の減少を主徴とする．低身長，短い頸，短い体幹，軽度の側彎．椎体肋骨異常による胸郭の容量減少による新生児期の呼吸障害．鼠径ヘルニア．SCDでは，肋骨は椎体から扇状に起始して，いわゆる"crab-like"が特徴．呼吸障害を伴いやすく，乳幼児期に呼吸不全をきたしやすい．多くは，椎体，肋骨に関連した部位以外の他のシステムの合併症はない．
b. クラリーノ3徴
　仙骨形成障害(二分仙骨：22%，S2-S5の仙骨の分節異常：75%)，前仙骨部の奇形種，髄膜瘤，直腸肛門奇形は，鎖肛，直腸肛門狭窄，瘻孔など，幅広く，女性の場合，直腸膣瘻，双角子宮，膣隔壁，また馬蹄腎，腎盂尿管逆流，神経因性膀胱など．

🍃 遺伝カウンセリング 🍃

【脊椎肋骨異形成症】
- 脊椎肋骨異形成症には，AD形式を示す家系例の報告あり．
- 出生後の呼吸障害に留意し，肺容量の低下による肺高血圧，心不全に留意する．
- 四肢の成長は問題ないので，体幹短縮型の低身長となる．
- 進行する側彎に関しては装具療法や症例を慎重に検討しての手術療法．
- 本疾患の罹患者の妊娠出産に関しては，体幹が短いことによる腹腔圧の課題や変形した脊椎の麻酔の問題が想定される．

【クラリーノ3徴】
- 直腸肛門奇形は，仙骨皮膚膿瘍や肛門皮膚瘻など軽微なことがあり，成人期に初めて診断される場合も多い．
- 染色体7q36部位の染色体欠失症候群においても合併する．

18 ホルト・オーラム症候群 Holt-Oram syndrome (HOS)

[MIM 142900]

原因
12q24.21に局在する*TBX5*が原因遺伝子の一つとして同定され，本症と診断された患者の70％以上に変異を認める．

出生頻度は100,000人に1人との報告あり．

再発率
AD．約85％が*de novo*．両親のいずれかが罹患者である場合，同胞の再発率は50％．両親が罹患者でない場合は一般頻度と同等である（性腺モザイクについても考慮）．罹患者の子の再発率は50％．

臨床像
Heart-Hand症候群（手-心臓症候群）とも呼ばれ，主に上肢と心臓に症状を有する．上肢奇形（ほとんどの例）は母指欠損・低形成，3指節母指や橈骨欠損・低形成など橈側の奇形が典型的で，合指，欠指，尺骨の奇形など表現型は幅広い．左側のほうが頻度も重症度も高い．

心奇形（75％以上）は心房中隔欠損症（50％以上）や心室中隔欠損症（約25％）が多い．房室ブロックなどの刺激伝導系の障害を認めることがある．心奇形を伴わない例，上肢奇形を伴わない例もあり，臨床像は幅広い．

治療は心奇形に対する手術療法や内科的管理と上肢奇形に対する手術療法や装具および理学療法などが中心で循環器医や整形外科医，理学療法士などとの連携が必要である．予後は心疾患の重症度などによる．

遺伝カウンセリング

- 心奇形・上肢奇形ともに表現型は幅が広い．上肢奇形の浸透率は高い．表現促進現象は認めない．
- 出生前検査として上肢奇形や先天性心疾患について胎児エコーでの評価が有用である．家系内で変異が明らかな例では技術的には出生前診断が可能であるが，臨床症状の幅が広く，生命予後も不良でない本疾患への適応については慎重に検討すべきである．
- 罹患者（可能性も含む）では妊娠前に次子再発率などについての遺伝カウンセリングを受けることが大切である．
- 小児期に診断された患者に対しては，成人移行期に，患者本人を対象として遺伝カウンセリングがなされることが望ましい．

指趾形態異常

19 裂手裂足 split-hand/split-foot malformation（EEC症候群を含む）

SHFM1［MIM #183600］, SHFM2［MIM %313350］, SHFM3［MIM #246560］,
SHFM4［MIM #605289］, SHFM5［MIM %606708］, SHFM6［MIM #225300］,
EEC1［MIM %129900］, EEC3［MIM #604292］, AEC［MIM #106260］, ADLT症候群［MIM #103285］,
Rapp-Hodgkin症候群［MIM #129400］, limb-mammary症候群［MIM #603543］

原因
四肢の低形成を示す疾患群．単独の裂手裂足症（split hand-foot malformation：SHFM）として，SHFM1，SHFM2，SHFM3（*FBXW4*），SHFM4（*TP63*），SHFM5，SHFM6，また外胚葉形成不全，口蓋裂を伴う症候群（ectrodactyly, ectodermal dysplasia, clefting：EEC）として，EEC1（*CDH3*），EEC3（*TP63*），眼瞼癒着を伴う ankyloblepharon-ectodermal defects-cleft lip/palate症候群（AEC, Hay-Wells症候群，またRapp-Hodgkin症候群を含む）として*TP63*，が同定されている．*TP63*は，前記のように単独のSHFM4，EEC3，AEC，さらにADULT（acro-dermato-ungual-lacrimal-tooth）症候群，limb-mammary症候群の責任遺伝子として，*TP63*関連疾患としてまとめられている．*TP63*はp53ファミリーの転写因子として機能する．

再発率
SHFM2はXL，SHFM6はAR，その他はAD．

臨床像
欠指，裂手（lobster-claw変形，正中指列欠損），裂足，合指症．EEC症候群では，外胚葉形成不全（疎な粗い頭髪，疎な眉毛と睫毛，低色素，小さなもろい爪，歯欠損または異常，エナメル質低形成，汗腺欠損，魚鱗癬様皮膚，涙腺，涙管閉塞または狭窄：90％，羞明），顔面裂（口唇口蓋裂），その他，腎異形成，膀胱尿管逆流などの腎尿路系の異常（45％），難聴，上顎低形成，軽度の頬部低形成による特徴的顔貌，まれに知的障害を呈する．

遺伝カウンセリング
- AD型の場合，浸透率は100％ではないことに留意．
- SHFM1の遺伝子座位の染色体7番q21-22の欠失において，隣接遺伝子症候群としての部分症状として見られることがある．

20 短指(趾)症 brachydactyly

MIM番号は**表1**参照

原因
短指(趾)症のグループは，①短指(趾)症のみ単独の疾患，②指趾以外の合併症を有する疾患，さらに③単一遺伝子による先天異常症候群において短指(趾)症を示す疾患に分類できる．本項では，短指(趾)症，単独の疾患を解説する．

短指(趾)症は，Bellによって，その手の形態から，AからEに分類されている．さらにその特徴から下位に，多様に分類されている．2010年の骨系統疾患の国際分類における短指(趾)症について，原因遺伝子を**表1**に示す．

再発率
ADまたはAR．

臨床像
表1参照．

🌿 遺伝カウンセリング 🌿

- 一般集団に存在する疾患．基本的に知的障害は伴わず，生命予後は良好である．
- 単独か，症候群性かの鑑別が重要である．

表1 短指(趾)症の分類，遺伝形式，遺伝子と症状

タイプ	MIM番号	遺伝子	遺伝形式	症状
A1	#112500	IHH	AD	短い痕跡的全中節骨，短く幅広い基節骨(母指，母趾)
		BDA1B	AD	
A2	*112600	BMPR1B	AD	中節骨短縮，橈側偏位(第2指趾)
		BMP2	AD	
		GDF5	AD	
A3	*112700	unknow	AD	中節骨短縮，短指症-彎指症，橈側偏位(第5指)
B1	#113000	ROR2	AD	末節骨低形成/無形成，中節骨低形成(第2-5指趾)
B2		NOG	AD	末節骨低形成/無形成，中節骨低形成(第2-5指趾)，指関節癒合
C	*113100	GDF5	AD	短い中節骨(第2-5指[趾]，中節骨および基節骨の分節過剰(第2, 3指)，第2, 3指が不均衡に短い
D	*113200	HOXD13	AD	短く幅広い末節骨(母指，母趾)
E	*113300	PTHLH	AD	短い中手骨(第4, 5指)
		HOXD13	AD	

21 多指合指(趾)症 polydactyly/syndactyly

SPD1[MIM #18600], SPD2[#608180], SPD3[%610234], [%175690], [%263630]

原因

多指合指(趾)症は，多指症と合指症が組み合わさった状態を指す．胎児において，指および趾は妊娠7〜10週にかけて形成される．四肢の元となる肢芽に櫂状の手板，足板が形成され，その部分に間葉組織が密集して5本の指放線が形成される．各指放線の先端では，外胚葉頂堤(AER)が間葉組織の発達を誘導し，指(趾)骨の間葉組織性原基が形成される．そして指放線間の細胞は崩壊し，指放線間切痕が形成される．

多指症はAERの過形成や退縮不全により生じ，合指症は指放線間切痕が形成されないことによって発生する．非症候群性の多合指症(synpolydactyly：SPD)は，原因遺伝子により1〜3に分類され，SPD1は2q31にある*HOXD13*遺伝子，SPD2は22q13.31にある*FBLN1*遺伝子が関与しており，SPD3の遺伝子は同定されていないが，14q31〜q12に候補遺伝子があると報告されている．

また，これら以外の遺伝子変異を原因とする多指症や合指症にも合併することがある．症候群性に原因となる代表的な疾患としては，Greig頭蓋・多合指(趾)症候群，Apert症候群，Pfeiffer症候群，Bonneau症候群などがある．

再発率

非症候群性のSPD1，2，3はすべてADであり，親にも症状がある場合では50％の確率で変異遺伝子を引き継ぐ．ただし，SPD1では表現度の差異が認められ，浸透率は上肢で96％，下肢で69.5％とされている．また，合併症や他の原因疾患がある場合では，その病態に応じた検討がなされる．

臨床像

多指合指(趾)症は，広い疾患スペクトラムを持ち，遺伝的異質性を持つ疾患であることを念頭においた対応が必要となる．また，Hirshsprung病や先天性心疾患などの内臓疾患を合併している場合もあり，多指合指の所見を認めた場合には全身精査を考慮すべきである．

治療は，形成外科的な治療が中心となり，内臓疾患の有無と併せて治療計画を立てる．

遺伝カウンセリング

- クライエントの状況(出生前/新生児期/成人期，患者本人/両親/親戚，診断直後/治療後，非症候群性/症候群性，など)に合わせて，心理的状況，家族歴を考慮した遺伝カウンセリングが必要となる．
- 非症候群性の場合ではADの可能性が検討されるが，浸透率の関係で親に症状が出ていない場合や，親に多指合指(趾)があったが新生児期に治療されていて告知を受けていない場合なども想定されるため，丁寧な家族歴の聴取が必要である．

22 指節関節癒合症 symphalangism

遠位型[MIM %185700], 近位1A型[MIM #185800], 近位1B型[MIM #615298]

原因
指節骨の形成時における分化障害によって発生し，指放線が癒合して誘導され生じる骨合指症とは形成過程より区別される．指節癒合症は，末節骨と中節骨間が縦方向に遠位指節間(DIP)関節で癒合した遠位型と，中節骨と基節骨間，すなわち近位指節間(PIP)関節が癒合した近位型，および両者が認められる合併型がある．近位型では遺伝的異質性が認められ，1A型は17q22に存在するNOG遺伝子が，1B型では20q11にあるGDF5遺伝子が原因遺伝子として関与している．

Apert症候群やPfeiffer症候群，短指症などの徴候の1つとして合併することがある．

再発率
孤発性の場合，遠位型・近位型ともにADであり，親に症状がある場合では，50％の次子再発率となる．その他の原因疾患がある場合では，その病態に応じて検討がなされる．

臨床像
指節癒合症は手の動きやX線写真の所見によって診断される．他の指・趾の奇形や症候群に合併することもあるので，全身精査が必要となる．

--- 遺伝カウンセリング ---
- 家族歴，症候群性か非症候群性かを確認して，遺伝カウンセリングを進める．
- 患者自身の病識やactivities of daily living(ADL)にも配慮が必要である．

23 ポーランド奇形 Poland anomaly

[MIM 173800]

原因
胸部の筋肉の欠損や低形成，同側の胸郭，上肢，手，指の形態異常や先天的な欠損を伴う症候群．ポーランド・シークエンス，ポーランド症候群とも呼ばれることがある．明らかな遺伝要因は同定されていない．胎生の6週頃の血管障害による「破壊シークエンス」が要因として推測されている．

頻度は，20,000～30,000人に1人，男児に多く報告されている(2～3：1)．

再発率
孤発性．ただし，家系例の報告あり．

臨床像
右側が多い，まれに両側性．生命予後，知能予後は問題ない．

大胸筋の部分的な欠損(主として，胸骨の部位)，ときに小胸筋，乳頭，乳腺低形成を合併．肋骨の欠損は，胸郭の非対称や変形を誘発し，肋軟骨の欠損があると変形が顕著．胸骨の形態異常(漏斗胸，胸骨突出)．上肢については，短指(中節骨の無・低形成，小指は短いことが多い)，合指，親指の形成不全など形態異常の程度は幅広い．椎体の変形，側彎，足部(内反足，短趾)，まれに腎尿路系の形態異常，Sprengel奇形(肩甲骨の変形)，脳の形態変化など．

遺伝カウンセリング

- 他の内臓の合併症を合併することがある．その際には，他の先天異常症候群の鑑別が必要．
- 発端者の近親者にポーランド奇形の部分症状や軽微な症状を有する家系例の報告がある．
- 大胸筋の欠損は，同側の上肢の運動機能障害に，また乳腺の低形成や乳頭の欠損は，特に女性の場合，形成外科的な対応が必要になることがある．
- 診断が確定したら頸椎異常，また腎尿路系の合併症について検討する．

結合織疾患

24 マルファン症候群，およびその類縁疾患

A マルファン症候群　Marfan syndrome

[MIM #154700]

原因

結合組織の主成分である細線維を構成する細胞外マトリックスの1つであるフィブリリン-1(fibrillin-1)の質的および量的異常により発症する遺伝性結合織病で，原因遺伝子は15q21に局在する*FBN1*である．有病率は5,000人に1人．

再発率

AD，50%．表現度は同一家系内においても差異があるが浸透率は高い．患者の25%は新生突然変異による．生直後より重症の心不全・呼吸不全症状を認める新生児Marfan症候群は，新生突然変異による特殊型であり予後不良である．

臨床像

心血管系，眼，筋骨格系を中心とした全身の結合組織が冒されるが，診断上主要な所見は，大動脈基部拡張と水晶体偏位である．特に小児期における両側性水晶体偏位を認めた場合には，Marfan症候群を念頭において診察すべきである．

① 心血管系：大動脈基部拡張，大動脈弁閉鎖不全，大動脈瘤／解離，僧帽弁逸脱，僧帽弁閉鎖不全
② 眼：水晶体偏位(亜脱臼／脱臼)，近視，乱視，網膜剥離，緑内障
③ 筋骨格系：細く長い手足，くも状指趾(手首サイン，親指サイン)，特徴的顔貌，胸

表1 改訂ゲント基準(2010)

下記の1〜7のいずれかに相当する場合にMarfan症候群と診断する．

A. 家族歴のない場合
1. 大動脈基部拡張($Z \geq 2$ [*1])＋水晶体偏位
2. 大動脈基部拡張($Z \geq 2$)＋ *FBN1* 遺伝子変異[*2]
3. 大動脈基部拡張($Z \geq 2$)＋全身徴候($\geq 7pt/20$)[*3]
4. 水晶体偏位＋大動脈病変との関連が認められている *FBN1* 遺伝子変異

B. 家族歴のある場合
5. 水晶体偏位＋Marfan症候群の家族歴
6. 全身徴候($\geq 7pt/20$)＋Marfan症候群の家族歴[*3]
7. 大動脈基部拡張($Z \geq 2$，ただし20歳未満は$Z \geq 3$)＋Marfan症候群の家族歴

ただし，水晶体偏位あるいは *FBN1* 遺伝子変異を認めない場合には類縁疾患[*4]との鑑別に注意すること

[*1] Valsalva洞径のZ≧2：体表面積・年齢より算出する
[*2] 判定条件あり
[*3] 全身徴候スコア(総計20ptのうち7pt以上を全身徴候陽性とする)
- リストサイン＋サムサイン 3pt(どちらかのみの場合1pt)
- 鳩胸 2pt(漏斗胸あるいは胸郭非対称の場合1pt)
- 後足変形 2pt(扁平足のみの場合1pt)
- 気胸 2pt
- 脊髄硬膜腔拡張 2pt
- 寛骨臼陥凹 2pt
- 上半身長/下半身長比の減少＋腕間長/身長比の増加(強度側彎のない場合) 1pt
- 側彎あるいは胸腰椎後彎 1pt
- 肘関節の伸展制限 1pt
- 特徴的顔貌(3/5)(長頭症，眼球陥凹，眼瞼裂斜下，頬骨低形成，下顎後退) −1pt
- 皮膚線条 1pt
- 近視(−3D以上) 1pt
- 僧帽弁逸脱症(形式を問わない) 1pt

[*4] Shprintzen-Goldberg症候群，Loeys-Dietz症候群，血管型Ehlers-Danlos症候群など

郭変形(漏斗胸・鳩胸)，脊椎側彎・後彎，関節過可動，扁平足，股臼底突出
④その他：自然気胸，ヘルニア，線状皮膚萎縮，脊髄硬膜腔拡張

診断には，2010年に改訂された国際的な診断基準(ゲント基準)が用いられる(**表1**)．遺伝学的検査は，診断の確定および類縁疾患との鑑別に有効である．

遺伝カウンセリング

- 同一家系内においても表現度の差が大きいため，家族歴を詳細に聴取し，リスクのある親族については，循環器科・眼科への受診を勧める．
- 大動脈瘤は年齢とともに進行するが，解離や弁膜症を発症しなければ自覚症状がないため，無症状でも循環器科でのフォローは必須である．降圧薬の内服，予防的人工血管置換術は，大動脈解離の発症予防に有効である．
- 大動脈基部拡張を呈する女性患者では，周産期における解離の発症リスクが高い．
- 出生前診断は一般的には行われていない．

B ロイス・ディーツ症候群 Loeys-Dietz syndrome LDS1A/2A

[MIM #609192], LDS1B[MIM #610168], LDS2B[MIM #610380], LDS3[MIM #613795], LDS4[MIM #614816]

原因
TGF-βの受容体および関連遺伝子の異常により発症する遺伝性結合織病で，Marfan症候群によく似た臨床症状を呈することが多いが，水晶体偏位は伴わず，眼間開離や二分口蓋垂，動脈の蛇行や瘤形成を高頻度に認める．従来MFS2型と称されていた患者群を包含する．原因遺伝子の発見により新規の疾患として認められるに至った比較的新しい疾患群である．原因遺伝子は，*TGFBR1*(LDS1A/2A)，*TGFBR2*(LDS1B/2B)，*SMAD3*(LDS3)，*TGFB2*(LDS4)が報告されている．

再発率
AD，50％．表現度は同一家系内においても差異がある．Marfan症候群に比べ新生突然変異によるものが多いとされる．有病率は不明であるが，Marfan症候群よりまれである．

臨床像
Marfan症候群に類似の心血管系，筋骨格系病変を呈するが，水晶体病変や高身長は伴わない．眼間開離，口蓋裂・二分口蓋垂，動脈蛇行が特徴的とされるがこれらの所見を伴わない例も多い．動脈病変は，一般的により広範で進行が早く，小さい大動脈径でも解離発症のリスクがある．

①心血管系：大動脈基部拡張，大動脈弁閉鎖不全，大動脈瘤/解離，動脈蛇行(椎骨・脳底動脈で高頻度に認める)，中小動脈瘤(鎖骨下動脈，上腸間膜動脈，腸骨動脈など)

②筋骨格系：眼間開離，口蓋裂・二分口蓋垂，頭蓋骨縫合早期癒合，クモ状指趾，胸郭変形(漏斗胸・鳩胸)，脊椎側彎・後彎，関節過可動，先天性内反足，屈指，乳児期の筋緊張低下

③その他：透過性の皮膚，青色強膜，易出血性，ヘルニア，自然気胸，脊髄硬膜腔拡張，変形性関節炎(*SMAD3*変異の場合)，妊娠中の子宮破裂

遺伝カウンセリング

- 同一家系内においても表現度の差が大きく，動脈病変のみの患者もいるため，家族歴を詳細に聴取し，リスクのある親族については，循環器科受診を勧める．
- 心血管系管理についてはMarfan症候群に準ずるが，より小さい大動脈径でも解離のリスクが高いとされるため，より早期からの医療的介入を必要とする．
- 女性患者では，周産期における解離や子宮破裂のリスクが高い．
- 遺伝子検査は，Marfan症候群との鑑別に有効である．出生前診断は一般的には行われていない．

25 エーラス・ダンロス症候群 Ehlers-Danlos sydrome

古典型[MIM #130000]，関節可動性亢進型[MIM %130020]，血管型[MIM #130050]，後側彎型[MIM #225400]，多発性関節弛緩型[MIM #130060]，皮膚脆弱型[MIM #225410]

原因
Ehlers-Danlos症候群は，コラーゲンなどの結合組織（細胞外マトリックス）を構成する分子やその修飾酵素の異常により発症する．古典型，関節可動性亢進型，血管型，後側彎型，多発性関節弛緩型，皮膚脆弱型という主症状に基づいた6病型に分類された（表1）．近年，これ以外の病型が示され原因遺伝子が判明している（表2）．それぞれの病型は原因遺伝子も異なり遺伝的異質性が強く，異なる疾患単位として対応したほうがよい．

再発率
ADでは50％，ARでは25％．

表1 Ehlers-Danlos症候群の新分類(Villefranche(1997))と旧分類の比較

新分類 Villefranche(1997)	旧分類 Berlin(1988)	MIM番号	遺伝形式	原因遺伝子
古典型	I II	#130000 (130010)	AD	COL5A1, COL5A2
関節可動性亢進型	III	%130020	AD	unknown
血管型	IV	#130050	AD	COL3A1
後側彎型	VI A VI B	#225400	AR AR	PLOD1 ZNF469
多発性関節弛緩型	VII A, VII B	#130060	AD	COL1A1, COL1A2
皮膚脆弱型	VII C	#225410	AR	ADAMTS2
その他	V VIII X XI	%305200 %130080 225310 %147900	XLR AD AR AD	

表2 Villefranche(1997)分類以後の新病型

病型	MIM番号	遺伝形式	原因遺伝子
D4ST1欠損型 （musculocontractural）	#601776	AR	CHST14
FKBP14欠損型	#614557	AR	FKBP14
spondylocheirodysplastic	#612350	AR	SLC39A13
brittle cornea syndrome	#229200 #614170	AR	ZNF469, PRDM5
tnemascin-X欠損型	#606408	AR	TNXB
早老型	#130070	AR	B4GLT7

臨床像

結合組織が脆弱となり,「皮膚」の過伸展・脆弱性,「関節」の可動性亢進,「血管」など管腔臓器の脆弱性,易出血性などで発症する.

古典型は皮膚過伸展,創傷治癒異常で特徴づけられる.古典型の皮膚は柔らかく,つかむとよく伸びるが離すとただちに元に戻る過伸展性とともに,幼少期より軽度の外傷で皮下出血,裂傷を反復し,ときに縫合が困難で瘢痕を形成しやすい脆弱性を伴う.古典型では皮膚以外の組織にも可動亢進や脆弱性(食道裂孔ヘルニア,肛門脱,膀胱憩室,僧帽弁逸脱など)が見られる.関節可動性亢進型は関節を反復性に脱臼しやすく,青年期より関節や四肢の慢性的な痛みを訴えやすい.関節可動性亢進型での皮膚過伸展はさまざまで,裂傷や瘢痕形成はまれであり,慢性的な疼痛がときに身体的,精神的苦痛となり,起立性低血圧症状をきたす.血管型はp167参照.

遺伝カウンセリング

- 根本的な治療はなく,対症療法が中心となる.
- どの病型のEhlers-Danlos症候群であるか,類似疾患との鑑別を明確にする.
- 多岐にわたる症状に対応するため,複数の診療科を受診することが多く,各科の連携や環境(学校など)の包括的な調整・支援が有用となる.

26 皮膚弛緩症 cutis laxa

AD型[MIM #123700], XLR型[MIM #304150], AR型[MIM #219100, #219200, #278250]

原因

弾性線維の異常により起こる.遺伝性だけでなく後天性による発症もある.AD型はelastin(*ELN*)[MIM 130160], fibulin-5(*FBLN5*)[MIM 604580]の変異が報告されている.XLR型はCu^{2+}-transporting ATPase(*ATP7A*)の変異で発症し,Menkes病(症候群), occipital horn症候群のallelicな疾患である.AR型はfibulin-4(*FBLN4*, *EFEMP2*)[MIM 604633], V-ATPase(*ATP6V0A2*)[MIM 611716]の変異が報告されている.

再発率

ADでは50%, ARでは25%. XLRでは母が保因者の場合,男児で50%.

臨床像

皮膚が全体に弾力性を失い弛緩し,大きな皺を形成する.皮膚を引っ張っても元に戻らないあるいは元に戻るのが遅い.特に顔面,頸部に著明で,老人様顔貌を呈する.(古典型)Ehlers-Daulos症候群の特徴である皮膚の脆弱性による瘢痕形成,易出血性は通常認めない.

皮膚所見以外に病型により肺気腫,動脈瘤,消化管ヘルニア,膀胱憩室,精神発達遅滞などの他臓器症状をきたす.XLRでは,後頭骨の角状骨突起(occipital horn)血清銅低値,セルロプラスミン低値を示す.

― 遺伝カウンセリング ―
- 皮膚症状以外の他臓器症状,家族歴等から遺伝形式による疾患・病型の絞込みが有用である.

27 ラールセン症候群 Larsen syndrome, FLNB異常症

[MIM #150250, #245600]

原因
FLNB(3p14.3)の遺伝子変異による表現型スペクトラム(FLNB異常症)は,Larsen症候群やspondylocarpotarsal synostosis(SCT)症候群などの軽症型と,atelosteogenesis type I (AO I),type III (AO III)の重症型に大別される.変異は主に点変異(陽性率100%)である.特徴的顔貌,四肢所見,全身骨所見(大関節の脱臼,中・下部頸椎の後彎,末節・中手骨の短縮)から臨床診断される.Larsen症候群やAO I / III では,ミスセンス変異やインフレーム欠失などFLNBタンパク全長が保たれる変異が多く,SCT症候群では,フレームシフト変異やナンセンス変異などFLNBタンパク途絶をきたす変異が多い.

再発率
a. ラールセン症候群,AO I / III (AD)
多くが孤発例である.発端者の片親が罹患者と診断された場合,変異アレルを受け継ぐ確率は50%.
b. SCT症候群(AR)
両親が保因者と診断された場合,再発率25%.

臨床像
a. ラールセン症候群
股・肘・膝関節の先天性脱臼(反張膝が多い),内反足,側彎症,頸椎後彎(頸髄圧迫症状に注意),へら状母指などの骨格異常に加え,dish faceと形容される特徴的顔貌(目立つ前額,窪んだ鼻稜,眼間開離,平坦な頬骨),低身長,口蓋裂,難聴を認める.原則,知的障害は伴わない.家系内の表現型は軽症〜重症例まで多様である.
b. SCT症候群
椎体異形成,側彎症,手・足根骨癒合,内反足などの骨格異常に加え,特徴的顔貌(丸顔,前額突出,上向きの鼻孔),低身長,難聴,歯牙エナメル低形成を認める.
c. AO I / III
重度の四肢短縮を伴う低身長,股・肘・膝関節脱臼,内反足を認め,I 型は周産期致死が多い.

― 遺伝カウンセリング ―
- AD形式を示すLarsen症候群やAO I / III では,新生突然変異により発症する孤発例が多い.しかし,Larsen症候群の表現度の多様性は高いため,家系内に同一の*FLNB*変異を有しなが

らも，発端者より軽微な症状しか示さない血縁者が存在する可能性がある．両親の身体的特徴を十分に評価したうえで再発率を推定することが望ましい．
- 性腺モザイクによる発症例の報告もあり，同胞例では考慮される．
- AR形式を示すSCT症候群では，両親が保因者の場合，次子再発率は25％である．

28 関節拘縮を主徴とする症候群

MIM番号は表2参照

原因

先天性の関節拘縮(arthrogryposis)を主症状とする疾患群．先天性多発性関節拘縮(arthrogryposis multiplex congenita：AMC)とは，出生時に複数の関節の拘縮が認められる場合をいう．この用語は症候名であり，要因に基づく診断名ではない．AMCの頻度は，1/3,000出生．300以上の疾患，75以上の責任遺伝子が報告されている．先天性の関節拘縮は，胎生の8～9週から始まる四肢の運動の減弱によって生じるが，その病態はさまざまである(表1)．さらに既知の先天異常症候群の合併症状の一つとして合併しうる．

AMCを持つ場合の基礎疾患の診断は容易ではない．AMCを見たときには，amyoplasia，あるいは，四肢の遠位部の関節拘縮が主徴の遠位型関節拘縮症(distal arthrogryposis)か，症候群性かの鑑別をまず行う．代表的な遠位型関節拘縮症について表2に示す．症候群性の場合は，100以上の既知の症候群があり，診断は，関節拘縮以外の所見が有用である．

再発率

子宮内環境を含む環境因子の場合は無視できる．

遠位型関節拘縮症はAD．先天異常症候群の部分症状の場合は，その症候群の遺伝形式に従う．

要因・診断未定の場合，経験的再発率は約3％．中枢神経症状を合併する場合は7％と報告されている．

臨床像

多発性の関節拘縮．それに伴う機能障害，翼状片，屈指症，手掌皺の欠損や減弱，皮膚の陥凹．また，胎生期に四肢を含む運動の減弱が示唆される場合には，妊娠中の嚥下運動の減弱による羊水過多，呼吸運動の減弱による肺低形成，短い臍帯，胎児発育不全，出生時における骨折原因になる骨密度の減弱，小顎，口蓋裂，上顎の低形成，つぶれた鼻などの頭蓋顔面部の変形などをきたしうる．

amyoplasiaは，通常四肢に対称性の罹患を示し，知能は正常である．また約10％に腹壁異常(腹壁破裂や腸閉鎖など)を合併する．

先天異常症候群の部分症状の場合は，その症候群の他の症状も呈する．

表1 関節運動減弱の要因

神経	中枢神経の構造や機能異常，末梢神経障害，神経筋終板の異常
筋	筋の機能や構造異常
限られた胎動空間	子宮の構造異常，多胎，羊水過少などによる空間の減少による四肢運動の減弱
結合組織疾患	結合組織疾患に伴う関節形成異常，軟骨や腱の障害による
母体要因	母の筋強直性ジストロフィー，重症筋無力症，感染など
母体の薬剤	misoprostol（プロスタグランジン製剤），クラーレなど筋弛緩薬
母体の外傷	妊娠第1三半期の交通事故，中絶
血管障害	胎盤，胎児の血管性破壊シークエンス（例：アミオプレジア）

表2 遠位型関節拘縮症

タイプ	MIM番号	遺伝形式	遺伝子	疾患名
1A, B	1A #108120 1B #614335	AD	TPM2, MYBPC1	
2A	#193700	AD	MYH3	Freeman-Sheldon症候群（whistling-face症候群）
2B	#601680	AD	MYH3, TNNI2, TNNT3, TPM2	Sheldon-Hall症候群
3	#114300	AD	PIEZO2	Gordon症候群
4	%609128	AD		scoliosis
5	#108145	AD	PIEZO2, ECEL1	ophthalmoplegia, ptosis
6	108200	AD		sensorineural hearing loss
7	#158300	AD	MYH8	trismus-pseudocamptodactyly症候群
8	#178110	AD	MYH3	多発性翼状片（multiple pterygium）症候群（AD型）
9	#121050	AD	FBN2	congenital contractural arachnodactyly
10	%187370	AD		congenital plantar contractures

遺伝カウンセリング

- 基礎疾患の診断は，多発性関節拘縮の単独か，それとも他の合併症を伴うか，あるいは，重度の中枢神経障害を合併するかの分類からスタートする．
- 手掌の皺が欠損あるいは非常に浅い場合，あるいは翼状片は，内因性の要因を示唆し，手掌の皺が確認できる場合は，外因性を示唆している．
- 症候群性の場合は，染色体検査の適応である．

29 爪膝蓋骨症候群 nail-patella syndrome(NPS)

爪膝蓋骨症候群[MIM #161200]

原因
膝蓋骨の異骨症を主徴とする症候群．責任遺伝子は，9q33.3に局在する*LMX1B*（LIMホメオボックス転写因子1，ベータ）．ヘテロ接合性の機能喪失型の変異によって転写因子機能不全を生じる．さまざまな病的変異が報告されている．頻度は50,000人に1人と推測されている．

再発率
AD．親のいずれかが罹患者であれば，50％．

臨床像
爪の変化(98％)，膝(74％)，肘(70％)の症状，そしてX線にて確認できる腸骨突起（iliac horns；70％）を四徴とする．爪は無形成，低形成，異形成などさまざまで，出生時から認めることもあり，多くは両側対称性．母指が最も顕著な変化を有する．足趾は通常，手指よりも軽く，認める場合は必ず第5趾が罹患する．膝蓋骨は，変形，低形成，無形成．特に非対称．膝関節の関節症や脱臼，機能障害．肘関節は，可動制限や外反，ときに肘の脱臼．腸骨突起は両側性で無症状．

その他，体格は，やせ型．骨粗鬆症(8〜20％)，腎機能障害(30〜50％)，若年からの緑内障，手足の末梢の温痛覚の感覚障害．

遺伝カウンセリング

- 約88％が家族性との報告あり．
- 浸透率は100％であるが，臨床症状の多様性がある．家系内においても臨床症状の多様性がある．
- 変異陽性率は，シークエンス解析で85％，エクソン欠失や遺伝子欠失が5％と報告されている．
- 尿検査や血圧など腎機能障害，緑内障の有無の定期的経過観察は必須である．
- 関節の治療には，関節MRIが有用である．

10 皮膚疾患

1 白皮症 albinism

oculocutaneous albinism type ⅠA (OCA1A) [MIM #203100], type ⅠB (OCA1B) [MIM #606952], type Ⅱ (OCA2) [MIM 203200], type Ⅲ (OCA3) [MIM #203290], type Ⅳ (OCA4) [MIM #606574], Hermansky-Pudlach (HP) [MIM #203300], まだら症 (PBT) [MIM #172800]

原因

OCA1はチロシナーゼ遺伝子 (*TYR*) の変異．活性がまったく失われるOCA1A，部分的に活性が残るOCA1Bに分ける．OCA2はP遺伝子の変異．OCA3は*TRP-1*（チロシナーゼ関連タンパク1型）の変異．皮膚と毛髪は赤褐色から赤毛．眼症状はない．OCA4は*MATP* (membrane-associated transporter protein) の変異．日本人の頻度はOCA1が最多で，次いでOCA4．

Hermansky-Pudlak症候群はセロイドリポフスチンの沈着による肺線維症や肉芽腫性大腸炎を併発し，出血傾向を示す．いくつかの遺伝子変異が知られ，HPS1～4に分類されている．

まだら症は4qに位置する*KIT*遺伝子の変異により，胎生期のメラノブラストの増殖や表皮への移行が障害され脱色素斑を生じる．

再発率

OCAとHermansky-Pudlak症候群はAR．次子の再発率は25％．OCAのわが国の推定患者数5,300人．Hermansky-Pudlak症候群はわが国で約60例の報告がある．まだら症はAD．子の再発率は50％．

臨床像

出生時，眼は青みがかった灰色で，毛髪は淡い黄色からブロンドで，臨床的な病型診断は困難なことが多い．羞明と眼振がある．OCA1Aでは虹彩と脈絡膜は青色，眼底は淡紅色．OCA1A以外では加齢とともに色素の増強が期待できる．

Hermansky-Pudlak症候群は，眼皮膚白皮症，血小板二次凝集抑制に起因する出血傾向，肺線維症や肉芽腫性腸炎を生じる．

まだら症は，出生時より前頭部，胸，腹の中央や四肢にほぼ左右対称に境界明瞭な白斑を認める．特に前頭部の白毛層と前額部の中央に認める三角形ないし菱形の白斑をwhite forelockと呼び，本疾患の80～90％に見られる．体幹や四肢にも脱色素斑やカフェ・オ・レ斑を認めることがある．

――― 🍃 遺伝カウンセリング 🍃 ―――

- チロシナーゼ生合成を欠くOCA1Aでは色素の再生が望めない．OCA1A以外では加齢とともに色素の増生が期待できる．チロシナーゼ生合成の有無の検索や遺伝子診断を行う．
- 他の症候群に合併した白皮症に注意．

- 症状に応じて激しい日光皮膚炎を生じる．また，露出部に基底細胞癌，有棘細胞癌，悪性黒色腫などの腫瘍を生じやすい．サンスクリーンを用い，露出を避ける．しかし，OCA1A以外では厳格な制限は必要ではない．白人と同様と考えればよい．
- まだら症では，白斑内の表皮毛包部にメラノサイトを欠くため紫外線治療の効果は期待できない．

2 色素異常症 dyschromatosis

遺伝性対側性色素異常症（遠山）dyschromatosis symmetrica hereditaria（DSH）[MIM #127400]，
遺伝性汎発性色素異常症 dyschromatosis universalis hereditaria（DUH1）[MIM %127500]，
網状末端色素沈着症（北村）reticulate acropigmentation of KITAMURA（RAK）[MIM #615537]

原　因
遺伝性対側性色素異常症（DSH）はRNA編集酵素である二重鎖RNA特異的アデノシン脱アミノ化酵素遺伝子（*ADAR1*）の変異による．遺伝性汎発性色素異常症（DUH）の病態は不明．網状末端色素異常症（RAK）はADで*ADAM10*の変異．

再発率
DSHとRAKはADで子の再発率は50％．DUHは，ADとAR両方の報告があり，ADでは子の再発率は50％，ARでは同胞再発率が25％．

臨床像
DSHは手足に小色素斑と小脱色素斑が「まだら」に出現．DUHはこの皮疹が全身に拡大．顔面に雀卵斑様の皮疹を認めることが多い．DUHでは同じ皮疹が全身に広がっているのが特徴である．

RAKは手背，足背を中心に，わずかに陥凹した色素斑が網目状に見られ，四肢と体幹に拡大．70％は20歳までに発症．掌蹠の点状陥凹も見られる．臨床所見が類似するとされるDowling-Degos病（DDD1）[MIM #179850]は*KRT5*が原因と判明しているので別症である．

遺伝カウンセリング
- 通常，合併症は見られないことを説明する．
- 新生突然変異例では色素性乾皮症（XPA）[MIM #278700]との鑑別が問題になる．臨床的に鑑別が難しい例は遺伝子診断の適応である．

3 魚鱗癬 ichthyosis

尋常性魚鱗癬(IV)[MIM #146700],伴性遺伝性魚鱗癬(XLI)[MIM 146600],水疱性魚鱗癬様紅皮症(表皮融解性角化症,EHK)[MIM #113800],葉状魚鱗癬(劣性型魚鱗癬,LI, NBCIE)[MIM #242300],道化師様魚鱗癬(HI)[MIM #242500],Sjögren-Larsson症候群(SLS)[MIM #270200],KID症候群[MIM #148210], Rud症候群[MIM 308200], Netherton症候群[MIM #256500]

原因
尋常性魚鱗癬(IV)はフィラグリン(*FLG*)の異常．ケラトヒアリン顆粒の減少が見られ，天然保湿因子が低下する．伴性遺伝性魚鱗癬(XLI)はステロイドスルファターゼ(*STS*)異常により角質剥離遅延が生じる．水疱型先天性魚鱗癬様紅皮症(BCIE)(表皮融解性角化症, EHK)はケラチン1(*KRT1*)または10(*KRT10*)遺伝子変異．有棘層から顆粒層のケラチン線維の異常凝集により顆粒変性と水疱形成をきたす．葉状魚鱗癬(LI),非水疱型先天性魚鱗癬様紅皮症(NBCIE)は主としてトランスグルタミナーゼ1(*TGM1*)遺伝子変異によるcornified cell envelope形成障害をきたす．道化師様魚鱗癬(HI)では脂質トランスポーターABCA12の異常による角化細胞間脂質の形成障害．魚鱗癬症候群では，Sjögren-Larsson症候群(SLS)が*FALDH*, Netherton症候群(NS)で*SPINK5*, KID症候群(KID)でConnexin 26(*GJB2*), Rud症候群(RUD)で*STS*, Refsum症候群(RFS)でphytanoyl-CoA dioxygenaseの異常．

再発率
IV, BCIE, KIDはADで子の50％．LI, NBCIE, HI, SLS, NS, RUD, RFSはARで同胞の25％．XLIでは同胞男児の50％が罹患．

臨床像
a. IV
出生時は正常．乳幼児期に発症し，思春期以降，軽快傾向．四肢伸側，背部に皮膚の乾燥と粃糠様鱗屑が見られる．爪の変化はない．
b. XLI
生後まもなく発症．関節屈側，腹部，耳前部に好発．大型で褐色調の強い鱗屑が見られる．掌蹠は侵されない．
c. BCIE
出生時から全身にびまん性の潮紅，鱗屑，弛緩性水疱とびらんを生じる．幼児期以降は水疱形成は減少．
d. LI, NBCIE
出生時から全身に板状の大型の鱗屑．LIでは紅皮症はない．NBCIEでは鱗屑に加え，全身に潮紅．
e. SLS
出生時から黒色表皮腫様の魚鱗癬．頸部，体幹，四肢屈側に好発．痙性麻痺，高度の精神発達遅滞，黄斑部の光輝性小斑点，網膜色素変性を合併．
f. NS
曲折線状魚鱗癬，紅皮症，陥入性裂毛，アトピー素因．

g. KID
   棘状の角化を呈する魚鱗癬様紅皮症，角膜炎，感音難聴が3徴．
h. RUD
   魚鱗癬様紅皮症，精神発達遅滞，てんかん，低身長症，性腺発育不全．
i. RFS
   魚鱗癬，感音難聴，小脳性運動失調，多発性神経炎，色素性網膜炎．

遺伝カウンセリング

- 遺伝形式は病型によって異なるので病型診断が重要．
- XLIではFISH法による染色体解析が民間検査会社に委託可能．完全欠失患者および保因者を同定できる．
- RUD，XLI，HIなどは理論的には出生前診断が可能．
- 悩みを相談し，交流の場となる患者および家族による「魚鱗癬の会」がある．

4 角化症 keratosis

psoriasis vulgaris [MIM *177900]，Darier disease(DD)[MIM #124200]，Vörner type palmo-plantar keratoderma(PPK)[MIM #144200]，Unna-Thosttype PPK[MIM #600962]，Nagashima-type PPK [MIM 615598]，acral peeling skin syndrome (APSS) [MIM #609796]；type A (PSS type A)；type B (PSS type B) [MIM #270300]，disseminated superficial actinic porokeratosis (DSAP)[MIM *175900]

原因

皮膚の角化異常を生じる疾患群の総称である．

a. 乾癬

多因子疾患．複数の遺伝子が個体に集積され，かつ環境因子が関与し発症．日本での家族内発症頻度は4.4％．欧米(36％)に比べはるかに少ない．若年発症(30歳未満)ではより強い遺伝性がある．*HLA-C*(6p21)との相関が確認されている他，*IL23R*(1q31)，*IL12B*(5q33)など多数の疾患感受性候補遺伝子が報告されている．近年，亜型である膿疱性乾癬を起こす原因遺伝子として*CARD14*(17q25)，*IL-36RN*(2q14)が同定された．

b. Darier病(DD)

12q24.1の細胞内Ca濃度の調節に関わるSERCA2をコードする*ATP2A2*の変異が原因．150以上の変異部位の報告がある．新生突然変異が約40％．

c. 掌蹠角化症(PPK)

多くの亜型を含む．手掌足底のみに病変を生じるものと，随伴症状を伴うものに分けられる．随伴症状を伴わない代表疾患はVörner型とUnna-Thost型．ともにAD．責任遺伝子はそれぞれ，*KRT9*(17q21.2)，*KRT1*(12q13.13)．長島型はARで，わが国では最も頻度が高い．*SERPINB7*(18q21.3)が責任遺伝子であることが判明した．

d. ピーリングスキン症候群(PSS)

手足の角層の剝離を特徴とするacral PSSと全身性のgeneralized PSSに分類される．generalized PSSは炎症を伴わないA型(type A PSS)と軽症魚鱗癬様紅皮症のような炎症を伴うB型(type B PSS)に分けられる．acral PSSでは，*TGM5*(15q15.2)，type A PSSでは*CHST8*(19q13.1)に，type B PSSでは*CDSN*(6p21.3)に変異．

e. 汗孔角化症(PK)

多くの亜型がある．誘因として，X線照射，紫外線照射，免疫抑制状態など．表在播種型PKは18p11.3および12q21.2-24.21との相関．日光表在播種型PKは*MVK*(12q24)の変異．その他，Mibelli型，線状型，限局型がある．

再発率

a. 乾癬

日本人では両親のどちらかが乾癬患者である場合の子の再発率は5%前後．

b. DD

AD．子の再発率は50%．

c. PPK

ADのVörner型，Unna-Thost型は子の再発率50%．ARの長島型の同胞再発率は25%．

d. PSS

すべてAR．同胞再発率25%．

e. PK

AD．次子の再発率は50%．

臨床像

a. 乾癬

被髪頭部，四肢伸側，特に肘頭・膝蓋に生じる境界明瞭な銀白色雲母状の鱗屑が特徴．糖尿病や高脂血症などの生活習慣病の合併，病巣感染との関連などが報告されている．

b. DD

青年期に発症．褐色から暗褐色の毛孔性角化性丘疹が，頭皮，前額部，耳介，頭部，頸部，胸骨部，背部，腹部などに多発・集簇．しばしば瘙痒感を訴え悪臭を放つ．ときに水疱を形成．夏季の発汗により悪化．細菌やウイルス感染を合併．手掌・足底では，点状小陥凹．粘膜を侵すこともあり，口蓋や頰粘膜の丘疹，絨毛舌などを生じる．

c. PPK

Vörner型とUnna-Thost型は生後1～4年で発症．手掌・足底に限局した潮紅を伴う過角化が特徴．ときに手背にknuckle pad様の角化局面，爪甲の変化，掌蹠の多汗，白癬感染が高率．組織学的にVörner型では顆粒変性を認める．長島型では，過角化の程度は軽度であるが，掌蹠を越え連続性に病変が手背や足背，また非連続的に肘部や膝蓋などにも及ぶ．高率に掌蹠の多汗症や足白癬を伴う．

d. PSS

type A PSSでは，生後から幼年期までに発症し，通年性に潮紅を伴わない全身性の表皮剝離を生じる．type B PSSは生後より生じる全身性の潮紅を伴う表皮剝離を特徴とし，多く瘙痒を伴う．発汗・高温により悪化．アトピー素因を伴う．acral PSSは，

多くは生後から生じる手足に限局した表皮剝離が特徴.
e. PK

個疹は，米粒大から手拳大まで，さまざまな大きさの円形から楕円形の辺縁隆起性角化局面．散在あるいは融合．通常自覚症状は伴わない．DSAPでは，30歳以降の日光露光部に生じ，Mibelli型では小児期から青年期に，線状型では幼児期までに生じる．有棘細胞癌を生じることがある(13.9%).

――――――― 🌿 遺伝カウンセリング 🌿 ―――――――

- 乾癬：日本人の遺伝性は少ないとされる．病巣感染や糖尿病・脂質異常症などの生活習慣病，薬剤（β遮断薬・カルシウム拮抗薬・インターフェロンなど）が引き金となりうる．
- DD：浸透率100%．子の50%に発症．悪化時には皮膚への細菌・ウイルス感染の合併に注意．
- PPK：他の症候群の一症状として掌蹠角化症を生じるものとの鑑別が重要．知的障害，心筋症，チロシン血症，歯周病などを合併するものが知られる．
- PSS：Netherton症候群などの類似症状を呈する疾患との鑑別を要する．type B PSSはアトピー素因を持つため，定期的な診察が必要．
- PK：皮疹が経過中に悪性化することがある(13.9%)ため，注意深い経過観察が必要である．特に，大きな皮疹では悪性化のリスクが高いとされる．

5 表皮水疱症 epidermolysis bullosa

epidermolysis bullosa simplex, Dowling-Meara type [MIM #131760], junctional, Herlitz type [MIM #226700], junctional, non-Herlitz type [MIM #226650], dystrophic AR [MIM #226600], dystrophic AD [MIM #131750]

原因

表皮基底膜部タンパクの遺伝子変異により基底膜部の接着が低下し，軽微な外力で水疱を生じる．水疱部位の位置から，単純型，接合部型，栄養障害型に大別される．

単純型のうち，Weber-Cockayne型(EBS-WC)，Dowling-Meara型(EBS-DM)，Koebner型(EBS-K)は，ケラチン5(*KRT5*)または14(*KRT14*)の異常により基底細胞が脆弱となり，崩壊する．筋ジストロフィー合併型(EBS-M)は，*PLEC1*異常によりヘミデスモソームの接着板直上で剝離．

接合部型のうち，Herlitz型(JEB-H)はラミニン332の異常により，非Herlitz型(JEB-nH)はBP180またはラミニン332(β3鎖)の異常により，幽門部閉塞症合併型(JEB-PA)はα6またはβ4インテグリンの異常により，それぞれ透明層で剝離する．

栄養障害型(DEB)は，AD型(DDEB)，AR型(RDEB)いずれも7型コラーゲンの異常により基底膜下部で剝離する．係留線維はAD型で減少ないし形成障害が見られ，AR型では著明減少〜完全欠如．

再発率

EBS-WC，EBS-DM，EBS-K，RDEBはADで，子の再発率50％．*KRT14*異常の単純型の一部（AR型）とEBS-M，JEB，RDEBはARで，同胞再発率25％．

臨床像

a. 単純型

表皮内水疱を形成し，治癒後に瘢痕を残さない．EBS-WCは最も軽症で手足のみに限局し，夏季に増悪．思春期以降に軽快．EBS-DMは単純型のうち最も重症．出生時，広範囲に環状の水疱を形成．新生児期を乗り越えれば徐々に軽快．EBS-KはWCとDM型の中間の重症度を示し，手足のほか，四肢の外力を受ける部位にも水疱を生じる．EBS-Mは全身の水疱形成，爪甲変形，遅発性筋ジストロフィーを発症する．

b. 接合部型

JEB-Hは最も重症で，出生時より全身に水疱を形成．瘢痕は残さない．難治性の水疱が急速に拡大し，予後不良．JEB-nH（全身萎縮性軽症型）は出生時より全身に萎縮を残す水疱を形成するが，生命予後はよい．思春期までに頭部の萎縮性脱毛，歯牙欠損を認める．JEB-PAは出生時より広範な皮膚潰瘍と幽門部閉塞を認め，予後不良．

c. 栄養障害型

基底板下部で水疱を形成する．治癒後に瘢痕を残し，爪甲栄養障害を伴う．DDEBのうち，Passini型は出生時から高度の水疱を形成し，思春期頃から白色の扁平丘疹を生じる．Cockayne-Touraine型は軽症で加齢とともに軽快し，成人では瘢痕と爪甲変形のみしか見られないことが多い．RDEBのうち，Hallopeau-Siemens（RDEB-HS）型は出生時より外力のあたる部位に水疱を形成し，瘢痕形成，手指の棍棒状癒合，食道狭窄を生じる．また，非Hallopeau-Siemens型では手指の癒合は比較的軽度であるが，全身に高度の水疱と瘢痕を形成する．

遺伝カウンセリング

- 病型，遺伝形式に注意した遺伝カウンセリングが必要．病型診断が必須．
- 一般に，重症病型のJEB-H，JEB-PA，RDEB-HSは出生前診断の適応とされる．ただし，倫理面への十分な配慮が必要．

---

6 ヘイリー・ヘイリー病 Hailey-Hailey disease

benign chronic pemphigus [MIM #169600]

原因

CaポンプSPCA1（human secretory pathway Ca^{2+}/Mn^{2+} ATPase 1）をコードする*ATP2C1*遺伝子変異が原因．*ATP2C1*は細胞内ゴルジ体の膜上に局在し，細胞質内とゴルジ装置内のCa濃度を調節する．Caポンプ異常によるCa濃度の逸脱がデスモソーム構成分子のリン酸化を誘発し，デスモソームの形成障害を生じ，表皮細胞間が離解する．

再発率
AD．再発率は50％．約1/3は新生突然変異．

臨床像
青壮年期に発症．腋窩，乳房下部，鼠径部，外陰部などの間擦部位に紅斑と小水疱が出現し，やがて小水疱は破れてびらんとなり，痂皮が付着し，亀裂を有する浸軟した湿潤性局面となる．ときに乳頭状増殖をきたす．夏期に増悪することが多い．細菌，真菌，ウイルスによる二次感染を生じ，悪臭，瘙痒，疼痛をきたす．爪甲に白色縦線条を認めることがあるが，通常，爪甲の変形や萎縮は見られない．手足に角化性小結節，点状小陥凹が見られることがある．

生命予後は良好．加齢により軽快傾向あり．

🍃 遺伝カウンセリング 🍃

- 診断は，遺伝形式，青壮年期の発症，間擦部の紅斑とびらん局面，組織学的に表皮の棘融解が見られ，蛍光抗体直接法で免疫グロブリンの沈着を認めず，天疱瘡抗体を認めないことから診断できる．
- 遺伝子診断も可能である．
- 高温，多湿，多汗が増悪因子となるため，夏期の皮疹が増悪しやすい時期には，なるべく涼しい環境で清潔を保つ．細菌，真菌による二次感染を起こしやすい．皮疹の急激な悪化を見た際には，二次感染を考えて検査する．感染症の治療を行う．

無(低)汗性外胚葉異形成
anhidrotic(hypohidrotic)ectodermal dysplasia

ectodermal dysplasia 1, hypohidrotic, X-linked(XHED)[MIM #305100], hypohidrotic/hair/nail type, autosomal dominant(ECTD10A)[MIM #129490], hypohidrotic/hair/tooth type, autosomal recessive (ECTD10B)[MIM #224900], X-linked ectodermal dysplasia, hypohidrotic, with immune deficiency(XL-EDA-ID)[MIM #300291]

原因
XLRがほとんどで，全外胚葉形成異常の80％を占める．まれにARやAD．毛髪・歯牙・爪の異常に加え，無汗症(乏汗症，減汗症)を主徴とする外胚葉由来の組織形成不全である．XLR型はTNFファミリーに属するectodysplasin-AをコードするEDA(Xq12-13.1)遺伝子の変異が原因．ARやAD型の原因遺伝子として，EDAR(2q13)，EDAR-ADD(1q42.3)．免疫不全を伴う型の責任遺伝子は，XLRでIKBKG(Xq28)，ARでNFKBIA(14q13)．

再発率
XLR型では母が保因者である場合，男児の50％が罹患．罹患男性と保因者女性の血族婚では男児の50％が罹患．女児の50％は保因者，50％は罹患．ARでは性別に関係

なく子の25％，ADでは子の50％が罹患．
臨床像
　XLR型とAR型，AD型の表現型には差がないとされる．エクリン汗腺の欠如もしくは減少による無汗あるいは乏汗に伴ううつ熱や発熱により，熱中症や熱性けいれんを生じやすい．
　頭部や体部の疎毛（色調は薄く，細い）もしくは欠如．前額，下顎が突出し，鼻は鞍鼻で鼻翼が小さいなどの特徴的な顔貌を呈する．爪の変形を約半数に認める．歯牙異常の程度は完全欠損から低形成までさまざま．口腔・鼻粘膜，気管支粘膜では粘液腺が減少あるいは欠損し，化膿性鼻炎や中耳炎を生じやすい．

遺伝カウンセリング

- 発端者の変異が判明している場合，理論的には出生前診断は可能．
- 外胚葉異型性は，外胚葉系臓器に形成不全を示す疾患の総称で，多くの異なる疾患を含む．遺伝形式を決定し，発汗機能検査で発汗の低下を確認し，さらに唇顎口蓋裂や尿道下裂を伴うRapp-Hodgkin型外胚葉形成不全症などと鑑別する．
- XLR型の保因者は，ヨウ素反応を用いた発汗テストにてモザイクパターンで汗腺機能不全を呈する．
- うつ熱に伴う熱中症や熱性けいれんに注意する．
- 生命予後はよいとされるが，免疫不全を伴うものでは，重症感染症の合併をきたすことがある．

8 先天性無汗無痛症 congenital insensitivity to pain with anhidrosis（CIPA）

［MIM #256800］

原因
　1q21-q22に局在する神経成長因子受容体をコードする*NTRK1*のホモ変異による全身の痛覚・温度覚担当神経細胞の発達・機能不全による．

再発率
　AR．同胞再発率は25％．

臨床像
　出生時からの全身の痛覚・温度覚の欠如．触覚は正常．全身性の減発汗．精神発育遅滞．幼少時期より痛覚の欠如による自傷行為あり，舌・歯肉・歯の自己咬傷による瘢痕，自己抜歯などや頻回の骨折，関節脱臼，および骨髄炎や関節炎により四肢切断に至ることもある．温度覚欠損による熱傷．減汗症に伴う発熱・うつ熱により熱中症を生じ致死的となることがある．行動的には知的障害，多動・情動不安定．

―――― 🍃 遺伝カウンセリング 🍃 ――――

- 両親は近親婚のことが多い．両親の近親内での結婚による再発の可能性についての遺伝カウンセリングが重要．
- 頻度が低いにもかかわらず，多発する地方もある．
- 温痛覚の消失により診断が遅れがちであり，反復性脱臼やCharcot関節などを発症しやすい．骨折，外傷，熱傷や自傷行為の予防として，生活環境整備の徹底，装具の使用，口唇・舌の外傷予防に保護プレートなどを用いる．
- うつ熱による熱中症が死因の半分以上を占める．環境整備および，体温コントロールのためのウエアなどのデバイスを利用する．
- 出生前診断は発端者の*NTRK1*の変異が確認された家系では技術的には可能．

⑨ ロースムント・トムソン症候群 Rothmund-Thomsons syndrome(RTS)

[MIM #268400]

原因
RECQL4(8q24.3)の変異が原因の1つで，40〜66％で変異を同定できる．*RECQL4*はDNA helicase RecQ遺伝子の1つである．染色体不安定性が認められる．DNA修復障害がある．*RECQL4*の変異でRAPADILINO症候群やBaller–Gerold症候群が生じる．

再発率
AR．同胞の再発率は25％．患者の70％は女児．

臨床像
皮疹，骨欠損，毛髪，爪および歯の異常，成長障害ならびに性機能低下，早老を示し，悪性腫瘍を生じやすい．皮疹は，顔面や四肢などの露光部に生じる毛細血管拡張を伴う網状の萎縮性，紅斑性病変である．日光があたらない手掌と足底にも紅斑を生じる．約半数の患者は若年性白内障を発症．鞍鼻および骨形成不全がしばしば見られる．若年から皮膚の扁平上皮癌および骨原性肉腫などの肉腫，白血病を発症する頻度が高い．

―――― 🍃 遺伝カウンセリング 🍃 ――――

- 悪性腫瘍の合併がなければ生命予後はよい．皮膚病変は生後数ヵ月〜数年で著明になり進行性である．白内障は2〜7歳で著明になる．性腺機能不全を合併する場合は不妊の原因になる．
- 日光曝露を避ける．定期的に健診して悪性腫瘍の早期発見に努める．

10 色素性乾皮症 xeroderma pigmentosum(XP)A〜G群, V

色素性乾皮症A群(XPA)[MIM #278700], B群(XPB)[MIM #610651], C群(XPC)[MIM #278720], D群(XPD)[MIM #278730], E群(XPE)[MIM #278740], F群(XPF)[MIM #278760], G群(XPG)[MIM #278780], 変異型(XPV)[MIM #278750]

原因
紫外線によるDNA損傷の修復欠損. ヌクレオチド除去修復または損傷乗り越え複製機構に障害がある. DNA損傷が修復されず残存する結果, 種々の症状が引き起こされる. A〜G群と変異型(V)の8つの相補性群があり, それぞれ原因遺伝子が異なる. A群の80％が*XPA*の同一部位の変異で, 創始者変異と考えられる.

再発率
AR. 次子の再発率は25％. 日本での頻度は22,000人に1人. A群が50％, 50％弱が変異型で, 海外の分布と異なる.

臨床像
各相補性群により修復能, 光線過敏症状の程度, 皮膚癌の発症時期, 神経症状の有無などに特徴がある. A, B, D, F, G群では短時間の日光曝露で著明な浮腫性紅斑と水疱形成をきたす. 生後初めての日光浴(初参りなど)から気づかれることもある. 皮膚炎がおさまった後雀卵斑様色素沈着を残し, 次第に皮膚の乾燥と毛細血管拡張を生じる. 遮光が適切に行われなければ, 幼児期から皮膚癌を多発する.

C, E, V群では強い日焼けの反応は見られないが, 露光部に一致した色素斑あるいは皮膚癌が現れる. 生じる皮膚癌は基底細胞癌(BCC), 有棘細胞癌(SCC), 悪性黒色腫(MM)である.

A群では神経障害が幼少期から出現する. 歩行開始の遅れ, 言語発達の遅れなどが見られる. 7歳頃から聴力低下も出現. 思春期には徐々に尖足が重症化し, 全身の筋力低下と失調のため歩行不能となる.

遺伝カウンセリング

- 遮光対策：サンスクリーンと遮光服など複数の手段を組み合わせる. 外出時にはつば広の帽子, 長袖, 長ズボンを着用. 遮光ガウンの着用, 部屋や車の窓ガラスに遮光フィルム. 皮膚科は年に1〜2回, 皮膚癌が生じ始めてからは年に3〜6回, 眼科は1〜2年に1回が定期検診の目安である.
- 皮膚癌の治療：早期発見早期治療が鉄則. 臨床像, ダーモスコピーの所見を参考にしながら生検を兼ねて切除する.
- 神経学的診療：聴力検査, 神経学的検査を, 幼少時期には年に1回程度行う. 10歳代の終わりになると, 夜間の無呼吸, 誤嚥性肺炎が生じる.
- 予後：病型によって予後が異なる. 軽症型のE, F, V群で, 診断が若年でなされた症例では, 遮光により, 皮膚症状, 皮膚癌の発症を防ぐことができる. A群でも厳重な紫外線防御を行えば皮膚癌の発症を予防できる. しかし, 神経症状は進行性で, 30歳くらいで死亡することが多い. C, D群はA群ほどではないが皮膚癌の発症は比較的早い.

111 弾性線維性仮性黄色腫 pseudoxanthoma elasticum（PXE）

[MIM #264800]

原因
ABCC6（16p13.11）の変異が原因．弾性線維の石灰化や変性が発生し，皮膚，網脈絡膜，血管などの弾性線維の豊富な組織に退行性病変を生じる．

再発率
AR．同胞の再発率は25％．

臨床像
特徴的な皮膚病変で診断されることが多い．10〜20歳代から頸部，腋窩，肘窩，臍周囲，鼠径部に好発する集簇性または線条分布する黄白色丘疹で，癒合して局面を形成する．口唇粘膜に黄白色斑を認めることもある．病理像はHE染色では真皮中層〜下層に，好塩基性に染まる弾性線維の変性像を認める．Von Kossa染色しばしば石灰沈着を伴う．

眼科的にBruch膜の断裂に伴う網膜色素線条，網膜下出血，脈絡膜の新生血管を認める．視機能障害をきたしうる．眼底にはオレンジ皮様変化を認めることがある．

本症では全身の弾性線維の変性が見られる．したがって，循環器病変の早期発見が重要である．中血管の中膜弾性線維の変性と石灰沈着を生じ，虚血性障害を引き起こす．間欠性跛行，冠動脈疾患，脳梗塞，高血圧などに注意する．これらの病変は若年から発症することがあるので注意を要する．

類似皮膚症状を呈するものとして，PXE-like papillary dermal elastolysis，D-penicillamine内服後の弾性線維の変化があるが遺伝性ではない．

網膜色素線条を呈する疾患として骨Paget病，鎌状赤血球症，Ehelers-Danlos症候群，鉛中毒，外傷などがある．

🌿 遺伝カウンセリング 🌿

- 従来，本症はADとARの両者があると考えられていたが，2000年に*ABCC6*が原因遺伝子であることが判明し，ARであることが明らかになった．ADも存在すると考えられた理由として，仮性優性遺伝（実際は劣性）の家系が混在していたことが挙げられる．近親結婚が多いためと思われる．
- 皮膚症状は診断の契機になるが致命的ではない．重要なことは循環器系疾患の早期発見と動脈破裂などの重篤な合併症の予防である．そのために，血圧コントロールや過激な運動を避けるなどの生活指導を行う．

12 ウェルナー症候群 Werner syndrome（WS）

[MIM #27770]

原因

8p11-12に局在しRecQ3ヘリカーゼをコードする*WRN*遺伝子（8p12）のホモ接合変異．世界で約1,500例が報告されているが，8割が日本人患者である．わが国の罹病率は100万人に1〜3人（保因者頻度は1,000人に6人）．特に，いとこ婚の子に多い（約70％）．

再発率

AR．同胞再発率は25％．

臨床像

早老症の一つ．平均診断年齢は35歳前後．思春期の成長スパートの欠如，低身長，低体重，体幹に比し四肢が細いCushing症候群様体型を呈する．

20歳代より白髪，脱毛，老人性顔貌，鳥様顔貌，若年性白内障，嗄声や高声を特徴とする．四肢末端は皮膚の萎縮・硬化，色素沈着や色素脱失，毛細血管拡張，皮下脂肪の減少により強皮症様を呈する．30歳代前後で骨突出部の胼胝，難治性潰瘍，アキレス腱下の石灰化，全身の骨粗鬆症，2型糖尿病，性腺機能低下，高脂血症，高尿酸血症などの多彩な生活習慣病を高率に合併し，40歳代前後で，脳萎縮，動脈硬化を発症，動脈硬化性疾患と悪性腫瘍が原因で死亡する例が多い．平均死亡年齢は46歳である．

🌿 遺伝カウンセリング 🌿

- 発症が思春期以降であるため，次子の再発率が問題になることは少ない．
- 低年齢での生活習慣病や動脈硬化の合併，悪性腫瘍の発症が高率に生じるため，それぞれに対する治療が必要．
- 出生前診断は患者の*WRN*の変異が事前にわかっていれば技術的には可能．

13 基底細胞母斑症候群 basal cell nevus syndrome（BCNS），Gorlin syndrome

[MIM #109400]

原因

PTCH1（9q22.32）の変異が原因である．

再発率

AD．新生突然変異が20〜30％．両親どちらかが本症なら再発率は50％．

臨床像

大脳鎌の層板状石灰化，顎部の角化嚢胞，手掌や足底の小陥凹，基底細胞癌がしばし

ば見られる．角化嚢胞は10歳代から生じ，組織は歯原性角化嚢胞である．パノラマX線では半透明領域として描出される．大脳鎌の石灰化は20歳以降ではほぼ必発，頭部X線で確認できる．基底細胞癌は20歳代以降に生じ，多発する．巨頭症，前額部の瘤状皮疹，稗粒腫，二分肋骨・楔形椎骨などの骨格異常も高率に見られる．心線維腫が約2％に，卵巣線維腫は約20％に発症．患児の約5％が髄芽腫（未分化神経外胚葉性腫瘍；PNET）を発症．髄芽腫は多くの場合線維形成性．

平均余命は一般人口平均と大差ない．

―― 🌿 遺伝カウンセリング 🌿 ――

- 発癌を回避するために放射線治療は避ける．X線診断は極力減らす．直射日光も発癌の誘引になるので日焼け止めを利用する．
- 髄芽腫のリスクが高いため，1歳までは6ヵ月に1回，発達評価と身体的診察を行う．8歳以降では顎の角化性嚢胞確認のためパノラマX線撮影を1〜2年に1回行う（頻回撮影は避ける）．
- 年に1回は皮膚検査を行う．

14 神経線維腫症 neurofibromatosis（NF）

☞16章参照

15 レジウス症候群 Legius syndrome

［MIM #611431］

原因
Ras/ERK経路の抑制因子である*SPRED1*遺伝子（15q13.2）の変異による．

再発率
AD．両親どちらかが本症なら子の再発率は50％．

臨床像
neurofibromatosis type 1-like syndrome とも呼ばれる．皮膚症状はカフェ・オ・レ斑，腋窩や鼠径部の雀卵斑様色素斑など，神経線維腫症1型（NF1）と共通する．しかし，神経線維腫，視神経膠腫などの中枢神経系腫瘍，Lisch小結節などは認めない．成人例では，ときに多発性脂肪腫，眼球色素沈着，軽度の眼瞼下垂，Noonan症候群様の顔貌，および筋緊張低下，軽度の学習障害や多動性などが見られることがあるとされる．肺癌，小児期腎癌などを生じたとの報告もある．

NF1の現時点の診断基準（NIH）を満たす例もある．これまでNF1と診断された中の約5％がLegius症候群と考えられている．

遺伝カウンセリング

- NF1との鑑別に注意する．
- 新しい疾患概念で予後のデータが少ない．慎重に経過を見る必要がある．NF1とは明らかに予後が異なると考えられる．
- 診断確定には遺伝子診断が有用．

16 コーデン病 Cowden syndrome

☞16章「*PTEN*症候群」参照

17 色素失調症 incontinentia pigmenti(IP)，伊藤白斑 hypomelanosis of Ito(HMI)

IP[MIM #308300], HMI[MIM #300337]

原因

色素失調症(IP)の責任遺伝子は，*NEMO*(nuclear factor κ B essential modulator, Xq28)である．80〜90％は*NEMO*のエクソン4-10の欠失で，残り10〜20％は点突然変異．

伊藤白斑(HMI)は，Xp11と体染色体の転座を含む染色体異常によって生じるモザイクと考えられている．HMIは，かつてincontinentia pigmenti achromians，あるいは色素失調症1型とも呼ばれていたが，IPとは異なる疾患である．

再発率

a. IP

XLD．*NEMO*変異のヘミ接合体は致死的．母が罹患者の場合，男児の半分が罹患し自然流産．出生男児は発症しない．出生女児では50％が罹患．まれに男児例を認める．この場合，①Klinefelter症候群の男児，②*NEMO*遺伝子変異の体細胞モザイク，③*NEMO*遺伝子の変異が軽微で，NF-κB活性が残存するなどが考えられる．

b. HMI

染色体異常が多い．ごくまれに親子例がある．

臨床像

a. IP

患者はほとんどが女性．皮膚症状の経過により4期に分類する．

第1期：炎症期(紅斑・水疱・膿疱期)．体幹や四肢中枢側に紅斑を伴う小水疱が多発．好酸球浸潤が見られる．出生時〜生後1週間．

第2期：疣状苔癬期(角質増殖期)．同部位に，疣贅状の角質増殖性丘疹が発生．生後数週〜数ヵ月．

第3期：色素沈着期．同部位に，褐色から灰褐色の渦巻状/列序性の色素沈着を生じる．生後数ヵ月～数年間．
第4期：色素沈着消褪期．4～5歳ごろに色素が消えはじめ，思春期までに消褪する．まれに成人期にも皮疹を見る．臓器病変として，神経系，循環系，眼，歯の異常などを生じる．

b．HMI
出生後早期から体幹・四肢にBlachko線に沿って生じる不完全脱色素斑．しばしば神経系，循環系，眼，筋骨格系に異常を生じる．

――― 遺伝カウンセリング ―――

【IP】
- 皮膚以外の合併症の発見が重要．特に眼病変は早期発見により網膜血管異常などの治療が可能である．生後4ヵ月目までは毎月，それ以降は少なくとも3歳までは3～6ヵ月ごとの眼科検診が必要．
- 患者が妊娠した場合，罹患男児が致死的のため流産をきたす可能性が高い．
- 同一家系内でも症状や重症度が異なる．一卵性双生児であっても異なる．
- 成人未診断例で，幼少時の情報に乏しいと確定診断が難しい．この場合は，遺伝子診断が有用．

【HMI】
- 皮疹（脱色素斑）は生涯不変である．
- 皮膚外の合併症の発見が重要．

18 血管腫症 hemangioma

Sturge-Weber症候群(SWS)[MIM #185300], Maffucci症候群(MS)[MIM #614569], Blue-Rubber-Bleb症候群(BRBS)[MIM #112200], Klippel-Trenaunay-Weber症候群(KTWS)[MIM #149000], 家族性海綿状血管腫[MIM #116860]

原因
Sturge-Weber症候群(SWS)は*GNAQ*(9q21.2)の接合後変異，家族性海綿状血管腫は*CCM1*(7q21)の変異が原因．Maffucci症候群(MS)，Blue-Rubber-Bleb症候群(BRBS)，Klippel-Trenaunay-Weber症候群(KTWS)では詳細不明である．

再発率
Unna母斑(Nuchal salmon patch)は生後1年までの乳児の92％に見られる．ポートワイン母斑は0.3％．

乳幼児血管腫（苺状血管腫）の発症率は2.6～4.5％との報告があるが，低体重出生児では増加する傾向がある（10～30％）．

SWSは50,000人に1人で体細胞モザイクと考えられている．家族性海綿状血管腫はADで子の再発率は50％．MSはほとんどが孤発例．BRBSは孤発例とADがある．

KTWSはほとんどが孤発例で，ときにAD.

なお，脈管系母斑症の発症にparadominant遺伝が関与しているとの報告がある．

臨床像

　一般に血管腫と称されるものには，出生後に生じ，血管の増生を伴う血管腫と，胎生期に生じ，母斑的な性格を持つ脈管形成異常とが混在している．血管腫には，乳幼児血管腫(苺状血管腫)・房状血管腫(tufted angioma)などが，脈管形成異常には毛細血管性のポートワイン母斑・Unna母斑・サーモンパッチ・SWSなどや静脈性の海綿状血管腫(家族性海綿状血管腫含む)・MS・BRBS・KTWSなどがある．

　Kasabach–Merritt現象(症候群)は，1つの疾患単位というより，血管腫に合併する病態である．

　血管腫，脈管形成異常はともに出生後早期から見られるものが多いが，すべてが遺伝性なわけではない．

―――― 遺伝カウンセリング ――――

- 苺状血管腫は自然消褪が見込めるが，早期レーザー治療を勧める意見もある．最近，propranolol(β遮断薬)を用いた治療も試みられている．
- Unna母斑，サーモンパッチは自然消褪するが，成人後に再び現れる．
- SWS(眼，中枢神経)，BRBS(消化管)，KTWS(四肢)では，各臓器の合併脈管奇形に注意する．家族性海綿状血管腫も脳血管など病変の局在に注意する．
- MSでは内軟骨腫の悪性化に注意する．

11 代謝疾患

1 代謝疾患総論 metabolic diseases

原因

　代謝疾患の多くは酵素異常症である．中には全身性カルニチン欠乏症やGlut-2欠損症(糖尿病XI型)のように基質のトランスポーターが原因であったり，Wilson病やMenkes病のように金属イオン銅の運搬に関わるような遺伝子が原因のこともある．

　また，ほとんどの疾患で原因タンパク質の機能喪失型の変異が原因で，その活性もしくはタンパク量が正常の10%程度以下になって初めて発症するものが多い．したがって遺伝形式はARが多い．

　XLの場合，女性ではX染色体の不活化を考慮する必要がある．つまり男性では1本しかないX染色体上の遺伝子が変異を持っていれば，活性もしくはタンパク量は10%以下となり発症する．一方，女性の場合，片方のアレルに変異がある場合に，細胞により，組織により，どちらのアレルが不活化を受けているかによって，細胞内のタンパク量，活性は，ほぼ正常の場合からほぼ欠損している場合までさまざまである．女性が片方のアレルに変異を持つ場合，保因者と呼んで，変異を持つが多くは無症状であることが多いとしていたが，症状を呈することもしばしばある．その発症率は疾患によっても異なり，個人差も大きく，その臨床症状を予測するのは困難である．このXL性疾患としてはオルニチントランスカルバミラーゼ(OTC)欠損症，Glut-2欠損症(糖尿病XI型)，Lesch-Nyhan症候群，Menkes病，Fabry病，Hunter病(ムコ多糖症II型)，副腎白質ジストロフィー，ピルビン酸脱水素酵素複合体欠損症などが含まれる．Menkes病，Hunter病は女性保因者の発症は少ないと考えられているが，OTC欠損症，ピルビン酸脱水素酵素複合体欠損症，Fabry病などは女性も発症することが多いと考えられる．

再発率

　代謝疾患の大半はARであり，患者の両親は通常両者とも保因者であり，同胞の再発率は25%と考えられる．ただ，XL性疾患では母親が保因者の場合，父親が罹患者の場合，そしていずれかの親が性腺モザイクの場合，同胞の再発がありうる．母親が保因者の場合，男児の50%で罹患，女児の50%に遺伝して場合により発症する可能性がある．父親が罹患者の場合，男児は100%正常，女児は100%に変異が遺伝し，場合により発症しうる．両親とも変異が血液サンプル等の遺伝学的検査で見つからない場合，通常はどちらかにおける突然変異であり，再発率はかなり低いと考えられるが，性腺モザイクの可能性があり，遺伝カウンセリングでも考慮される．ただ，この性腺モザイクの頻度は疾患によって異なり，経験的な確率が知られている疾患は必ずしも多くない．

臨床像

　代謝疾患の臨床像は，生化学的にのみ所見がある疾患から，出生時形態異常をきたすものまで疾患によりさまざまである．ただ，先天代謝疾患の多くはARであり，その場合同胞における重症度は，例外もあるが総じて同程度である．逆にADやXLのものに

関してはこの限りではなく，家系内においても症状はさまざまである．

── 🌿 **遺伝カウンセリング** 🌿 ──

- 先天代謝疾患の臨床現場においては，まずは発端者の診断と，可能な疾患においては適切な治療開始が第一に優先されるべきものではある．しかしながらその場合においても，家系内において同疾患患者がいる可能性があったり，次世代に関係のある保因者が存在する可能性等について，発端者の家族から十分な聞き取りを行い，対応することは重要なことである．この局面において遺伝カウンセリングという医療が重要な役割を果たすことになる．
- 特に先天代謝疾患の遺伝カウンセリングの特徴としては，まず発端者がしばしば小児であり，確定診断や治療に関する疾患情報提供が重要なことが多いことが特徴である．つまり，診断や治療に関しての専門家が担当することの意義が高いといえる．もちろん，臨床遺伝専門医，認定遺伝カウンセラーが疾患の専門でなくても専門医師の同席や，専門医に紹介することでもその目的は達しうる．
- 治療法も限定されており重篤な疾患も多く，出生前診断，着床前診断が話題になることも多いため，この方面の経験も求められる．
- 診断法も多岐にわたり，羊水，絨毛での診断を受け入れる施設も限られているため，経験と知識が要求される．また，出生前診断の適応についての判断もガイドラインはあるが，その判定は施設ごとにゆだねられている．

アミノ酸代謝異常症

2　高フェニルアラニン血症 hyperphenylalaninemia

フェニルアラニン水酸化酵素欠損症［MIM #261600］
グアノシン三リン酸シクロヒドロラーゼ-1欠損症［MIM #233910］
6-ピルボイルテトラヒドロビオプテリン合成酵素欠損症［MIM #261640］
プテリン-4α-カルビノラミンデヒドラターゼ欠損症［MIM #264070］
キノノイドジヒドロプテリジン還元酵素欠損症［MIM #261630］

原　因

　フェニルアラニンからチロシンへの代謝を触媒するフェニルアラニン水酸化酵素（責任遺伝子 *PAH*，局在 12q24.1）の活性低下によって，血中にフェニルアラニンが蓄積し，精神発達遅滞を引き起こす．新生児マススクリーニングで発見され，大半はアポ酵素の遺伝子変異が原因であるが，補酵素テトラヒドロビオプテリン（BH_4）の代謝障害に起因する場合が少数ながら存在する．前者の国内頻度は約 80,000 出生に 1 例，後者は約 1,700,000 出生に 1 例と報告されている．

　近年，フェニルケトン尿症（PKU）という呼称は，PAH障害が高度な典型例を指すようになっている．

再発率
AR，25％．

臨床像
　血中フェニルアラニン濃度の異常高値が持続すると，精神発達が遅延する．生成が低下するチロシンはメラニンの前駆物質であるため，早期治療が行われなければ，色白の皮膚や赤みがかった毛髪を呈する．
　PAH変異例の治療はフェニルアラニン摂取制限が基本であるが，比較的軽症例の一部は高用量のBH₄投与に反応して血中フェニルアラニン濃度の低下が得られる．
　BH₄欠乏症では，PAHに加えてチロシン水酸化酵素・トリプトファン水酸化酵素の活性も低下するため，カテコラミン欠乏症状(定頸の遅れ・体幹の筋緊張低下・四肢の鉛管状硬直・甲高い泣き声・けいれんなど)やセロトニン欠乏症状(夜泣き・睡眠障害など)の出現を防ぐために，遅滞なく鑑別診断してBH₄・L-ドーパ・5-ヒドロキシトリプトファンの投与を開始しなければならない．

🌿 遺伝カウンセリング 🌿

- PAHの発現は肝細胞に限られているため，酵素活性測定は通常行われない．新生児マススクリーニング陽性例については，血漿アミノ酸分析でフェニルアラニン高値を確認したうえで，BH₄欠乏症が否定されれば，PAHアポ酵素障害による高フェニルアラニン血症と診断する．遺伝子変異は極めて多様であり，診断・治療方針決定に必須とはされていない．
- BH₄欠乏症の診断には，血漿・尿中プテリジン分析と濾紙血ジヒドロプテリジン還元酵素(DHPR)活性の測定が必要である．
- BH₄反応性高フェニルアラニン血症はいくつかのPAH変異との関連性が認められ，特に日本人症例ではp.Arg241Cys変異が比較的多く，遺伝子解析が有用である．
- 女性患者の妊娠では，"母性フェニルケトン尿症(maternal PKU)"，すなわち血中フェニルアラニン高値によって，胎児に子宮内発育不全・小頭症・心奇形・顔貌異常・精神発達遅滞などの症状が出現するため，妊娠前からの計画的な食事管理が重要である．

3 高チロシン血症1型，2型，3型 tyrosinemia type 1, type 2, type 3

1型[MIM #276700]，2型[MIM #276600]，3型[MIM #276710]

原因
　チロシン代謝経路の酵素障害による遺伝性高チロシン血症は，1型：フマリルアセト酢酸ヒドロラーゼ欠損症(責任遺伝子 FAH，局在 15q23-q25)，2型：細胞質チロシンアミノトランスフェラーゼ欠損症(TAT，16q22.1-q22.3)，3型：4-ヒドロキシフェニルピルビン酸ジオキシゲナーゼ欠損症(HPD，12q24-qter)に分類される．いずれも国内診断例は少なく，患者頻度は非常に低いと考えられる．

[再発率]
AR，25％．
[臨床像]
a．1型
　極めて毒性の高いフマリルアセト酢酸の蓄積によって，肝障害と腎尿細管障害（Fanconi症候群）が出現する．典型例では生後数週から急速に肝障害が進行して肝硬変や肝臓癌発生に至るが，より緩徐な経過を示す場合もある．尿細管障害による低P血性くる病などを伴う．3型の責任酵素を阻害してフマリルアセト酢酸の生成を抑制する薬物療法（nitisinone）が実用化されており，国内でも2015年2月に薬価収載された．進行例には肝移植が行われる．
b．2型
　血中チロシン濃度の著増を示し，チロシン結晶の析出によって，手掌足底の過角化・びらんや角膜のびらん・潰瘍を生じる．
c．3型
　失調・けいれん・精神発達遅延などが報告されているが，いずれも軽度であり，無症状例も少なくない予後良好の疾患と考えられている．

遺伝カウンセリング

- 遺伝性高チロシン血症はまれな疾患であるが，血中チロシン高値は新生児期の一過性所見として頻度が高く，また肝障害など非特異的な上昇をきたす原因も多いことに留意が必要である．
- 1型の診断には，尿中有機酸分析におけるサクシニルアセト酢酸・サクシニルアセトンの増加所見が重要である．酵素活性は白血球や線維芽細胞でも測定可能であるが，確定検査の中心は遺伝子解析となっている．
- 1型の出生前診断は遺伝子解析のほか，羊水の有機酸分析（サクシニルアセト酢酸・サクシニルアセトン増加）によっても可能である．
- チロシン代謝経路の酵素は発現が肝細胞に限られるものが多く，2型・3型の確定診断も遺伝子解析によってなされる．

4 非ケトーシス性高グリシン血症 non-ketotic hyperglycinemia

[MIM #605899]

[原因]
　グリシン異化の主経路を触媒するグリシン開裂酵素は，P/T/H/Lタンパク質と呼ばれる4種類のサブユニットから構成される複合体で，責任遺伝子と局在はそれぞれ，P（*GLDC*，9p23-24），T（*AMT*，3p21），H（*GCSH*，16q24），L（*GCSL*，7q31-32）となっている．変異のほとんどは*GLDC*に認められる．*GLDC*は繰り返し配列による相同組

換えを起こしやすく，罹患例の20〜25％が*GLDC*のエクソン欠失に起因する．国内発症例の頻度は約700,000人に1人と推計されている．

再発率
AR，25％．

臨床像
a. 新生児型

　診断例の大半を占める重症型で，生後数時間から数日以内に重篤なてんかん性脳症を発症する．脳波所見としてhypsarrhythmia，suppression burstを呈する．近年は救命例も増えているが，大部分は重度発達遅滞となる．

b. 乳児型

　ある程度の残存活性を認める症例では，乳児期以降に発達遅延・てんかん発作などで発症する．

c. 自閉症型

　軽度の発達遅延，自閉症状，多動などを呈し，乳児型よりもさらに高い残存活性が認められる軽症例の存在が近年明らかになっている．

遺伝カウンセリング

- 血漿アミノ酸分析でグリシン高値を確認することが診断の基本である．髄液/血漿グリシン濃度比の上昇は特異性が高く，有機酸血症に続発するケトーシス性高グリシン血症との鑑別点となる．
- 被検者に安定同位体^{13}C標識グリシンを服用させて$^{13}CO_2$への代謝能を測定する呼気試験が行われている．
- 遺伝子診断に際しては，一般的なエクソン塩基配列解析法で変異が検出されない場合，MLPA法などによる*GLDC*の欠失を解析する必要がある．
- 新生児型とまったく同様に発症しながら，生後2週間程度で軽快する一過性症例が存在する．酵素活性は正常で，原因は十分に解明されていない．

---

5 メープルシロップ尿症 maple syrup urine disease

[MIM #248600]

原因

　分枝鎖αケト酸脱水素酵素(BCKDH)はE1α，E1β，E2，E3のサブユニットから構成される複合体で，責任遺伝子と局在はそれぞれ*BCKDHA*(19q13.1-q13.2)，*BCKDHB*(6q21-q22)，*DBT*(1q13)，*DLD*(7q31-32)である．分枝鎖アミノ酸(BCAA；ロイシン・イソロイシン・バリン)がアミノ基転移反応を受けて生じる分枝鎖αケト酸(BCKA)をアシルCoAとする酸化的脱炭酸反応に障害をきたし，血中にBCAA，BCKAが増加する．

新生児マススクリーニング成績に基づく国内頻度は670,000出生に1例と報告されている.

|再発率|
AR, 25％.

|臨床像|

a. 古典型

重症例は新生児期に哺乳開始とともに発症し, 哺乳不良・嘔吐などから代謝性脳症(意識障害・無呼吸・けいれん・筋緊張異常など)へと進展する. 新生児マススクリーニング結果判明時には発症していることが多く, 生命・神経学的予後は今なお良好とは言い難い.

b. 間欠型/中間型

比較的軽症例では乳児期以降, 反復性の嘔吐症状や発達遅滞などが顕在化する.

c. チアミン反応型

本疾患の治療は分枝鎖アミノ酸の摂取制限が基本であるが, 一部の症例では薬理量のチアミン投与が改善効果を示す. この病型は, E2のうち E1 と結合する「アーム領域」以外に変異が存在し, しかし比較的安定なタンパクが生じる場合に限られる.

― 🌿 遺伝カウンセリング 🌿 ―

- 基本的な診断は生化学的所見すなわち, 血漿アミノ酸分析(BCAA・アロイソロイシン高値), 尿中有機酸分析(BCKAおよび分枝鎖αヒドロキシ酸; BCHAの排泄増加)によってなされる.
- 遺伝子解析による確定検査は, 多数のサブユニット遺伝子が関与するため労力を要し, 国内で実施体制を維持するのは容易ではない. 次世代シークエンサーによるマススクリーニング対象疾患群の遺伝子パネル解析の実用外研究が進行中である.
- 酵素活性は白血球や線維芽細胞で測定可能である. 新生児濾紙血や反復性嘔吐症・低血糖症の急性期検体などで軽度のBCAA増加を認めた症例には, 正常活性を示す酵素活性ケースが少なくないことに留意する必要がある.
- 出生前診断は遺伝子解析のほか, 羊水培養細胞の酵素活性測定によって可能である. 羊水中のBCAA, BCKA, BCHA濃度には正常胎児との差がなかったと報告されている.

6 ホモシスチン尿症1型, 2型, 3型 homocystinuria type 1, type 2, type 3

type1 [MIM #236200], type2 [MIM #250940; #236270], type3 [MIM *236250]

|原　因|

ホモシスチン尿症1型は, メチオニン代謝の中間産物であるホモシステインおよび二量体であるホモシスチンが血中・尿中に増加する疾患で, シスタチオニンβ合成酵素(責任遺伝子CBS, 局在 21q22.3)によるホモシステインとセリンの縮合障害に起因する.

血中メチオニン増加を指標とする新生児マススクリーニングで発見され，国内頻度は約800,000万出生に1例と報告されている．

ホモシステインの一部は側鎖末端のチオール基がメチル化されて再びメチオニンを生じ，この反応を触媒するメチオニン合成酵素は補酵素としてメチルコバラミンを必要とする．メチオニン合成酵素欠損症（CblG）またはメチルコバラミン合成障害（CblE, CblD variant 1）によるホモシスチン尿症を2型，コバラミンへのメチル基供与体N^5-メチルテトラヒドロ葉酸の生成が低下するN^5, N^{10}-メチレンテトラヒドロ葉酸還元酵素欠損症を3型と呼ぶ．2型・3型は血中メチオニンが減少するため，現行のスクリーニング検査では発見できない．

[再発率]

AR, 25%.

[臨床像]

ホモシステインの側鎖チオール基がMarfan症候群の原因分子フィブリリン-1などに結合して機能を妨げることによって，Marfan様体型・水晶体脱臼・骨粗鬆症などが現れる．他の症状としては，精神発達遅滞・てんかん・血栓塞栓症などが挙げられる．

一部の症例はビタミンB_6に反応するが，国内では不応例が多く，メチオニン制限食が治療の中心となる．ホモシステインからメチオニンの再生を促進するメチル基供与体として働くbetaineが補助療法として有用であり，2014年に保険収載された．

なお，ホモシスチン尿症2型は乳幼児期に発達遅滞・筋緊張低下・眼振・失調・てんかんなどで発症し，特徴的所見として巨赤芽球性貧血を伴う．3型は発達遅滞・てんかん・多様な中枢神経症状・末梢神経障害などが主な症状で，Marfan様症状や血栓塞栓症は少ない．発症時期は乳児期から成人期まで幅広い．

🌿 遺伝カウンセリング 🌿

- 発端者の診断は血漿総ホモシステイン濃度測定と血漿アミノ酸分析によって進める．メチオニン高値なら1型，低値なら2型・3型を考える．
- メチオニンが著明高値でホモシステインが軽度高値の場合は，肝メチオニンアデノシルトランスフェラーゼ欠損症を鑑別する必要がある．
- 代謝産物の分析結果が典型的な場合には，それをもって確定診断とできる．より精度の高い診断のためには遺伝子解析を考慮する．なお，酵素活性は白血球・線維芽細胞で測定可能であるが，現状では国内で実施体制が維持されていない．

7 シスチン尿症 cystinuria

[MIM #220100]

原因
シスチン(=システインの二量体)および二塩基アミノ酸(リジン・オルニチン・アルギニン)の腸管吸収と尿細管再吸収を担う輸送体のサブユニットであるrBATとBAT1をコードする *SLC3A1* (2p16.3),または *SLC7A9* (19q13.1)の変異による.国内の患者頻度は15,000人に1人と高く,85%の患者にBAT1カルボキシル末端のp.Pro482Leu変異が同定され,日本人症例に特異的である.

再発率
膜間輸送機能の主体はBAT1で,rBATは二量体形成や細胞膜への配置に働くためrBAT変異はごく一部を除いてAR遺伝性を示し,両アレル変異同定例(A型)の再発率は25%である.

一方,BAT1変異は不完全AD形質で,ヘテロ接合体も尿中シスチン排泄が増加している.BAT1変異が関与する患者には,①BAT1両アレルの変異例(B型)のほか,②BAT1とrBATに1アレルずつ変異を有する例(AB型)や,③一部のヘテロ接合体の発症例が知られており,①の再発率は「25%以上」となる.②③の場合,遺伝型としての再発率はそれぞれ25%,50%となるが,同じ遺伝型でもシスチン排泄量には個体差が大きくなるため,発症リスクを予測するのは困難である.

臨床像
極めて難溶性のシスチンが尿中に大量に排泄されるため,尿路結石による疼痛・尿路感染症・尿路閉塞などを繰り返し,次第に腎機能低下が進行する.治療は,尿のアルカリ化による溶解度上昇と十分な尿量の確保によって,シスチンの洗い流しを促すことが基本となる.効果が不十分な場合は,シスチンをシステインに解離させるD-penicillamineやtioproninを投与する.

------ 🌿 **遺伝カウンセリング** 🌿 ------

- 発端者の診断は,排出された結石の成分分析や尿中アミノ酸分析によって進める.後者ではシスチンの他,リジン・オルニチン・アルギニンの排泄の増加を認める.
- 発端者の診断の次に両親の尿中アミノ酸分析を行い,シスチン排泄が増加していればBAT1変異,正常ならrBAT変異から遺伝子解析を進める.
- A型以外は遺伝型から個々の発症リスクを評価することが難しい.特に日本人症例の場合,高頻度変異p.Pro482Leuはシスチン輸送機能障害が強く,ヘテロ接合体も結石形成をきたしうる.したがって,治療・管理の方針は,尿中シスチン排泄量に基づいて個々の症例ごとに考える必要がある.

尿素サイクル異常症

8 オルニチントランスカルバミラーゼ欠損症
ornithine transcarbamylase(OTC) deficiency

[MIM #311250]

原因
尿素サイクルのうち，アルギニンにカルバミルリン酸を縮合させてシトルリンを生じる反応が停滞して，高アンモニア血症をきたす．責任遺伝子 OTC は Xq21.1 に局在し，ヘミ接合体男性だけでなく，ヘテロ接合体女性にも X 染色体不活化の偏りに応じて発症リスクがある．国内頻度は約80,000人に1人と推計されている．

再発率
a. 母親がヘテロ接合性保因者の場合

男児は50％がヘミ接合性罹患者となる．女児は50％がヘテロ接合体となるが，発症の可能性は予測できない．

b. 父親が遅発型ヘミ接合体罹患者の場合

男児はすべて正常個体となる．女児はすべてヘテロ接合体となるが，発症の可能性は予測できない．

c. 再発率の推定要因

発端者が女児の場合，まれに父親が遅発型罹患者と判明することもある．

経験的には，男児例は保因者である母親からの遺伝による場合が多く，女児例は新生突然変異による場合が多い．新生突然変異と考えられる孤発例の頻度について，男児例の7％，女児例の80％と報告した文献がある．

臨床像
a. 男児(ヘミ接合体)

重症例は授乳開始後間もない新生児期に，哺乳不良・嘔吐などで発症し，代謝性脳症による意識障害へと進展する．血液浄化療法を含む治療が速やかに開始されなければ，死亡または重度障害を遺残する結果となる．

比較的軽症の遅発例では，乳児期以降に急性発症する場合や，反復性嘔吐・発達遅延などを呈して診断に至る場合などがある．

b. 女児(ヘテロ接合体)

男児と同様の重症例からまったくの無症状例まで存在し，発症リスクを予測することはできない．発症時期が遅くても最重症の経過をたどる可能性があり，重症度を予見することも困難である．

遺伝カウンセリング

- 発端者の診断には，まず血漿アミノ酸分析でシトルリン低値を確認する．続いて尿中有機酸分析を行い，カルバミルリン酸の蓄積に由来するオロット酸・ウラシルの排泄増加所見があ

れば，本疾患と判断される．
- 比較的軽症例やヘテロ女性では，尿中オロット酸・ウラシルの増加が認められない場合がある．allopurinol負荷試験を行うと，これらの下流の代謝が阻害されて，罹患者・ヘテロ女性では異常が明らかとなる．
- 酵素活性測定には肝組織が必要とされるため，遺伝子解析が確定検査の中心となっている．
- 出生前診断は，絨毛組織や羊水培養細胞を用いた遺伝子解析にて可能である．胎児がヘテロ女児の場合は発症リスクを評価できないが，出生直後からの適切な管理が可能になることで，発症予防・予後改善が期待できる．

9 その他の高アンモニア血症 hyperammonemia

N-アセチルグルタミン酸合成酵素欠損症[MIM #237310]
カルバミルリン酸合成酵素-1欠損症[MIN #237300]
アルギニノコハク酸合成酵素欠損症[MIM #215700]
アルギニノコハク酸リアーゼ欠損症(アルギニノコハク酸尿症)[MIM #207900]
アルギナーゼ欠損症[MIM #207800]
リジン尿性タンパク不耐症[MIM #222700]
高オルニチン血症-高アンモニア血症-ホモシトルリン尿症候群[MIM #238970]

原因
a. 尿素サイクル異常症

N-アセチルグルタミン酸合成酵素欠損症(責任遺伝子 *NAGS*，局在 17q21.31)，カルバミルリン酸合成酵素-1欠損症(*CPS1*, 2q35)，アルギニノコハク酸合成酵素欠損症(シトルリン血症1型；*ASS*, 9q34)，アルギニノコハク酸リアーゼ欠損症(アルギニノコハク酸尿症；*ASL*, 7cen-q11.2)，アルギナーゼ欠損症(*ARG1*, 6q23.2)が挙げられる．

b. アミノ酸転送障害

二塩基アミノ酸転送障害によるリジン尿性タンパク不耐症(*SLC7A7*, 14q11)，細胞質からミトコンドリアへのオルニチン転送障害による高オルニチン血症-高アンモニア血症-ホモシトルリン尿症(HHH)症候群(*SLC25A15*, 13q14)がある．

いずれも稀少であるが，CPS1，ASS，ASLの各欠損症は国内症例が比較的診断されている．ASS欠損症，ASL欠損症はタンデムマス法による新生児マススクリーニングの対象疾患であり，国内試験研究での頻度はそれぞれ260,000出生または400,000出生に1例となっている．他は国内診断例の報告が極めて少ない．

再発率
いずれの疾患もARで25％．

臨床像
a. NAGS，CPS1，ASS，ASL各欠損症

いずれもOTC欠損症と同様の症状(急性脳症・反復性嘔吐症・発達遅延ないし退行・行動異常など)を示す．

b. アルギナーゼ欠損症

進行性痙直性麻痺・発達遅延・けいれんなどが見られる．高アンモニア血症は軽度で，急性発症に至ることは少ない．

c. リジン尿性タンパク不耐症

二塩基アミノ酸（リジン・オルニチン・アルギニン）の腸管吸収と尿細管再吸収が低下するため，尿素サイクル中間体が減少して高アンモニア血症の急性症状が現れる．原因分子は他臓器での膜輸送にも関与しており，嘔吐・下痢・体重増加不良・筋緊張低下・骨粗鬆症・間質性肺炎・腎機能低下など，多彩な症状を呈する．

d. HHH症候群

高アンモニア血症による急性症状に加え，発達遅延・痙性麻痺・けいれん・失調・アテトーゼなど多彩な神経症状が現れる．第Ⅶ・Ⅹ因子の低下による出血傾向を伴う．

遺伝カウンセリング

- 発端者の診断は血漿・尿中アミノ酸分析を基本に進める．
  NAGS，CPS1欠損症：血漿シトルリン低値（鑑別は遺伝子解析による）
  ASS，ASL欠損症：血漿シトルリン高値（鑑別はアルギニノコハク酸増加の有無による）
  アルギナーゼ欠損症：血漿アルギニン高値
  リジン尿性タンパク不耐症：尿中リジン・オルニチン・アルギニン排泄増加（血漿では低下傾向）
  HHH症候群：血漿オルニチン高値
- 血漿シトルリン低値例については，OTC欠損症と鑑別するために尿中有機酸分析を行う．NAGS，CPS1欠損症では，カルバミルリン酸の代替代謝産物であるオロット酸・ウラシルの排泄増加が見られない．
- 白血球・線維芽細胞などで酵素活性を測定できるのは一部の疾患に限られ，確定検査の中心は遺伝子解析となっている．

---

10 シトリン欠損症 citrin deficiency

[MIM #605814, #603471]

原因

シトリンはミトコンドリアと細胞質の間でアスパラギン酸とグルタミン酸の交換輸送を行う担体タンパクで，責任遺伝子*SCL25A13*は7q21.3に局在する．シトリン遺伝子変異のヘテロ保因者頻度は65人に1人と極めて高く，欠損個体の頻度は17,000人に1人となる．一方，シトリン欠損症には①新生児肝内胆汁うっ滞（neonatal intrahepatic cholestasis caused by citrin deficiency：NICCD）と，②思春期～成人期に発症するシトルリン血症2型（CTLN2）という2種類の臨床病型が知られており，それぞれの患者頻度も検討されている．

NICCD発症患者の頻度は40,000出生に1例程度と推計される．NICCDと診断され

た75例の研究では，40％が従来の新生児マススクリーニングでメチオニン，フェニルアラニンやガラクトース陽性を契機に受診し，その後の精査によりNICCDと診断されている．残りの60％は生後1～5ヵ月の間に遷延性黄疸・淡黄色便から新生児肝炎や胆道閉鎖を疑われて診断に至っている．CTLN2については，発症患者の頻度は約100,000人に1人とされている．

このように，遺伝子レベルでのシトリン欠損個体・NICCD発症患者・CTLN2発症患者の頻度には乖離があり，無症状例や未診断例が少なからず存在するものと考えられている．

再発率
AR，25％．

臨床像
シトリンの発現は肝・腎・心・腸管で認められ，肝での代謝障害が病態形成の中心を占めている．

a．新生児肝内胆汁うっ滞（NICCD）
平均生下時体重は2,500 g台と少ない．直接ビリルビン優位の遷延性黄疸，哺乳・体重増加不良，脂肪肝，血液凝固異常，低タンパク血症などが出現する．肝細胞での代謝障害を反映する検査所見として，シトルリン・メチオニンをはじめとする多種アミノ酸血症・高ガラクトース血症が一過性に認められ，特に授乳による乳糖摂取は増悪因子となる．乳糖除去・中鎖脂肪酸ミルクの使用と対症療法によって，ほとんどの症例は生後6ヵ月から満1歳頃までに軽快するが，肝不全から肝移植に至った報告例もある．

b．幼児期以降の代償期
NICCDの軽快後，タンパク・脂質の比率が高く糖質を嫌う特異な偏食が出現する．中でも豆類の多量摂取が特徴的である．患者は易疲労性・倦怠感などを示すことが多く，糖質の摂取過多によって増悪する．これらはNICCD未発症例にも認められる．

c．シトルリン血症2型（CTLN2）
思春期以降，代償機転が次第に破綻して，高アンモニア血症による症状が出現した症例に対して用いられる診断名である．精神症状・行動異常などで慢性的に経過する場合，精神科疾患と誤診されやすい．

未診断で急性脳症を発症した場合，高アンモニア血症に対する通常の治療として高濃度ブドウ糖輸液が行われると，代謝障害が悪化して致死的となる．脳浮腫の改善目的で汎用される濃グリセリン・果糖液も，本疾患への投与は禁忌である．

遺伝カウンセリング

- シトルリンをはじめとする多種アミノ酸血症や高ガラクトース血症の存在が，診断上重要な所見となる．これらを指標とする新生児マススクリーニングは，NICCD発症例に対しては，より早期に治療へと導入するうえで有用である．
- 新生児マススクリーニングが正常であっても，生後1ヵ月以降に発症する例も存在するので，シトリン欠損症を否定することはできない．また発端者同胞の検討からは，未発症例も少なくないことが示されており，留意する必要がある．
- NICCD患児のほとんどは1歳までに症状は改善する．しかし一部の患者では思春期以降にCTLN2を発症する可能性があるので，定期的な診察・検査の必要性を説明する．

- 確定診断は遺伝子解析による．日本人患者では，代表的な11種類の変異で，変異アレル頻度の95％を占めており，これらによる迅速検査が提供されている．
- 保因者頻度が高いため，発端者の親も罹患者と判明する場合があり，注意を要する．
- 幼児期以降に顕在化する特異な偏食は是正せず，本人の嗜好にまかせることが，代謝障害の増悪を防ぐうえで重要である．細胞内代謝動態を改善させる治療法として，ピルビン酸ナトリウムや中鎖脂肪酸の有効性が報告されている．

有機酸代謝異常症

11 メチルマロン酸血症 methylmalonic acidemia

[MIM #251000, #613646, #251110, #277410, #251100, #277380, #309541, #277400, #614857, #614265]

原因

メチルマロニル-CoAムターゼ（MUT）の活性低下によりメチルマロン酸やその代謝産物が蓄積する代謝異常症であり，タンデムマスによる新生児マススクリーニング対象疾患の1つである．6p21.2-p12に存在する *MUT* の変異による場合が多く残存活性のないMUT^0，残存活性を持つMUT$^-$に分類される．そのほか補酵素であるアデノシルコバラミンの合成障害によるビタミンB$_{12}$反応型メチルマロン酸血症が存在する．コバラミン経路障害はcblA，cblB，cblC，cblD，cblFなどに分類される．メチルコバラミンとの共通経路の障害cblC，cblD，cblFではメチルマロン酸血症にホモシスチン尿症を合併する．

日本人罹患者の多くはMUT異常で，cblAが10家系ほどである．日本における頻度はタンデムマスパイロット検査から120,000人に1人程度と考えられる．

再発率

AR，25％．

臨床像

タンデムマスによるアシルカルニチン分析ではプロピオン酸血症とともにC3高値がマーカーとなる．新生児期に哺乳不良，嗜眠，筋緊張低下などで発症する場合と，新生児期以降に感染などに伴いケトアシドーシス発作で発症する場合がある．検査上は代謝性アシドーシス，高アンモニア血症を呈し好中球減少，血小板減少を伴う場合もある．

有機酸分析でメチルマロン酸血症であることは診断可能であるが，ビタミンB$_{12}$反応型かどうか，ホモシスチン尿症を伴うのかのタイプを分類するため血清ビタミンB$_{12}$および血漿総ホモシステイン濃度測定も必要である．ビタミンB$_{12}$反応型ではビタミンB$_{12}$大量投与でコントロールできる症例もある．

二次的障害として，程度はさまざまであるが発達遅滞，腎不全に至る進行性腎障害，

基底核病変とchoreoathetosisやジストニアを伴う運動障害，成長障害などがある．治療については成書参照のこと．

遺伝カウンセリング

- 新生児マススクリーニングにより無症状で見つかった症例でも1回の重篤な発作で，後遺症を残しうることに注意が必要で，スクリーニング結果が出た時点ですでに発症していることも多い．
- ビタミンB_{12}反応性については，酵素活性測定結果および，投与前後の尿中有機酸分析所見の変化を合わせて判断する必要がある．
- MUT遺伝子異常では日本人の変異アレルは60％がp.Glu117X，c.IVS2+5G>A，p.Arg369His, p.Leu494X, p.Arg727Xという5種類の変異で占められている．
- 出生前診断は羊水における蓄積代謝物の解析，羊水細胞を用いた酵素活性測定でも可能であるが実施できるところは限られる．家系内の患者の遺伝子変異が判明している場合は遺伝子解析による出生前診断が可能である．

12 プロピオン酸血症 propionic acidemia

[MIM #606054]

原因

プロピオニル-CoAはイソロイシン，バリン，スレオニン，奇数鎖脂肪酸，コレステロール異化過程で生じる．そのプロピオニル-CoAを代謝するプロピニル-CoAカルボキシラーゼの欠損症で，プロピオン酸とその代謝産物が蓄積し，発症する．本酵素はα，β2つのサブユニットからなり，どちらかの欠損によって生じる．αサブユニットは染色体13q32に存在するPCCAにコードされ，βサブユニットは染色体3q13.3-q22に存在するPCCBにコードされている．

現在タンデムマスによる新生児スクリーニング対象疾患である．日本における頻度はタンデムマスパイロット検査から50,000人に1人程度と考えられる．日本人特有の最軽症型プロピオン酸血症の存在が知られており，PCCB遺伝子のp.Tyr435Cys変異のホモ接合体による．

再発率

AR，25％．

臨床像

タンデムマスによるアシルカルニチン分析ではメチルマロン酸血症とともにC3高値がマーカーとなる．新生児発症例では，哺乳不良，嘔吐，嗜眠，筋緊張低下が見られ，著しいケトアシドーシスとアシドーシス，高アンモニア血症，低血糖が認められる．発作中白血球減少血小板減少が見られることがある．この新生児発症例では新生児マススクリーニングにて結果が出る前に発症する可能性が高い．新生児期以降発症例では飢

餓，感染，タンパク過剰摂取によってケトアシドーシスで発症する．中にはケトアシドーシスが見られず神経症状で発症する症例も存在する．

多くの症例で発作後遺症として精神発達遅滞，てんかん，大脳萎縮，錐体外路症状などが見られる．心筋症，QT延長も合併症として認められる．コントロール不良例では肝移植が選択肢となることがある．

新生児スクリーニングで発見された最軽症型(PCCB遺伝子のp.Tyr435Cys変異のホモ接合体)は，ほぼ全例が正常発達しているが，まだ長期予後について不明な点も多い．タンパク制限は行わず，飢餓などのストレスを避け，注意深い経過観察が望まれる．治療については成書参照．

―――――― 🍃 遺伝カウンセリング 🍃 ――――――

- 有機酸分析で化学診断が可能である．
- 新生児マススクリーニングにより無症状で見つかった症例でも1回の重篤な発作で，後遺症を残しうることに注意が必要で，スクリーニング結果が出た時点ですでに発症していることも多い．
- 新生児マススクリーニングにより無症状で発見された場合，最軽症型であるのか遺伝子診断を行うことは今後の対応上重要と考えられる．
- 出生前診断は羊水における蓄積代謝産物の解析，羊水細胞を用いた酵素活性測定でも可能であるが，実施できるところは限られる．家系内の患者の遺伝子変異が判明している場合は遺伝子解析による出生前診断が可能である．

13 マルチプルカルボキシラーゼ欠損症
multiple carboxylase deficiency

[MIM #253270, #253620]

原因

ビオチンを補酵素とする4種類のカルボキシラーゼ(プロピオニル-CoAカルボキシラーゼ，メチルクロトニル-CoAカルボキシラーゼ，ピルビン酸カルボキシラーゼ，アセチル-CoAカルボキシラーゼ)の酵素活性が，補酵素ビオチンの利用ができないために同時に低下〜欠損する疾患である．本疾患は2つの異なる異常によることが明らかになった．1つは21q22.13にコードされるホロカルボキシラーゼ合成酵素(HCS)の欠損症であり，もう1つは3p25.1にコードされるビオチニダーゼ(BTD)の欠損症である．

タンデムマスによる新生児マススクリーニングの対象疾患である．日本における頻度はタンデムマスパイロット検査から500,000人に1人程度と考えられる．重要なのは，ともにビオチンの大量投与に反応し治療可能な疾患である点である．

再発率

AR，25%．

臨床像

タンデムマスによるアシルカルニチン分析ではC5-OH高値がマーカーとなる（他の疾患でも高値となる）．HCS欠損症は一般に早発型で新生児期～乳児期早期に嘔吐，哺乳不良，筋緊張低下などで発症する．一方BTD欠損症は一般に乳児期以降に筋緊張低下，けいれん，運動失調などの神経症状と，難治性の皮膚症状（重篤なアトピー性皮膚炎様）で発症する．皮膚症状はアセチル-CoAカルボキシラーゼ欠損による脂肪酸合成障害によると考えられる．ケトアシドーシス，高アンモニア血症，高乳酸血症，低カルニチン血症などが検査上認められる．

ともにビオチン大量投与に反応する．ビオチン大量療法が早期から行われていれば予後は良好である．しかしBTD欠損症では進行性の難聴や視神経萎縮などの視力障害があり，ビオチン大量療法にても改善しない．治療については成書参照．

遺伝カウンセリング

- マルチプルカルボキシラーゼ欠損症であることは有機酸分析で診断可能である．BTD活性は限られた施設のみで可能である．
- HCS欠損症であることは遺伝子診断による．本邦のHCS欠損症においては高頻度変異（p.Leu237Pro，c.780delG）が存在するため，この検出が診断に有用である．
- 家系内の患者の遺伝子変異が判明している場合は遺伝子解析による出生前診断が可能である．

14 グルタル酸血症Ⅰ型 glutaric acidaemia type 1

[MIM #231670]

原因

リジン，ヒドロキシリジン，トリプトファンの中間代謝におけるグルタリル-CoA脱水素酵素（GCDH）の欠損症である．本酵素の遺伝子は染色体19p13.2にコードされている．

タンデムマスによる新生児マススクリーニングの対象疾患である．日本における頻度はタンデムマスパイロット検査から180,000人に1人程度と考えられる．

これまで予後不良な疾患とされてきたが，ヨーロッパでの新生児マススクリーニングで早期発見された症例は治療により予後がよいことが明らかになり，新生児マススクリーニングの効果のある疾患と言える．

再発率

AR，25％．

臨床像

タンデムマスによるアシルカルニチン分析ではC5-DC高値がマーカーとなる．本症は他の有機酸代謝異常症と異なり，グルタル酸等の蓄積が神経系に作用し，徐々に進行する筋緊張低下，ジストニア，ジスキネジア，アテトーゼなどの錐体外路症状をきたし，

進行性である．そのうえに生後6〜18ヵ月に感染を契機とした脳症発作をきたし，さらに神経学的後遺症をきたす．Sylvius裂の著明な拡大を伴う脳萎縮が特徴的である．通常の臨床検査上では血液ガス，血糖，アンモニアを含め異常は認められない．急性脳症様発作時には代謝性アシドーシス，高アンモニア血症，低血糖などが見られる．頭部画像におけるSylvius裂の著明な拡大，大脳萎縮，両側線条体病変が特徴的である．

治療は自然タンパク制限食として，リジンとトリプトファンの制限を行う．特殊ミルクS-30を併用する．L-カルニチン投与が推奨される．補酵素リボフラビンも考慮する．発熱38.5℃以上あれば解熱薬を使用する．治療の詳細は成書参照．

遺伝カウンセリング

- 尿中有機酸分析で化学診断可能である．線維芽細胞などで酵素診断可能である．
- マススクリーニングにて無症状で見つかった場合，きちんとした治療を開始することで，明らかに予後が違うと言われている．
- 発熱や経口摂取不良のときには，けいれん，意識障害などをきたす脳症様症状をきたすことがあり，注意が必要である．
- 遺伝子診断は原因遺伝子*GCDH*の解析を行う．日本人では創始者変異はない．
- 家系内の患者の遺伝子変異が判明している場合は遺伝子解析による出生前診断が可能である．

15 グルタル酸血症Ⅱ型 glutaric acidaemia type 2

[MIM #231680]

原因

アシル-CoA脱水素酵素などのFADを補酵素にとる脱水素酵素の反応からの水素を電子伝達系につなぐのがelectron transfer flaboprotein（ETF）とETF脱水素酵素（ETFDH）である．*ETF*はαおよびβ鎖からなりそれぞれ15q24.2-q24.3, 19q13.41にコードされており，*ETFDH*は4q32.1にコードされている．これらのどれかの欠損によりミトコンドリアβ酸化系の極長鎖，長鎖，中鎖，短鎖のアシル-CoA脱水素酵素，グルタリル-CoA脱水素酵素，イソバレリル-CoA脱水素酵素，イソブチリル-CoA脱水素酵素，メチルブチリル-CoA脱水素酵素，2-ヒドロキシグルタル酸脱水素酵素，サルコシン脱水素酵素などがすべて活性低下をきたす．マルチプルアシル-CoA脱水素酵素欠損症とも言われる．

タンデムマスによる新生児マススクリーニングの二次対象疾患である（スクリーニングで偽陰性があるため）．日本における頻度はタンデムマスパイロット検査から310,000人に1人程度と考えられる．

再発率

AR，25％．

臨床像

タンデムマスによるアシルカルニチン分析ではC8，C10，C12，C10/C2高値がマーカーとなる．本症は脂肪酸β酸化の第1ステップの障害という脂肪酸代謝異常症と，イソ吉草酸血症やグルタル酸尿症と同じステップが障害されるという有機酸代謝異常症を併せ持つ疾患である．

臨床的に非常に幅広い重症度の症例がある．新生児発症型は重症型で，死亡率が高く，嚢胞腎，顔貌異常など胎児期からの障害が示唆されている．生後間もなくから筋緊張低下，多呼吸，代謝性アシドーシス，高アンモニア血症，低血糖などで発症する．新生児マススクリーニングで見つかっても救命が難しいと考えられている．乳幼児期発症の中間型は感染などに伴って急性脳症様発作などで，同様の検査所見を呈する．遅発型は骨格筋型とも言われ，発症時期が年長～成人で，感染やストレスを契機に筋肉痛，全身倦怠などで発症するが，生命予後は比較的よい．治療は成書参照．

遺伝カウンセリング

- 重症型では尿有機酸分析，タンデムマスによるアシルカルニチン分析で化学診断は可能であるが，その他の症例では安定期に異常が見られないこともあり，線維芽細胞による*in vitro* probe assay，遺伝子診断が必要である．
- 家系内の患者の遺伝子変異が判明している場合は遺伝子解析による出生前診断が可能である．現時点では新生児重症型の予後は極めて厳しく，出生前診断が考慮される．

脂肪酸代謝異常症

16 中鎖アシル-CoA脱水素酵素（MCAD）欠損症
medium-chain acyl-CoA dehydrogenase deficiency

[MIM #201450]

原因

中鎖アシル-CoA脱水素酵素（MCAD）はミトコンドリアのマトリックスに存在する中鎖～短鎖β酸化系の第1段階に働く酵素でC12～C4の鎖長に働く．MCAD（遺伝子*ACADM*）は，1p31.1にコードされている．

欧米において乳幼児突然死症候群を起こす疾患の1つとして注目され，10,000人に1人と頻度も高く，欧米における代表的なマススクリーニング疾患である．日本でも新生児タンデムマススクリーニングの対象疾患である．日本における頻度はタンデムマスパイロット検査から130,000人に1人程度と考えられる．

再発率

AR，25％．

臨床像

タンデムマスによるアシルカルニチン分析ではC8, C8/C10高値がマーカーとなる. 通常まったく症状がなく正常に発達していくが, 患者の約半数が3歳以前に急性脳症様の発作で発症し, 発症すると初回発作で突然死したり後遺症を残す可能性が高い. 残り半数は生涯無症状で過ごすと言われている. まれに新生児期発症, 成人発症の報告がある. すなわち初回発作を起こさせないことが重要な疾患である. 無症状期には目立った異常はない. 急性期には低血糖, 高アンモニア血症, 肝腫大, 肝機能障害などが認められる. 食事間隔の指導が非常に重要であり, カルニチン低下があればカルニチン補充も行われる. 発作をきたさなければ予後は良好である.

遺伝カウンセリング

- まったく無症状で, マススクリーニングで見つかった場合, いかに両親に疾患を理解してもらい, 空腹をさけ幼児期までを発作をきたさず過ごすかが重要である.
- アシルカルニチン分析は確定診断ではない.
- 酵素診断はリンパ球, 線維芽細胞を用いて可能.
- 遺伝子診断では日本人の40％にc.449_452delCTGA変異が認められる.
- 無症状の小学校入学前の同胞がいれば, その子の遺伝子診断も考慮する.
- 一般には出生前診断の適応にはならないと考えられる.

17 極長鎖アシル-CoA脱水素酵素(VLCAD)欠損症
very-long-chain acyl-CoA dehydrogenase deficiency

[MIM #201475]

原因

VLCAD(*ACADVL*)は, ミトコンドリアのβ酸化系のうち, ミトコンドリア内膜に結合した長鎖の酸化系を形成する2酵素の1つで, 長鎖脂肪酸β酸化スパイラルの最初の酵素である. 本酵素の遺伝子は17p13.1に位置する.

タンデムマスによる新生児マススクリーニングの対象疾患である. 日本における頻度はタンデムマスパイロット検査から130,000人に1人程度と考えられる.

再発率

AR, 25％.

臨床像

タンデムマスによるアシルカルニチン分析ではC14:1高値がマーカーとなる. 典型的には3つの病型に分類される. 重症早期発症型では, 新生児期に肝障害, 心筋症, 非ケトン性低血糖症で発症し, 心筋障害が強く, 治療に反応しない場合もある. 乳幼児期発症中間型は感染症, 絶食などに伴って嘔吐, 意識障害, けいれんをきたし, 骨格筋も障害されて高CK血症が見られる. Reye様症候群として発症することが多い. 筋症状が

主体の骨格筋型は，成人のみでなく，幼児期から思春期に，筋痛，筋力低下で発症することが多い．運動だけでなく，立ち作業や飢餓，精神的ストレスでも筋症状が誘発される．重症早期発症型や中間型(小児期発症型)では発作時に非ケトン性低血糖，高アンモニア血症が見られ，高CK血症を伴う高AST，ALT血症が見られる．しかし骨格筋型においては低血糖が認められず，横紋筋融解による高CK血症を伴う高AST，ALT血症やミオグロビン尿症が見られるのみである．

治療としては飢餓の予防，MCTミルクの使用，生コーンスターチの使用，カルニチン低下あればカルニチン補充などが挙げられる．治療については成書参照．

遺伝カウンセリング

- タンデムマス検査のみでは確定診断できない．
- *in vitro* probe assayを含む酵素診断，遺伝子診断が必要である．
- 本症では比較的遺伝型 - 表現型の相関がはっきりしており，遺伝学的検査は治療方針決定にも有用と考えられる．重症早期発症型ではナンセンス変異やフレームシフトなど残存活性を持たない変異であり，骨格筋型では逆に残存活性を持つミスセンス変異が多い．p.Lys264Gluは日本人に多く，残存活性の高い変異で，骨格筋型を示すことが多く，p.Pro895Ser，p.Ala416Thrも比較的残存活性の高い変異である．
- 家系内の患者の遺伝子変異が判明している場合は遺伝子解析による出生前診断が可能である．現時点では新生児重症型の予後は極めて厳しく，出生前診断が考慮される．

18 カルニチンパルミトイルトランスフェラーゼⅠ(CPT1)欠損症 carnitine palmitoyltransferase Ⅰ deficiency

[MIM #255120]

原因

CPT1欠損症は，長鎖脂肪酸β酸化系の異常症であり，カルニチンサイクルの最初の酵素で，ミトコンドリアの外膜に存在する．肝臓型のCPT1A，筋肉型のCPT1Bがあるが，一般にCPT1欠損というとCPT1A(肝臓型)の欠損症である．骨格筋型の欠損症の明らかな報告はなく，マウスでは胎生致死であることが報告されている．カルニチンサイクルは長鎖脂肪酸を細胞質からミトコンドリア内に取り込むのに必要であり，この障害があるとミトコンドリア内での長鎖脂肪酸のβ酸化ができない．*CPT1A*は11q13.3にコードされている．

タンデムマスによる新生児マススクリーニングの対象疾患である．日本における頻度はタンデムマスパイロット検査から320,000人に1人程度と考えられている．

再発率

AR，25％．

臨床像

タンデムマスによるアシルカルニチン分析ではC0/(C16＋C18)高値がマーカーとなる．肝臓での脂肪酸酸化ができないことから飢餓による非ケトン性低血糖，高アンモニア血症，トランスアミナーゼ高値，脂肪肝の肝腫大，腎尿細管性アシドーシスを示す．臨床病型はそのほとんどが，新生児〜幼児期に，低ケトン性低血糖，肝腫大，脂肪肝，肝機能障害の発作(Reye様症候群)で発症する．小児期の発作の後遺症がなければ非発作時は無症状である．多くは新生児期ではなく，感染などを契機に乳児期後半以降に発症する．一部CKの上昇する症例も報告されているが筋症状は目立たない．Reye様症候群を呈する．飢餓を防ぐことが重要である．頻回哺乳や，夜間のためのコーンスターチ摂取を行う．感染時などのストレス時に早期のブドウ糖輸液を行い，重篤な発作を防ぐ．またカルニチンシャトルを必要としないMCT(中鎖脂肪酸)による栄養を行う．治療については成書参照．

遺伝カウンセリング

- アシルカルニチン分析では，遊離カルニチンの増加が認められ，長鎖アシルカルニチンは低値をとる．
- in vitro probe assayを含めた酵素診断，CPT1A遺伝子の解析による遺伝子診断が確定診断には必要である．
- 長期予後の報告はないが，重篤な低血糖発作をきたさなければ予後は良好と考えられる．
- 家系内の患者の遺伝子変異が判明している場合は遺伝子解析による出生前診断が可能である．
- 保因者の母親が罹患児の妊娠中にAFLP(acute fatty liver of pregnancy)を呈したという報告，CPT1欠損症女性が妊娠中にHELLP(hemolysis, elevated liver enzymes, low platelets)様症候群をきたしたという報告があり，長期のフォローが必要．

19 カルニチンパルミトイルトランスフェラーゼⅡ(CPT2)欠損症 carnitine palmitoyltransferase Ⅱ deficiency

[MIM #600649, #608836, #255110]

原因

CPT2欠損症は，長鎖脂肪酸β酸化系の異常症であり，CPT2はカルニチンサイクルの3酵素の1つである．カルニチンサイクルは長鎖脂肪酸を細胞質からミトコンドリア内に取り込むのに必要であり，この欠損によりミトコンドリア内での長鎖脂肪酸のβ酸化が障害される．脂肪酸β酸化を主なエネルギーとしている心臓，骨格筋の破綻から心肥大，不整脈，横紋筋融解が生じ，肝臓での脂肪酸酸化ができないことからケトン体産生障害をきたし低血糖を起こす．CPT2は1p32.3にコードされている．

日本における頻度はタンデムマスパイロット検査から，260,000人に1人程度と考えられている．乳幼児期に突然死をきたす例が報告され新生児マススクリーニングではすべての症例の拾い上げは難しいと言われているが，スクリーニングすべき疾患である．

> **再発率**
>
> AR, 25%.
>
> **臨床像**
>
> 3つの病型に分類される．
>
> **a. 新生児発症型**
>
> 新生児期に，けいれん，不整脈，無呼吸で発症し，しばしば脳，腎臓の奇形を伴い高い致死率である．残存活性のまったくない変異の症例がこのタイプとなる．新生児マススクリーニングの結果が出る前に重篤となり治療効果が十分でない可能性がある．
>
> **b. 乳児型**
>
> 生後15ヵ月ごろまでに，感染や飢餓に伴って非ケトン性低血糖発作を起こし，けいれん，意識障害，肝機能障害，高アンモニア血症をきたし，いわゆるReye様症候群を呈する．
>
> **c. 骨格筋型**
>
> 典型的には思春期など若年成人において，長時間の空腹や運動などによって筋痛，CK上昇，ミオグロビン尿症などの横紋筋融解を反復するタイプで，非ケトン性低血糖症はきたさない．
>
> **d. 治療**
>
> 治療の重点は，非ケトン性低血糖発作をいかに防ぐかである．中鎖脂肪酸(MCTミルク，MCTオイル)の使用も有効である．カルニチン投与については，意見の一致をみていない(詳細は成書参照)．

🍃 遺伝カウンセリング 🍃

- タンデムマスによるアシルカルニチン分析にて，C16＋C18:1/C2比の上昇が特徴である(血清がより望ましい)．本法ではカルニチン-アシルカルニチントランスロカーゼ欠損症との鑑別は困難であり，酵素診断，遺伝子診断が必要である．日本では骨格筋型や乳児型でp.Glu174Lys, p.Phe383Tyr変異が創始者変異として同定されている．
- 家系内の患者の遺伝子変異が判明している場合は遺伝子解析による出生前診断が可能である．
- 現時点では新生児重症型の予後は極めて厳しく，出生前診断が考慮される．

20 カルニチンアシルカルニチントランスロカーゼ(CACT)欠損症 carnitine-acylcarnitine translocase deficiency

[MIM #212138]

原因

CACT欠損症はsolute carrier family 25 A20(*SLC25A20*)の異常による．カルニチンサイクルの障害はミトコンドリア内での長鎖脂肪酸のβ酸化を障害する．脂肪酸β酸化を主なエネルギーとしている心臓，骨格筋の破綻から心肥大，不整脈，横紋筋融解が生

じ，肝臓での脂肪酸酸化ができないことからケトン体産生障害をきたし低血糖をきたす．代謝的にはCPT2(カルニチンパルミトイルトランスフェラーゼⅡ)欠損症と区別がつかない．*SLC25A20*は3p21.31にコードされている．

日本における頻度はタンデムマスパイロット検査では症例は同定されていない．新生児マススクリーニングでは一次対象疾患とはなっていない．

[再発率]

AR，25％．

[臨床像]

CPT2欠損が本邦では骨格筋型の軽症例が多いのに対し，CACT欠損は一般に新生児発症重症型のほうが多いと考えられている．新生児発症型は，新生児期に，けいれん，不整脈，無呼吸で発症し，しばしば脳，腎臓の奇形を伴い高い致死率である．乳幼児発症型では生後15ヵ月ごろまでに，発熱，感染，空腹を契機に低血糖，けいれんなどで発症する．CPT2欠損症同様にReye様症候群を呈する可能性がある．骨格筋型ではCPT2欠損同様に残存活性のある変異の症例ではこのタイプとなると考えられる．乳児期の発作では非ケトン性低血糖，高アンモニア血症，高AST，ALT，高CK血症が認められる．骨格筋型では低血糖は認められず，高AST，ALT，高CK血症，ミオグロビン尿が認められる．

治療は中鎖脂肪酸(MCTミルク，MCTオイル)の使用も有効である．低遊離カルニチンが通常認められるが，カルニチン使用については議論がある．詳細は成書参照．

遺伝カウンセリング

- 新生児発症型は予後不良である．遅発型では重篤な発作を起こさなければ正常発達が期待される．長期予後はまだ十分な報告がない．
- タンデムマスによるアシルカルニチン分析にて，C16＋C18:1/C2比の上昇が特徴である(血清がより望ましい)．本法ではCPT2欠損症との鑑別は困難であり，酵素診断，遺伝子診断が必要である．確定診断には線維芽細胞を用いた酵素診断が可能であるが，*CACT*遺伝子と*CPT2*遺伝子の解析による最終診断確定がなされる
- 家系内の患者の遺伝子変異が判明している場合は遺伝子解析による出生前診断が可能である．現時点では新生児重症型の予後は極めて厳しく，出生前診断が考慮される．

21 全身性カルニチン欠乏症 carnitine deficiency, systemic primary (CDSP)

[MIM #212140]

[原因]

全身性カルニチン欠乏症は，細胞膜上に局在するカルニチントランスポーター(OCTN2，*SLC22A5*)の機能低下が原因で，細胞内カルニチンが欠乏する．そのため長

鎖脂肪酸をミトコンドリア内へ輸送ができず，結果として長鎖脂肪酸代謝が障害される．*SLC22A5*は5p31にコードされている．

新生児マススクリーニングによる早期診断によってL-カルニチン内服のみで発症を予防でき，治療効果は良好である．

新生児マススクリーニングのパイロット研究の結果によると約260,000人に1人の発見頻度であったが，秋田県で行われた保因者の解析では約40,000人に1人の有病率と試算され，マススクリーニングでは発見できない症例もあると考えられる．新生児マススクリーニングの一次疾患には入っていない．

再発率
AR，25％．

臨床像
a. 乳幼児期発症型

乳児期後期から4歳頃に長時間の絶食や感染に伴う異化亢進が発症の契機となり低血糖で発症することが多い．心筋症として発症する場合は，肥大性，拡張性のいずれの臨床像もとりうる．筋症状はミオパチーや筋痛が主体となることが多く，横紋筋融解症を呈することは比較的少ない．

b. 遅発型

成人期を中心に診断される症例が含まれる．無症状であり偶然発見される例から，妊娠を契機に急性発症する症例，ミオパチーや易疲労性から心筋症や不整脈を契機に診断される症例まで，幅広い臨床像が報告されている．

c. 診断・治療

診断ではタンデムマス検査での遊離カルニチン(C0)の低下が重要な所見である．二次性カルニチン欠乏症との鑑別には尿中遊離カルニチン排泄率が有用である．脂肪酸代謝能検査(*in vitro* probe assay)による診断，遺伝子診断が用いられる．治療はlevocarnitine大量投与である．

遺伝カウンセリング

- まったく無症状で，マススクリーニングで見つかった場合，いかに両親に疾患を理解してもらい，カルニチン内服を定期的に行うことが重要か理解してもらうのが重要である．
- 一般には出生前診断の適応にはならないと考えられるが，家系内の患者の遺伝子変異が判明している場合は遺伝子解析による出生前診断が可能である．

糖質代謝異常症

22 肝型糖原病 hepatic glycogen storage diseases

[MIM番号]は表1参照

原因
　糖原病の中で主として肝臓へのグリコーゲン蓄積を病態とする疾患グループである．グリコーゲンの合成，分解，グルコースの運搬に関する遺伝子の異常によりグリコーゲンの蓄積をきたし肝腫大，肝機能異常を示す．病型と遺伝子を表1に示す．多くはARであるが，IXa，IXbはXLである．

再発率
　多くのARのものは25％．IXaについてはXLであり，母親が保因者の場合には男児の50％が罹患者となる．

臨床像
　臨床症状の中心は，全病型に共通するのはグリコーゲンからブドウ糖の供給効率が悪いことによる低血糖と，0型を除いてグリコーゲンの主に肝内蓄積による肝腫大である．低血糖の程度は，G6Pをグルコースに変換するグルコース-6-ホスファターゼの欠損するⅠa型が，糖新生の最終段階もブロックするために最も重症である．低血糖に伴いインスリン分泌不全が起こり，これによる低身長も合併する．また，Ⅲ型，Ⅳ型，Ⅸ型の一部は筋症状を示す．

遺伝カウンセリング
- 臨床診断は臨床経過と肝生検によるグリコーゲンの蓄積で確定できるが，病型の確定診断には血球もしくは肝組織での酵素活性測定が必要となる．
- Ⅰ型については日本人の90％に認められる高頻度変異が見つかっているので，その検索が有用である．
- 生後早期の診断が適切な治療に結びつくことを理解できるように遺伝カウンセリングを行うことが重要である．

表1 肝型糖原病

病型	亜型	MIM番号	遺伝形式	欠損酵素	臨床症状	長期予後
0型		#227810	AR	グリコーゲン合成酵素	肝腫大なし,低血糖,ケトーシス	一般的に良好
I型 (von Gierke病)	Ia (90%)	#232220	AR	グルコース-6-ホスファターゼ	肝腫大,低血糖,低身長,人形様顔貌,高乳酸,高ピルビン酸血症,高脂血症,腎腫大	早期治療により予後良好
	Ib (10%)	#232220	AR	グルコース-6-リン酸トランスロカーゼ	Iaとほぼ同じ症状であるが軽度,追加症状として反復性細菌感染,好中球減少	早期治療により予後良好
III型 (Cori病,Forbes病)	IIIa (85%)	#232400	AR	グリコーゲン脱分枝酵素(肝,筋)	肝腫大,低血糖,筋弱力,高CK血症,蓄積グリコーゲンが分枝の多い構造異常 (limit dextrinosis)	比較的良好だが,肝硬変,心筋障害の症例あり
	IIIb (15%)	#232400	AR	グリコーゲン脱分枝酵素(肝のみ)	IIIaの中で筋症状を認めない	比較的良好だが,肝硬変の症例あり
IV型 (Andersen病)		#232500	AR	グリコーゲン分枝酵素	肝脾腫,筋力低下,乳児期から進行する肝硬変,蓄積グリコーゲンがアミロペクチン型 (amilopectinosis)	進行性の肝硬変があり予後最も不良
VI型 (Hers病)		#232700	AR	肝ホスホリラーゼ	Iaとほぼ同じ症状であるが低血糖は軽度	加齢とともに症状改善あり予後良好
IX型 (以前はVIII型と分類)	IXa	#306000	XL	ホスホリラーゼキナーゼ(α鎖) PHKA2	Iaとほぼ同じ症状であるが低血糖は軽度であり,学童期後半から思春期には症状はほぼ消失	加齢とともに症状改善あり予後良好
	IXb	#261750	AR	ホスホリラーゼキナーゼ(β鎖) PHKB	Iaとほぼ同じ症状であるが低血糖は軽度であり,軽い筋症状を伴う	加齢とともに症状改善あり予後良好
	IXc	#613027	AR	ホスホリラーゼキナーゼ(γ鎖) PHKG2	Iaとほぼ同じ症状であるが低血糖は軽度,肝障害強く肝硬変に至る症例もある	一般的に予後良好だが不良の症例もあり
XI型 (Fanconi-Bickel症候群)		#227810	AR	グルコーストランスポーターII	肝腫大,Fanconi症候群(近位尿細管障害),低身長,腎性くる病などをきたす	生命予後は悪くないが,低身長,くる病が特徴的

23 筋型糖原病 muscular glycogen storage diseases

[MIM番号]は表1参照

原因
筋肉におけるグリコーゲン分解の異常から，筋力低下をきたしたり，運動不耐，筋痛，横紋筋融解等をきたす疾患群である．糖原病のII型，III型，IV型，V型，VII型，IX型，X型，XI型などが分類される（表1）．主にARが多いがIXd型はXLである．

再発率
ARの場合，25％であるが，XLであるIXd型の場合には，母親が保因者であれば男児の50％が罹患する．

臨床像
筋弱力による歩行障害，呼吸障害，肥大型心筋症などの症状と，運動不耐，筋痛，横紋筋融解症，などの運動，感染等に誘発されて発症する症状がある．また，肝腫大を認めるII型，III型，IX型があり，低血糖を認めるIII型，IX型もあり，肝型と単純に分類できないタイプもある．

表1 筋型糖原病

病型	MIM番号	遺伝形式	欠損酵素	臨床症状	長期予後
II型（Pompe病）	#232300	AR	酸性αグルコシダーゼ	ライソゾーム病の1つであり，乳児型は乳児期早期からの肥大型心筋症，floppy infantとして見つかるが，若年型は学童以降に四肢の筋力低下，呼吸不全などとして認識される	乳児型は早期診断，早期治療がないと不良．若年型は緩徐な進行
III型（Forbes-Cori病）	#232400	AR	グリコーゲン脱分枝酵素	肝腫大，低血糖，筋弱力，高CK血症，蓄積グリコーゲンが分枝の多い構造異常（limit dextrinosis）	比較的良好だが，肝硬変，心筋障害の症例あり
IV型（Andersen病）	#232500	AR	グリコーゲン分枝酵素	アミロペクチン様の構造異常のグリコーゲン蓄積により，肝脾腫，成長障害，筋萎縮を認め，肝不全が早期に進行する	肝不全に対し移植できないと不良
V型（McArdle病）	#232600	AR	ミオホスホリラーゼ	労作時筋痛，筋硬直，ミオグロビン尿，横紋筋融解症などが主体で成人期に筋弱力も出現．新生児致死型や無症候型も存在	新生児型は不良
VII型（Tarui病）	#232800	AR	ホスホフルクトキナーゼ	労作時筋痛，筋硬直，ミオグロビン尿，横紋筋融解症などがあり，乳児型では心筋，中枢神経症状を合併	新生児型は不良
IXd型	#306000	XL	ホスホリラーゼbキナーゼ（α鎖）PHKA1	筋特異性αサブユニットの変異により運動不耐，筋力低下をともない進行性の筋萎縮が出現することもある	若年型は緩徐進行性

遺伝カウンセリング

- 臨床診断のためには，臨床経過とその他の筋症状をきたす疾患の鑑別を行いながら，血球における酵素診断が最終診断になることもあるが，筋生検を要することも多い．
- McArdle病では高頻度変異があるので遺伝子診断も有効である．
- Ⅱ型は酵素補充療法としてalglucosidase altaの点滴が有効な治療として認められており，乳児型においても早期診断，早期治療の意義が大きい疾患であり，遺伝カウンセリングにおいても疾患情報として重要なものである．

24 ガラクトース血症 galactosemia

type 1[MIM #230400], type 2[MIM #230200], type 3{MIM #230350]

原因

肝細胞に取り込まれたガラクトースは→(GK)→ガラクトース1-リン酸→(UT)→UDP-ガラクトース→(EP)→UDP-グルコースの順に代謝される．その障害酵素によって，1型：ガラクトース1-リン酸ウリジルトランスフェラーゼ(UT)欠損症(責任遺伝子 *GALT*，局在 17q21-q22)，2型：ガラクトキナーゼ(GK)欠損症(*GALK1*，17q21-q22)，3型：UDP-ガラクトース 4-エピメラーゼ(EP)欠損症(*GALE*，1pter-q32)に分類される．

新生児マススクリーニング対象疾患である1型の国内頻度は，約1,840,000出生に1例と報告されている．鑑別疾患として見つかる2型・3型の頻度は，それぞれ900,000出生または160,000出生に1例となっている．

再発率

AR，25％．

臨床像

過剰に蓄積したガラクトースはガラクチトールを生じ，これが水晶体の浸透圧を上昇させて白内障をもたらす．2型の症状は白内障に限られており，1型の重篤な臓器障害の主因はガラクトース1-リン酸の蓄積にあると考えられる．1型は授乳開始とともに哺乳不良・嘔吐・下痢・活気不良・筋緊張低下・黄疸・肝腫大・凝固障害による出血傾向などが現れ，乳糖制限をしなければ致死的である．幼児期以降も厳格な制限を必要とし，それでもなお精神発達遅延・各種の神経症状(振戦・運動失調等)・言語障害(発語失行・構音障害等)・骨密度低下・卵巣機能不全などの長期的な防止効果は十分ではない．3型のほとんどは，酵素障害が赤血球に限られ症状を示さない「末梢型」である．1型と同様に重篤な「全身型」症例の報告が少数あるが，国内では見出されていない．

遺伝カウンセリング

- 確定検査法は赤血球中の酵素活性測定であるが，国内での実施体制維持は難しくなってきており，酵素欠損症が強く疑われる症例に絞って依頼することが望まれる．

- 1型：ガラクトース-1-リン酸が著増し，ボイトラー法（＝UT活性の簡易測定法）で異常を認める．2型：ガラクトースが著増し，ガラクトース-1-リン酸がほとんど検出されない．3型：ガラクトース-1-リン酸が著増するが，ボイトラー法では異常を認めない．
- 1型の陽性例には，比較的高めの残存活性を有する「Duarte異型」が見出される頻度が高い．この異型アレルは，病因性変異との複合ヘテロ接合体であっても，臨床症状の出現に至らない．
- 新生児マススクリーニングでは，1型～3型の国内頻度を大きく上回るガラクトース陽性例が生じる．その原因としては門脈体循環シャントが多く，他にもシトリン欠損症・Fanconi-Bickel症候群などが報告されており，鑑別診断が必要である．

25 Glut-1欠損症 Glut-1 deficiency syndrome

[MIM #606777, #612126]

原因

Glut-1は1p34.2に局在する*SLC2A1*がコードする促通拡散型のグルコース輸送体である．血液脳関門を形成する脳血管内皮とアストロサイトをはじめ，バリア機能を示す内皮性あるいは上皮性組織（末梢神経・眼・胎盤など）と，赤血球に発現している．Glut-1機能の障害は中枢神経系のグルコース濃度の低下をもたらし，多彩な神経症状が出現する．

再発率

本疾患はGlut-1機能のハプロ不全によって発症する．患者の多くは孤発例で，新生突然変異のヘテロ接合体である．家族例は通常AD遺伝性で，明らかな病原性変異のホモないし複合ヘテロ接合体は，胎児致死ないし重篤な症状を示すと考えられるが，タンパク機能への影響が軽微な変異によるAR家系の報告もある．

臨床像

本疾患の臨床症状は，①てんかん，②運動障害，③認知行動障害の3群に大別され，ヘテロ接合性変異の残存機能によって連続的な重症度を示す．典型例は乳児期から難治性のてんかん性脳症を発症し，重度の発達遅滞・小頭症などをきたすが，比較的軽症例では，3群の症状がさまざまな組み合わせと程度で出現する．

a. てんかん

症状は多彩．重症型ではミオクロニー失立てんかん・欠神発作重積など，比較的軽症型では早発性欠神てんかんなど特発性全般てんかん様の発作が特徴的．空腹・労作などで悪化し，食後に軽減する傾向がある．

b. 不随意運動

失調・ジストニア・ヒョレア（舞踏病）・パーキンソニズム・ミオクローヌス・失行・発作性ジスキネジアなど多彩．

c. その他

錯乱・傾眠・睡眠障害・片頭痛・嘔吐・片麻痺・全身麻痺など，さまざまな神経症状

が報告されている.

🌿 遺伝カウンセリング 🌿

- 診断には空腹時の髄液検査が必須で,髄液糖濃度と髄液糖/血糖比が低値を示す.髄液乳酸濃度の上昇がないことも併せて確認する.
- Glut-1機能の定量的な評価には,赤血球 3-O-メチル-D-グルコース取り込み率の測定が行われ,重症度の推定に有用である.
- 直接シークエンス法による遺伝子解析による変異の同定率は 70～80％程度となっており,他には MLPA法による解析を要する欠失などが報告されている.
- 臨床症状は脳のグルコース需要が高い乳幼児期に最も顕著で,年齢とともに軽減傾向となるが,神経学的予後の改善には,早期に診断してケトン食療法を導入することが重要である.

核酸代謝異常症

26 レッシュ・ナイハン症候群 Lesch-Nyhan syndrome

[MIM #300322]

原因
プリン体サルベージ経路の酵素であるヒポキサンチン-グアニンホスホリボシルトランスフェラーゼ(HPRT)の障害に起因する.責任遺伝子 *HPRT1* はXq26-q27に局在し,患者の大半はヘミ接合体の男性である.頻度は人種差なく男児100,000出生に1人程度と考えられている.

再発率
XLR.
a. 母親がヘテロ接合性保因者の場合
男児の50％がヘミ接合性罹患者となる.女児の50％は母親と同じヘテロ接合体となるが,X染色体不活化の偏りによる罹患例が極めて少数ながら報告されている.
b. 父親がヘミ接合体の場合
典型例は子を持つに至らないが,神経症状の軽微なHPRT欠損症例が存在する.この場合,女児はすべてヘテロ接合体となる.

臨床像
プリン体の再利用障害による高尿酸血症を基本に,HPRT活性障害の程度に応じて各種の神経症状(ジストニア・精神発達遅延・行動異常など)が出現する.自咬傷をはじめとする特異な自傷行為を伴う重症型である Lesch-Nyhan 病と,自傷を示さない HPRT-related neurological dysfunction,神経症状も見られない HPRT-related hyperuricemia に3分されているが,臨床像のスペクトラムは連続的である.

自傷行為は3〜4歳頃までに出現するのが典型的であるが，10歳代にずれ込む例も知られている．知的障害に関しては，重症型患者であっても多くは軽度〜中等度にとどまり，重度発達遅滞は例外的であることが，文献的に示されている．尿酸結石は乳児期から発症例の報告があり，次第に腎機能が低下して腎不全に至りうる．

遺伝カウンセリング

- 発端者の診断は，血清尿酸値の測定が端緒となる．高尿酸血症を認めた場合，排泄低下型ではなく産生亢進型であることの証左として，尿中へのオーバーフローを示す尿中尿酸/クレアチニン比の上昇を確認する．
- 酵素学的診断として，赤血球破砕液によるHPRT活性の測定が行われるが，赤血球中の酵素は脱核前に発現したものであり，採血検体に混在する赤血球の新旧に応じたHPRTの劣化が影響するため，測定値と臨床症状との相関性は低い．培養線維芽細胞を用いる方法では，残存活性レベルと臨床症状との相関性が認められている．
- *HPRT1*遺伝子解析では，ミスセンス変異・スプライス変異・微小欠失・大欠失・重複など極めて多様な異常が見出されており，その多くが家系ごとのプライベート変異となっている．残存酵素機能が廃絶する変異では総じて重症病型となり，軽症型はミスセンス変異とスプライス変異の一部に認められる傾向にある．
- 神経症状，特に自傷行為については，有効な治療が存在しないとされてきたが，S-アデノシルメチオニン（SAM）投与の有効性が報告されている．SAMは血液脳関門を容易に通過して代謝され，アデノシン→アデノシン一リン酸→イノシン一リン酸→グアノシン一リン酸という経路でヌクレオチドの欠乏を補充することで効果を示すと考えられる．出生前診断の適応判断に関わる情報として，今後の知見の増加に留意する必要がある．

色素代謝異常症

27 ポルフィリン症 porphyria

[MIM番号]は**表1**参照

原因

ポルフィリン症は，ヘム合成系酵素活性の低下により，中間体のポルフィリンまたはその前駆物質が蓄積することによる代謝障害である．ヘム合成系の酵素は8種類存在し，最初の律速酵素であるδ-アミノレブリン酸合成酵素（ALAS）活性を除く，7種類の酵素に対応する病型が存在する（**表1**）．骨髄性としてCEP，EPPが分類され，そのほかは肝型に分類される．

再発率

個々の疾患により遺伝形式が異なる（**表1**）．ARでは25％，ADでは50％であるが，

表1 ポルフィリン症の分類

疾患名[MIM番号]	略称	欠損酵素(遺伝子)	局在	遺伝形式	わが国の患者数
X連鎖優性プロトポルフィリン症 [MIM #300752]	XLDP	δ-aminolevulinate synthase 2(ALAS2)* [MIM *301300]	Xp11.21	XLD	0
ALA脱水素酵素欠損症P [MIM #612740]	ADP	δ-aminolevulinate dehydratase(ALAD) [MIM *125270]	9q32	AR	1
急性間欠性P [MIM #176000]	AIP	porphobilinogen deaminase(PBGD) [MIM *609806]	11q23.3	AD	198
先天性骨髄性P [MIM #263700]	CEP	uroporphyrinogen III synthase(UROS) [MIM *606938]	10q26.1-q26.2	AR	36
晩発性皮膚P [MIM #176100]	PCT	uroporphyrinogen decarboxylase(UROD) [MIM *613521]	1p34	AD	0
肝性骨髄性P [MIM #176100]	HEP	uroporphyrinogen decarboxylase(UROD) [MIM *613521]	1p34	AR	6
遺伝性コプロP [MIM #121300]	HCP	coproporphyrinogen oxidase(CPO) [MIM *612732]	3q11.2-q12.1	AD	41
異型P(VP) [MIM #176200]	VP	protoporphyrinogen oxidase(PPO) [MIM *600923]	1q22	AD	56
骨髄性プロトP [MIM #177000]	EPP	ferrochelatase(FECH) [MIM *612386]	18q21.31	AD	203

P:ポルフィリン症
*ALAS2の異常症としてX連鎖鉄芽球性貧血があるが、ポルフィリン蓄積がなくポルフィリン症には分類されない。

ADの疾患ではさらに浸透率に差があり、AIPでは浸透率10～50％．EPPではADとなっているが、共通の機能的バリアントであるIVS3-48Cをもう一方のアレルに持つ場合に発症する(日本人ではこのアレル頻度は43％とも言われる)．

臨床像
骨髄性ポルフィリン症では、ポルフィリンの皮膚への蓄積により皮膚の日光過敏症が見られる．肝性ポルフィリン症ではδ-アミノレブリン酸、プロトポルフィリンの蓄積によりけいれん、末梢神経障害、うつ症状などの神経症状や腹痛、嘔吐などの腹部症状が1～数日認められる．PCTにおいてはアルコール、C型肝炎などが誘因となることがあり、急性発症を示すAIP、ADP、VP、HCPでは誘因となる後天的因子が発症に必要であり、そのような誘因として、チトクロムP450酵素を誘導する薬剤、月経、妊娠、分娩、感染、飢餓、ストレスなどがある．診断は尿、便、血中ポルフィリンの測定など

による(成書参照).

遺伝カウンセリング

- 確実な診断が重要である.
- 家族内未発症者の検索は,発症予防対策として有用と考えられる.
- 薬剤,アルコールなどの誘発因子を避ける.特に急性発症するタイプではチトクロームP450誘導薬剤は避ける.
- 日光過敏症を避けるための工夫は必要である.
- 出生前診断は家系内での原因遺伝子変異が同定されていれば可能であるが,疾患の性格上適応には慎重な配慮が必要である.

金属代謝異常症

28 遺伝性ヘモクロマトーシス hereditary hemochromatosis

1型(HFE1)[MIM #235200], 2A型(HFE2A)[MIM #602390], 2B型(HFE2B)[MIM #613313], 3型(HFE3)[MIM #604250], 4型(HFE4)[MIM #606069], 5型(HFE5)[MIM #615517]

原　因
遺伝性ヘモクロマトーシスは鉄の沈着によって,肝硬変,肝腫瘍,糖尿病,心筋症,関節炎などさまざまな症状をきたす疾患であるが,原因はさまざまであり,6つの遺伝子が主に知られている.欧米では1型を中心に多い疾患であるが日本ではまれである.

ヘモクロマトーシスとしては遺伝性のもの以外に続発性ヘモクロマトーシス,新生児ヘモクロマトーシスがあり,成因はさまざまである.

再発率
AR,25%,4型のみAD,50%.

臨床像
多くは成人型として,30～50歳代に発症し,初期症状は倦怠感,肝機能障害,関節痛などである.進行により皮膚色素沈着,肝硬変,肝腫瘍,糖尿病,心筋症,関節炎,性腺機能障害などをきたす.

新生児ヘモクロマトーシスは新生児期に哺乳不良,黄疸で発症し肝不全に至り予後不良のものも多い.

遺伝カウンセリング

- 臨床症状は非特異的なものが多く,血清鉄の上昇,血清フェリチン上昇,特にトランスフェリン飽和度の上昇などが検査に有用で,本疾患を疑えば肝生検で鉄沈着を証明し,最終的には遺伝子検査を行う.

- 海外で多い1型は日本ではまれで他の病型が散見される程度．診断されれば瀉血治療により症状は改善する．
- 新生児ヘモクロマトーシスは，成因は不明で肝移植が唯一の治療とされる．

29 ウィルソン病 Wilson disease

[MIM #277900]

原因
6個の銅結合部位を持つP-type ATPaseの1種である*ATP7B*遺伝子の変異により，全身の組織に銅が蓄積することが原因とされる．この遺伝子は肝臓での発現が強いが，脳，腎臓，心臓，筋肉などにも発現があり，それぞれの組織で症状が発現する．

日本では約40,000人に1人程度の頻度であり，AR遺伝形式の疾患としては先天性副腎過形成，福山型筋ジストロフィー，シトリン欠損症についで多い疾患と言える．保因者頻度は100人に1人と推定される．

再発率
AR，25％．

臨床像

a. 肝型

全身倦怠感，黄疸など肝機能障害を主たる症状として認めるタイプである．一過性肝障害型，慢性肝障害型，劇症肝炎型，溶血を伴う型などに分類される．発症は3歳から成人までである．

b. 神経型

肝症状がなく，構音障害，歩行障害，羽ばたき振戦，知的障害などを示す．肝型より発症は遅く，10歳以降のことが多い．

c. 肝神経型

肝症状と神経症状をともに示すタイプ．

d. 発症前型

家族内検索やたまたま肝機能検査で見つかったりする症例．

遺伝カウンセリング

- 比較的頻度の多い疾患であり，治療法も確立しているため，確実な診断，鑑別診断が重要である．
- 尿中銅上昇，血清セルロプラスミン低値などが診断のきっかけになるが，これと肝内銅含有量上昇の3つの検査を用いた診断基準があり有用である．*ATP7B*遺伝子の遺伝子診断も確定診断として有用である．
- 銅キレート剤，亜鉛製剤による内服治療，低銅食療法により良好な治療ができるが，劇症肝炎型などは緊急肝移植が必要となる場合がある．

- 患者の結婚，出産に際し，保因者頻度も高いため，子への遺伝についての遺伝カウンセリングが重要である．

30 メンケス病 Menkes disease, オクチピタル・ホーン症候群 occipital horn syndrome

メンケス病[MIM #309400]，オクチピタル・ホーン症候群[MIM #304150]

原因
P-type ATPaseの1種である*ATP7A*遺伝子(Xq21.1)の変異により，細胞室内からゴルジ体への銅の輸送が障害されることにより発症する．腸管からの銅の吸収障害，銅酵素(チトクロームc酸化酵素，チロシナーゼ，スルフヒドリルオキシダーゼ，リシリルオキシダーゼなど)の活性低下，血液脳関門から中枢側への銅輸送障害などを起こし，さまざまな症状をきたす．

再発率
XLR．母親が保因者なら，男児の50％．

臨床像
a. 古典型
　新生児期から遷延性黄疸，活動性の低下，頭髪異常(色素脱失，kinky hairと呼ばれるねじれた毛髪)を認め，生後2～3ヵ月には難治性けいれん，重度の発達障害が明らかになってくる．他に骨折，膀胱憩室，硬膜下出血などもきたす．

b. 軽症型
　前記障害が軽度であり，発症も遅い．

c. オクチピタル・ホーン症候群
　*ATP7A*の変異がスプライスサイト異常やミスセンス変異であり，残存機能があるために神経症状などは軽度で結合組織の異常による後頭骨の角様変化，皮膚の過伸展，筋力低下のみを呈する．

遺伝カウンセリング

- 診断は血清銅，セルロプラスミンが低値であり，遺伝学的検査で確定診断可能である．
- 古典型は早期診断によりヒスチジン銅(国内で市販されておらず院内製剤)の皮下注射により銅酵素活性の上昇，神経症状のある程度の予防が可能である．またdisulfiramの研究が行われている．
- XLRであり，母親の保因者診断や出生前診断に関する相談があれば遺伝カウンセリングが必要となる．

31 無セルロプラスミン血症 aceruloplasminemia

[MIM #604290]

原因
セルロプラスミン遺伝子（CP，3q24-25）の変異により肝臓，膵臓，中枢神経に鉄が沈着する．セルロプラスミンは肝臓で産生され，血中銅の95%と結合するタンパクであり，この銅抱合タンパク質は細胞外の二価鉄（Fe^{2+}）を三価鉄（Fe^{3+}）に酸化するため，このタンパク異常により細胞内への鉄の沈着，水酸化ラジカルの増加による細胞障害をきたす．極めてまれな疾患で，約200万人に1人と推定されている．

再発率
AR，25%．

臨床像
3主徴は糖尿病，網膜変性，中枢神経症状である．中枢神経症状としては不随意運動，小脳失調，認知症などである．発症は通常30〜40歳代であり緩徐に進行する．軽症では神経症状を認めず，貧血と糖尿病だけの症例も存在する．

診断は血清セルロプラスミン低値，フェリチン増加，血清鉄の低下などが見られ，CTで肝臓の高輝度病変，頭部MRIで基底核，小脳歯状核への鉄沈着による輝度減少を認める．治療には鉄キレート剤の投与などが行われている．

遺伝カウンセリング
- 確定診断にはセルロプラスミン遺伝子の解析を行う．

脂質代謝異常症

32 家族性高コレステロール血症 familial hypercholesterolemia（FH）

[MIM #143890]

原因
LDL受容体の遺伝子異常によりLDL受容体の機能障害が生じ，細胞内へのLDLの取り込みが低下して高LDL血症による高コレステロール血症をきたす疾患である．LDL受容体は19p13.2にコードされる．

頻度はホモ接合が100万人に1人，ヘテロ保因者は500人に1人と言われている．日本人に頻度の高い変異として，p.Cys317Ser，p.Pro664Leu，p.Lys790*などがある．

再発率
AD，50%．

臨床像

　高脂血症のパターンは，WHO分類でタイプIIaを示す．LDL受容体の異常は，血清トリグリセリドの値には影響しない．ホモ接合体では若年性アテローム性動脈硬化により狭心症，心筋梗塞，突然死のような成人性虚血性疾患を早期にきたす．ヘテロ接合体では虚血性心疾患は男子で20歳以降，女子では40歳以降から出現するのが一般的．コレステロール値はヘテロ接合で230 mg/dL以上の高値，400〜500 mg/dL程度まで高いこともある．ホモ接合では500 mg/dL以上が多い．

　黄色腫は肘，膝，殿部，踵，手首，眼瞼などに好発する．アキレス腱の腱黄色腫が診断的に有用である．

　ヘテロ接合体は，早期発見し，生活習慣の早期管理が重要である．何歳から治療するかについてはまだ日本において明らかな指針はない．米国では生活習慣改善の効果が十分ではない場合（多くはそうである），8〜10歳以上の男子または初経を迎えた女子には薬物治療も考慮するとしている．ホモ接合体に対しては，LDLアフェレシス療法をできるだけ早く開始し，薬物療法の併用により心合併症を減らすことが必要である．

　β-シトステロール血症や常染色体劣性遺伝性高コレステロール血症，家族性複合型高脂血症の鑑別に家族の採血や家族調査が必要となる場合がある．

🌿 遺伝カウンセリング 🌿

- 家族歴の有無を確認することは重要である．子どもが高コレステロール血症で来院し，その両親の一方が明らかに高コレステロール血症を持つのに治療されていない場合も多い．
- ヘテロ接合の人は明らかな自覚症状なく，治療を行わないと粥腫性動脈硬化症や黄色腫が通常成人期以降に現れ，冠動脈疾患は20歳代，30歳代以降から出現するので親に治療を促すことも重要．
- 家族性高コレステロール血症を持つヘテロ接合同士の結婚の場合，ホモ接合が1/4の確率となり，注意が必要である．

ライソゾーム病

33 ファブリー病 Fabry disease

[MIM #301500]

原因

　ライソゾーム酵素であるαガラクトシダーゼ（GLA，Xq22，EC 3.2.1.22）の欠損により全身にグロボトリアオシルセラミド（GL-3）が蓄積する疾患である．

　頻度は40,000人に1人程度と言われるが，最近の研究では軽症の人も含めるとさらに多いと言われる．

再発率
XLであるが，女性も平均寿命まで生きた場合には大半が発症すると考えられており，XLDに近い．

男性罹患者からは男児へは変異アレルは伝わらないが，女児へは100％伝わる．女性からは50％の確率で女児へも男児へも変異アレルが伝わる．

臨床像
典型的な古典型と，軽症の亜型に分類される．亜型はさらに心Fabry，腎Fabryなどに分類されることがある．

古典型の男性は小児期の四肢末端の痛み，低汗症から始まり被角血管腫，角膜混濁などが出現し，青年期以降に腎機能障害，心機能障害，脳血管障害などが進行し，無治療の場合には50歳代で死亡することが多い．女性はそれに比較すると同じ家系においても軽症のことが多い．

--- 遺伝カウンセリング ---

- 疾患の初期症状は非特異的なものが多く，診断に時間がかかり，もしくは未診断の患者も多いと考えられる．
- 男性患者はリンパ球，濾紙血，皮膚線維芽細胞における酵素活性で診断がつくが，女性の診断には遺伝子診断が必要なことが多い．
- 家系内に患者が1人発見されたときには，発端者以外に複数の患者が見つかることも多く，その過程に遺伝カウンセリングが必須である．患者を家族に持った場合には，その治療に関する情報，診断に関する情報などの提供も重要である．
- 現在酵素補充療法の薬剤が2種類認可されており，シャペロン薬の治験が行われている．
- 治療法が開発された疾患なので，患者の血縁者に対し遺伝カウンセリングの機会を設け，早期診断を積極的に勧めるべきである．

34 ゴーシェ病 Gaucher disease

Ⅰ型[MIM #230800], Ⅱ型[MIM #230900], Ⅲ型[MIM #231000]

原因
ライソゾーム酵素の1つβグルコセレブロシダーゼ（GBA，1q22，EC 3.2.1.45）の欠損により発症する．臨床症状によりⅠ型，Ⅱ型，Ⅲ型に分類される．全身にグルコセレブロシドが蓄積し，主にマクロファージ系の細胞に主として蓄積し，肝脾腫，貧血，血小板減少，骨症状をきたし，Ⅱ型，Ⅲ型では神経症状を合併する．

再発率
AR，25％．

臨床像
神経症状を合併しないⅠ型は海外では大半を占めるが，日本では神経症状を合併する

Ⅱ型，Ⅲ型が多いのが特徴である（Ⅰ型，Ⅱ型，Ⅲ型がそれぞれ30％ずつ）．
a．Ⅰ型（慢性非神経型）
　程度のさまざまな肝脾腫，貧血，血小板減少，ときに汎血球減少を示す．骨病変を認め，骨痛，病的骨折を認める．神経症状は認めない．
b．Ⅱ型（急性神経型）
　最も重症で乳児期発症，肝脾腫，貧血，血小板減少，精神運動発達遅滞，けいれん，核上性水平性眼球運動麻痺，球麻痺，喉頭けいれんなどを合併し，急速に進行し，予後不良である．
c．Ⅲ型（慢性神経型）
　肝脾腫，貧血，血小板減少などから発症し，Ⅰ型と診断されていることもあるが，けいれん，核上性水平性眼球運動麻痺など神経症状が出現することが異なる．進行はⅡ型に比し緩徐である．

🍃 遺伝カウンセリング 🍃

- 診断は臨床症状に加え，骨髄検査でGaucher細胞を認めると診断の一助になる．確定診断はリンパ球，皮膚線維芽細胞における酵素活性測定によるが，遺伝学的検査でも可能である．
- 日本人Ⅱ型，Ⅲ型に多い変異p.Leu444Proがよく知られている．
- 酵素製剤imiglucerase，varaglucerase alfaが認可されているが神経症状には無効である．
- Ⅲ型に造血細胞移植が試みられることがある．現在基質抑制療法としてeliglustat tartrateが承認されている．
- 羊水細胞，絨毛細胞を用いた酵素診断，遺伝子診断による出生前診断が可能である．

---

35 ポンペ病 Pompe disease

[MIM #232300]

原因

　ライソゾーム酵素の1つであるacid maltase（acid α-glucosidase，GAA，17q25.2，EC 3.2.1.20）の酵素欠損により，グリコーゲンが筋肉に過剰に蓄積し，筋線維の肥大，崩壊をきたしやすくなることより心筋肥大，四肢筋の萎縮をきたす．中性域で働くアイソザイムがあるが，疾患には関係ない．

再発率

　AR，25％．

臨床像

a．乳児型
　生後数ヵ月から遅くとも2歳までに発症し，心肥大，筋弱力，哺乳障害，呼吸障害，巨舌，肝腫大などに気づかれる．最も典型的な病型である．

b. 小児型
　生後6ヵ月から乳児期，幼児期，15歳頃までに発症し，心肥大をあまり認めず，全身の筋弱力を主として認め，ゆっくりとした進行を示す．
c. 成人型
　15歳以降の発症であり，小児型と似て近位筋優位の筋力低下と，呼吸障害を特徴とし，心肥大，肝腫大を認めることは少ない．

遺伝カウンセリング

- 臨床症状と血液検査で疑われた場合，リンパ球，濾紙血，皮膚線維芽細胞における酵素活性測定が用いられる．濾紙血においては中性酵素の抑制など測定に注意を要する．
- 人口の3〜4％にpseudodeficiencyと呼ばれる，活性は著明低値を示すが罹患しない多型が存在し，診断に注意を要する．これを含めて遺伝学的検査も有効である．
- 筋生検を施行した場合，乳児型はPAS陽性の空胞を多数認め，診断は容易であるが，成人型の所見は少なく見落としやすい．
- 現在酵素補充療法alglucosidase alfaが認可されており，特に乳児型の効果は顕著である．しかし早期診断，早期治療が重要である．

36 ニーマン・ピック病 Niemann-Pick disease

A型[MIM #257200]，B型[MIM #607616]，C型[MIM #257220, #607625]

原因
　A型，B型はいずれもライソゾーム酵素の酸性スフィンゴミエリナーゼ(ASM, 11p15.4, EC 3.1.4.12)の欠損による疾患であり，B型はA型より軽症のものに使用する．C型は酸性スフィンゴミエリナーゼが低下するために同じ疾患に入れられていたが，NPC1(18q11.2)，NPC2(14q24.3)という細胞内コレステロール運搬に関わるライソゾームタンパクの障害が根本的な原因であることが解明されている．

再発率
　AR，25％．

臨床像
a. A型
　乳児期早期からの肝脾腫と筋力低下があり，精神運動発達遅滞を伴う．神経症状が強く，生命予後も2〜3歳である．
b. B型
　発症時期がA型より遅く，肝脾腫に呼吸障害などを合併するが，程度もさまざまで進行も緩徐である．
c. C型
　発症時期により新生児型(1ヵ月)，早期乳児型(2ヵ月〜1歳)，後期乳児型(2〜5歳)，

若年型(6〜15歳), 成人型(16歳以降)に分類される. 肝脾腫, 核上性垂直性眼球運動障害, カタプレキシーなどを特徴とするさまざまな神経症状をきたす.

--- 🍃 遺伝カウンセリング 🍃 ---

- A, B型の診断は眼底のチェリーレッドスポットや骨髄のNiemann-Pick細胞の確認が役に立ち, 確定診断は皮膚線維芽細胞におけるASMの酵素活性測定, 遺伝子検査による.
- C型はチェリーレッドスポットはないが, 骨髄のNiemann-Pick病細胞は認め, 確定診断は皮膚線維芽細胞におけるフィリピン染色, NPC1, NPC2遺伝子検査を行う. 日本では今までにNPC2遺伝子変異は見いだされていない.
- 治療についてはA, B型について酵素補充療法が海外で治験中である. C型に関してはmiglustatが基質抑制療法として認可されている. シクロデキストリンの有効性について海外で治験中である.

37 G_{M1} ガングリオシドーシス G_{M1} gangliosidosis

Ⅰ型(乳児型)[MIM #230500], Ⅱ型(若年型)[MIM #230600], Ⅲ型(成人型)[MIM #230650]

原因

ライソゾーム酵素の1つβガラクトシダーゼ-1(GLB1, 3q21.33, EC 3.2.1.23)の欠損により発症する. 臨床症状によりⅠ型, Ⅱ型, Ⅲ型に分類される. 同じ遺伝子の変異でムコ多糖症ⅣB型(Morquio B病)[MIM #253010]という骨症状を主体とする疾患にもなりうる.

再発率

AR, 25%.

臨床像

a. Ⅰ型(乳児型)

乳児期早期に哺乳不良が出現し, 腹水や四肢の浮腫が出現することもある. 3ヵ月から6ヵ月以内に発達の遅れが目立ちはじめ, 聴覚過敏を呈することもある. 深部腱反射が亢進し, 強剛痙縮が強くなっていく. しばしばけいれんを伴う. 肝脾腫, 眼底のチェリーレッドスポット, 角膜の混濁, 粗で厚い皮膚, 前頭部突出, 歯肉の肥厚を伴う.

b. Ⅱ型(若年型)

1歳前後から症状が発症し, 2歳以降に歩行不能になり, けいれんなどを示し緩徐に退行する. 肝脾腫やチェリーレッドスポット, 骨変形も軽度である.

c. Ⅲ型(成人型)

発症も遅く, ジストニーなどの錐体外路症状が強く, 構音障害などの症状が初期に目立つが知能の障害は少なく, 緩徐に進行する.

遺伝カウンセリング

- 臨床症状から疑った場合，肝脾腫，チェリーレッドスポットやリンパ球の空胞の検索を行い，確定診断としてはリンパ球，皮膚線維芽細胞でのβガラクトシダーゼの酵素活性測定および遺伝学的検査が必要となる．
- 現在，有効な治療法があまりなく，神経症状に対する支持療法が中心となる．

38 G_{M2}ガングリオシドーシス G_{M2} gangliosidosis

Tay-Sachs病［MIM #272800］
Sandhoff病［MIM #268800］
ABバリアント（G_{M2}活性化タンパク質欠損症）［MIM #272750］

原因

G_{M2}ガングリオシドーシスはβ-ヘキソサミニダーゼ酵素活性の低下により発症する．β-ヘキソサミニダーゼ（EC 3.2.1.52）にはアイソザイムがあり2つのペプチドα，βの組み合わせにより，Hex A（αβ），Hex B（ββ），Hex S（αα）が存在する．α鎖をコードする*HEXA*遺伝子（15q23）の変異でTay-Sachs病，β鎖をコードする*HEXB*遺伝子（5q13.3）の変異でSandhoff病を発症し，合わせてG_{M2}ガングリオシドーシスと呼ばれる．またG_{M2}活性化タンパク（GM2A，5q31.3-q33.1）の変異でもβ-ヘキソサミニダーゼ活性が低下し，ABバリアントと呼ばれる．

再発率

AR，すべて25％．

臨床像

神経細胞におけるG_{M2}ガングリオシドの蓄積による神経症状が主たる病態である．Tay-Sachs病とSandhoff病の臨床的な差はないが頻度としては前者が大半を占める．ABバリアントは非常にまれである．

a. 乳児型

3～5ヵ月ころまでは正常に発達するが，その後精神運動発達の遅延，退行が認められ始める．眼底黄斑部のチェリーレッドスポットが特徴的である．視覚障害，聴覚障害，嚥下困難，けいれん，筋萎縮，痙性麻痺をきたし，急速に進行する．

b. 若年型

2～10歳の小児期に発症する．認知障害，運動障害，言語障害，嚥下障害，運動失調，痙性麻痺をきたし，緩徐に進行する．

c. 成人型

20～30歳代前半までに発症．運動失調，進行性の神経症状が特徴で青年期に構語障害，嚥下障害，運動失調，痙性麻痺，認知障害，精神障害，特に統合失調症様神経症をきたす．チェリーレッドスポットをしばしば認めず，診断が困難．患者はしばしば車椅子生活となるが，精神症状，けいれんは薬物治療でコントロール可能であることが多い．

遺伝カウンセリング

- 臨床症状と早期発症患者にはチェリーレッドスポットが参考となる．血液検査ではAST，LDHの上昇が特徴である．
- 確定診断はリンパ球，皮膚線維芽細胞でのβ-ヘキソサミニダーゼの酵素活性測定および遺伝学的検査が必要となる．蛍光基質4-MUG，4-MUGSの2種類の基質での測定が鑑別に必要である．また偽欠損症が存在し蛍光基質のみの測定では活性は低下するため，天然基質での酵素測定もしくは遺伝学的検査を要する．
- 現在，有効な治療法があまりなく，神経症状に対する支持療法が中心となる．

39 異染性白質ジストロフィー metachromatic leukodystrophy(MLD)，サポシンB欠損症 saposin B deficiency

MLA[MIM #250100]，サポシンB欠損症[MIM #249900]

原因

ライソゾーム酵素の1つであるアリールスルファターゼA(ARSA，22q13.33，EC 3.1.6.8)の欠損により，中枢，末梢神経にスルファチドが蓄積し，ミエリン形成細胞(中枢でオリゴデンドロサイト，末梢でSchwann細胞)の障害により脱髄をきたす．まれにその活性化因子であるサポシンB(PSAP，10q22.1)の欠損によることもある．

再発率

AR，いずれも25％．

臨床像

a. 後期乳児型

2歳までに歩行障害，嚥下障害などで発症し，1～2年の経過で急速に神経症状が進行する．

b. 若年型

4～12歳で成績低下，失禁，歩行障害などで発症し，ゆっくり進行する．

c. 成人型

13歳以降に精神症状などで発症し5～10年の経過で進行する．

遺伝カウンセリング

- 代謝性白質ジストロフィーとして副腎白質ジストロフィーに次いで主たる疾患である．臨床症状から疑えば頭部MRIの撮影により白質変性を認め，末梢神経伝導速度の遅延を認めると可能性は高く，リンパ球，皮膚線維芽細胞における酵素活性測定と遺伝学的検査が確定診断となる．偽欠損症が欧米では人口の2～3％にあると言われており，診断に注意を要する．
- 治療としては発症早期には造血細胞移植が有効な症例があるが，疾患の進行にも影響がありその適応判断は慎重を要する．
- 現在，海外では髄腔内投与による酵素補充療法，遺伝子治療の治験が進行中である．

クラッベ病(グロボイド細胞白質ジストロフィー)
40 Krabbe disease(globoid cell leukodystrophy), サポシンA欠損症 saposin A deficiency

クラッベ病[MIM #245200], サポシンA欠損症[MIM #611722]

原因
ライソゾーム酵素の1つであるガラクトセレブロシダーゼ(GALC, 14q31.3 EC 3.2.1.46)の欠損により, 細胞障害性を持つサイコシンの蓄積から中枢, 末梢の神経線維の脱髄(髄鞘ないしミエリンが破壊されること)を起こし, 中枢, 末梢神経障害をきたす. 活性化因子サポシンAの欠損によりガラクトセレブロシダーゼの活性低下を引き起こして同様の症状をきたした症例報告があるが, 国内では未報告である.

再発率
AR, いずれも25%.

臨床像
a. 乳児型
　生後6ヵ月までに発症し易刺激性の亢進, 定頚の不安定, 哺乳不良などの退行が見られ, 急速に進行して1歳までに寝たきりとなることが多い.
b. 後期乳児型
　生後7ヵ月から3歳で発症し, 易刺激性, 精神運動発達遅延, 退行がみられる.
c. 若年型
　4〜8歳で視力障害, 歩行障害, 失調などで発症し, 緩徐に進行する.
d. 成人型
　9歳以降に精神症状などで発症し5〜10年の経過で歩行障害, 認知障害, 視力障害などが緩徐に進行する.

遺伝カウンセリング
- 前述の神経症状を認めた場合, 頭部MRIの撮影により白質変性を認め, 末梢神経伝導速度の遅延を認めると可能性は高く, リンパ球, 皮膚線維芽細胞における酵素活性測定と遺伝学的検査が確定診断となる.
- 治療としては早期の造血細胞移植が有効とされるが, 乳児型は生後2ヵ月以内に移植できなければ効果はないとされるため, 出生直後の診断が必要である.
- 教科書的には乳児型が90%程度を占め, 成人型は特にまれとされているが, 国内では乳児型41%, 後期乳児型20%, 若年型10%, 成人型29%という分布を示すことがわかっている.

41 ムコ多糖症 mucopolysaccharidosis(MPS)

MIM番号は**表1**参照

原因
ムコ多糖の分解酵素，修飾酵素の欠損により（**表1**），さまざまな種類のムコ多糖が全身に蓄積することにより発症する（**表2**）．Ⅰ型からⅨ型まで分類されている（**表1，2**）．

再発率
AR（Ⅱ型のみXLR）．ARのものは25％．Ⅱ型はXLRで母親が保因者なら男児の50％が罹患し，保因者でない場合にはかなり再発率は低いが性腺モザイクの可能性もあるので一般より高くなる．

臨床像
a．ハーラー（Hurler）症候群

生直後からヘルニア，著明な蒙古斑などが気づかれること多く，1ヵ月には大頭症，騒音呼吸，関節拘縮などが出現する．2ヵ月頃には特異顔貌，巨舌，厚い皮膚，肝脾腫，角膜混濁などが出現する．6ヵ月以降になると，反復する気道感染，突背，大頭症などがはっきりしてくる．1歳を過ぎると精神運動発達遅延が著明となり，2歳を過ぎると心弁膜症を含め主な症状が揃うようになり，10歳前後で呼吸器感染症，心不全などが進行する．

表1　ムコ多糖症の分類と遺伝関連情報

病型	病名	MIM番号	遺伝子座	遺伝形式	欠損酵素	国内頻度
ⅠH型	Hurler	#607014	4p16.3	AR	α-L-iduronidase	13％
ⅠH/S型	Hurler/Scheie	#607015	4p16.3	AR	α-L-iduronidase	
ⅠS型	Scheie	#607016	4p16.3	AR	α-L-iduronidase	
Ⅱ型	Hunter	#309900	Xq28	XLR	iduronate-2-sulfatase	54％
ⅢA型	Sanfilippo A	#252900	17q25.3	AR	heparan N-sulfatase	8％
ⅢB型	Sanfilippo B	#252920	17q21.1	AR	α-N-acetylglucosaminidase	8％
ⅢC型	Sanfilippo C	#252930	8p11.21	AR	acetyl CoA：α-glucosaminide N-acetyltransferase	3％
ⅢD型	Sanfilippo D	#252940	12q14.3	AR	N-acetylglucosamine-6-sulfatase	まれ
ⅣA型	Morquio A	#253000	16q24.3	AR	N-acetylgalactosamine-6-sulfarase	11％
ⅣB型	Morquio B	#253010	3p22.3	AR	β-galactosidase	
Ⅵ型	Maroteaux-Lamy	#253200	5q14.1	AR	N-acetylgalactosamine-4-sulfatase（arylsulfatase B）	1％
Ⅶ型	Sly	#253220	7q11.21	AR	β-glucuronidase	2％
Ⅸ型		#601492	3p21.31	AR	hyaluronidase	まれ

表2 ムコ多糖症の病型別蓄積物質と症状

病型	蓄積物質	臨床症状 角膜混濁	骨変形	関節拘縮	心弁膜症	肝脾腫	知能障害	治療法
ⅠH型	DS, HS	++	++	++	++	++	++	ERT, HSCT
ⅠH/S型	DS, HS	++	+	+	+	+	+	ERT, HSCT
ⅠS型	DS, HS	++	+	+	+	−	−	ERT
Ⅱ型	DS, HS	−	+/++	++	++	+/++	−/++	ERT, HSCT
ⅢA型	HS	−/+	−/+	−/+	−/+	−/+	++	
ⅢB型	HS	−/+	−/+	−/+	−/+	−/+	++	
ⅢC型	HS	−/+	−/+	−/+	−/+	−/+	++	
ⅢD型	HS	−/+	−/+	−/+	−/+	−/+	++	
ⅣA型	KS, CS	++	+++	+	+	+	−	ERT*
ⅣB型	KS, CS	++	+++	+	+	+	−	
Ⅵ型	DS	++	++	+	+	+	−	ERT, HSCT
Ⅶ型	DS, HS, CS	−/++	−/++	−/++	−/++	−/++	−/++	HSCT
Ⅸ型	HA	−	−	間接内結節	−	−	−	

DS：デルマタン硫酸，HS：ヘパラン硫酸，KS：ケラタン硫酸，CS：コンドロイチン硫酸，HA：ヒアルロン酸
*：治験中

b. シャイエ(Scheie)症候群
初発症状は乳児期以降の指の関節拘縮などで，幼児期に角膜混濁，就学時期には関節拘縮，緑内障などが出現し，以後年齢を経るに従い，特異顔貌，短頸，低身長，肝脾腫などの症状が徐々に出現し，知能はほぼ正常に保たれる．生命予後もよいが心弁膜症が40歳代以降に悪化すると，心不全が進行する．

c. ハンター(Hunter)症候群
Hurler症候群と比して，全体的に軽症であるが，難聴が強いこと，角膜混濁がないことが特徴である．重症型では2〜3歳頃から関節拘縮，肝脾腫，骨変形，知的障害が出現し，5〜6歳以降に退行が認められ，活動性が低下し言葉も話さなくなり，10歳を過ぎて寝たきり状態となり15歳頃までに心不全，感染症で悪化することが多い．一方，軽症型では知能障害はほとんどなく，関節拘縮，肝脾腫も軽度であり，50歳以上まで生存する．

d. サンフィリッポ(Sanfilippo)症候群
A–Dの亜型があり，原因遺伝子が異なるが，臨床的には区別できない．2〜3歳頃に気づかれる精神運動発達遅滞が主体であり，顔貌，関節拘縮，肝脾腫などの身体所見は軽度である．就学時期には多動などの行動異常，精神症状が出現し，20歳頃に進行することが多いとされる．

e. モルキオ(Morquio)症候群
骨変形が主体であり，中枢神経症状は軽度である．

f. マルトラミー(Maroteaux-Lamy)症候群
   Hurler症候群様の身体所見があるが，知能は正常範囲である．
g. スライ(Sly)症候群
   さまざまな身体症状，中枢神経症状を伴う．
h. Ⅸ型
   ヒアルロン酸の蓄積による関節内の結節を特徴とする．

遺伝カウンセリング

- 診断は前記臨床症状を認めた場合に，それぞれの酵素活性をリンパ球，皮膚線維芽細胞で測定すれば診断がつくが，実際は共通点も多く1個に絞りにくいことも多い．その場合には尿中ムコ多糖を定量すると，その分画も合わせて評価することにより，病型診断にもなることがある．
- Ⅱ型はXL遺伝形式を示し，家系内の保因者診断が問題になることがあり，出生前診断を含めて遺伝カウンセリングを要する．
- 治療法についても，現在MPSⅠ/Ⅱ/Ⅵ型は国内で酵素補充療法が可能であり，ⅣA型は治験中である．Ⅰ/Ⅱ型については造血細胞移植の効果も証明されており，これらの治療に関しては専門医との相談が望ましい．

42 ムコリピドーシス mucolipidosis

Ⅱ alpha/beta型[MIM #252500]
Ⅲ alpha/beta型[MIM #252600]
Ⅲ gamma型[MIM #252605]

原因

ゴルジ体の酵素N-acetylglucosamine-1-phosphate transferase(以下GlcNAc phosphotransferase EC 2.7.8.17)はライソゾーム酵素の糖鎖末端(または末端から2番目)のマンノースにリン酸を付加する酵素であり，これにより合成されたライソゾーム酵素はマンノース-6-リン酸受容体を介してライソゾームまで運搬されるが，この欠損により多くのライソゾーム酵素がライソゾームで減少することにより発症する．この酵素は$\alpha_2\beta_2\gamma_2$の6つのサブユニットから構成され，αおよびβサブユニットが*GNPTAB*(12q23.2)から合成され，γサブユニットが*GNPTG*(16q13.3)遺伝子により合成される．この2つの遺伝子変異が報告されているが，国内では*GNPTG*遺伝子変異は報告がない．

再発率

AR，いずれも25％．

臨床像

a. ムコリピドーシスⅡ型
   精神運動発達遅延に加えムコ多糖症に見られるようなさまざまな症状を呈する．すな

わち，粗な顔貌，多発性骨形成不全症(後側彎性骨盤，椎体の舌状変形や楔状椎体，腰椎の突背，肋骨のオール様変形，中手骨近位の円錐状変形(pointing))などが特徴的である．生下時の身長体重は正常以下であり，関節拘縮や筋緊張低下を伴う．先天性股関節脱臼，骨折，臍・鼠径ヘルニア，両側の外転(外反)尖足を認め，歯肉の肥厚はHurler病と鑑別するうえで特徴的な所見である．

b. ムコリピドーシスⅢ型

Ⅱ型に比較すると軽微な臨床経過をとり，2～4歳で発症し，進行も緩徐であり，成人まで生存する症例も存在する．

遺伝カウンセリング

- 診断はⅡ型の典型例は生後間もなく臨床症状から疑われ，血漿中のライソゾーム酵素活性が正常と比して異常高値であることから診断される．
- リンパ球中のライソゾーム酵素はほぼ正常であるが，皮膚線維芽細胞内の酵素活性は異常低値を示す．遺伝学的検査も確定診断に有用である．
- 治療法は支持療法以外には1歳未満での造血細胞移植の有効性が報告されている．
- 出生前診断は羊水細胞のライソゾーム酵素活性の測定もしくは遺伝学的検査により可能である．

43 ガラクトシアリドーシス galactsialidosis

[MIM #256540]

原因

βガラクトシダーゼ-1(GLB1)とシアリダーゼ(NEU1)はカテプシンAと複合体を形成して機能する．カテプシンA(CTSA，EC 3.4.16.1)はその欠損により，βガラクトシダーゼ-1とシアリダーゼの両方の酵素の活性低下を引き起こすため，保護タンパク質(PPCA)と呼ばれていたこともある．このCTSAの酵素欠損が疾患の原因である．

再発率

AR，25％．

臨床像

a. 早期乳児型

出生時から浮腫や腹水が見られ，粗な顔貌，骨の変形，肝臓や脾臓の腫大，鼠径ヘルニア，臍ヘルニア，心不全，腎不全，呼吸障害や中枢神経障害などの臨床症状を伴い，急速に進行して重症の臨床経過をとる．

b. 後期乳児型

生後数ヵ月から1～2歳頃に，肝臓や脾臓の腫大や骨変形などの症状で発症するが，その後は比較的ゆるやかな経過をとる．神経症状は軽度であり，心臓弁膜障害を伴う症例も報告されている．

c. 若年/成人型

5歳以後に視力障害などの症状で発症し，小脳性失調，ミオクローヌス，けいれん発作，錐体路障害，眼底のチェリーレッドスポット，角膜混濁，粗な顔貌，骨の変形，被角血管腫，リンパ球の空胞化，腎障害，心障害などの多彩な臨床症状が出現する．日本ではこのタイプが最も多い．

🍃 遺伝カウンセリング 🍃

- 診断は前記臨床症状から本疾患を疑った場合には，リンパ球，皮膚線維芽細胞でのβガラクトシダーゼ-1，シアリダーゼ酵素活性を測定することにより診断される．カテプシンAの活性を直接測定することも可能である．尿中結合型シアルオリゴ糖の排泄増加も参考になる．
- 遺伝子診断においては，日本人で創始者効果を認める高頻度変異IVS7＋3A＞Gの同定も有効である．
- 治療としては支持療法が中心となる．

44 ウォルマン病/コレステロールエステル蓄積症 Wolman disease/cholesterol ester storage disease(CESD)

[MIM #278000]

原因

ライソゾーム酵素酸リパーゼ(LIPA，EC 3.1.1.13，10q23.31)の欠損により，肝臓，脾臓にコレステロールエステルが蓄積する疾患である．

再発率

AR，25％．

臨床像

重症型であるWolman病は，生後直後から全身臓器のライソゾーム内への著明なコレステロールエステルおよび中性脂肪の蓄積が認められ，肝脾腫，脂肪便や副腎石灰化をきたし，急速に肝不全の進行が見られる．

成人型であるCESDは，コレステロールエステルのみが蓄積していることが多く，肝腫大や若年性の動脈硬化をきたすが，予後はWolman病に比して良好である．

🍃 遺伝カウンセリング 🍃

- 臨床症状から疾患を疑った場合には，リンパ球でのライソゾーム酸リパーゼ活性の測定により診断できる．
- Wolman病に対し造血細胞移植が行われたこともあるが，リスクもあり，現在酵素補充療法の治験が国内で進行中である．

45 神経セロイドリポフスチン症 neural ceroid lipofuscinosis(CLS)

CLN1 [MIM #256730], CLN2 [MIM #204500], CLN3 [MIM #204200],
CLN4A [MIM #204300], CLN4B [MIM #162350], CLN5 [MIM #256731],
CLN6 [MIM #601780 /204300], CLN7 [MIM #610951], CLN8 [MIM #600143 / 610003],
CLN9 [MIM #609055], CLN10 [MIM #610127], CLN11 [MIM #614706],
CLN12 [MIM #606693], CLN13 [MIM #615362], CLN14 [MIM #611726]

原因
慢性進行性の神経変性疾患で，神経細胞や皮膚線維芽細胞などに自家蛍光を発するリポフスチン顆粒が蓄積していることが共通点であり，原因遺伝子として CLN1 ～ 14 が同定されている．

再発率
AR，25％．

臨床像
a. 乳児型
 6ヵ月～2歳頃より，成長障害や小頭症が認められる．急激な筋肉の収縮，けいれん，精神運動発達の障害が起こる．

b. 幼児型
 2～4歳ころより，運動障害，けいれん，知的障害が進行する．

c. 若年型
 5～8歳ころより，視力障害，運動障害(アタキシア)，異常運動が起こり緩徐に進行する．

d. 成人型
 10歳以上で発症し，神経症状が緩徐に進行する．

🍃 遺伝カウンセリング 🍃

- 臨床症状での鑑別は困難で，診断は酵素診断が可能なものは CLN1(PPT1)，CLN2(TPP1)，CLN10(CTSD) などであり，これ以外は遺伝子診断が必要となる．
- 発症時期も重要で，出生間もなくの発症は CLN10 が疑われ，2歳未満なら CLN1 が，2～4歳なら CLN2 をまず検討する．
- 治療は根本的なものはなく支持療法が中心となる．
- CLN2 に対する脳室内酵素補充療法が海外で治験中である．

ペルオキシソーム病

46 ペルオキシソーム形成異常症 peroxisome biogenesis disorders (ツェルベーガースペクトラム Zellweger spectrum)

Zellweger spectrum[MIM #614872, #614859, #614870, #614866, #214100, #614876, #614862, #614882, #614886, #614883, #214110, #614887]

原因

ペルオキシソームの膜の生合成やタンパクの局在に関わる PEX 遺伝子異常によりオルガネラであるペルオキシソームが形成されず，脂肪酸β酸化やα酸化，プラスマローゲンや胆汁酸の合成など，ペルオキシソームの代謝機能が広範に障害される疾患である．これまでに同定された12の PEX 遺伝子により Zellweger スペクトラムを生じる．

重症度により3つの臨床型に分類されている．極型である Zellweger 症候群，やや軽症の新生児型副腎白質ジストロフィー(neonatal adrenoleukodystrophy：NALD)，成人生存例も存在する乳児型 Refsum 病(infantile Refsum disease：IRD)の3病型である．多くのペルオキシソーム代謝機能に異常をきたし，結果的に異なる PEX 遺伝子異常でも類似した臨床症状を呈している．

再発率

AR，25％．

臨床像

a．ツェルベーガー症候群

出生直後よりフロッピーインファントで，前額突出・大泉門開大・鼻根部扁平・内眼角贅皮・眼間隔離・小顎などの顔貌異常，眼科的異常，肝腫大，腎皮質小囊胞，関節の異常石灰化，哺乳障害，重度の精神運動発達遅滞，けいれんを呈し，肝機能障害が進行して，生後数ヵ月で死亡する．MRI 画像では髄鞘化障害と脳回形成異常が特徴的で，側脳室拡大や脳梁低形成も認める．

b．NALD

Zellweger 症候群より臨床的に若干軽症で，顔貌異常や眼科的異常，難聴，肝腫大の程度も軽く，腎囊胞や関節の石灰化は認めない．生下時よりフロッピーインファントであり，経過とともに難治化する進行性のけいれんを認める．

c．IRD

軽度の顔貌異常と網膜色素変性，難聴，肝腫大，精神運動発達遅滞を認めるが，関節の石灰化は認めない．最も軽症で，成人生存例の報告もある．

遺伝カウンセリング

- 本スペクトラム臨床症状は多様であるものの，血中極長鎖脂肪酸の蓄積を確認できれば診断は可能である．尿中有機酸分析にて特徴的な所見を呈することもある．確定診断には，皮膚生検により培養線維芽細胞を樹立して，ペルオキシソームタンパクの局在や膜の生合成を確

認し，異常を認めれば細胞融合による相補性群解析から*PEX*遺伝子解析を行い，確定する．
- 現時点で根本的な治療法の確立されていない難治性疾患であり，出生前診断は家系内での原因遺伝子変異が同定されていれば可能である（http://www1.gifu-u.ac.jp/~lsrc/dgr/shimozawa-hp/を参照）．

47 副腎白質ジストロフィー adrenoleukodystrophy（ALD）

☞1章参照

ミトコンドリア病

48 ピルビン酸脱水素酵素複合体（PDHC）欠損症
pyruvate dehydrogenase complex deficiency

MIM番号は**表1**参照

原因

ピルビン酸脱水素酵素複合体（PDHC）は嫌気的解糖系により，グルコースから産生されたピルビン酸をミトコンドリア内においてアセチルCoAに変換して，クエン酸回路に送り込む．PDHCはピルビン酸脱水素酵素（PDH, E1）リポ酸アセチルトランスフェラーゼ（E2），リポアミド脱水素酵素（E3），PDHホスファターゼ，PDHキナーゼ，プロテインXの6種類の酵素から構成されている．

PDHキナーゼ以外の欠損症がPDHC欠損症となるが，Xp22.1にコードされるE1αの欠損症が圧倒的に多い（**表1**）．

表1 ピルビン酸脱水素酵素複合体欠損症の原因酵素タンパク

原因タンパク	MIM番号	遺伝子座	患者数
• ピルビン酸脱水素酵素（E1）			
αサブユニット	*300502	Xp22.1	210
βサブユニット	*179060	3p21.1-p14.2	9
• リポ酸アセチルトランスフェラーゼ（E2）	*608770	11q23.1	4
• リポアミド脱水素酵素（E3）	*238331	7p31-q32	20
• ピルビン酸脱水素酵素（E1）ホスファターゼ PDP1	*605993	8q22.1	3
PDP2	*615499	16q22.1	
• プロテインX（PDHX）	*608769	11q13	23

再発率

E1αの欠損症では女性キャリアも神経障害を有することが多く，健常な母は保因者の可能性が少なく通常のXLより，再発率は低い．

臨床像

ミトコンドリア内でのATP産生が低下して，組織がエネルギー不足に陥る．さらに，過剰になったピルビン酸と乳酸が蓄積し代謝性アシドーシスが生じる．注意すべきはXLであるE1αの欠損症は男児のみでなく女児にも見られ，しかも女児も重症例となることである．E1α変異の女性ヘテロ患者は後述のように中枢神経系の異常を呈する場合が多く，特にWest症候群を合併する頻度が高い．治療等については成書参照．

臨床的に3群に分けられる．

a. 第1群

新生児期・乳児早期に多呼吸，けいれん，意識障害，嘔吐，脳室拡大などで発症し，重篤な乳酸性アシドーシスを伴い早期に死亡する症例であり，このグループの多くは女児である．

b. 第2群

乳幼児期に精神運動発達遅滞，けいれん，筋緊張低下などの症状と高乳酸血症で発見される．Leigh脳症の形をとり男児に多く見られる．

c. 第3群

幼児期から学童期にかけて感染を契機に，軽度の筋緊張低下，失調と高乳酸血症で発見され男児に多い．ビタミンB_1の大量投与が効く症例もある．

遺伝カウンセリング

- XLのE1α欠損症なのか，その他の異常症なのか診断確定することが重要であるが，確定診断にはそれぞれの酵素活性測定や遺伝学的検査が必要である．
- XLのE1α欠損症でも女性が発症すること，したがって，健常な母の場合はヘテロでない可能性（de novo 変異）が高く，再発率は通常考えるより低い可能性が高い．

---

49 ピルビン酸カルボキシラーゼ（PC）欠損症
pyruvate carboxylase deficiency

[MIM #266150]

原因

ピルビン酸カルボキシラーゼ（PC）はピルビン酸からオキサロ酢酸を生成する反応を触媒する．本酵素は糖新生系の律速酵素であり糖新生基質の供給とクエン酸回路（TCA回路）での中間代謝産物の維持に重要な役割を果たしている．また，生成されたオキサロ酢酸はアスパラギン酸に変換され，尿素回路へのアスパラギン酸の供給とリンゴ酸回路での中間代謝産物の維持にも関与している．このため本酵素の欠損症では糖新生系の

障害から低血糖をきたすとともに，オキサロ酢酸の減少によるクエン酸回路の代謝障害をきたし高乳酸血症やミトコンドリア内でのエネルギー産生障害が引き起こされる．ヒトの*PC*遺伝子は11q13にコードされている．

再発率
AR，25％．

臨床像
ピルビン酸カルボキシラーゼ(PC)欠損症の特徴は，ほとんどの患者で成長障害，発達遅延，代謝性アシドーシスが見られることである．3タイプの臨床型が認められている．

a. A型
乳児期発症性で，軽度の代謝性アシドーシス，精神発達および運動発達面の遅滞，成長障害，感情鈍麻，筋緊張低下，錐体路徴候，運動失調，眼振，けいれんを特徴とする．大多数の患児は乳児期もしくは小児期早期に死亡する．

b. B型
罹患した乳児は肝腫大，低血糖，高アンモニア血症，食欲不振，けいれん，筋緊張低下，錐体路徴候，異常行動を示し，生後3ヵ月以内に死亡する．B型は最も重症である．乳酸，ピルビン酸高値(L/P比高値)，3ヒドロキシ酪酸/アセト酢酸比低値，アミノ酸でシトルリン，アラニン，リジン高値，尿有機酸分析でTCA回路中間代謝産物上昇などが見られる．本症では対症療法以外有効な治療法はない．

c. C型
患者の神経学的発達は正常もしくは軽度遅延であり，発作性の代謝性アシドーシスが起こる．

🌿 遺伝カウンセリング 🌿

- 確定診断として現在日本で線維芽細胞による活性測定や遺伝子診断を提供する施設はない．そのため遺伝学的診断を個別の施設で行わないと診断確定ができない状況である．
- 出生前診断は家系内での原因遺伝子変異が同定されていれば可能である．現時点ではA型，B型の予後は極めて厳しく，出生前診断が考慮される．

---

50 呼吸鎖酵素複合体欠損症
respiratory chain complex enzyme deficiency

原因
ミトコンドリア呼吸鎖は，複合体Ⅰ～Ⅴから構成され，酸化的リン酸化過程で産生されたNADH，FADH2のNAD$^+$，FAD$^+$への再酸化を通してATP産生を行う系である．ミトコンドリア病はさまざまな原因によりミトコンドリア呼吸鎖の異常をきたす疾患を総括する概念であり，呼吸鎖異常症はすべてのミトコンドリア病の病型を含むことになる．

呼吸鎖複合体を形成するタンパクのうちミトコンドリアDNAにコードされているものは13種類であり，核にコードされているものが圧倒的に多い．呼吸鎖複合体欠損症はさらに複合体を構成するタンパクの欠損のみでなく，アセンブリータンパク，呼吸鎖生合成に必要なタンパクの欠損も含まれる．そのためミトコンドリアDNAそのものの異常，核にコードされているがミトコンドリアDNAの複製転写に関わる遺伝子，ミトコンドリアへの輸送に関わる遺伝子，酵素複合体そのものをコードする遺伝子などの異常などまだ同定されていない核遺伝子異常もあると考えられ，遺伝形式もミトコンドリア母系遺伝，AD，AL，XLなどあらゆる遺伝形式の可能性がある．

MELAS(mitochondrial myopathy, encephalopathy, lactic acidosis, and stroke-like episodes)などのミトコンドリア脳筋症なども含まれる(p116参照)．

再発率
原因遺伝子によって異なる．

臨床像
ミトコンドリア異常症の主だった症状は眼瞼下垂，外眼筋麻痺，近位筋障害と運動不耐性，心筋症，感音難聴，視神経萎縮，網膜色素変性，糖尿病が挙げられる．中枢神経への症状は変動性脳症，てんかん，認知症，偏頭痛，脳卒中様発作，運動失調，けいれんが挙げられる．しかし多くの患者は1つのカテゴリーにはまとめられない．新生児期に発症する高乳酸血症を伴う多臓器不全症から，心筋症，肝症など単独臓器障害のみを示すものまで存在する．

また呼吸鎖Ⅰ〜Ⅳのいずれの欠損症でもLeigh脳症をとりうるなど，どの複合体の異常でどのような臨床像をとるかについても重複が見られる．

🍃 遺伝カウンセリング 🍃

- ミトコンドリア異常症の診断確定と家系情報から遺伝形式の推測が必要である．酵素活性測定には線維芽細胞のみでなく，症状のある臓器が必要な場合があり，生検が考慮される．
- 多くの，特に乳幼児期発症の呼吸鎖酵素複合体欠損症は核にコードされたタンパクの異常症であり，原因遺伝子の数は多く，エクソーム解析などが病因遺伝子同定には必要である．
- 小児期発症の呼吸鎖酵素複合体欠損症は予後の悪い疾患が多く，出生前診断が考慮される．
- 出生前診断は家系内での原因遺伝子変異が同定されていれば可能である（しかし発端者の遺伝子変異同定は前述のように難しい）．

12 内分泌疾患

1 複合型下垂体ホルモン欠損症
pituitary hormone deficiency, combined(CPHD)

CPHD1 [MIM #613038], CPHD2 [MIM #262600], CPHD3 [MIM #221750], CPHD4 [MIM #262700], CPHD5(Septooptic dysplasia)[MIM #182230], CPHD6[MIM #613986]

原因
CPHDは下垂体発生に関わる転写因子の異常により発症する．下垂体前葉から分泌される6つのホルモンのうち，成長ホルモンを含む1つ以上のホルモン分泌が障害される．

責任遺伝子として，*POU1F1* (3p11.2)，*PROP1* (5q35.3)，*LHX3* (9q34.3)，*LHX4* (1q25.2)，*HESX1* (3p14.3)，*OTX2* (14q22.3)が同定されている．*POU1F1*異常はADまたはAR，その他はADである．

再発率
責任遺伝子が特定されているCPHDについては各遺伝形式に従う．しかし，日本人CPHDの90％以上は責任遺伝子が特定されておらず，再発率の算出は困難である．

臨床像
新生児・乳児期の低血糖症，成長障害などを認める．下垂体性副腎機能低下症をきたすことがあるので注意する．

🌿 遺伝カウンセリング 🌿

- ホルモン補充療法による治療が可能である．
- 重症成長ホルモン分泌不全を示す症例においては，成人においても成長ホルモン補充療法を必要とする．

2 低ゴナドトロピン性性腺機能低下症 hypogonadotropic hypogonadism(HH)

HH 1 with or without anosmia(Kallmann syndrome 1)[MIM #308700]
HH 2 with or without anosmia(Kallmann syndrome 2)[MIM #147950]
HH 3 with or without anosmia(HH3)[MIM #244200]
HH 4 with or without anosmia(HH4)[MIM #610628]
HH 5 with or without anosmia HH(HH5)[MIM #612370]
HH 6 with or without anosmia HH(HH6)[MIM #612702]
HH 7 with or without anosmia HH(HH7)[MIM #146110]
HH 8 with or without anosmia HH(HH8)[MIM #614837]
HH 9 with or without anosmia HH(HH9)[MIM #614838]
HH 10 with or without anosmia HH(HH10)[MIM #614839]
HH 11 with or without anosmia HH(HH11)[MIM #614840]
HH 12 with or without anosmia(HH12)[MIM #614841]
HH 13 with or without anosmia(HH13)[MIM #614842]
HH 14 with or without anosmia(HH14)[MIM #614858]
HH 15 with or without anosmia(HH15)[MIM #614880]
HH 16 with or without anosmia(HH16)[MIM #614897]
HH 17 with or without anosmia(HH17)[MIM #615266]
HH 18 with or without anosmia(HH18)[MIM #615267]
HH 19 with or without anosmia(HH19)[MIM #615269]
HH 20 with or without anosmia(HH20)[MIM #615270]
HH 21 with or without anosmia(HH21)[MIM #615271]

原因

責任遺伝子として*KAL1*(Xp22.31),*FGFR1*(8p11.23-p11.22),*PROKR2*(20p12.3),*PROK2*(3p13),*CHD7*(8q12.1-q12.2),*FGF8*(10q24.32),*GNRHR*(4q13.2),*KISS1R*(19p13.3),*NSMF*(*NELF*)(9q34.3),*TAC3*(12q13.3),*TACR3*(4q24),*GNRH1*(8p21.2),*KISS1*(1q32.1),*DUSP6*(12q21.33),*WDR11*(10q26.12),*HS6ST1*(2q14.3),*SEMA3A*(7q21.11),*SPRY4*(5q31.3),*IL17RD*(3p14.3),*FGF17*(8p23.1),*FLRT3*(20p12.1)が同定されている.

FGFR1,*PROKR2*,*PROK2*,*CHD7*,*FGF8*,*NSMF*(*NELF*),*DUSP6*,*FGF17*,*HS6ST1*,*SEMA3A*,*SPRY4*,*DUSP6*,*FGF17*,*FLRT3*の変異はAD,*GNRHR*,*KISS1R*,*TAC3*,*TACR3*,*GNRH1*,*KISS1*の変異はAR,*IL17RD*の変異はADまたはAR,*KAL1*の変異はXLRである.

再発率

原則として,責任遺伝子が特定されているHHについては各遺伝形式に従う.しかし,①oligogenic mutationの存在が知られていること,②責任遺伝子が特定されないことがまれではないことからHHの再発率の算出は容易ではない.

臨床像

a. 性腺機能低下症

男児における停留精巣,小陰茎,二次性徴発育不全,女児おける二次性徴発育不全などを認める.

b. 無嗅覚症
　本人は自覚していないこともまれではない．古典的には，性腺機能低下症および無嗅覚症の合併をKallmann症候群と呼称した．
c. その他の症状
　片側腎欠損，口唇口蓋裂，感音難聴，歯牙欠損，鏡像不随意運動などの合併症を有することもある．

―――― 🍃 遺伝カウンセリング 🍃 ――――

- さまざまな責任遺伝子が存在する．
- 1家系内でも臨床症状の差異が大きい．
- 理論的にはゴナドトロピン療法により妊孕性を獲得することが可能である．
- ADを示すHHにおいて，ゴナドトロピン療法により次世代に変異遺伝子が伝達しうる．

3 男性限性思春期早発症 precocious puberty, male-limited

[MIM #176410]

原因
　LHCG受容体（*LHCGR*，2p16.3）の機能獲得型変異により発症する．男性において，リガンドであるLHの刺激を介さずに，LHCG受容体が活性化され，男性ホルモンを産生する．女性の変異保因者は思春期早発症を発症しない．これは女性における卵巣からの女性ホルモン産生にはLHCG受容体およびFSH受容体両者の活性化が必要なためである．

再発率
　男性限性ADに従う．すなわち男性は50％，女性は発症せず，50％が無症候性保因者となる．

臨床像
　男性において多くの場合3〜4歳までに思春期徴候を認める．すなわち陰毛・腋毛の発生，陰茎長の増大，身長増加スパート，変声などである．精巣容積は思春期成熟度に比して相対的に小さい．低年齢で成人身長に到達し，成人身長は低くなる．

―――― 🍃 遺伝カウンセリング 🍃 ――――

- 男性に限って発症する．
- 治療は困難で確立された治療方法はない．

4 家族性下垂体腫瘍症候群 familial isolated pituitary adenomas（FIPA）

[MIM #102200]

原因
下垂体前葉から発生する腫瘍のほとんどは非遺伝性である．下垂体腫瘍を発症する単一遺伝子疾患としては，いずれもADの多発性内分泌腫瘍症1型（MEN1），Carney複合（CNC），FIPAが知られている．FIPAの原因として芳香族炭化水素受容体関連タンパクをコードする*AIP*遺伝子（11q13.2）の変異が知られている．

再発率
AD．患者の子が*AIP*変異遺伝子を受け継ぐ確率は50％．浸透率は15〜30％と考えられている．海外の報告では*AIP*変異は家族歴のない下垂体腫瘍患者の約2〜10％に認めている．

臨床像
FIPAでは成長ホルモン産生腫瘍が最も多く，次いでプロラクチン産生腫瘍が多い．ACTH産生腫瘍や非機能性腫瘍も報告されている．同一家系内でも腫瘍の産生ホルモンは患者ごとに異なり，臨床症状はそれぞれの腫瘍が産生するホルモンによる．*AIP*変異に伴う下垂体腫瘍は大きい傾向があり，発症年齢の中央値は20歳代前半と若年である（非遺伝性では約40歳）．

遺伝カウンセリング
- 下垂体腫瘍の家族集積例では，まずMEN1やCNCの検索を行い，これらが否定されたときにFIPAを疑う．
- 下垂体腫瘍が集積している家系のうち*AIP*変異が同定されるのは20％程度．

5 尿崩症 diabetes insipidus（DI）

[MIM #125700, #125800, #304800]

原因
DIは後天的原因によるもの（腫瘍，外傷，炎症，薬剤など）が多いが，一部は遺伝性である．

a. 遺伝性中枢性DI
抗利尿ホルモン（AVP）をコードする遺伝子*AVP*（20p13）の変異による．三次元構造の変化した変異タンパクが小胞体に蓄積し分泌ニューロンを障害するため，ヘテロ接合でも発症する．*AVP*遺伝子にミスセンス変異を有し，ARの遺伝形式を示す例も世界で数家系報告されている．中枢性DI全体の1〜2％を占める．

b. 遺伝性腎性DI

　下垂体から分泌されたAVPに対して腎が反応できないもので，腎集合管のAVP感受性水チャネルであるアクアポリン2をコードする*AQP2*（12q13.12）の変異もしくはAVP受容体をコードする*AVPR2*（Xq28）の変異による．前者はAR，後者はXL．小児の腎性DIの大部分は遺伝性で，90％は*AVPR2*変異が原因．頻度は海外の報告では男児で150,000人に1人．

再発率
　それぞれの遺伝形式に従う．

臨床像
a. 遺伝性中枢性DI

　多尿（3,000 mL/日以上）と低浸透圧尿（300 mOsm/kg H$_2$O以下）を認め，血中AVPは相対的低値〜測定感度以下．ニューロンの経時的な喪失によって発症するため，乳児期までは無症状のことが多い．徐々に進行し，多尿を多飲によって代償するため，血漿浸透圧は正常下限程度に維持されている．合成AVPであるvasopressin投与で尿量が減少する．

b. 遺伝性腎性DI

　典型例では胎児期に母体の羊水過多を認める．出生数日後から，発熱を伴う高Na血症，嘔吐，脱水による中枢神経障害を呈する．vasopressin投与に反応しない．変異タンパクの機能が多少残存している例では，小児期まで無症状で経過することもある．

🍃 遺伝カウンセリング 🍃

- 原因遺伝子により，患者に対する治療法や血縁者のリスクが異なるため，遺伝学的検査による原因の確定は有用性が高い．
- 中枢性DIに対する治療は合成AVP（desmopressin）の投与．
- 腎性DIに対してはサイアザイド投与や食塩制限，NSAIDsなどが用いられるが，完全な尿量のコントロールは難しい．サイアザイドは利尿薬だが，遠位尿細管でのNa，Clの再吸収抑制が代償的に近位尿細管でのNa，Cl再吸収を促進し，その結果集合管に到達する尿量を減少させる．軽症例ではdesmopressinの効果もある程度期待できる．
- 学校などで自由に飲水できるよう配慮することは極めて重要．
- 以前は腎性DIには精神発達遅延を伴うとされていたが，現在は新生児期の脱水や電解質異常による二次的なものと理解されている．
- 患者・家族の会「中枢性尿崩症（CDI）の会」，「腎性尿崩症友の会」が活動している．

6 先天性甲状腺機能低下症 congenital hypothyroidism(CH)

非腺腫性先天性甲状腺機能低下症
CHNG1[MIM #275200], CHNG2[MIM #218700], CHNG3[MIM %609893], CHNG6[MIM #614450], choreoathetosis, hypothyroidism, and neonatal respiratory distress[MIM #610978], hypothyroidism, athyroidal, with spiky hair and cleft palate[MIM #241850]
腺腫性先天性甲状腺機能低下症(甲状腺ホルモン合成障害)
THD1[MIM #274400], THD2A[MIM #274500], THD2B(Pendred症候群)[MIM #274600], THD3[MIM #274700], THD4[MIM #274800], THD5[MIM #274900], THD6[MIM #607200]
TSH単独欠損症
CHNG4[MIM #275100], thyrotropin-releasing hormone resistance, generalized[MIM +188545], CHTE[MIM #300888]

原因

先天性甲状腺機能低下症(CH)は視床下部-下垂体-甲状腺のいずれかの部位の先天的異常により,甲状腺ホルモン産生が不足する疾患群の総称であり,原発性と中枢性に大別される.

CHの多くは甲状腺の異常に起因する原発性CHである.原発性CHの病因は多様であるが,甲状腺形成過程の異常およびTSHシグナリングの異常は非甲状腺腫性CHを呈し,甲状腺ホルモン合成過程の異常は甲状腺腫性CHを呈する.原発性CHのおよそ20%は単一遺伝子疾患である.

視床下部-下垂体の異常による中枢性CHは相対的にはまれである.中枢性CHはさらに,下垂体前葉ホルモン欠損がTSH(とプロラクチン)に限定されるTSH単独欠損と,成長ホルモンなど他の下垂体前葉ホルモンの欠乏を伴う複合型下垂体機能低下症(下垂体機能低下症参照)に大別される.

非甲状腺腫性CHの責任遺伝子として,*PAX8*(2q13),*NKX2-1*(14q13.3),*FOXE1*(9q22.33),*TSHR*(14q31.1),*THRA*(17q21.1)が,甲状腺腫性CHの責任遺伝子として,*TG*(8q24.22),*TPO*(2p25.3),*SLC5A5*(19q13.11),*SLC26A4*(7q22.3),*DUOX2*(15q21.1),*DUOXA2*(15q21.1),*IYD*(6q25.1)が,TSH単独欠損の責任遺伝子として*TSHB*(1p13.2),*TRHR*(8q23.1),*IGSF1*(Xq26.2)が報告されている.なお,*NKX2-5*(5q35.1)が非甲状腺腫性CHの責任遺伝子か否かについては意見が分かれている.

再発率

責任遺伝子が特定されているCHについては各遺伝形式に従う.すなわち,CHNG2およびchoreoathetosis, hypothyroidism, and neonatal respiratory distressはAD,CHTEはXLR,それ以外はARである.責任遺伝子が特定されていないCHの再発率の算出は困難である.

臨床像

原発性CHのほとんどは新生児マススクリーニングにより,無症状の時期に診断される.

---- 遺伝カウンセリング ----
- わが国では新生児マススクリーニングによりCHの早期診断・早期治療が可能となっている.
- CH発症に関連する環境病因として，ヨード曝露過剰，母体に投与された抗甲状腺薬の経胎盤移行，母体からの抑制型抗TSH受容体抗体の経胎盤移行が知られている.

7 自己免疫性甲状腺疾患 autoimmune thyroid diseases(AITD)

[MIM %275000, %140300]

原因
AITDにはバセドウ病(Basedow disease)と橋本病があり，いずれも甲状腺特異タンパクに対する自己抗体の出現を特徴とする．本症の発症には複数の遺伝要因と環境要因が関与している．主要な関連遺伝子として，特定のHLAハプロタイプ(6p21.3)やCTLA4(2q33)が知られており，これらは発症リスクを1.5〜4倍高める．最近のゲノムワイドな検索により多くの関連遺伝子(座)が明らかにされているが，個々の遺伝子(座)の発症への関与は小さい．

再発率
第1度近親者に罹患者がいるときの経験的再発率は約20％．一卵性双生児における再発率も20〜50％であり，環境要因の関与が示唆される．

臨床像
a. バセドウ病

若年女性に多く男女比は1：5．20〜30歳代女性の頻度は300人に1人程度．典型例では甲状腺腫，眼球突出，頻脈，不整脈，発汗，振戦，体重減少など．検査所見では甲状腺ホルモン(特にfT$_3$)高値，TSH低値，自己抗体(TSH受容体抗体)陽性．

b. 橋本病

20〜50歳代の女性に多く，無症状の例も含めると女性では20人に1人程度が罹患．男性では500人に1人程度．甲状腺機能が維持されている場合は甲状腺腫以外の所見を認めない．機能低下が進行すると，全身倦怠，易疲労，嗄声，浮腫，皮膚乾燥，便秘など．検査所見では甲状腺ホルモン低値，TSH高値，自己抗体(抗サイログロブリン抗体，抗ペルオキシダーゼ抗体)陽性．

---- 遺伝カウンセリング ----
- 家族集積性はあるが，環境要因の関与が大きい．
- 妊娠，分娩を契機にAITDが発症もしくは悪化することが多いので注意を要する．

8 甲状腺ホルモン不応症 thyroid hormone resistance

thyroid hormone resistance, generalized, autosomal dominant [MIM #188570]
thyroid hormone resistance, generalized, autosomal recessive [MIM #274300]
thyroid hormone resistance, selective pituitary [MIM #145650]

原因
甲状腺ホルモンβ受容体を規定する遺伝子である *THRB* (3p24.2) 変異による．優性阻害効果によりADを示すが，例外的に遺伝子欠失によりARを示した1家系が報告されている．

再発率
ADに従い，50％である．

臨床像
全身型では多くの場合甲状腺腫を有する．一般的に甲状腺機能低下症状は出現しない．動悸，頻脈，注意欠陥/多動性障害を示すことがある．下垂体型では甲状腺機能亢進症状を呈する．

🌿 **遺伝カウンセリング** 🌿

- 甲状腺腫以外の臨床症状を有さないことが多い．
- 罹患女性が非罹患児を妊娠した際には流産が多い．
- 罹患女性から出生した非罹患児は低出生体重であることが多い．

---

9 副甲状腺機能亢進症 primary hyperparathyroidism

[MIM #145000, #145001, #145980, #239200]

原因
a. 家族性副甲状腺機能亢進症 (FIHP)

原因遺伝子として *MEN1* (11q13.1)，*CDC73* (1q31.2)，*CASR* (3q21.1) がFIHP家系のそれぞれ5〜10％に認められる．これらは多発性内分泌腫瘍症1型 (MEN1) や以下に述べる疾患の原因遺伝子であり，軽症型あるいは不完全浸透の結果と考えられる．FIHP家系の70〜80％では原因となる遺伝子変異を同定できない．

b. 副甲状腺機能亢進症−顎腫瘍症候群 (HPT-JT)

パラフィブロミンをコードする *CDC73* の機能喪失型変異による．

c. 家族性低カルシウム尿性高カルシウム血症 (FHH)

Ca感知受容体をコードする *CASR* の機能低下型変異 (ほとんどがミスセンス変異) により，腎尿細管でのCa再吸収抑制が十分行われず低Ca尿症を呈するとともに，副甲状腺細胞におけるCa感知機能低下のため，フィードバックが作動せずに過剰な副甲状腺

ホルモン（PTH）が分泌される．
d. 新生児重症副甲状腺機能亢進症（NSHPT）
 CASR 変異をホモもしくは複合ヘテロで有する病態．

再発率
　FIHP，HPT-JT，FHH は AD なので同胞，子が原因遺伝子変異を有する確率は 50% で，いずれも *de novo* 変異は少ない．
　臨床的な浸透率は MEN1 変異による FIHP および FHH ではほぼ 100%，HPT-JT では副甲状腺機能亢進症の浸透率は 70%．NSHPT における同胞の再発率は 25%．

臨床像
a. FIHP
　20 歳代頃から徐々に副甲状腺機能亢進症とそれに伴う高 Ca 血症を呈する．副甲状腺の病理は過形成から癌までさまざまで，高 Ca 血症の程度も症例ごとに差がある．
b. HPT-JT
　副甲状腺腫瘍（70%）と良性顎腫瘍（30%）の合併が特徴で，副甲状腺腫瘍は思春期から若年成人期に発症し，多くは単腺性で約 15% が悪性．このほか，約 20% が腎に囊胞，過誤腫，Wilms 腫瘍などを合併する．女性では子宮腫瘍の合併が多い．
c. FHH
　高 Ca 血症は軽度で臨床症状を呈することはない．尿路結石も生じない．血中 PTH は高 Ca 血症の存在にもかかわらず，正常上限から軽度高値を示す．尿中 Ca 排泄（Ca クリアランス）低下が診断の根拠となる．
d. NSHPT
　生下時からの著明な高 Ca 血症を呈し，救命のために副甲状腺全摘術を要する．

🌿 遺伝カウンセリング 🌿

- 若年の副甲状腺機能亢進症ではまず MEN1 を疑って検索を進める．MEN1 が否定できる場合は HPT-JT を疑う．
- *MEN1*，*CDC73* 変異のいずれも思春期以降に発症するため，発症可能年齢に達したら定期的な生化学検査（Ca，PTH）を勧める．HPT-JT では少なくとも 5 年ごとに顎腫瘍に対してパノラマ撮影によるスクリーニングを行う．
- *MEN1* 変異による FIPT 家系では，MEN1 に準じた定期観察が勧められる．
- 診断されていない例も多いので，家族歴聴取では尿路結石，消化性潰瘍，骨折などに注意．

10 副甲状腺機能低下症 hypoparathyroidism

DiGeorge syndrome[MIM #188400], velocardiofacial syndrome[MIM #192430], autoimmune polyendocrine syndrome type I, with or without reversible metaphyseal dysplasia(APS1)[MIM #240300], hypocalcemia, autosomal dominant 1(HYPOC1)[MIM #601198], hypocalcemia, autosomal dominant 2 (HYPOC2) [MIM #615361] , hypoparathyroidism, sensorineural deafness, and renal dysplasia(HDR) [MIM #146255], hypoparathyroidism, familial isolated (FIH) [MIM #146200], hypoparathyroidism, autosomal dominant[MIM #146200]; hypoparathyroidism, autosomal recessive [MIM #146200] , hypoparathyroidism-retardation-dysmorphism syndrome(HRD) [MIM #241410], Kenny-Caffy syndrome, type 1(KCS1) [MIM #244460]; Kenny-Caffy syndrome, type 2 (KCS2) [MIM #127000] ; hypomagnaesemia 1, intestinal (HOMG1) [MIM #602014]; hypomagnesemia 3, renal(HOMG3) [MIM #248250]; Kearns-Sayresyndrome (KSS) [MIM #530000] , DiGeorge syndrome / velocardiofacial syndrome complex 2 [MIM %601362]; hypoparathyroidism, X-linked(HYPX) [MIM %307700], lymphedema-hypoparathyroidism syndrome[MIM 247410]

原　因

副甲状腺機能低下症は，副甲状腺の発生異常，副甲状腺ホルモン(PTH)分子そのものの異常，PTH分泌障害，自己免疫機序，外因性(摘出など)などで発症する．

遺伝性副甲状腺機能低下症の責任遺伝子として，*TBX1*(22q11.21)，*AIRE*(21q22.3)，*CASR*(3q21.1)，*GNA11*(19q13.3)，*GATA3*(10p14)，*GCM2*(6p24.2)，*PTH*(11p15.2)，*TBCE*(1q42.3)，*FAM111A*(11q12.1)，*TRPM6*(9q21.13)，*CLDN16*(3q28)が知られている．また単一遺伝子疾患以外の遺伝的原因として，22q11.2領域の1.5-3.0 Mbのヘミ接合性欠失，さまざまなミトコンドリアDNA欠失も存在する．

AIRE，*PTH*異常はADあるいはAR，*CASR*，*GNA11*，*GCM2*，*FAM111A*異常はAD，*TBCE*，*TRPM6*，*CLDN16*異常はARである．また22q11.2領域の1.5-3.0 Mbのヘミ接合性欠失，さまざまなミトコンドリアDNA欠失はそれぞれAD，ミトコンドリア遺伝である．

再発率

責任遺伝子が特定されている副甲状腺機能低下症については各遺伝形式に従う．しかし，日本人副甲状腺機能低下症の半数以上は責任遺伝子が特定されておらず，再発率の算出は困難である．

臨床像

低Ca血症に起因するけいれん，テタニーを認める．

🌿 遺伝カウンセリング 🌿

- ビタミンD製剤による治療が可能である．
- *TBX1*，*AIRE*，*GATA3*，*TBCE*，*FAM111A*異常は副甲状腺外症状を伴う．
- *TBX1*，*AIRE*，*GATA3*，*TBCE*異常および22q11.2領域の1.5-3.0 Mbのヘミ接合性欠失，ミトコンドリアDNA欠失では症例間の臨床症状の差異が大きい．

11 偽性副甲状腺機能低下症 pseudohypoparathyroidism(PHP)

PHPIa[MIM #103580], PHPIb[MIM #603233]

原因

副甲状腺ホルモン(PTH)の腎近位尿細管抵抗性によって発症する疾患であり，PHPIaとPHPIbに大別される．PHPIaの責任遺伝子は*GNAS*(20q13.32)である．*GNAS*の転写調節機序は複雑であり，完全には解明されていない．多くの組織では父由来および母由来の両アレルが発現するが，腎近位尿細管などでは母由来アレルのみ発現している(組織特異的インプリンティング)．*GNAS*母由来アレルの機能喪失型変異によりPHPIaを発症する．PHPIbは*GNAS*遺伝子インプリンティング異常により発症すると考えられているが，詳細は未解明である．PHPIbのほぼ全例に共通する分子遺伝学的異常は*GNAS*遺伝子のエクソンA/Bの両アレル性脱メチル化である(健常者では*GNAS*遺伝子のエクソンA/Bの母由来アレルはメチル化，父由来アレルは脱メチル化されている)．

再発率

PHPIa患者が女性の場合の再発率は50％，男性の場合の再発率は0％である．しかしPHPIa患者が男性の場合，偽性偽性副甲状腺機能低下症(pseudopseudohypoparathyroidism：PPHP)[MIM #612463]の次世代発症率は50％である．

PHPIbのうち*GNAS*遺伝子の上流に存在する*STX16*のヘテロ接合性欠失を有する女性患者の再発率は50％である．

臨床像

PHPIaは，低Ca血症，高P血症，低身長・肥満・第4中手骨短縮，皮下骨腫などに代表される身体徴候(Albright's hereditary osteodystrophy：AHO)，甲状腺刺激ホルモン(TSH)などに対する抵抗性，などを呈する．PHPIbは低Ca血症，高P血症を呈するが，AHOおよびTSHなどに対する抵抗性を欠く．最近，PHPIaとPHPIbの臨床症状は必ずしも明確に分けることができないと明らかになった．

なおPHPIc[MIM #612462]の病態はPHPIaと同一であり，あえて別の疾患として分類する必要はない．また過去にPHPII[MIM ％203330]として報告された症例のほとんどはビタミンD欠乏症に伴う二次性副甲状腺機能亢進症と考えられており，疾患としてのPHPIIの存在は疑問視されている．

遺伝カウンセリング

- PHPIaの再発率は変異アレルの親由来により異なる．
- PHPIbの再発率は*STX16*のヘテロ接合性欠失の有無および欠失の親由来により異なる．

12 遺伝性くる病 hereditary rickets

vitamin D hydroxylation-deficient rickets, type 1A(VDDR1A)[MIM #264700]
vitamin D hydroxylation-deficient rickets, type 1B(VDDR1B)[MIM #600081]
vitamin D-dependent rickets, type 2A(VDDR2A)[MIM #277440]
vitamin D-dependent rickets, type 2B(VDDR2B)[MIM %600785]
hypophospatemic rickets, autosomal dominant(ADHR)[MIM #193100]
hypophospatemic rickets, autosomal recessive 1(ARHR1)[MIM #241520]
hypophospatemic rickets, autosomal recessive 2(ARHR2)[MIM #613312]
hypophospatemic rickets, X-linked dominant(XLHR)[MIM #307800]
hypophosphatemic rickets, X-linked recessive[MIM #300554]
hypophospatemic rickets with hypercalciuria, hereditary(HHRH)[MIM #241530]
hypophosphatemic rickets and hyperparathyroidism[MIM %612089]

原　因

VDDR1A は *CYP27B*(12q14.1)，VDDR1B は *CYP2R1*(11p15.2)，VDDR2A は *VDR* (12q13.11)，ADHR は *FGF23*(12p13.32)，ARHR1 は *DMP1*(4q22.1)，ARHR2 は *ENPP1*(6q23.2)，XLHR は *PHEX*(Xp22.11)，hypophosphatemic rickets, X-linked recessive は *CLCN5*(Xp11.23-p11.22)，HHRH は *SLC34A3*(9q34.3) 変異による．VDDR2B および hypophosphatemic rickets and hyperparathyroidism の責任遺伝子は同定されていない．

FGF23 の変異は AD，*CYP27B1*，*CYP2R1*，*VDR*，*DMP1*，*ENPP1* および *SLC34A3* の変異は AR，*PHEX* の変異は XLD，*CLCN5* の変異は XLR である．

再発率

原則として，責任遺伝子が特定されている遺伝性くる病については各遺伝形式に従う．責任遺伝子が特定されていない遺伝性くる病の再発率の算出は困難である．

臨床像

くる病をきたす．その他に，VDDR1A は低 1,25(OH)$_2$ ビタミン D 血症，VDDR1B は低 25(OH) ビタミン D 血症，VDDR2A は禿頭，ARHR1，ARHR2，XLHR，hypophosphatemic rickets, X-linked recessive，HHRH，hypophosphatemic rickets and hyperparathyroidism は低 P 血症，HHRH は高 Ca 尿症を特徴とする．

🍃 遺伝カウンセリング 🍃

- 遺伝性くる病は遺伝的異質性を有する疾患である．
- XLHR において，罹患男性のくる病は罹患女性より重症である．

13 バーター症候群 Bartter syndrome

[MIM #601678, #241200, #607364, #602522, #613090]

原因
腎Henle上行脚における電解質チャネルの機能異常に基づく病態で，以下の5つの原因遺伝子のいずれかの機能喪失が原因．
① I型：*SLC12A1*(15q21.1)．furosemide感受性Na^+-K^+-$2Cl^-$共輸送体（NKCC2）の障害
② II型：*ROMK*(11q24.3)．上皮細胞から尿細管にKを輸送する障害
③ III型：*CLCNKB*(1p36.13)．上皮細胞から血管内にClを輸送する障害
④ IV型：*BSND*(1p32.3)．ClC-KbおよびClC-Kaのサブユニット．内耳におけるCl輸送も障害されるため，感音難聴を伴う．
⑤ V型：*CASR*(3q21.1)．基底膜側のCa受容体の障害

再発率
I〜IV型はARで次子の再発率は25％．V型はADで次子，次世代の再発率はともに50％．

臨床像
RAA系の著明な亢進と低K血性代謝性アルカローシス，これによる筋力低下や多尿を示すが，血圧は正常ないし軽度高値にとどまる．病理学的に傍糸球体細胞の増生を伴う．

I，II型では新生児期から，他も幼児期に症状が現れる．成長障害を合併することが多い．IV型は感音難聴を伴う．

新生児型では胎児期から多尿をきたすため，約半数は妊娠中に羊水過多を指摘される．

遺伝カウンセリング
- 治療は低K，低Cl血症に対する補充療法．RAA系を抑制するための投薬．
- 適切な治療が行わなければ最終的には腎不全に至る．
- *SLC12A1*，*ROMK*の保因者頻度はそれぞれ約1/300と約1/600．

14 ジテルマン症候群 Gitelman syndrome

[MIM #263800]

原因
腎遠位尿細管のサイアザイド感受性Na^+-Cl^-共輸送体をコードする*SLC12A3*(16q13)の機能喪失型変異による．先天性の腎尿細管障害では最も頻度が高く，欧米白人では40,000人に1人程度とされる．日本人における頻度は不明．

> 再発率

AR．同胞の再発率は25％．

> 臨床像

Bartter症候群と同様，低K血症と代謝性アルカローシス，RAA系の亢進を認めるが血圧は上昇しない．さらにこのNa^+-Cl^-共輸送体がCa再吸収抑制とMg再吸収にも関与しているため，機能喪失によって低Ca尿症，低Mg血症も呈する．

学童期以降から成人後に発症する．成長障害や脱水症状は認めない．

🌿 遺伝カウンセリング 🌿

- 治療はKやMgの補充．K喪失はMg再吸収障害が原因になっているので，Mgの補充のみでも低K血症は改善する．
- *SLC12A3*のヘテロ接合は臨床的に無症状で健常者に比べて有意に血圧が低い．低用量のサイアザイド服用時と同様の状態になっており，高血圧に対し抑制的に作用している．

---

15 リドル症候群 Liddle syndrome

[MIM #177200]

> 原因

腎集合管のアミロライド感受性上皮型Naチャネル(ENaC)のβサブユニットおよびγサブユニットをコードする*SCNN1B*(16p12.2)，*SCNN1G*(16p12.2)のいずれかの機能獲得型変異による．

> 再発率

AD．次子，同胞が変異遺伝子を有する確率はいずれも50％だが，不完全浸透であるため，発症リスクはより低い．

> 臨床像

ENaCがアルドステロン非依存性に活性化することにより，Na再吸収が亢進し，低K血症，代謝性アルカローシスを伴う高血圧を呈する．RAA系は抑制されている．発症は幼児期から青年期まで幅がある．

🌿 遺伝カウンセリング 🌿

- 治療にはアミロライドによるENaCのブロックが有効だが，日本では認可されていないので，triamtereneを用いる．食塩感受性が高いため減塩も重要．
- 現在までに*SCNN1B*で16種類，*SCNN1G*で5種類の病原性変異が報告されている．
- *SCNN1B*の機能喪失型変異によって嚢胞性線維症様症状を呈する症例が報告されている．

16 apparent mineralocorticoid excess(AME)症候群

[MIM #218030]

原因
コルチゾールを不活性型のコルチゾンに変換する11β水酸化ステロイド脱水素酵素2型(11βHSD2)をコードする*HSD11B2*(16q22.1)の変異により，アルドステロンに比べて約1,000倍の濃度で存在するコルチゾールがアルドステロン受容体に作用し，アルドステロン過剰と同様の臨床症状を起こす．

再発率
AR．同胞の再発率は25％．

臨床像
乳児期より原発性アルドステロン症に類似した高血圧，低K血症，代謝性アルカローシスを呈するが，RAA系は抑制されている．

多くは子宮内発育遅延を伴い低出生体重児となる．多くの患者で血中遊離コルチゾン濃度は著しく低値を示し，コルチゾール/コルチゾン比が上昇している．

🍃 遺伝カウンセリング 🍃
- 治療はACTH分泌を抑制し，これにより内因性コルチゾール分泌を抑制する目的でdexamethasoneを投与する．triamtereneやspironolactone，eplerenoneも有効．
- 酵素活性が残存している変異の場合には，臨床的にも軽症で成人後に本態性高血圧のみを呈する．

17 多腺性自己免疫症候群 autoimmune polyendocrine syndrome(APS)

[MIM #240300, %269200]

原因
a. APS1型(autoimmune polyendocrinopathy-candidiasis-ectodermal dystrophy, APECED)

胸腺などに発現して免疫機能調節に関わる転写因子をコードする遺伝子*AIRE*(21q22.3)の変異による．頻度は人種差があり，欧米の報告では10,000〜100,000人に1人程度．

b. APS2型(シュミット症候群)

HLA-B8, DR3, DR4, *MICA*, *MICB*(6p21.33)などとの関連が知られているが，HLA以外の遺伝子(座)の関与も推定されている．頻度は20,000人に1人程度．

再発率
APS1はAR，同胞の再発率は25％．APS2型はADであるが不完全浸透．

臨床像
a. APS1

副甲状腺機能低下症(80％)，副腎皮質機能低下症(Addison病，70％)，性腺機能不全(女性の60％，男性の15％)，皮膚粘膜カンジダ症(80％，70％の患者で初発病変)，外胚葉異形成(永久歯のエナメル質低形成，脱毛，爪形成不全，皮膚白斑など，40～70％)，萎縮性胃炎(15％)．初発病変は小児期に出現し，20歳までに複数の病変を併発する．男女比はほぼ1:1．

b. APS2

Addison病(100％)，慢性甲状腺炎(70％)，I型糖尿病(50％)．低頻度ながら皮膚白斑や脱毛，悪性貧血なども合併する．成人女性に多く，発症のピークは30歳代．小児期の発症はまれ．男女比はおおよそ1:2．

🌿 遺伝カウンセリング 🌿

- 診断は臨床所見と自己抗体の確認による．遺伝学的検査が必要になることは少ない．
- 中年期以降も新たな病変の発症があるため，定期検査は生涯必要．
- APS1では早期性腺機能低下による不妊症についての遺伝カウンセリングが重要．

18 先天性副腎皮質過形成症 congenital adrenal hyperplasia(CAH)

> lipoid CAH [MIM #201710], 3-beta-hydroxysteroiddehydrogenase type II deficiency [MIM #201810], adrenal hyperplasia congenital due to 21-hydroxylase deficiency [MIM #201910], adrenal hyperplasia congenital due to steroid 11-beta-hydroxylase deficiency [MIM #202010], adrenal hyperplasia congenital due to 17-alpha-hydroxylase deficiency [MIM #202110], disordered steroidogenesis due to cytochrome P450 oxidoreductase deficiency [MIM #613571], Antley-Bixler syndrome with genital anomalies and disordered steroidogenesis (ABS1) [MIM #201750]

原因
副腎皮質における糖質コルチコイド産生経路の障害により副腎皮質刺激ホルモン(ACTH)分泌過剰となり，副腎皮質過形成をきたす疾患の総称．lipoid CAHは*STAR*(8p11.23)，3-beta-hydroxysteroiddehydrogenase type II deficiencyは*HSD3B2*(1p12)，adrenal hyperplasia congenital due to 21-hydroxylase deficiencyは*CYP21A2*(6p21.33)，adrenal hyperplasia congenital due to steroid 11-beta-hydroxylase deficiencyは*CYP11B1*(8q24.3)，adrenal hyperplasia congenital due to 17-alpha-hydroxylase deficiencyは*CYP17A1*(10q24.32)，disordered steroidogenesis due to cytochrome P450 oxidoreductase deficiencyおよびABS1は*POR*(7q11.23)の変異による．

再発率
いずれも AR に従う．

臨床像
　原則として程度の差こそあれ，糖質コルチコイド産生低下による副腎機能低下症状を呈する．46,XX 個体において，3-beta-hydroxysteroiddehydrogenase type Ⅱ deficiency・adrenal hyperplasia congenital due to 21-hydroxylase deficiency・adrenal hyperplasia congenital due to steroid 11-beta-hydroxylase deficiency・disordered steroidogenesis due to cytochrome P450 oxidoreductase deficiency および ABS1 は外陰部男性化を伴う．46,XY 個体において lipoid CAH・3-beta-hydroxysteroiddehydrogenase type Ⅱ deficiency・disordered steroidogenesis due to cytochrome P450 oxidoreductase deficiency および ABS1 は外陰部女性化を伴う．

── 遺伝カウンセリング ──

- 46,XX 個体の非古典型 lipoid CAH（いわゆる軽症例）では妊娠・出産の報告がある．
- CAH 各疾患において臨床症状の差異は大きい．adrenal hyperplasia congenital due to 21-hydroxylase deficiency では，無治療では新生児早期に副腎不全で死亡する例から一生涯副腎機能低下症を発症しない例まで存在する．
- わが国では古典型 adrenal hyperplasia congenital due to 21-hydroxylase deficiency（いわゆる重症例）を対象に，新生児マススクリーニングが行われている．
- adrenal hyperplasia congenital due to 21-hydroxylase deficiency および adrenal hyperplasia congenital due to steroid 11-beta-hydroxylase deficiency に対して諸外国で行われている出生前診断・出生前治療には賛否両論ある．
- 副腎皮質における糖質コルチコイド産生経路の障害の1つである adrenal insufficiency congenital with 46, XY sex reversal [MIM #613743] は *CYP11A1* [MIM *118485] 異常による疾患であるが，副腎皮質過形成をきたさない．

19 先天性副腎低形成症 adrenal hypoplasia congenia(AHC)

[MIM #300200], IMAGe syndrome [MIM #614732]

原因
　AHC は副腎の初期発生に関与する転写因子 *NR0B1*（Xp21.2）異常により発症し，XLR を示す．IMAGe syndrome は母性発現遺伝子である *CDKN1C*（11p15.4）の機能亢進変異により発症する．なお，AHC とは臨床的にときに鑑別困難な疾患である ACTH 不応症およびその類縁疾患の責任遺伝子として *MC2R*（18p11.21，AR），*MRAP*（21q22.11，AR），*AAAS*（12q13.13，AR），*MCM4*（8q11.21，AR），*NNT*（5p12，AR）が同定されている．

再発率

AHCはXLRに従い，再発率は男児50％である（女児50％は保因者となる）．IMAGe症候群の再発率は50％である．

臨床像

AHCは原発性副腎不全を有し，さらに低ゴナドトロピン性性腺機能低下症および原発性性腺機能低下症を合併する．IMAGe症候群では，子宮内発育不全（intrauterine growth retardation），生後も継続する成長障害，骨幹端異形成（metaphyseal dysplasia）（骨所見は年齢とともに変化しうる），副腎低形成（adrenal hypoplasia），男児の外陰部異常（genital anomalies），高Ca尿症，などを呈する．

遺伝カウンセリング

- AHCは低ゴナドトロピン性腺機能低下症および原発性性腺機能低下症の両者を有するため，ゴナドトロピン補充療法のみでは不妊である．近年，精巣精子採取法（testicular sperm extraction：TESE）と顕微授精（intracytoplasmic sperm injection：ICSI）による挙児獲得例が報告された．
- AHCでは家系内の以下に挙げる候補者の有無を確認し，どのように情報提供すべきかを慎重に判断する．
  ①成人罹患者で未診断（成人しており皮膚色素沈着を認める兄など）
  ②成人保因者（母など）
  ③未成年罹患者で未診断（弟など）
  ④未成年保因者（妹など）
- IMAGe症候群は変異アレルが母親由来の際のみ発症する．

---

20 アンドロゲン不応症 androgen insensitivity syndrome（AIS）

原因

アンドロゲン受容体を規定する遺伝子である*AR*（Xq12）異常による．46,XY個体において精巣から正常にアンドロゲンが分泌されるにもかかわらず，*AR*異常によりアンドロゲン作用不全を示す．AISは次項で解説する性分化疾患の1つである．

再発率

XLRに従い，XY個体の50％が発症し，XX個体の50％が保因者となる．

臨床像

a. 完全型

外性器は完全女性型であり，生下時に逡巡することなく法律上の性を女性と決定される．性腺は精巣であり，性腺芽腫のリスクを有する．子宮・卵管を欠如し，腟は盲端である．陰毛および腋毛を認めない．原発性無月経であるが，乳房発達を認める．しばしば鼠径ヘルニアを合併する．

b. 不完全型
　外性器は男性化徴候を伴う女性型（陰核肥大など），あるいは不完全な男性型（小陰茎，尿道下裂など）を示す．法律上の女性としても男性としても不妊である．

🌿 遺伝カウンセリング 🌿

- 本人および家族に対する原則は，病因（すなわち診断名），病態，妊孕性を含めた性腺機能，胚細胞腫瘍のリスクについて患者本人・家族に説明を行い，患者本人・家族の同意のうえで遺伝カウンセリングを進めるべきである（次項参照）．
- 家系内の以下に挙げる候補者の有無を確認し，どのように情報提供すべきかを慎重に判断する．
  ①成人罹患者で未診断（成人しており，原発性無月経を有する姉など）
  ②成人保因者（母など）
  ③未成年罹患者で未診断（初経発来年齢より年少の妹など）
  ④未成年保因者（未成年であるが月経周期を有する妹など）

---

21 性分化疾患 disorders of sex development（DSD）

原因
　性分化疾患（DSD）とは，染色体・性腺・解剖学的性（内性器および外性器の性）のいずれかが非定型的な先天的状態である．DSDの原因は極めてさまざまである．すなわち，性染色体異常，性腺・内性器・外性器の発生に関わる遺伝子異常，抗Müller管ホルモンあるいはアンドロゲン合成経路の異常，抗Müller管ホルモンあるいはアンドロゲンの作用不全，などである．
　DSDは性染色体異常に伴うDSD，46,XY DSD，46,XX DSDの3つに分類される．

再発率
　原則として，責任遺伝子が特定された性分化疾患については各遺伝形式に従う．しかし，責任遺伝子が特定されないことがまれではなく，性分化疾患の再発率の算出は容易ではない．

臨床像
a. 外陰部異常
　男児においては小陰茎，尿道下裂，二分陰嚢，停留精巣など，女児においては陰核肥大，泌尿生殖洞などを認める．新生児期に法律上の性の判断が困難なこともある．
b. 二次性徴
　不完全な二次性徴あるいは二次性徴の欠如を呈する．
c. 思春期年齢における女児の男性化
　陰核肥大の進行，多毛，変声，など．
d. その他の症状
　外陰部以外の奇形，副腎不全，などの合併症を有することもある．

遺伝カウンセリング

- さまざまな責任遺伝子が存在する.
- 1家系内でも臨床症状の差異が存在しうる.
- 妊孕性を獲得することが困難な症例もまれではない.
- 外陰部異常を有する新生児の法律上の性の決定はpsychosocial emergencyである.
- DSD患児の将来の性同一性(gender identity)の予測は,特定の疾患(5α還元酵素欠損症,など)を除いてしばしば困難である.
- 原則は,病因(すなわち診断名),病態,妊孕性を含めた性腺機能,胚細胞腫瘍のリスクについて患者本人・家族に説明を行い,患者本人・家族の同意のうえで遺伝カウンセリングを進めるべきである.患者自身が自分の身体に起きていることについて正確に理解することが,その後のホルモン補充療法や性腺摘出などの治療に対する受け入れ,ひいては円滑な医師-患者関係の構築に重要である.

22 MODY(maturity onset of diabetes of the young)

MIM番号は**表1**参照

原因

単一遺伝子に起因し,多くは25歳以前にインスリン分泌不全による糖尿病を発症する.糖尿病全体の1〜3%程度と推定されるが,詳細は不明.

日本人MODY患者のうちMODY3が約20%を占めるが,それ以外は極めてまれで大多数のMODY患者の原因遺伝子は不明.欧米ではMODY2とMODY3でMODY全体の80%を占める.糖尿病全般とMODYの関係はp387参照.

表1 MODYの病型と原因遺伝子

病型	MIM番号	座位	原因遺伝子	タンパク機能
MODY1	#125850	20q13.12	*HNF4A*	肝で糖新生に関与する転写因子
MODY2	#125851	7p13	*GCK*	グルコースのリン酸化を触媒する酵素
MODY3	#600496	12q24.31	*HNF1A*	膵β細胞の分化に関与する転写因子
MODY4	#606392	13q12.2	*PDX1*	胎生期のβ細胞成熟に必要な転写因子
MODY5	#137920	17q12	*TCF2*	膵発生の初期段階に関与する転写因子
MODY6	#606394	2q31.3	*NEUROD1*	インスリン遺伝子の転写を促進
MODY7	#610508	2p25.1	*KLF11*	インスリン遺伝子の転写を促進
MODY8	#609812	9q34.2	*CEL*	タンパクの正常な折りたたみに関与
MODY9	#612225	7q32.1	*PAX4*	膵β細胞の分化に関与する転写因子
MODY10	#613370	11p15.5	*INS*	インスリン遺伝子
MODY11	#613375	8p23.1	*BLK*	インスリン遺伝子の転写を促進

再発率
AD．個々の原因遺伝子の浸透率は不明．一見非遺伝性と思える中年以降発症の2型糖尿病患者にもMODY関連遺伝子変異が同定されることがある．

臨床像
若年(25歳未満)での糖尿病の発症．インスリン分泌不全が病態の主体でインスリン抵抗性は認めない．肥満は伴わず，むしろやせ型である．

MODY5では腎囊胞や生殖器異常を合併し，MODY8では膵外分泌機能も障害される．

🍃 遺伝カウンセリング 🍃

- 遺伝学的検査による病型の確定は，予後推定や適切な治療選択を可能にする．
- やせ型で若年発症の糖尿病の家族歴があるときは，本症を疑う．
- インスリン分泌不全が主体となるため，1型糖尿病やミトコンドリア遺伝子変異による糖尿病(MIDD)との鑑別が重要．
- 一般の2型糖尿病の低年齢化により，MODYと他の糖尿病との鑑別がより困難になっている．
- 糖尿病の有病率が高いため，家族歴ではMODYとは無関係な糖尿病罹患者が家系内にいる可能性も念頭におく．

13 血液・凝固・免疫不全

1 遺伝性球状赤血球症 hereditary spherocytosis

MIM番号は表1参照

原因
先天性に赤血球膜タンパクの異常があり，赤血球が球状化し脾臓に停滞することで早期に崩壊する．先天性溶血性疾患の中ではわが国では最も頻度が高い(71.8％)．赤血球の膜タンパク質にはスペクトリン，アンキリンなど数多くのものがあるが，それらのうち5種類の遺伝子変異による遺伝性球状赤血球症が知られている(表1)．異常タンパク質や遺伝子変異の種類によっては赤血球の形態が異なり，遺伝性楕円赤血球症と呼ばれる型もある．罹病率は50,000〜100,000人に1人．

再発率
75％がADの家系例で，25％がARと孤発例(ADの新規突然変異例)である．孤発例でも近親者に胆石や貧血の軽症例が見逃されている場合がある．ADの場合の同胞再発率が50％，ARの場合は25％．

臨床像
症状は，溶血性貧血，黄疸，脾腫である．新生児期に交換輸血を要するような重症黄疸で診断される場合がある．その後，小児期には，ウイルス感染症に伴って，間欠性に黄疸を伴う溶血発作が見られる．特に伝染性紅斑(リンゴ病)の原因であるパルボウイルスB19の感染に伴い赤芽球の低形成が生じると無形成発作を生じ，高度の貧血となる．経過中に胆石を合併しやすい．摘脾が奏効する．

正球性正色素性貧血で，末梢血塗抹標本に球状赤血球が見られ，赤血球Howell Jolly小体，網赤血球の増加が観察される．間接ビリルビン優位の高ビリルビン血症が認められ，LDH高値，ハプトグロビン低下がある．赤血球浸透圧抵抗試験で異常を示す．

🌿 遺伝カウンセリング 🌿

- 赤血球膜タンパクの電気泳動(SDS-PAGE)で欠損タンパク質，もしくは異常タンパク質を同

表1 遺伝性球状赤血球症の疾患名と原因遺伝子

疾患名	MIM番号	遺伝子座	原因遺伝子	遺伝形式	膜タンパク質
SPH1	#182900	8p11.1	*ANK1*	AD	アンキリン
SPH2	#182870	14q23.3	*SPTB*	AD	βスペクトリン
SPH3	#270970	1q21	*SPTA1*	AD	αスペクトリン
SPH4	#612653	17q21.3	*SLC4A1*	AD	バンド3
SPH5	#612690	15q15	*EPB42*	AR	プロテイン4.2

定し，その遺伝子の塩基配列決定により遺伝子診断を行うが，エクソン数の多い大きな遺伝子が多く，サンガー法は実際的でなく，次世代シークエンサーが有用である．
- 遺伝形式に従った遺伝カウンセリングを行う．

2 赤血球酵素異常症 hemolytic anemia

ピルビン酸キナーゼ(PK)異常症［MIM #266200］
G6PD異常症［MIM #300908］

原因
先天性に解糖系，もしくは五炭糖リン酸回路の酵素異常があり，赤血球が早期に崩壊する遺伝性溶血性貧血である．

解糖系の異常症で頻度が高いのは，ピルビン酸キナーゼ(PK)異常症である(**表1**)．解糖系の障害によりATPの産生が低下し，脱水により赤血球が金平糖状の有棘赤血球となり，脾臓で崩壊する．五炭糖リン酸回路の酵素異常ではグルコース-6-リン酸脱水素酵素(G6PD)異常症の頻度が高い(**表1**)．還元型グルタチオン(GSH)の低下によりヘモグロビンの変性，Heinz小体の形成から，血管内溶血をきたす．

わが国の罹病率はG6PD異常症が1,000人に1人．マラリア流行地域では頻度が高い．

再発率
ARでは同胞再発率が25％，XLRの場合は男児の50％，女児は発症しないが50％は保因者となる．

臨床像
症状は，溶血性貧血，黄疸である．新生児期の黄疸はしばしば重症となる．その後，小児期には，ウイルス感染症に伴って，間欠性に黄疸を伴う溶血発作が見られる．特に伝染性紅斑(リンゴ病)の原因であるパルボウイルスB19の感染に伴い赤芽球の低形成が生じると無形成発作を生じ，高度の貧血となる．

G6PD異常症では，血管内溶血があり，サルファ剤，抗マラリア薬，ある種の解熱薬などの薬剤で急性溶血発作が誘発される．PK異常症では，血管外溶血であり，脾腫があり，胆石を合併しやすく，摘脾が奏効する．

正球性正色素性貧血で，末梢血塗抹標本に有棘赤血球が見られ(PK異常症)，赤血球Heinz小体(G6PD異常症)，網赤血球の増加が観察される．間接ビリルビン優位の高ビリルビン血症が認められ，LDH高値，ハプトグロビン低下がある．

表1 赤血球酵素異常症の主な原因となる酵素

酵素名	遺伝子座	原因遺伝子	遺伝形式
グルコース-6-リン酸脱水素酵素	Xq28	G6PD	XLR
ピルビン酸キナーゼ	1q21	PK	AR

遺伝カウンセリング

- 臨床症状から本症を疑えば，赤血球酵素活性の測定，中間代謝物の測定を行い，当該遺伝子の塩基配列決定により遺伝子診断を行う．
- 遺伝形式に従った遺伝カウンセリングを行う．
- G6PD異常症では，X染色体不活化の偏りにより女性保因者が軽度の溶血をきたす場合がある．
- G6PD異常症では，禁忌の薬剤（サルファ剤，抗マラリア薬，ある種の解熱薬など），そら豆などの摂取を控えるように指導する．

3 サラセミア thalassemia

MIM番号は**表1**参照

原因

ヘモグロビン（Hb）は2分子のα鎖と2分子のβ鎖グロビンがヘムを中心として会合して4量体を形成した複合体であるが，サラセミア患者では，先天性にα鎖とβ鎖の合成量に不均衡があり，赤血球が早期に崩壊する．α鎖とβ鎖のどちら側の産生量が低下しているかによって，αサラセミアとβサラセミアと呼ばれる（表1）．

αサラセミアの場合，ほとんどが欠失変異であり，両アレル由来の合計4つのα鎖遺伝子の量的効果により重症度が決定される．βサラセミアの場合，ほとんどが点変異であり，ヘテロは軽症貧血（βサラセミア・マイナー），ホモは重症（βサラセミア・メジャー）となる．わが国におけるヘテロ接合体の頻度は，αサラセミアが400人に1人，βサラセミアが1,000人に1人である．

αサラセミアに知的障害を合併するものにX連鎖αサラセミア・知的障害症候群（ATR-X）と，16番染色体連鎖αサラセミア・知的障害症候群（ATR-16）がある（表1）．ATR-Xはクロマチン・リモデリング因子ATRXの変異による．ATR-16は16番染色体短腕端部欠失による隣接遺伝子症候群である．

再発率

αサラセミア，βサラセミアともにADであり，ヘテロ接合体は無症状から軽症を示

表1　サラセミアの分類

疾患名	MIM番号	遺伝子座	遺伝形式	原因遺伝子
αサラセミア	#604131	16p13.3	AD	HBA1, HBA2
βサラセミア	#613985	11p15.5	AD	HBB
X連鎖αサラセミア・知的障害症候群	#301040	Xq28	XLR	ATRX
16番染色体連鎖αサラセミア・知的障害症候群	#141750	16pter-p13.3	AD	HBA1, HBA2

すが，ホモ接合体は重度の貧血を呈する．重症の同胞再発率は25％．

ATR-XはXLRで，同胞再発率は男児の50％．女児は無症状だが50％が保因者となる．ATR-16の場合は，*de novo*端部欠失と均衡型転座保因者からの不均衡転座があり，前者の場合には再発は考えなくてもよいが，後者の場合は再発率が高い．

臨床像

症状は，溶血性貧血，黄疸であるが，重症の場合は皮膚潰瘍（下腿），肝脾腫，骨変化（サラセミア顔貌）などが見られる．伝染性紅斑（リンゴ病）の原因であるパルボウイルスB19の感染に伴う無形成発作を生じる．経過中に胆石を合併しやすい．

小球性低色素性貧血で，赤血球大小不同，奇形赤血球（涙滴赤血球など），標的赤血球などが見られ，網赤血球の増加，赤血球HbH封入体（αサラセミア）が観察される．間接ビリルビン優位の高ビリルビン血症，LDH高値，ハプトグロビン低下があり，HbFの高値（βサラセミア）が認められる．

🍃 遺伝カウンセリング 🍃

- 臨床症状から本症を疑えば，等電点電気泳動，逆相HPLCなどによるヘモグロビンの定性・定量を行う．場合によっては，グロビン遺伝子の塩基配列決定による遺伝子診断を行う．
- αサラセミアの場合は，GAP-PCR法による欠失の同定を行う．カップルがともにヘテロ接合体で，重症型出生のリスクがある場合は，出生前診断を考慮することもある．
- ATR-Xの場合は*ATRX*遺伝子のサンガーシークエンスによる遺伝子診断を行い，XLRに従った遺伝カウンセリングを行う．
- ATR-16の場合は，サブテロメアのFISHやMLPA，マイクロアレイ染色体検査により16番染色体短腕端部の欠失を証明する．別の染色体端部に重複があれば，不均衡転座の可能性が高い．
- 両親のいずれかに染色体転座があれば遺伝カウンセリングが重要になる．

---

4 鎌状赤血球血症 sickle cell anemia

[MIM #603903]

原因

ヘモグロビン（Hb）は2分子のα鎖と2分子のβ鎖グロビンがヘムを中心として会合して4量体を形成した複合体で，鎌状赤血球血症は，β鎖グロビン遺伝子*HBB*（11p15.5）のp.Glu7Val（E7V）変異により産生されたヘモグロビンS（Hb S）に起因した先天性の赤血球形態異常（鎌状赤血球）があり，慢性溶血性貧血と微小血管閉塞をきたす．

アフリカなどのマラリア流行地域では頻度が高く，創始者変異の保因者頻度が高いが，わが国においてはほとんど見られない．日本人においては，*HBB*遺伝子の他の変異による異常Hb症は散見され，包括的に不安定Hb症と呼んでいる．

再発率

ヘテロ接合体は無症状から軽症を示すが，ホモ接合体は重度の貧血を呈する．重症(ホモ接合体)の同胞再発率は25％．

臨床像

ホモ接合体で重症の場合の症状は，間欠性の微小血管閉塞と慢性溶血性貧血である．微小血管閉塞は，虚血による組織障害をきたし，四肢末端の腫脹と疼痛が初発症状となることが多い．小児期は脾腫となるが，青年期には逆に萎縮し脾機能障害による細菌感染症が起こる．脱水などが契機となり鎌状赤血球による循環障害が誘発され，骨痛，胸痛，腹痛などの激痛発作が起こる．溶血性貧血では，黄疸，胆石などが起こる．伝染性紅斑(リンゴ病)の原因であるパルボウイルスB19の感染に伴う無形成発作を生じる．そのほか，脾臓に血液が貯留して循環不全に陥ることがある．

小球性低色素性貧血で，末梢血塗抹標本に鎌状赤血球がみられ，赤血球Howell Jolly小体，網赤血球の増加が観察される．間接ビリルビン優位の高ビリルビン血症，LDH高値，ハプトグロビン低下があり，HbFの高値が認められる．鎌状赤血球試験で鎌状赤血球が誘発される．不安定Hb症では，赤血球Heinz小体が観察され，Heinz小体貧血とも呼ばれる．

脱水や細菌感染の予防を行いながら，血管閉塞性の発作時には大量の輸液を行う．予後は改善しているが，依然として重症例の成人になる前の死亡率は高い．

遺伝カウンセリング

- 臨床症状から本症を疑えば，等電点電気泳動，逆相HPLCなどなどによるヘモグロビンの定性・定量を行い，異常ヘモグロビンを検出する．場合によっては*HBB*遺伝子の塩基配列決定により遺伝子診断を行い，c.20A>T(p.Glu7Val)変異を同定する．
- カップルがともにヘテロ接合体で，重症型出生のリスクがある場合は，出生前診断を考慮することもある．

5 ファンコーニ貧血 Fanconi anemia

MIM番号は**表1**参照

原因

DNA鎖間架橋は細胞にとって最も重篤なDNA損傷であるが，その修復に関わる経路のタンパク群の遺伝子異常によって骨髄機能不全と高発癌というFanconi貧血に共通した表現型が起こる．患者由来の細胞株の融合実験により遺伝的相補群に分類されている(**表1**)．FA-D1は遺伝性乳がん卵巣がん症候群の原因遺伝子である*BRCA2*の低機能変異によって発症する．

罹病率は10,000〜400,000人に1人，保因者頻度が300〜600人に1人とされる．

表1 ファンコーニ貧血の相補群と原因遺伝子

相補群	MIM番号	遺伝子座	原因遺伝子	遺伝形式	頻度
FA-A	#227650	16q24.3	FANCA	AR	60〜70%
FA-B	#300514	Xp22.3	FANCB	XLR	〜2%
FA-C	#227645	9q22.3	FANCC	AR	〜14%
FA-D1	#605724	13q13.1	BRCA2	AR	〜3%
FA-D2	#227646	3p25.3	FANCD2	AR	〜3%
FA-E	#600901	6p22-p21	FANCE	AR	〜3%
FA-F	#603467	11p15	FANCF	AR	〜2%
FA-G	#614082	9p13	FANCG	AR	〜10%
FA-I	#609053	15q25-q26	FANCI	AR	〜1%
FA-J	#609054	17q22	BRIP1	AR	〜2%

[再発率]

FA-B以外はARで,同胞再発率は25%.FA-BのみXLRで男児のみ発症.母親が保因者であり,同胞再発率は男児の50%.女児の50%は保因者となる.

[臨床像]

生下時には,低身長,小頭症,特異顔貌,小眼球,聴力障害,骨格異常(母指,橈骨),皮膚の色素沈着(カフェ・オ・レ斑),先天性心疾患,泌尿生殖系の異常,消化器異常などがあり,知的発達遅延を呈することが多い.

骨髄機能不全は小児期から発症する進行性の汎血球減少症である.もう1つの特徴である高発癌性は,急性骨髄性白血病と頭頸部の固形腫瘍,扁平上皮癌の頻度が高い.

正球性正色素性貧血で,汎血球減少症を示す.染色体検査で染色体の断裂,ギャップ形成などが見られ,診断的である.この所見は,マイトマイシンCなどのDNA架橋剤の添加で増加する.輸血,タンパク同化ホルモンなどの支持療法をしながら,同種骨髄移植などの造血幹細胞移植を目指すが,多くの症例が成人するまでに死亡する.

― 🍃 遺伝カウンセリング 🍃 ―

- 遺伝形式に従った遺伝カウンセリングを行う.
- 重篤な疾患なので,希望があれば,保因者診断,出生前診断を考慮する.
- 遺伝的相補群を決定して,サンガー法により対応する遺伝子の塩基配列を調べて遺伝子診断を行うが,同じ表現型を呈する遺伝子数が多いので,次世代シークエンサーによるターゲット・リシークエンスも有用である.
- 海外では,着床前診断でHLA一致の非患者を選択することも行われている.

6 Rh血液型不適合 Rh incompatibility

[MIM *111680, #111690, 111700]

原因
　胎児の赤血球が，父親から受け継いだ遺伝子由来で，母親の赤血球には存在しない抗原を発現する場合に，母親がその抗原に対する抗体を産生し，胎生期や新生児期に免疫性溶血性貧血をきたす．元来，母親はその抗原に対する抗体は持っていないが，何らかの原因（妊娠・分娩，流産，人工妊娠中絶，輸血など）で抗原が流入すると感作され，抗体を産生するようになる．

　Rh血液型不適合は，母親がRhD陰性で父親がRhD陽性の場合に起きる．RhD陰性の母親がRhD陽性の児を妊娠すると妊娠・分娩時にD抗原が母体に流入することになるので感作され，抗D抗体が母体の体内で産生される．産生されたIgG抗体は次回妊娠時に胎盤経由で胎児に移行し，胎児がRhD陽性であれば溶血が起こる．

　RhD陰性は日本人では0.5％．RhD以外のRh血液型不適合も見られる．

再発率
　初回妊娠ではほとんど起こらないが，2回目以降の妊娠では5〜20％の頻度で発生する．妊娠を経るにつれ，再発率は高くなる．

臨床像
　症状は，溶血性貧血となり，貧血が高度になれば心不全，胎児水腫などを引き起こし，胎内死亡に至ることもある．出生後には，高ビリルビン血症による黄疸が強くなり，重症の場合は脳性麻痺の原因（核黄疸）となることもある．

　Rh血液型不適合妊娠の場合には，間接クームス検査による定期的に抗体の定量を行う．間接クームス検査の値が上昇した場合は，胎児の溶血の程度を調べるために，羊水検査，さらには臍帯穿刺も考慮する．貧血が高度の場合は胎児輸血を行うか，その時点での分娩とする．出生後は児の全身状態，貧血や黄疸の程度により，RhD陰性血による輸血や交換輸血，γグロブリン投与（Fc受容体のブロック），光線療法などが行われる．

遺伝カウンセリング
- 女性がRhD陰性で男性がRhD陽性のカップルの場合には適切な情報提供を行う．
- RhD陰性妊婦の初回妊娠でRhD陽性の児を出産した場合には，次回以降の妊娠の際に児に影響を及ぼさないように，72時間以内に抗D人免疫グロブリンを母体に投与し，抗D抗体の産生を防ぐ．
- 海外では妊娠中に胎児のRh血液型を知るために，母体血中cell free胎児DNAを調べる無侵襲的出生前診断が試みられている．

7 血友病 hemophilia

血友病A[MIM #306700; 306800], 血友病B[MIM #306900]

原因
　血友病Aは血液凝固第Ⅷ因子(FⅧ),血友病Bは第Ⅸ因子(FⅨ)の欠乏・異常が原因.血友病Aと血友病Bの発生比率は約5：1であり,両者を合わせた罹患率は男子10,000人に1人である.

　血友病Aの原因遺伝子は*F8*(Xq28),血友病Bは*F9*(Xq27.1).患者の98％に変異が見られ,その多くは欠失・挿入によるフレームシフト変異,ナンセンス変異,ミスセンス変異である.血友病Aでは,重症患者の45％でイントロン22-A逆位が見られる.

　重症型(因子活性1％未満)では,乳児期の外傷,打撲に伴う皮下血腫,関節内出血などを発症し,関節症をきたす.中等症型(因子活性1〜5％)・軽症型(因子活性5〜40％)では出血症状はまれで,術前検査,抜歯や外傷後の止血困難により検査を受け,初めて診断されることが多い.

再発率
　血友病A,BともにXLRで,保因者母から男子の50％が罹患し,女子の50％が保因者となる.患者の1/3は新生突然変異である.保因者女性の10％に出血リスクがある(症候性保因者).男性患者の息子は罹患しないが,娘は全員保因者となる.

臨床像
　皮下血腫,出血性関節炎,筋肉内出血,頭蓋内出血,口腔内出血,抜歯時や手術後の出血過多,後出血,創傷治癒不全,原因不明の胃腸出血や血尿,鼻出血の遷延化などが認められる.PTは正常,APTTは延長する.

　月経過多が初潮時から認められる場合は,症候性保因者の可能性がある.

　以前はHBV,HCV,HIV感染などの問題があったが,血漿由来凝固因子・リコンビナント製剤の補充療法による早期止血が重要である.オンデマンド療法,定期補充療法,自己注射による在宅療法(学童期〜思春期),軽症ではdesmopressin acetate hidrate (DDAVP)による治療など,症状や年齢に合わせた早期の積極的治療を行う.

🌿 遺伝カウンセリング 🌿

- 罹患した父親の娘,2人以上の患児を出産した女性は,絶対保因者である.
- 罹患した男児を出産し,母系に罹患した血縁者がいる母親は,絶対保因者である.
- 保因者であることがわかっていると,事故や産後の出血に対応しやすい.
- 保因者診断には,遺伝学的検査が有用である.
- 患者の母親が遺伝学的検査で変異が検出されない場合でも,性腺モザイクの可能性があり注意が必要である.
- 血縁者の遺伝子変異が同定されている場合,遺伝学的検査による出生前診断が可能である.胎児が血友病であった場合は,鉗子分娩や吸引分娩を避けるなどの適切な処置が行えるが,治療法の確立された疾患なので,出生前診断は慎重に検討する必要がある.

8 血友病を除く血液凝固因子の異常 other coagulopathy

[MIM #234000, #612416, #228960, #612423, #227500, *134390, #202400, #613679, #612416, #227600, #613225, #613235, #193400, #613554, #277480, #188055, 134400, 134430]

原因
血友病以外の凝固因子の異常とその原因遺伝子と主要症状等を**表1**にまとめる．

再発率
ADは50％，ARは25％．

臨床像
FⅫ欠乏症，PK欠乏症，HMWK欠乏症，異常フィブリノゲン血症は無症状で，術前

表1 血友病を除く血液凝固因子異常症の分類

因子	MIM番号	遺伝子座	遺伝子	遺伝形式	APTT	PT	主な症状
FⅫ	#234000	5q35.3	F12	AR	延長	正常	無症状だが，重症肝障害時に出血の恐れ
HMWK	#228960	3q27.3	KNG1				
PK	#612423	4q35.2	KLKB1				
FⅪ	#612416	4q35.2	F11				外傷後および周術期の出血
FⅦ	#227500	13q34	F7	AR	正常	延長	無症状～出血傾向
FⅠ，無	#202400	4q28.2	FGA	AD	凝固なし	凝固なし	中等度～重症の出血傾向
FⅠ，低		4q28.3	FGB	AD	延長	延長	外傷後，周術期の出血
FⅠ，異常		4q28.1	FGG				血栓症傾向，創傷離開
FⅡ，異常	#613679	11p11.2	F2	AR	延長	延長	血友病A, Bに類似
FⅤ	#612416	1q23	F5				無症状～出血傾向
FⅩ	#227600	13q34	F10				無症状～出血傾向
FⅩⅢ	#613225	6p25.1	F13A		正常	正常	出血傾向，後出血，創傷治癒不全
	#613235	1q31.3	F13B				
VWF，Ⅰ型	#193400	12p13.31	VWF	AD	正常延長	正常	血漿VWF 5～30％，軽度の皮膚粘膜出血，全体の70％
VWF，Ⅱ型	#613554			AD, 一部AR			軽度～中等度の皮膚粘膜出血，ときに重症化，全体の25％，A, B, M, Nに細分
VWF，Ⅲ型	#277480			AR	延長	正常	血漿VWF 1％未満，関節内出血，筋肉内出血

HMWK：高分子キニノゲン，PK：プレカリクレイン，FⅠ：フィブリノゲン，FⅡ：プロトロンビン，VWF：von Willebrand因子．因子異常症は，それぞれの因子が欠乏するⅠ型と機能障害のⅡ型に大別される．

検査などで偶然に発見されることが多い．
　無フィブリノゲン血症，FXIII欠乏症，異常プロトロンビン血症は，新生児期の臍帯出血などで気づかれる．フォンビルブランド病(von Willebrand disease：VWD)は，幼児期からの鼻出血，歯肉出血，消化管出血，紫斑が多い

遺伝カウンセリング

- 血友病を除く内因系因子の欠乏症は，無症状のことが多く，確定診断には凝固学的検査および/または分子遺伝学的検査が必要になる．
- FXIII欠乏症は，女性では自然流産の頻度が増えることもある．
- VWDでは，家族歴が陽性のことが多い．

---

9 血液凝固を制御する因子の異常

[MIM #613118, *107300, #176860, #612304, #612336, #614514]

原因

a. アンチトロンビン(AT)欠損症［MIM #613118(AT3D)；*107300(SERPINC1)］
　原因遺伝子 *AT3* (1q25.1)．ATはヘパリンをコファクターとするセリンプロテアーゼインヒビターであり，抗凝固作用がある．ATの欠損や異常は血栓症を多発する．

b. プロテインC(PC)欠損症［MIM #176860；#612304］
　原因遺伝子 *PROC* (2q14)．PCはビタミンK依存性セリンプロテアーゼ前駆体で，活性化されると活性化プロテインC(APC)になる．APCは，プロテインSを補助因子としてFVa，FVIIIaを不活化する．APCの欠損や異常は血栓症の原因となる．

c. プロテインS(PS)欠損症［MIM #612336；#614514］
　PROS (3q11)．PSはビタミンK依存性タンパク質で，APCの補助因子としてFVa，FVIIIaの不活化に作用する．PSは血液凝固を阻害する方向に働くので，その欠損や異常は血栓塞栓性疾患の原因となる．

再発率

いずれもAD，50％．

臨床像

　AT，PC，PSの成人ヘテロ変異保有者は，深部静脈血栓症の発症が多く，60％は再発する．40％に肺塞栓の合併がある．10～35歳に初発する．女性は習慣流産を起こす．小児は血栓症を発症しにくいが，環境要因によるDICをきたす．
　ホモ接合体や複合ヘテロ接合体は，重症型で新生児の電撃性紫斑病を起こす．
　家族内に血栓性疾患の集積が認められる．

遺伝カウンセリング
- 深部静脈血栓症患者の30％にAT，PC，PSいずれかの遺伝子変異が同定される．
- 環境要因も発症に関与するので，感染症，外傷，手術，肥満，脂質異常症，妊娠，経口避妊薬，長期臥床，ストレスなど血栓の誘発因子を避ける．
- ウロキナーゼ，組換えt-PAなどによる血栓溶解療法，外科的な血栓除去術が行われる．新生児の電撃性紫斑病には，ヘパリンとAPC製剤の投与を行う．
- 再発予防にはヘパリンやwarfarin（ワーファリン®）などによる抗凝固療法を行う．

---

10 線溶系の異常

[MIM #217090, %612348, #262850, #613329, *152310]

原因
線溶系は，プラスミノゲンアクチベーターがプラスミノゲンをプラスミンに活性化する過程と，プラスミンが不溶性フィブリンを分解する過程からなる．線溶に働く因子の欠乏や阻害で，血栓傾向もしくは出血傾向になる．

a. プラスミノゲン欠乏症［MIM #217090］
  AR．*PLG*(6q26) I型は，プラスミノゲン活性と抗原量ともに低下するので，血栓傾向になる．II型（プラスミノゲン異常症）は，活性のみ低下が認められ，無症状である．

b. 組織型プラスミノゲンアクチベーター(t-PA)欠乏症［MIM %612348］
  AD．*PLAT*(8p11.21)は，深部静脈血栓が見られ，父親から男児に遺伝する．

c. α_2-プラスミンインヒビター(PI)欠乏症［MIM #262850］
  AR．*PLI*(17p13.3)は，プラスミンを阻害するPIの欠乏により，線溶が亢進する．

d. プラミノゲンアクチベーターインヒビター-1(PAI-1)欠乏症［MIM #613329］
  ARまたはAD．*PAI1; SERPINE1*(7q22.1)は，出血傾向を示す．

e. 組織因子経路インヒビター(TFPI)欠損症［MIM *152310］
  TFPI(2q32.1)は，FIII(TF)/FVIIa複合体，FXaを阻害してフィブリン塊形成を阻害する．

再発率
ARは25％，ADは50％．

臨床像
プラスミノゲン欠乏症では，粘膜内血栓による木質性結膜炎，口腔・鼻腔・腟粘膜に偽膜性病変などの血栓症状が見られる．PI欠乏症のホモ接合体では，臍帯出血，皮膚・粘膜出血・鼻出血，血尿，外傷や手術後出血，抜歯後出血，月経過多，中枢神経内出血，後出血などが見られる．PAI-1欠乏症では，外傷や手術後出血，抜歯後出血，月経過多が見られる．

---- 遺伝カウンセリング ----

- アジア系にはプラスミノゲン異常症が比較的多いので，プラスミノゲンの評価は活性値の測定を優先する．
- プラスミノゲンは妊娠末期に上昇する．
- 先天性のプラスミノゲン低下が疑われる場合，Ⅰ型，Ⅱ型の鑑別にプラスミノゲン抗原の定量が必要である．
- 凝固異常症，血小板機能異常症，FXIII欠乏症が否定された出血性疾患は，線溶系異常を疑う．
- 線溶亢進症が疑われる後出血や止血には，tranexamic acid, epsilon-aminocaproic acid が有効だが，PAI-1欠乏症にtranexamic acidを用いると，出血が増長することがある．

11 血小板膜糖タンパク異常症 platelet glycoprotein abnormality

Granzmann血小板無力症［MIM #273800, *607759, +173470］，BDPLT16［MIM #187800］，
Bernard-Soulier症候群［MIM #231200, #153670］，BDPLT9［MIM %614200］，
BDPLT11［MIM #614201］

原　因
血小板膜表面の受容体異常で，頻度は100,000人に1人．

a. 血小板無力症（Glanzmann thrombasthenia：GT，BDPLT2）［MIM #273800］
フィブリノゲン受容体GPⅡb/Ⅲa複合体の遺伝子 *ITGA2B*（17q21.31），もしくは *ITGB3*（17q21.32）の変異でAR．GPⅡb/Ⅲaが著減するⅠ型，GPⅡb/Ⅲaが正常の5〜20％のⅡ型，機能異常のvariant型に分類される．BDPLT16［MIM #187800］はAD．

b. ベルナール・スーリエ症候群（Bernard-Soulier syndrome：BSS）
VWF受容体GPⅠb（Ibα/Ibβ）/Ⅸ/Ⅴ複合体の変異で，A2型［MIM #153670］*GP1BA*（17p13.2）はAD．A1型［MIM #231200］*GP1BA*，B型［MIM #231200］*GP1BB*（22q11.21），C型［MIM #231200］*GP9*（3q21.3）はAR．

c. その他
GPⅠa/Ⅱa欠損症（BDPLT9）［MIM %614200］は，コラーゲン受容体GPⅠa, *ITGA2*（5q11.2）の変異でAD．GPVI欠損症（BDPLT11）［MIM #614201］は，コラーゲン受容体 *GP6*（19q13）の複合ヘテロ変異でAR．

再発率
ARは25％，ADは50％．

臨床像
GTⅠ型は血小板数正常，出血時間延長，血餅退縮の欠如，血小板のADP一次凝縮の欠如．
GTⅡ型，variantは血餅退縮を認める．
BSSは巨大血小板性血小板減少・出血時間延長，リストセチン凝集の欠如・低下．VWF抗原量やリストセチンコファクターは正常なのでVWDと鑑別可能．幼児期以降

の鼻出血，口腔内出血，皮下出血斑，女性では思春期以後の性器出血．ITPと誤診しやすい．

BDPLT9は出血時間延長，軽度の血小板減少，α顆粒がやや減少．BDPLT11は出血時間延長，PT，APTTは正常．易出血性だが出血傾向は弱い．

―――― 遺伝カウンセリング ――――
- 抜歯，手術，出産の際は，予防的な血小板輸血を行う．抗血小板抗体の産生を防止するため，血小板輸血は最小限にする．
- 軽症のBSSには，desmopressin acetate hidrate(DDAVP)の静脈注射が有効．
- BSSの慢性的な出血による鉄欠乏性貧血には鉄剤を投与する．女性器出血過多の場合は，leuprorelin acetate(LH-RH誘導体)による月経停止を検討する．

12 先天性好中球減少症 congenital neurotropenia

MIM番号は表1参照

原因
先天性好中球減少症は，慢性好中球減少症，骨髄系細胞の成熟障害，生後より反復する細菌感染症を臨床的特徴とする遺伝性疾患群である．特に末梢血好中球数が200/μL未満を重症(severe congenital neutropenia：SCN)とする．さまざまな疾患の部分症，合併症としても好中球減少症を呈するが，本項では，好中球減少が主症状となる疾患群について解説する(表1)．

再発率
ADで50％，ARで25％．

臨床像
生直後より反復する細菌感染症．表1に示した合併症が見られる病型もある．

―――― 遺伝カウンセリング ――――
- 抗菌薬予防内服，G-CSFによる好中球数の維持が行われるが，特にMDS/AMLへの移行が問題になる病型では，早期より造血幹細胞移植を考慮する必要がある．

表1 先天性好中球減少症の疾患群と原因遺伝子

疾患 [MIM番号]	遺伝形式	原因遺伝子	発症機序	合併症
ELANE変異に伴うSCN (SCN1)[MIM #202700]	AD	*ELANE* (elastase neutrophil expressed)	mistrafficking/misfoldingによる骨髄系細胞のオートファジー・アポトーシスの亢進	MDS/AML*
周期性好中球減少症 [MIM #162800]	AD			
GFI1変異に伴うSCN (SCN2)[MIM #613107]	AD	*GFI1* (growth factor independent 1)	好中球分化障害	B, Tリンパ球異常
HAX1欠失に伴うSCN (SCN3;Kostmann症候群) [MIM #610738]	AR	*HAX1* (haematopoietic cell specific LYN substrate 1)	ミトコンドリア膜電位の不安定化から骨髄系細胞アポトーシスが亢進	MDS/AML, 精神運動発達遅滞
G6PC3欠損に伴うSCN (SCN4)[MIM #612541]	AR	*G6PC3* (glucose 6 phosphatase, catalytic, 3)	グルコース欠乏や小胞体ストレスによる骨髄系細胞アポトーシスの亢進	先天性心疾患(心房中隔欠損症), 泌尿生殖器異常, 静脈拡張
VPS45欠損症 (SCN5)[MIM #615285]	AR	*VPS45* (vacuolar protein sorting 45 homolog)	エンドゾーム輸送の異常から骨髄系細胞の分化障害, アポトーシス亢進が起こる	肝脾腫, 腎腫大, 低γグロブリン血症
WASP変異に伴うSCN (SCN-XL) [MIM #300299]	XLR	*WASP* (Wiskott-Aldrich-syndrome protein)	WASPの恒常的な活性化により, アクチン重合の異常が起こり, 骨髄系細胞アポトーシスが亢進	単球, NK細胞の減少, MDS
糖原病Ib型 [MIM #232220]	AR	*SLC37A4* (G6PT1)	グルコース欠乏や小胞体ストレスによる骨髄系細胞アポトーシスの亢進	低血糖, 肝腫大, 発達遅滞
Barth syndrome [MIM #302060]	XLR	*TAZ* (tafazzin)	ミトコンドリア機能異常に基づく, 骨髄系細胞アポトーシスの亢進	拡張型心筋症, 骨格筋障害
Cohen syndrome [MIM #216550]	AR	*VPS13B* (vacuolar protein sorting 13 homolog B)	顆粒の輸送の異常	脈絡網膜ジストロフィー, 小頭症, ミオパチー
好中球減少症を伴う多形皮膚萎縮症[MIM #604173]	AR	*USB1* (U6 snRNA biogenesis 1)	snRNAのプロセッシングを介して, 細胞の生存に関与?	多形皮膚萎縮(紅斑, 色素沈着, 毛細血管拡張, 角化異常), MDS

＊MDS/AML：骨髄異形成症候群/急性骨髄性白血病

13 白血球接着分子欠損症 leukocyte adhesion deficiency

Ⅰ型[MIM #116920], Ⅱ型[MIM #266265], Ⅲ型[MIM #612840]

原因
血管内の白血球が感染巣に動員されるとき，白血球は，まず，血管内皮細胞のセレクチンに弱く結合し，内皮細胞表面を転がる（ローリング）．次いで内皮細胞のインテグリンリガンドであるICAM-1，VCAM-1と，活性化した白血球のインテグリン（LFA-1）が強固に結合することで，白血球がその場に停止し，血管外に遊出して，炎症部位へ遊走する．こうした接着分子が遺伝的に欠損した状態が，白血球接着分子欠損症であり，血液中には白血球が著明に増加するにもかかわらず，感染巣に到達できず感染が制御できない．現在，欠損する接着分子により以下に示すⅠ～Ⅲ型の3病型に分類されている．

a. Ⅰ型
インテグリンβ2鎖遺伝子（*ITGB2*）の異常のため，インテグリンβ2ファミリー[αLβ2（CD11a/CD18, LFA-1），αMβ2（CD11b/CD18, Mac-1, CR3），αXβ2（CD11c/CD18, p150/95）]が欠損し，インテグリンリガンドであるICAM-1，VCAM-1などとの接着が障害される．

b. Ⅱ型
GDP-fucose transporter 1遺伝子（*FUCT1*）の異常のため，セレクチンリガンドであるシアリルルイスXのフコース化が起きず，白血球のローリングが障害される．

c. Ⅲ型
インテグリンのシグナル伝達に関与するkindlin 3遺伝子（*KIND3*）の異常のため，白血球の活性化に伴うインテグリンβ2ファミリーの構造変化とアフィニティーの増強が起きず，ICAM-1，VCAM-1などとの接着が障害される．

再発率
3病型ともAR, 25%.

臨床像
Ⅰ型は，生直後より，皮膚粘膜に始まる重症感染を反復する．感染巣には膿が見られず壊死性となり，敗血症など重症全身感染に進展する．Ⅱ型は，易感染性はⅠ型より軽症であるが，成長障害，小頭症，発育遅滞，特徴的な顔貌などの症状を伴う．Ⅲ型は，Ⅰ型類似の易感染性のほかに，血小板機能障害に基づく出血傾向を呈する．

遺伝カウンセリング
- 軽症例には，抗菌薬予防内服が行われる．
- Ⅰ型，Ⅲ型は造血幹細胞移植による根治が期待できる．Ⅱ型はフコース投与が有効な場合がある．

14 慢性肉芽腫症 chronic granulomatous disease(CGD)

MIM番号は表1参照

原因
顆粒球やマクロファージなどの食細胞は，NADPH oxidaseが産生するスーパーオキシド(O_2^-)を用いて，食胞中に貪食した細菌を殺菌する．NADPH oxidaseは，食細胞の細胞膜に存在するgp91^{phox}，p22^{phox}と，活性化により細胞質から細胞膜に移動するp67^{phox}，p40^{phox}，rac1/2の複合体であり，どの構成要素が障害されても，食細胞の殺菌能が障害されるが，これまでに報告されているのは，表1に示した5病型である．

再発率
XLRが男児の50％，ARで25％．

臨床像
生後間もなくより全身の細菌性および真菌性感染を反復する．皮膚，気道，肝臓，リンパ節が好発部位で，起因菌は，カタラーゼ陽性のブドウ球菌，クレブシエラ，セラチア，大腸菌，緑膿菌や真菌であり，特にアスペルギルスによる深部感染症はしばしば重症化する．無菌性の肉芽腫形成や，炎症性腸疾患様症状の合併も特徴的で，NADPH oxidaseが殺菌のみならず炎症の制御にも寄与している証左と考えられている．

5病型の中では，gp91^{phox}の障害が最重症とされる．

遺伝カウンセリング
- XLRの場合，1/3は *de novo* の変異，2/3は保因者である母からの遺伝と考えられる．母が保因者の場合には次子再発率は男児で50％，女児の50％は保因者となる．保因者は通常は無症状だが，まれにX染色体不活化の偏りにより，発症する場合がある．保因者診断は遺伝子診断で可能であるが，フローサイトメトリーが有効なケースもある．
- ARの場合は多くは両親が保因者であり，保因者は無症状である．発端者の無症状の同胞は2/3の確率で保因者である．
- ST合剤や抗真菌薬の予防内服，INF-γ皮下注，造血幹細胞移植，海外では遺伝子治療が行われる．

表1　CGDの原因となる障害されるタンパクと原因遺伝子

タンパク	MIM番号	遺伝子の局在	遺伝形式	遺伝子	CGD中の頻度
gp91^{phox}	#306400	Xp11.4	XLR	*CYBB*	70％
p22^{phox}	#233690	16q24.3	AR	*CYBA*	6％
p47^{phox}	#233700	7q11.23	AR	*NCF1*	20％
p67^{phox}	#233710	1q25.3	AR	*NCF2*	6％
p40^{phox}	#613960	22q12.3	AR	*NCF4*	1例の報告のみ

15 チェディアック・東症候群 Chédiak-Higashi syndrome (CHS)

[MIM #214500]

原因

1q42.1-2にマップされるlysosomal trafficking regulator (*CHS1/LYST*) 遺伝子の変異（多くは機能喪失変異）に起因する，細胞内小器官のタンパク質輸送の異常により発症する．Lystタンパクはさまざまな系統の細胞の細胞質ゾル中に広く発現しており，メラノサイトでは，変異により色素顆粒が角化細胞や上皮細胞に適切に転送されないためメラノソームの大型化をきたし，また部分的な眼や皮膚の白皮症が起こる．

好中球では，巨大なアズール顆粒が認められ，また，細胞障害性T細胞でも，分泌性の細胞溶解顆粒が大型化しており，これらの異常な顆粒からは，細菌やウイルス感染が起きても適切に殺菌あるいは細胞障害機能を持つ内容物を放出できない．また，好中球は走化性も損なわれている．

血小板数の減少は見られないが，血小板のセロトニンやカルシウムが減少し，ATP/ADP比が増加して，血小板凝集が障害される．

再発率

AR，25％．

臨床像

一般的には，乳幼児期に部分的な眼や皮膚の白皮症と再発性化膿性感染症で気づかれることが多い．部分的白子の程度は患者ごとに差があるが，羞明，視力低下，眼振，斜視などの眼症状を伴うこともある．

化膿性感染は頻繁かつ重篤で，皮膚，気道，粘膜に好発する．原因菌としては黄色ブドウ球菌，化膿連鎖球菌，肺炎球菌種が多い．肝脾腫や軽度の凝固障害も認められる．思春期以降には，末梢神経障害，運動失調，振戦，脳神経麻痺，進行性の知的障害などの神経学的症状も出現する．

多くの患者は，EBウイルスなどの感染を契機に，肝脾腫やリンパ節腫脹の増大，汎血球減少症，および出血傾向の悪化を呈する，血球貪食症候群を発症し，ときに致死的になる（これをaccelerated phaseと呼ぶ）．

治療は，早期の造血幹細胞移植であるが，神経症状には効果は認められない．

遺伝カウンセリング

- *LYST*の遺伝子検査により90％の変異が検出できる．両親は保因者の可能性があるが，片親性ダイソミーにより発症した報告があり，発端者の遺伝子診断ができていれば，遺伝学的に確認する必要がある．保因者は無症状である．
- 本症は，発端者の変異が同定されていれば，出生前診断，着床前診断が可能であるが，早期診断して造血幹細胞移植を行うことにより，易感染性や出血傾向は治療可能であり，accelerated phaseは回避できるため，適応には慎重な配慮が必要である．

16 重症複合免疫不全症 severe combined immunodeficiency(SCID)

MIM番号は**表1**参照

原因

T細胞の分化が障害され,成熟T細胞が欠失すると,細胞性免疫のみならず,液性免疫も障害されて,重篤な複合型免疫不全症を呈する.分化障害がリンパ系にとどまらず骨髄細胞にも及ぶ細網異形成症,T細胞の分化に必須のIL-7経路等が障害されるSCID with B cell, VDJ再編成の障害によりT細胞,B細胞ともに減少するT⁻B⁻SCIDに大別される(**表1**).

X連鎖性のγc鎖欠損が過半数を占め,JAK3, IL7Rα鎖, RAG1/2欠損が各々数%とされる.

再発率

XLRが男児の50%, ARで25%.

臨床像

生後間もなくより,カンジダ感染症,下痢,気道感染症を反復し,体重増加不良を呈する.造血幹細胞移植など根治療法がなされなければ2歳までに死亡する.ワクチン株を含め,弱毒菌に対する易感染性が特徴的である.

表1 SCIDの分類と障害されるタンパク,原因遺伝子

タンパク	MIM番号	遺伝子の局在	遺伝子	遺伝形式
細網異形成症				
AK2	#267500	1p35.1	AK2	AR
SCID with B cell				
γc	#300400	Xq13.1	IL2RG	XLR
JAK3	#600802	19p13.11	JAK3	AR
IL7Rα	#608971	5p13.2	IL7R	AR
CD45	#608971	1q31.3-q32.1	PTPRC	AR
CD3δ	#615617	11q23.3	CD3D	AR
CD3ε	#615615	11q23.3	CD3E	AR
CD3ζ	#610163	1q24.2	CD247	AR
coronin-1A	#615401	16p11.2	CORO1A	AR
T⁻B⁻SCID				
RAG 1/2	#601457	11p12	RAG1/2	AR
DCLRE1C(Artemis)	#602450	10p13	DCLRE1C	AR
DNA-PKcs	#600899	8q11.21	PRKDC	AR
DNA ligase IV	#601837	13q33.3	LIG4	AR
NHEJ1(Cernunnos)	#611291	2q35	NHEJ1	AR

遺伝カウンセリング

- XLRの場合，1/3はde novoの変異，2/3は保因者である母からの遺伝と考えられる．母が保因者の場合には次子再発率は男児で50％，女児の50％は保因者となる．保因者は通常は無症状だが，まれにX染色体不活化の偏りにより，発症する場合がある．保因者診断は遺伝子診断で可能である．
- ARの場合は多くは両親が保因者であり，保因者は無症状である．発端者の無症状の同胞は，2/3の確率で保因者である．
- 早期診断して造血幹細胞移植を行うことで治療可能である．

17 アデノシンデアミナーゼ欠損症
adenosine deaminase(ADA)deficiencycy

[MIM 102700]

原因
本症は，酵素欠損の側面もあり，古くから酵素補充療法や遺伝子治療が試みられたため，本書では重症複合免疫不全症とは別項で記載するが，重症複合免疫不全症全体の中の15％程度を占める1亜型である．

ADAはアデノシン，デオキシアデノシンをそれぞれイノシン，デオキシイノシンに代謝するプリン代謝経路の酵素で，20q13.12にマップされるADA遺伝子[MIM *608958]にコードされる．リンパ系細胞での発現が強く，ADAの欠損により蓄積したデオキシアデノシン，dATP等のプリン代謝産物が，ribonucleotide reductaseやS-adenosyl-homocysteine hydrolaseの阻害を介して，リンパ系細胞のDNA合成を障害するため，T細胞，B細胞，NK細胞などすべてのリンパ球が減少し，重症複合免疫不全を呈すると考えられている．

再発率
AR，25％．

臨床像
重症度は，変異がもたらすADA酵素活性の減弱によく相関する．両アレルとも機能喪失か，極めて活性が低下した場合，重症複合免疫不全症と同様に，生後間もなくより，カンジダ感染症，下痢，気道感染症を反復し，体重増加不良を呈する．治療がなされなければ2歳までに死亡する．

酵素活性が0.1～1％程度残存する変異の場合には，乳児期後半から幼児期に発症する(delayed onset)か，まれではあるが，思春期以降に発症する(late onset)．酵素活性が10～20％程度残存する変異では，赤血球で測定するADA活性は極めて低値でも，リンパ球では活性が認められ，臨床的には無症状の「部分ADA欠損症」と呼ばれる状態を呈する．

免疫不全症以外の症状として約半数の症例で骨幹端の異常(特に肋骨)を認める．肝酵

素の異常，まれに発達の遅れやけいれんなどの神経症状も報告されているが，ADA欠損自体によるものか，二次的な合併症かは議論が分かれる．

重症複合免疫不全症を呈する場合には，造血幹細胞移植の適応となるが，HLA一致同胞ドナーが得られない場合には，PEG-ADAを用いた酵素補充療法や遺伝子治療も試みられる．

🌿 遺伝カウンセリング 🌿

- 両親は保因者の可能性がある．保因者は無症状で，保因者診断は，発端者の遺伝子診断ができていれば，酵素活性の測定より遺伝学的検査のほうが確実である．
- 造血幹細胞移植を行うことにより治療可能である．

18 無γグロブリン血症 agammagloblinemia

MIM番号は表1参照

原因

B細胞分化の過程で，免疫グロブリン重鎖遺伝子のVDJ再編成により作られたμ鎖は，代替軽鎖とともにプレB細胞レセプターを形成する．プレB細胞からのシグナル伝達に関わる遺伝子群(表1)に障害が起きると，B細胞の分化は阻害されて，B細胞が欠失し，免疫グロブリンのすべてのアイソタイプが著減する無γグロブリン血症となる．X連鎖性のBruton型無γグロブリン血症が85％を占め，他の病型が5～10％で，残る5％程度が原因不明とされる．

再発率

XLRは男児の50％，ARは25％．

表1 無γグロブリン血症をきたす障害タンパクと原因遺伝子

タンパク	MIM番号	遺伝子の局在	遺伝子	遺伝形式	無γグロブリン血症中の頻度
BTK	#300300	Xq22.1	BTK	XLR	85％
μ鎖	#601495	14q32.33	IGHM	AR	5％
λ5	#613500	22q11.23	IGLL1	AR	2家系
Igα	#613501	19q13.2	IGA	AR	2家系
Igβ	#612692	17q23.3	IGB	AR	2家系
BLNK	#613502	10q24.1	BLNK	AR	1家系
PI3Kのp85αサブユニット	#615214	5q13.1	PIK3R1	AR	1例

BTK：Bruton agammaglobulinemia tyrosine kinase，BLNK：B-cell linker protein
PI3K：phosphatidylinositol 3-kinase

臨床像

母親から経胎盤移行するIgGが減少する生後4〜6ヵ月以降,細菌感染を反復する.感染としては,中耳炎,副鼻腔炎,気管支炎,肺炎等の呼吸器感染,皮膚化膿症,消化管感染症,髄膜炎,敗血症が多い.よく見られる病原体としては,インフルエンザ桿菌,肺炎双球菌,ブドウ球菌,緑膿菌,カンピロバクター等細菌感染が多い.ウイルス感染症でも,エンテロウイルス感染やB型肝炎は重症化する.

適切な治療がなされないと,気管支拡張症等の不可逆性肺疾患に進行する.

🌿 遺伝カウンセリング 🌿

- XLRの場合,1/3は *de novo* の変異,2/3は保因者である母からの遺伝と考えられる.母が保因者の場合には次子再発率は男児で50%,女児の50%は保因者となる.保因者は通常は無症状だが,まれにX染色体不活化の偏りにより,発症する場合がある.保因者診断は遺伝子診断で可能である.
- ARの場合は多くは両親が保因者であり,保因者は無症状である.発端者の無症状の同胞は,2/3の確率で保因者である.
- IgG製剤の補充療法やST合剤により治療可能である.

---

19 高IgE症候群 hyper IgE syndrome（HIES）

AD型[MIM #147060]
AR型（DOCK8欠損症）[MIM #243700]
AR型（Tyk2欠損症）[MIM #611521]

原因

皮膚,呼吸器を中心とする易感染性,新生児期から発症するアトピー性皮膚炎,血清IgEの高値を3主徴とする免疫不全症である.AD型（AD-HIES）は,*STAT3* 遺伝子（17q21.2）のDNA結合領域,あるいは,SH2領域に生じた,1アミノ酸置換または小さな欠失がドミナントネガティブに働き,さまざまなサイトカインの異常を介して,免疫異常をきたす.本症はまた,機序は不明であるが,骨,歯牙の異常も合併する.

AR型（AR-HIDS）のうち,DOCK8欠損（*DOCK8*,9p24.3）では,主としてT細胞のシグナル伝達が障害されて,複合型免疫不全と高IgEが生じ,Tyk2欠損症（*TYK2*,19p13.2）では,IL-12とINFαのシグナル伝達障害から,高IgEとヘルペス属などのウイルスに対する易感染性を示す.

再発率

AD-HIESの90%は孤発例であり,この場合,次子再発はない.片親が患者であれば再発率は50%,ARの場合は両親が保因者であれば25%.

臨床像

AD-HIESは,新生児湿疹で発症することが多い.皮疹の性状は丘疹性,膿疱性で,

顔面・頭部から始まり全身に進展する．感染症では，呼吸器と皮膚の黄色ブドウ球菌を主とする細胞外寄生菌感染症の頻度が高い．感染巣の炎症反応が軽微であり（冷膿瘍），重症感染症罹患時でも重症感に欠けることや，肺炎治癒後の肺囊胞の形成は，本症に特徴的である．

アレルギーでは，アトピー性皮膚炎に比し，気管支喘息の合併が低頻度であり，この点も本症の特徴である．

特徴的な顔貌（粗い皮膚，顔面の左右非対称，前額突出，眼窩陥没，幅の広い鼻梁）は，乳幼児期には明確でないことが多いが，15歳頃までに見られるようになる．骨・関節・歯牙の異常としては，脊椎の側彎，病的骨折，関節の過伸展，乳歯の脱落遅延などが見られる．

AR-HIESでは，易感染のスペクトラムが，細胞外寄生細菌にとどまらず，細胞内寄生細菌やウイルスに対しても認められる．アレルギー性疾患の合併もアトピー性皮膚炎のみならず，喘息や食物アレルギーなどの頻度も高い点がAD-HIESと異なる．また，特徴的な顔貌や骨・関節・歯牙の異常も認められない．

遺伝カウンセリング

- AD-HIESの多くは*de novo*の変異であり，その場合には同胞には再発しない．
- AR-HIESの場合は，両親は保因者の可能性がある．保因者は無症状で，保因者診断は，発端者の遺伝子診断ができていれば可能である．
- 造血幹細胞移植をはじめさまざまな対処法がある．

20 ウィスコット・オールドリッチ症候群 Wiskott-Aldrich syndrome（WAS）

| WAS [MIM 301000] |
| WAS2 [MIM 614493] |

原因

サイズの減少を伴う血小板減少，湿疹，易感染性を3主徴とするX連鎖性原発性免疫不全症である．責任遺伝子は，Xp11.23に位置する*WAS*遺伝子［MIM #300392, Xp11.23］でWASタンパク（WASP）をコードする．*WAS*遺伝子の機能喪失型変異がWASであり，その軽症型は，血小板減少のみを呈して，X連鎖性血小板減少症［MIM #313900］と呼ばれ，また，機能獲得型変異では，X連鎖性好中球減少症［MIM #300299］が起きる（先天性好中球減少症，p336参照）．最近，WASPと結合して，その安定化に寄与するWASP-interacting protein（WIP）遺伝子（*WIPF1*, 2q31.1）［MIM #602357］の変異でもWASと同様の病態が生じることが明らかになり，ARのWiskott-Aldrich症候群2（WAS2）と呼ばれる．

WASPは造血系細胞に非活性型として発現しており，抗原レセプターやサイトカイ

ンレセプターからのシグナルを受けて，活性型に構造が変化し，アクチンの重合化を導く．重合化は，細胞骨格の変化，細胞の遊走，細胞間相互作用等を介して，造血細胞の分化増殖に影響すると考えられる．

再発率
XLRは男児の50％，ARは25％．

臨床像
ほぼ全例で，出生直後から小血小板性の血小板減少が出現し，血便，皮下出血を呈する．湿疹はアトピー性湿疹様で，難治である．易感染性は乳幼児期から見られ，中耳炎，肺炎，副鼻腔炎，皮膚感染症，髄膜炎などを反復する．起因菌としては肺炎球菌やブドウ球菌が多く，ニューモシスチス肺炎などの日和見感染やヘルペス属ウイルス感染症も見られるが，真菌感染は比較的少ない．

自己免疫性溶血性貧血，血管炎，腎炎，関節炎，炎症性腸疾患等自己免疫性疾患の合併が高頻度に見られ，悪性リンパ腫，白血病などの悪性腫瘍も好発する．

🌿 遺伝カウンセリング 🌿

- XLRの場合，1/3は*de novo*の変異，2/3は保因者である母からの遺伝と考えられる．母が保因者の場合には次子再発率は男児で50％，女児の50％は保因者となる．保因者は通常は無症状だが，まれにX染色体不活化の偏りにより，発症する場合がある．保因者診断は遺伝子診断で可能である．
- ARの場合は多くは両親が保因者であり，保因者は無症状である．発端者の無症状の同胞は，2/3の確率で保因者である．
- 造血幹細胞移植（海外では遺伝子治療も）などの対処法がある．

---

21 毛細血管拡張性失調症 ataxia-telangiectasia

[MIM *208900]

原因
11q22.3に位置するataxia-telangiectasia mutated gene（*ATM*）[MIM #607585]の変異により，ATM serine/threonine protein kinaseが障害されて毛細血管拡張，小脳失調，免疫不全など多彩な症状を呈する．ATMは，二重鎖DNA（double strand DNA: dsDNA）切断を感知して活性化し，下流のさまざまな分子をリン酸化することにより，細胞周期を制御し，DNA切断の修復あるいはアポトーシスによる障害された細胞の排除に関与する．dsDNA切断の修復機構は，T，B細胞の分化に必須のVDJ再編成でも機能しており，障害により複合型免疫不全が生じる．

再発率
AR，再発率は25％．

臨床像

歩行開始前後に体幹の揺れで発症し，徐々に進行するとともに，企図振戦，仮面様顔貌等が出現する．続いて，3〜6歳で眼球結膜の毛細血管拡張，3〜4歳で易感染性が出現する．T細胞，B細胞ともに減少する症例が多いが，易感染は，IgAの減少を反映する副鼻腔炎，肺炎，気管支拡張症等の細菌感染が主体である．ヘルペスウイルス感染が重症化する場合はあるが，日和見感染は少ないとされる．

染色体の脆弱性を認め，染色体分析を行うと，5〜15％程度のリンパ球にT細胞レセプター遺伝子（α鎖；14q11，β鎖；7q35）や免疫グロブリン重鎖遺伝子（14q32）を切断点とする，7;14転座が認められる．白血病，リンパ腫も多発し，放射線や化学療法の使用にあたってはDNA修復障害の注意が必要である．糖尿病，性早熟障害，早老症なども認められる．

ミスセンス変異やスプライシング変異で，ATM活性が比較的保たれており，毛細血管拡張や小脳失調が認められない不全型も存在するが，失調も加齢とともに出現する．

遺伝カウンセリング

- 遺伝子診断は，90％以上の症例で，ゲノムDNAあるいはcDNAの塩基配列決定により可能であるが，1〜2％は欠失で，MLPAやarray CGHを要する．
- 両親は保因者の可能性がある．保因者は無症状であるが，癌のリスクが2〜4倍増加する．特に乳癌との関連が高いが，患者では少ないミスセンス変異との関連が強くdominant negativeの機序が想定されている．保因者診断は，発端者の遺伝子診断ができていれば可能である．
- 本症は根治療法は存在しないが，対症療法の進歩により生命予後が25歳以上に達している．

22 補体成分タンパク欠損症 compliment deficiency

MIM番号は表1参照

原因

補体は，免疫複合体（古典経路），異物（副経路），レクチン（レクチン経路）で活性化されて，炎症や溶菌を惹起するとともに，免疫複合体の処理にも機能するので，欠損タンパクの違いにより，表1に示すようにさまざまな病態を呈する．

再発率

ARは25％，ADは50％，XLRは男児の50％．

臨床像

古典経路成分の欠失で，易感染性，免疫複合体病，副経路，レクチン経路，膜障害複合体成分の欠失で，ナイセリア属などに対する易感染性，調節因子の障害で腎炎や非定型溶血性尿毒症症候群を起こす．

表1 補体成分欠損症の分類と原因遺伝子

分類	疾患	症状	MIM番号	原因遺伝子	遺伝形式	頻度（症例報告数）
古典経路の欠損	C1q欠損症	SLE様症候群，易感染	613652	*C1QA, C1QB, C1QC*	AR	(50～100)
	C1r/C1s欠損症		216950	*C1r/C1s*	AR	(＜20)
	C4欠損症		614380 614379	*C4A*と*C4B*	AR	(20～50)
	C2欠損症		217000	*C2*	AR	1/20,000
	C3欠損症		613779	*C3*	AR	(20～50)
膜障害複合体の異常	C5欠損症	ナイセリア感染	609536	*C5*	AR	(20～50)
	C6欠損症		612446	*C6*	AR	(50～100)
	C7欠損症		610102	*C7*	AR	(50～100)
	C8α/C8β欠損症		613790 613789	*C8α/C8β*	AR	(50～100)
	C9欠損症		613825	*C9*	AR	日本人では 1/1,000
副経路の障害	factor D欠損症	ナイセリア感染	613912	*CFD*	AR	(＜20)
	properdin欠損症		312060	*CFP*	XLR	(100～500)
レクチン経路の障害	MBP欠損症	低頻度の化膿性感染症，多くは無症状	614372	*MBL2*	AR	日本人では約3%
	MASP2欠損症	SLE様症候，化膿性感染症	613791	*MASP2*	AR	(＜20)
	ficolin 3欠損を伴う免疫不全	反復性感染症	613860	*FCN3*	AR	(1)
調節因子の障害	factor I欠損症	補体副経路の自然活性化から糸球体腎炎，非定型溶血性尿毒症症候群	610984	*CFI*	AR	(20～50)
	factor H欠損症		609814	*CFH*	AR	(＜50)
	MCP(CD46)欠損症		612922	*MCP*	AR	(＜50)
	C1 inhibitor欠損症	ブラジキニン産生を伴う遺伝性血管浮腫	106100	*C1IH*	AD	1/50,000

MBP：mannose-binding protein，MASP-2：MBL-associated serine protease 2
MCP：membrane cofactor protein

遺伝カウンセリング

- C1 inhibitor欠損症では補充療法，非定型溶血性尿毒症症候群では抗C5モノクローナル抗体など，疾患特異的な治療・対処法が存在する．
- これ以外の多くの病型に対しては感染予防など，対症的に対処する．

14 多発奇形症候群

1 モワット・ウィルソン症候群 Mowat-Wilson syndrome

[MIM #235730]

原因
原因は神経堤細胞の形成に関与するZEB2遺伝子(2q22)のハプロ不全．基本的に新生突然変異による孤発例として発症．頻度は約100,000人に1人．

再発率
AD．同胞での再発率は1～2％．まれだが親がモザイク例の報告がある．

臨床像
主な症状として，顔貌特徴（眼間開離，目立つ頤，赤血球の形態に類似した押し上げられた耳朶），発達遅滞（中等度～重度），けいれん（70～80％，多くは2歳頃までに発症），Hirschsprung病（約50％），便秘，脳梁欠損・低形成，歯科的異常（歯間隙間，歯萌出遅延，歯列不整，歯ぎしり），先天性心疾患，腎奇形，尿道下裂，停留睾丸，膀胱尿管逆流，骨格異常（側彎，細長い指），行動特性（反復行動，口腔刺激への固執，痛みに鈍感，情緒障害，問題行動など），睡眠障害，低身長．

ときに合併する症状として，斜視，眼構造異常，口唇口蓋裂，幽門狭窄症，無脾，母趾重複，皮膚低色素自律神経障害，神経細胞遊走異常．

遺伝カウンセリング

- Angelman症候群，Pitt-Hopkins症候群などと類似の症状を持つので互いに鑑別が必要．
- 中央部の陥凹を伴った持ち上がった耳朶（赤血球にたとえられる）は本症候群に特異性の高い小奇形である．
- ほぼ全例がZEB2遺伝子変異に起因するが，シークエンス解析では検出できない遺伝子全体を含む欠失例も約20％に及ぶので，その場合にはFISH, MLPA, マイクロアレイなどによる解析を考慮．
- 遺伝子全体の欠失やナンセンス変異などによるハプロ不全では典型的症状を呈しやすいが，ミスセンス変異ではより軽症に，また5 Mbを超える大きいサイズの欠失ではより重症になりうる．

2 ヴィードマン・ベックウィズ症候群
Wiedemann-Beckwith syndrome

[MIM #130650]

原因

11p15.5のゲノム刷り込み遺伝子群が発症に関与．ゲノム刷り込み領域は*IGF2/H19*と*CDKN1C/KCNQ1OT1/KVDMR1*の2領域に分かれ，各々IC1とIC2が発現を調節する．前者の*IGF2*(父性発現)は成長促進，後者の*CDKN1C*(母性発現)は成長抑制効果を持つ．*IGF2*の発現亢進か*CDKN1C*の発現低下，が本症の原因である．

*IGF2*発現亢進は，父性11p15片親性ダイソミー(UPD)，父性11p15染色体重複，IC1高メチル化，*CDKN1C*発現低下は，母性*CDKN1C*変異，母性11p15染色体転座・逆位，IC2脱メチル化である．家族性(AD)は母性*CDKN1C*変異が原因と考えられる．IC2の脱メチル化が50％，IC1の高メチル化が5％，*CDKN1C*遺伝子変異が5％，父性11p15.5UPDが20％，11p15.5にかかる重複，逆位，転座などが1％．

再発率

母が*CDKN1C*遺伝子内変異を持つ場合には，その子で最大50％の再発率．染色体異常(父性重複，母性転座・逆位)が原因の場合には個別に再発率を考慮する必要がある．

臨床像

主要な症状は，過成長(巨大児)，巨舌，臍・臍帯ヘルニア，新生児期低血糖(30～50％)，半身肥大(10～20％)，腹部腫瘍(9％)．過成長は出生時に最も著明で学童期には標準に近づく．巨舌は哺乳障害，呼吸障害，構音障害，下顎前突に注意．半身肥大では靴補高，一時的な骨端閉鎖術を考慮．腹部腫瘍は，Wilms腫瘍が約4割，肝芽腫が約2割，副腎神経芽腫が約1割である．

Wilms腫瘍は7歳までに90％が，肝芽腫は4歳までに90％が発症する．しかしその後の発症例も少ないが存在する．腫瘍発生に備えての定期的な腹部エコーフォローを，8歳までは3ヵ月ごと，以降も1年ごとで継続が望ましい．

🌿 遺伝カウンセリング 🌿

- 本症に特徴的な頭蓋顔面の小奇形として，眼窩下縁の横溝，耳垂の横溝，耳輪後縁の小窩があり，臨床診断上重要．
- 成長促進の*IGF2*の過剰発現をきたす機序の11p15.5 UPDやIC1高メチル化はWilms腫瘍や肝芽腫の高リスク群である．

3 アンジェルマン症候群 Angelman syndrome

[MIM #105830]

原因
神経細胞特異的な母性発現遺伝子である*UBE3A*(15q11.2-q13)の機能喪失が原因である．その原因は，母由来の15q11.2-q13欠失(70%)，父性15番染色体片親性ダイソミー(UPD；5%)，刷り込み変異(5%)，母由来*UBE3A*変異(10%)である．残る10%は原因不明である．

再発率
欠失型，UPDでは1%以下．*UBE3A*変異では母が同変異を保有する場合最大50%．刷り込み変異では刷り込みセンター(IC)欠失の有無で異なり，IC欠失がない場合には1%以下であるが，IC欠失例では母が保因者の場合には最大50%の可能性があることに注意．

また，極めてまれではあるが染色体構造異常に伴う場合にはその染色体異常が持つ再発の可能性を考慮する．

臨床像
重度知的障害，発語の欠如，失調性歩行，容易に引き起こされる笑い，小頭症，顔貌特徴(大きな口，尖った下顎)，てんかん(多くは3歳までに発症)，特徴的脳波所見(高振幅棘徐波)，舌挺出，流涎，睡眠障害，側彎，斜視，低色素．

🌿 遺伝カウンセリング 🌿

- メチル化解析で欠失型，UPD，刷り込み変異例(合わせて80%)の診断が可能であり，それで異常がない場合，次に*UBE3A*のシークエンス解析を検討する．
- メチル化解析異常例の発症機序の確定には，MLPA，FISH法などでの欠失(重複)評価，欠失があれば染色体検査で構造異常の確認，欠失がなければ多型マーカーによるUPD解析，UPDがなければ刷り込みセンターの欠失を評価．
- メチル化特異的MLPA法ではメチル化異常とコピー数変化を同時に検出できるため，15q11.2-q13欠失，不活化センター欠失を特定できる．ただし，不活化センターのエピ変異とUPDは区別できない．
- 高振幅徐波が広汎性に連続して出現し，後頭部優位もしくは前頭部優位に棘波が混入するという特徴的な脳波を示し，これは乳児期から出現するために，早期診断に有用．
- 鑑別すべき疾患に，Pitt-Hopkins症候群，Rett症候群，Mowat-Wilson症候群などが挙げられる．

4 コッフィン・ローリー症候群 Coffin-Lowry syndrome

[MIM #303600]

原因
責任遺伝子は RSK2 (Xp22.12). RSK2 に変異が検出される割合は半数未満であるが，RSK2 以外の座位に連鎖する家系はまだ知られていない．発端者の約7割は孤発例，残り3割が家族例である．

再発率
XLD. 患児の母が罹患者の場合には，同胞で50％.

臨床像
低身長，重度の発達遅滞(男性)，顔貌の特徴(側頭狭小，四角い前額部，大泉門閉鎖遅延，眼窩上縁突出，眼間開離，眼瞼裂斜下，上眼瞼肥厚，顔面中央部低形成，上向き鼻孔，幅広い鼻根，厚く突出した口唇，常に開いた口，舌の正中部の深い溝，下顎突出，大きく突出した耳介，歯異常(歯牙低形成・部分欠損，円錐状の切歯，歯列不整)，短く先細りでゆるみのある指(カエデ様の手指)，X線上ドラムスティック状の遠位指節骨，脊椎後側彎，脊椎間狭小，頭蓋骨・顔面骨皮質肥厚，難聴，鳩胸・漏斗胸，水腎症．

遺伝カウンセリング
- 罹患女性では知的に正常範囲から最重度の障害まで幅があり，身体所見も非典型的の可能性がある．
- 軽症の女性罹患者であっても顔貌特徴や先細りの指などの何らかの臨床的特徴を呈することが多く，注意深い診察が診断上重要である．
- 一部のミスセンス変異では症状が軽度の報告がある．
- 母親が軽症であっても娘は重症の可能性がある．
- 患者の母が性腺モザイクの報告例がある．
- 特徴的な症状として学童期以降の驚愕反応(drop attack)があり，抗けいれん薬投与や車椅子による予防も考慮が必要．

5 ブラッハマン・デランゲ症候群 Brachmann-de Lange syndrome

[MIM #122470]

原因
NIPBL (5p13.2, 約6割) と SMC3 (10q25.2, まれ) は AD. SMC1A (Xp11.22, まれ) は XLD.

再発率
AD (NIPBL と SMC3) の場合には，ほとんどは新生突然変異としての発症であり，同

胞再発率は低い．親が非罹患者の場合の同胞再発率は1～2％と推定されている（性腺モザイクの可能性がある）．
　XLD（*SMC1A*）では，母が変異保因者の場合には同胞で50％．

臨床像
　成長障害，知的障害（重度のことが多いが，軽症例もある），頭部・顔面特徴（小頭，短頭，濃く癒合した眉毛，長くカールした睫毛，小さくとがった鼻，上向き鼻孔，長い人中，薄い上口唇，口角下垂，高口蓋，小歯牙，小下顎，耳介低位，短顎），多毛，小さな手足，短肢，減指趾，母指近位付着，第5指内彎，第2-3趾合趾，肘・膝関節屈曲拘縮，停留精巣，尿道下裂，膀胱尿管逆流症，水腎症，腎低形成，嚢胞腎，双角子宮，てんかん，自傷行為，自閉傾向．

🍃 遺伝カウンセリング 🍃

- 軽症のタイプがあり，親子例もある．
- 3q26トリソミーは多毛などの症状が似るが，異なる疾患単位．
- *NIPBL* 変異は典型例で60％，軽症例で30％の検出率．
- 典型的な顔貌と四肢異常を持つものは *NIPBL* 変異例が多く，*SMC1A* と *SMC3* 変異例では身体合併症が少ない傾向がある．
- *NIPBL* 変異による本症の浸透率はほぼ100％である．

---

6 歌舞伎メイキャップ症候群 Kabuki make-up syndrome

[MIM #147920]

原因
　MLL2（12q13.12，AD）および *KDM6A*（Xp11.3，XL）．

再発率
　両親が非罹患者であれば同胞での再発率は低い．

臨床像
　切れ長の眼瞼裂，下眼瞼外側1/3の外反，外側1/2が疎な弓状の眉，突出した大きな耳介，低い鼻尖，高口蓋，第5指短縮・内彎，脊柱側彎，低身長，知的障害（軽度～中等度），指尖部の隆起，反復性中耳炎，難聴，心奇形，口唇・口蓋裂，歯欠損，膝蓋骨脱臼，腎尿路奇形，特発性血小板減少症など．

🍃 遺伝カウンセリング 🍃

- *MLL2* 変異例のほとんどは新生突然変異例である．
- X連鎖性の *KDM6A* 変異例はまだ少数であるが，その約半数は女性例である．
- *KDM6A* 変異例では *MLL2* 変異例と比較して成長障害が強い傾向がある．

7 ヌーナン症候群 Noonan syndrome

[MIM #163950, *605275]

原因
RAS-MAPK系のシグナル伝達の異常症．原因遺伝子として頻度が高い順に，*PTPN11*が半数，*SOS1*，*RIT1*，*RAF1*が各々約1割，その他*NRAS*，*BRAF*が少数．
頻度は1,000～2,500人に1人で，症状が軽微な未診断者も多く，親子例もまれではない．

再発率
AD．親が罹患者である場合に子で50％．

臨床像
低身長と相対的大頭，知的障害(ときに)，顔貌特徴，リンパ浮腫，眼科異常，耳鼻科異常，心疾患(肺動脈弁狭窄，肥大型心筋症など)，骨格異常(外反肘，外反膝，扁平足，脊柱後・側彎，胸郭異常)，停留精巣，凝固系異常，腎奇形など．

遺伝カウンセリング
- Noonan症候群・LEOPARD症候群(*PTPN11*, *RAF1*, *BRAF*)，CFC (cardiofaciocutaneous，心臓顔皮膚)症候群(*BRAF*, *MEK1*, *KRAS*)，Costello症候群(*HRAS*)は類縁疾患であり，RAS/MAPK症候群あるいはRasopathiesと呼称される．
- *RAF1*変異例では肥大型心筋症が多い．

8 ルビンステイン・テイビ症候群 Rubinstein-Taybi syndrome

[MIM #180849]

原因
責任遺伝子は*CREBBP*(16p13.3)と*EP300*(22q13.2)が報告されている．*CREBBP*変異の場合はハプロ不全が原因．染色体微細欠失(10％)，遺伝子内変異(30～50％)，エクソン単位での欠失(10～20％)．*EP300*変異例は約3％であり，*CREBBP*変異例と臨床像に差はない．
頻度は約60,000～120,000出生に1例．

再発率
AD．ほとんどが孤発例であり，同胞での再発率は1％以下．

臨床像
低身長，知的障害，頭蓋・顔面特徴(小頭，太い眉毛，長い睫毛，眼瞼裂斜下，内眼角贅皮，眼間解離，上顎低形成，高および狭口蓋，幅広い鼻梁，鼻翼より下方に伸びた鼻中隔，軽度の小下顎，尖った頤)，幅広い母指趾，幅広い指趾尖，第5指内彎，脊柱

後彎・側彎，頸椎異形成・癒合，多毛，前頭部の火焔母斑，副乳頭，ケロイド形成，石灰化上皮腫，停留精巣，尿道下裂，陰茎軸捻，心疾患（心室中隔欠損症，動脈管開存症など），重複腎盂尿管，膀胱尿管逆流症，斜視，緑内障・白内障，屈折異常，眼瞼下垂，ネフローゼ症候群，てんかん，早発乳房，悪性腫瘍の発生．

🌿 遺伝カウンセリング 🌿

- FISH，MLPA，シークエンス解析などの組み合わせで約60％以上が診断可能．
- *CREBBP*遺伝子座位である16p13.3領域を含んだ染色体構造異常症が原因である場合があり，染色体分析・FISH法による検査も重要．不均衡転座などでは親が保因者の可能性がある．

⑨ ラッセル・シルバー症候群 Russell-Silver syndrome

[MIM #180860]

原因
11p15.5の父方アレルのH19-メチル化可変領域の低メチル化（エピ変異）により父性発現遺伝子である成長促進因子の*IGF2*遺伝子の発現抑制が約半数．7番染色体母親性片親性ダイソミーが約1割．

再発率
大多数が孤発例．同胞での再発率ならびに患者の子での再発率は高くない．

臨床像
子宮内成長遅延（大多数は低出生体重，SGA性低身長）．精神発達は通常正常域．頭蓋に比し顔面骨の成長が悪く逆三角形の顔を呈する．頭囲が正常で前額が突き出て，顔面が小さいため，一見水頭症様に見えることがある．身体の左右差，第5指短小内彎（末節骨の彎曲），尿道下裂，停留精巣，新生児期の低血糖，成長ホルモン欠損症，尿路奇形，カフェ・オ・レ斑，歯列不正・咬合異常．

🌿 遺伝カウンセリング 🌿

- メチル化特異的MLPA法が11p15.5の*H19*遺伝子近傍のDMR領域の低メチル化解析に有用である．
- SGA性低身長として成長ホルモンの保険適用がある．
- 矯正歯科治療は保険適用がある．
- 下肢の左右差（2 cm以上）があれば靴の補高を考慮．

10 ソトス症候群 Sotos syndrome

[MIM #117550]

原因
NSD1(5q35.2-q35.3)のハプロ不全が原因である．日本人患者の約50％は*NSD1*を含む約2 Mbの微細欠失(隣接する反復配列に起因する共通欠失)，12％は*NSD1*遺伝子内変異．

再発率
AD．ほとんどは孤発例．親が非罹患者の場合には同胞再発はまれ，罹患者の子は50％．

臨床像
過成長(巨大児：小児期に著名で，成人になると正常化傾向)，骨年齢の促進，知的障害，てんかん，長頭傾向を伴った大頭，突出した前額，眼瞼裂斜下，眼間開離，眼瞼の浮腫，大きな耳介，高・狭口蓋，先細りの下顎，早い歯牙の崩出，大きい手足，先天性心疾患，水腎症，膀胱尿管逆流，腎形態異常，斜視，屈折異常，中耳炎，聴覚異常，側彎，扁平足，腫瘍(3％)．

🌿 遺伝カウンセリング 🌿

- 日本人患者と異なり欧米人では*NSD1*の遺伝子内変異が多い．
- *NSD1*遺伝子欠失型は変異型と比較して，過成長が著明でない傾向がある．
- *NSD1*欠失型はFISH法やMLPA法での診断が有用．
- 他の過成長症候群(Weaver, Marshall-Smith, Wiedemann-Beckwith, Simpson-Golabi-Behmelなどの症候群)と鑑別が必要．
- Marshall-Smith症候群の原因遺伝子である*NFIX*(19p13.3)の変異でSotos症候群様の症状を呈する例がある．

---

11 髪・鼻・指症候群 trico-rhino-phalangeal syndrome

Ⅰ型[MIM #190350], Ⅱ型[MIM #150230], Ⅲ型[MIM #190351]

原因
Ⅰ型の責任遺伝子は*TRPS1*(8q24.12)．Ⅱ型(Langer-Giedion症候群)は*TRPS1*と近傍(約2 Mbテロメア側)の外骨腫の原因遺伝子*EXT1*を含む欠失による隣接遺伝子症候群．Ⅲ型はⅠ型とallelicで，重症のタイプ．

再発率
AD．Ⅰ型とⅢ型では親が罹患者の場合には子で50％．Ⅱ型はほとんどが*de novo*発症例であるため同胞再発率は低い．

臨床像

低身長，細く疎な頭髪，鼻翼低形成，長く幅広で突出した人中，突出した薄い上口唇，低い頬部，顔面中部低形成，耳介突出，小顎，歯異常，短指趾，第2-4指中節骨の円錐形端，脊柱側・後彎，大腿骨頭のPerthes病様変化，心・血管奇形，重複腎盂・尿管．知能は正常域．III型は低身長，短指が重度．II型では多発性外骨腫，知的障害，皮膚弛緩を伴う．

――― 🌿 遺伝カウンセリング 🌿 ―――

- 指変形は進行性で思春期頃までに著明となる．年齢が長ずると脊柱・肘関節の変形が出現する．女性ではかつら装着も考慮する．
- II型の欠失範囲は一定しない．FISH等による*TRPS1*, *EXT1*欠失の検出だけではなく，マイクロアレイによる範囲の決定とともに染色体検査による構造異常（転座など）の評価も必要．

12 CHARGE症候群

[MIM #214800]

原因

責任遺伝子は*CHD7*(8q12.1-q12.2)．

眼コロボーマ(C)，心疾患(H)，後鼻孔閉鎖(A)，成長障害と発達遅滞(R)，性器の低形成(G)，耳介の変形と難聴(E)の頭文字を取った疾患名である．

再発率

AD．ほとんどは孤発（新生突然変異）例であり，同胞再発率は低い．罹患者の子では50％．

臨床像

成長障害，知的障害，中枢性性腺機能不全，成長ホルモン分泌不全，無嗅脳症，顔面神経麻痺，眼異常（虹彩・網脈絡膜・乳頭の欠損，小眼球，網膜剥離，白内障），難聴（内耳異常），口唇口蓋裂，後鼻孔閉鎖・狭窄，喉頭気管軟化症，気管食道瘻，胃食道逆流，心疾患(Fallot四徴，動脈管開存，心室中隔欠損)，尿路系の異常，停留精巣，尿道下裂，陰唇の低形成．

外表形態所見として，顔面の非対称性，耳垂の低不全，第2-3指間に入り込む手掌横線(hockey stick sign)などが特徴としてある．

――― 🌿 遺伝カウンセリング 🌿 ―――

- 眼コロボーマと内耳奇形を伴う聴覚障害の合併がある場合には必ずCHARGE症候群を鑑別する．
- *CHD7*異常は典型例の90％，部分症状を持つ疑い例の60％以上で検出される．
- *CHD7*変異は遺伝子内変異が多いのでシークエンス解析が第一だが，エクソン単位や遺伝子全体の欠失の可能性もありMLPAや染色体マイクロアレイ解析も考慮．
- 22q11.2欠失症候群，鰓弓症候群，VATER連合など症状が重なる疾患に留意．

13 VATER(VACTERL)連合

[MIM 192350]

原因
「連合」とは，互いに合併しやすい傾向がある奇形の組み合わせを示した疾患概念である．椎骨異常(V)，鎖肛(A)，気管食道瘻(T)/食道閉鎖(E)，橈骨異形成および腎異形成(R)の頭文字をとりVATER連合，さらに心奇形(cardiac malformations)，四肢異常(limb anomalies)を追加した場合にVACTERL連合と称する．

頻度は約5,000人に1人．すべての症状を持つ者は少なく，3つ症状があれば本疾患と診断するのが慣例である．母体糖尿病で発生頻度の上昇がある．

再発率
遺伝形式は不明であり，低い(1％以下)．

臨床像
主要な症状は，椎体異常(60〜80％)として胸腰部の半椎や椎体の分節異常・癒合(肋骨の形成異常を伴うことが多い)，側彎，四肢異常(40〜50％)として橈骨側の四肢異常(橈骨低形成，母指欠損，母指近位部付着)，食道気管異常(50〜80％)として食道閉鎖を伴う気管食道瘻(24％，食道閉鎖は必発ではない)，心・血管異常(40〜80％)として心室中隔欠損，Fallot四徴，心房中隔欠損，動脈管開存，単一臍帯動脈，右胸心，大動脈縮窄，大血管転位，直腸肛門奇形(55〜90％)として鎖肛(40％，高い鎖肛が低位鎖肛より2倍多い)，直腸会陰瘻，直腸尿道瘻，直腸腟瘻，腎尿路奇形(50〜80％)として腎無・低形成，腎の位置異常，馬蹄腎，尿道閉鎖，腎尿腎盂結合部閉塞，水腎症．

ときに見られる症状として，耳介異常，口唇・口蓋裂，後鼻孔閉鎖，十二指腸閉鎖，鼠径ヘルニア，肋骨異常，股関節の異常，彎曲足，合指，停留精巣，尿道下裂，性別不明瞭な外性器，尿管異常，喉頭狭窄，神経管形成異常．

遺伝カウンセリング

- 90％は孤発例で，家族内再発率は低い．
- 最大10％の例で，第1度近親者が"VACTERL"の一部のみの症状を有しているため，家族内での症状の存在に注意する．
- 鑑別疾患として，CHARGE症候群，22q11.2欠失症候群，Fanconi貧血，Feingold症候群，Holt-Oram症候群，Townes-Brocks症候群，VACTER-H症候群などがある．

15 染色体異常

1 ダウン症候群 Down syndrome

21トリソミー症候群 [MIM #190685]

原因
95％はトリソミー型，2％は転座型，2％は正常染色体構成を持つ細胞が混在しているモザイク型，1％は21番染色体構造異常型である．トリソミー型は，減数分裂時の染色体不分離現象により生じる．Robertson転座型ではt(14q;21q)が最も多く，ほかにt(21q;21q)，t(15q;21q)，t(13q;21q)，t(21q;22q)がある．約半数は片親の均衡型転座に由来し，残りは配偶子形成時における新規の変異である．責任領域は21q22と考えられている．

再発率
前子がトリソミー型（モザイク型を含む）の場合，次子の再発率は母親年齢39歳未満で0.8％程度，それ以上では年齢による確率に準ずる．2人のトリソミー型の児を授かった場合，片親がモザイク型である可能性があり，その場合次子の再発率は10％程度上昇する．転座型の場合，新規の変異であれば再発率は1～2％未満であるが，母親が保因者であれば10～15％，父親が保因者であれば1％未満となる．片親がt(21q;21q)の保因者であれば，100％転座型Down症候群となる（p367，図3を参照）．トリソミー型のDown症女性がDown症児を授かる確率は～50％とされる（妊孕性のあるDown症男性は極めてまれとされている）．第2度近親者より遠い場合，リスクは増えない．

臨床像

a. 出生後の経過
新生児期，診断につながる特徴には，筋緊張低下，関節弛緩，後頸部皮膚弛緩，顔面正中部低形成，眼瞼裂斜上，耳介・第5指中節骨異形成，手掌単一屈曲線，腹直筋離開，第1-2趾の間隔が大きい，などがある．

乳幼児期，哺乳力低下，合併症の影響から，体重増加不良を呈する場合がある．学童期以降は低身長，肥満傾向となりやすい．

乳幼児期より精神運動発達遅滞を呈し（独座6～30ヵ月，独歩1～4歳，初語1～3歳，排泄の自立2～7歳），小児～青年期の平均IQ 45～48である．早期療育（理学・作業・言語療法），教育上の配慮（特別支援学級・学校）を要する．多くの場合，10歳代にはある程度身辺自立し，成人期には日常生活上の見守りを受けながら就職または作業所で活動する．

b. 合併症など
心血管症状（先天性心疾患40～50％［心室中隔欠損，完全型心内膜床欠損，動脈管開存，心房中隔欠損］，早期発症肺高血圧症），消化器症状（便秘，消化管奇形12％［十二指腸閉鎖・狭窄，Hirschsprung病，鎖肛］），眼科的異常（乱視，遠視，近視などの屈

折異常60〜70％，斜視30〜40％，眼振35％，弱視22％，先天性[3％]・成人期[30〜60％]白内障），耳鼻咽喉科的異常（滲出性中耳炎60％，感音・混合性難聴60％，扁桃・アデノイド増殖による閉塞性無呼吸），神経症状（ジスキネジア90％，ステレオタイプな動き40％，けいれん8％，思春期退行，認知症），甲状腺機能低下症（20〜40％），血液疾患（一過性骨髄増殖性疾患10％まで，白血病1〜2％），骨格症状（関節弛緩，環軸椎関節不安定性，側彎），歯芽異常（萌出遅延，形成異常，歯列不整，不正咬合）などが見られる．

c. 予後，その他

米国の調査では，生存期間の中央値は49歳，60歳での生存率は44.4％であり，先天性疾患の有無が生命予後に影響していた．

米国の調査では，Down症児・者を持つ親のほとんどは，そのDown症児・者を愛し，その存在を誇りに思い，人生を前向きにとらえている．同胞のほとんどは，そのDown症児・者を愛し，誇りに思い，Down症でない人と換えてほしいとは思わない．そしてDown症児・者が成人になってもその人生に関わっていたいと思う．Down症児・者本人のほとんどが，外見も含め自分のことが好きで，家族を愛し，兄弟・姉妹を愛し，友達もすぐにできて，幸せな満たされた暮らしをしている．

🍃 遺伝カウンセリング 🍃

- 出生後に診断される場合，通常生後1週間以内に本症または染色体異常症の疑いを告げ，1ヵ月以内には染色体検査による確定診断を告げ，治療や早期療育の意味や具体的計画を伝え，地域支援体制やサポートグループなどのリソース，福祉的支援（療育手帳，特別児童扶養手当）について情報提供する．次子を妊娠した場合のこと，同胞を含め周囲にどう伝えるかについても相談を受ける．
- 出生前に親のリスク（高齢妊娠，前子がDown症候群，片親がRobertson転座保因者）やスクリーニング検査結果（超音波検査上の頸部透過像，母体血清マーカーテスト）から疑われる場合，臨床遺伝専門医または認定遺伝カウンセラーによる遺伝カウンセリングを勧める．正確なリスク評価と本症について詳細かつ包括的な情報提供を行い，妊娠22週未満であれば羊水検査など侵襲的出生前診断を行うかどうか，妊娠を継続するかどうかといった両親の葛藤を受け止め，納得のいく結論を導くよう支援する．それ以降であれば，妊娠分娩を乗り越え，その後の養育につなげていけるよう，新生児科医によるプレネイタルビジットも開始しながら支援を継続する．

2 13トリソミー症候群，18トリソミー症候群
trisomy 13 syndrome, trisomy 18 syndrome

原因

a. 13トリソミー

大多数はフルトリソミー，約20％は転座型トリソミーであり，モザイク型はわずか，

転座型の多くは13番と14番のRobertson型転座である．

b. 18トリソミー

大多数(93.8％)はフルトリソミーである．モザイク型(4.5％)，不均衡型相互転座の結果生じる部分トリソミー(1.7％)もある．

再発率

フルトリソミーの場合，次子の再発率は0.55％と推定されている．

臨床像

モザイク型の場合，症状は全体として軽症となる傾向にあるが，フルトリソミーに近い場合もある．

a. 13トリソミー

出生児10,000～20,000人に1人の頻度で見られる．フルトリソミーでは，胎児期より始まる成長障害，生存児における重度発達遅滞，中枢神経系合併症(全前脳胞症[60～70％]，けいれん)，無呼吸発作，頭蓋顔面の特徴(前額の後方傾斜を伴った小頭症，小眼球症，虹彩コロボーマ，網膜異形成，難聴，盛り上がった鼻梁，口唇裂[60～80％]・口蓋裂)，先天性心疾患(80％は心室中隔欠損，動脈管開存，心房中隔欠損)，泌尿器系合併症(多嚢胞腎，停留精巣，双角子宮)，骨格系合併症(手指の屈曲拘縮・重なり，軸後性多指症，踵突出)，皮膚症状(前頭部の毛細血管腫，頭頂・後頭部の皮膚欠損，後頸部皮膚のたるみ，幅の狭い凸型の爪)などの症状を呈する．

海外の大規模調査によれば，1年生存率は5.6～8.6％，生存期間の中央値は7～10日とされ，死亡原因は無呼吸発作が多かった．近年，新生児集中治療，先天性心疾患手術の有用性に関するエビデンスが蓄積されつつある．

b. 18トリソミー

出生児3,500～8,500人に1人の頻度で見られ，女児に多い(男：女＝1：3)．フルトリソミーでは，胎児期からの成長障害，身体的特徴(手指の重なり，短い胸骨，揺り椅子状の足など)，先天性心疾患(心室中隔欠損，心房中隔欠損，動脈管開存などの単純な左右短絡疾患が多いが，大動脈縮窄，両大血管右室起始などの複雑型心疾患もある)，肺高血圧，呼吸器系合併症(横隔膜弛緩症，上気道閉塞，無呼吸発作など)，消化器系合併症(食道閉鎖，鎖肛，胃食道逆流など)，泌尿器系合併症(馬蹄腎，水腎症，鼠径ヘルニアなど)，筋骨格系合併症(多指症，合指症，橈側欠損，関節拘縮，側彎症など)，難聴，悪性腫瘍(Wilms腫瘍，肝芽腫)などの症状を呈する．

海外の大規模調査によれば，1年生存率は0～10％，生存期間の中央値は3～14.5日とされ，主な死亡原因は心疾患とは関係なく，無呼吸発作，蘇生の中止であるとされた．近年，新生児集中治療の有用性(1年生存率25％，生存期間の中央値152日)，先天性心疾患や食道閉鎖手術の有用性に関するエビデンスが蓄積されつつある．

親への調査では，ほとんどが児を幸せな存在である，その存在により自らの人生が豊かになっていると前向きにとらえていた．児も生存する限り家族と何らかの交流をし続けていた．

c. 両症候群児の発達

両症候群ともに重度の精神運動発達遅滞を呈するが，生存する限り少しずつ発達を遂げる．児年長児の発達年齢は13トリソミーで平均13ヵ月，18トリソミーで平均6～7ヵ

月であった．乳児早期からあやし笑いする児は多かった．少なくとも13トリソミー児2人，18トリソミー児4人が独歩し，歩行器で移動する児は少なくなかった．年長児では，自力経口摂取，因果関係や家族の理解，単語やフレーズの理解，数語話せたりジェスチャーで示せたりする，簡単な指示に従う，他者を認識し交流する児もいた．療育的支援（理学・作業・言語療法，摂食指導）が有用である．

遺伝カウンセリング

- 診療チームと連携し，方針を共有しながら，医療とともに遺伝カウンセリングを進める．
- 医療の基本的スタンスは，深刻な予後（生命，神経学的）を医療者と家族が共有し，児にとっての最善の利益を目指して，刻々と変化する病状に合わせたきめ細やかな医療的ケア，療育的支援，家族への心理社会的支援を行っていくことである．
- 出生前診断される場合，医療者は親を共感的に迎え，胎児を価値ある存在として認めながら，自然歴や親の思いに関する最新のエビデンスをもとに継続的な話し合いの中で意思決定を進めたい．分娩様式は十分な情報を提供された親の意見を踏まえて決めるべきであろう．
- 出生後に診断される場合は，まずは児の生存にとって必要な蘇生を行い，標準的な新生児集中治療（内科的管理：呼吸・循環・栄養・感染管理，ファミリーケア）を導入する．先天性心疾患や食道閉鎖に対する外科的治療は，児の状態から有用性が高い（生命予後，QOLを向上させる見込みがある）と判断されれば前向きに検討する．体調が許せば療育的支援，また適切な福祉的支援の導入を考慮する．

3　性染色体異常症候群 sex chromosome abnormality syndrome

原因

男性表現型ではクラインフェルター（Klinfelter）症候群（47,XXY），XYY症候群（47,XYY），XXXY症候群（48,XXXY），XXXXY症候群（49,XXXXY）が，女性表現型ではターナー（Turner）症候群（核型は45,X[49％]，45,X/46,X,der(X)[23％]，45,X/46,XX[19％]，46,XX/46,X,der(X)[9％]），XXX症候群（47,XXX），XXXX症候群（48,XXXX）がある．

再発率

次子の再発率は，Klinfelter症候群，XYY症候群，XXX症候群では低い（1％未満），45,XのTurner症候群でも低い．次世代の再発率は，Klinfelter症候群では性染色体異数性異常や21トリソミーの確率が上がるが，XYY症候群やXXX症候群では染色体異常の確率は低い．Klinfelter症候群やXXX症候群では母親の年齢増加とともに確率が上がる（Klinfelter症候群：33歳で1/2,500，43歳で1/300；Turner症候群：33歳で1/2,500，43歳で1/450）．

臨床像

a. 男性表現型

　Klinfelter症候群：1/600〜800出生男児．高身長，精巣機能不全，無精子症による

不妊症，女性化乳房．XYY症候群：1/1,000出生男児．通常高身長のみ．XXXY症候群：高身長，顔貌・骨格症状，軽度～中等度の知的障害．XXXXY症候群：低身長，顔貌・骨格症状，中等度～重度の知的障害．

b．女性表現型
　Turner症候群：1/2,500出生女児．胎児水腫，新生児期の手背・足背の浮腫，低身長，卵巣機能不全，不妊症，大動脈縮窄，馬蹄腎，甲状腺機能低下症，慢性中耳炎，眼瞼下垂，斜視，爪異形成，翼状頸，外反肘など．XXX症候群：1/1,000～2,000出生女児．通常高身長のみ．XXXX症候群：高身長，顔貌・骨格症状，中等度の知的障害．

遺伝カウンセリング

- Klinfelter症候群，XYY症候群，Turner症候群，XXX症候群では，知的障害はない～軽度低下であり，通常妊娠中絶を視野に入れた出生前診断の適応とはならない．高齢妊娠など母体適応で羊水染色体検査を行う際，偶発的に検出しうることを事前に情報提供しておく必要がある．
- Klinfelter症候群，Turner症候群では，診療に合わせた心理社会的支援，適切な時期の本人への告知を検討する．
- XYY症候群，XXX症候群が偶然判明した場合，本人への告知の時期・あり方は慎重に検討する．

4　染色体構造異常症候群
structural chromosome abnormality syndrome

原因
　染色体構造異常症候群は，不均衡型構造異常により生じる症候群である．不均衡型構造異常の根本機序は，染色体のある部分における欠失，重複，片親性ダイソミー(UPD)に基づく当該部位の遺伝子(群)の発現異常である．その内訳は，単純な欠失や重複，不均衡型相互転座による欠失・重複，逆位に基づく欠失・重複，同腕染色体による欠失・重複，Robertson型転座に基づくトリソミー・片親性ダイソミー，環状染色体，過剰マーカー染色体などである．

再発率
　当該染色体構造異常の成り立ちによる．*de novo* の構造異常であれば再発率は低い(1%未満)．片親が均衡型構造異常を有する場合には再発率は上昇する．

臨床像
　症候群により異なる(**表1**)．

表1 染色体構造異常症候群

症候群	頻度または報告症例数	主な症状
1p36欠失症候群	1/5,000～10,000	直線的な眉毛, 落ちくぼんだ眼, 顔面正中部後退, 幅広く低い鼻梁, 長い人中, とがった下顎, 先天性心疾患, 筋緊張低下, 重度知的障害
2q37微細欠失症候群		円形, 前頭部突出, 弓状眉毛, 落ちくぼんだ眼, 眼瞼裂斜上, 鼻翼低形成, 薄い上口唇, 短指, 低身長, 肥満, 筋緊張低下, 軽度～中等度知的障害
3p欠失症候群	>15	眼瞼下垂, 長い人中, 小下顎, 軸後性多指症, 胎児期からの重度成長障害, 筋緊張低下, 重度知的障害
3q重複症候群	>40	頭蓋骨早期癒合, 多毛, 幅広い鼻梁, 口蓋裂, 長い人中, 口角下垂, 小下顎, 先天性心疾患, 出生後の重度成長障害, 重度知的障害
4p欠失症候群 (Wolf-Hirschhorn症候群)	1/50,000	小頭, 頭蓋骨非対称, 眼間開離, 幅広/弓鼻, 耳前部瘻孔を伴う低位耳介, 胎児期からの重度成長障害, 重度知的障害
4q欠失症候群		眼間開離, 短い鼻, 幅広い鼻梁, 口蓋裂, 小下顎, 低位・後傾耳介, 先天性心疾患, 5指異形成, 出生後の成長障害, 重度～中等度知的障害
5p欠失症候群 (cri-du-chat症候群)	1/15,000～50,000	小頭, 円形顔貌, 眼間開離, 内眼角贅皮, 眼瞼裂斜下, 乳児期甲高い泣き声, 胎児期からの成長障害, 筋緊張低下, 知的障害
Williams症候群 (ELN欠失, 7q11.23)	1/7,500	眼窩周囲の突出, 低い鼻梁, 厚い口唇, 大きい口, 大動脈弁上部狭窄, 高Ca血尿症, 軽度成長障害, 関節過伸展, 中等度～軽度知的障害
9p欠失症候群	100	前頭縫合早期癒合による三角頭蓋を伴う頭蓋狭窄, 眼窩上縁低形成, 眼瞼裂斜上, 長い人中, 指異常, 臍・鼠径ヘルニア, 重度～軽度知的障害
9p重複症候群		小頭, 大泉門閉鎖遅延, 眼間開離, 落ちくぼんだ眼, 高い鼻, 口角下垂, 短指・趾 (末節骨・爪低形成), 出生後の成長障害, 重度知的障害
9q22.3微細欠失症候群 (PTCH1欠失)	37	前頭縫合早期癒合, 短い鼻, 長い人中, Gorlin症候群 (大脳鎌石灰化, 基底細胞癌, 下顎角化嚢胞), 過成長, 閉塞性水頭症, けいれん, 知的障害
10q重複症候群		小頭, 平坦な顔貌, 高く弓状の眉毛, 眼瞼下垂, 小眼瞼, 屈指, 母指近位部付着, 胎児期からの成長障害, 重度～中等度知的障害
WAGR (11p13欠失) 症候群		無虹彩症 (PAX6の欠失), 先天性白内障, 眼振, 盲, 眼瞼下垂, 停留精巣, 尿道下裂, Wilms腫瘍 (WT1の欠失), 成長障害, 重度～中等度知的障害
11q欠失症候群 (Jacobsen症候群)	90	眼間開離, 大きい鯉のような口, 先天性心疾患, 新生児巨大血小板減少・遷延性血小板機能不全, 胎児期からの成長障害, 重度～中等度の知的障害
Pallister-Killian症候群[1]		前頭部突出, 粗な側頭部頭髪, 眼間開離, 幅広い鼻梁, 大きい口, 皮膚色素線条, 横隔膜ヘルニア, 先天性心疾患, けいれん, 筋緊張低下, 重度知的障害
13q欠失症候群	>100	三角頭蓋を伴う小頭症, 眼欠損, 網膜芽細胞腫 (RB1の欠失), 眼瞼下垂, 高い鼻梁, 母指低形成, 胎児期からの成長障害, 全前脳胞症, 知的障害
15q24微細欠失症候群	30	高い前頭部毛髪線, 落ちくぼんだ眼, 斜視, 三角顔, 難聴, 尿道下裂, 成長障害, 関節弛緩, 筋緊張低下, 軽度～重度知的障害
15q重複症候群	>28	せり上がった前頭部, 眼瞼裂斜下, 幅広い鼻梁, 高い鼻, 長く目立つ人中, 下口唇の正中溝, 先天性心疾患, 屈指, 出生後の成長障害, 重度知的障害
Smith-Magenis症候群 (RAI1欠失, 17p11.2)	1/15,000～25,000	短頭, 幅広く平坦な顔面正中部, 幅広い鼻梁, テント状上口唇, 短指, 出生後の成長障害, 睡眠リズム異常, 行動異常, 中等度知的障害
18p欠失症候群	>100	眼瞼下垂, 眼間開離, 円形顔貌, 口角の下がった大きい口, 中等度～軽度の成長障害, 筋緊張低下, 全前脳胞症, 重度～軽度の知的障害
18q欠失症候群	1/40,000	小頭, 顔面正中部低形成, 落ちくぼんだ眼, 鯉のような口, 停留精巣, 尿道下裂, 出生後の成長障害, 筋緊張低下, 中等度～軽度の知的障害
22q11.2欠失症候群	1/4,000～6,000	四角い鼻根, 鼻翼低形成, 口蓋裂, 鼻咽腔閉鎖不全, 先天性心疾患 (円錐動脈幹奇形), 免疫不全, 低Ca血症, 軽度知的障害～正常, 学習障害
cat-eye症候群[2]	>100	虹彩コロボーマ, 眼瞼裂斜上, 眼間開離, 耳前部瘻孔・突起, 先天性心疾患, 鎖肛, 泌尿器合併症, 軽度知的障害～正常
11/22混合トリソミー症候群 (Emanuel症候群)[3]		小頭, 耳前部瘻孔・突起, 口蓋裂, 小下顎, 耳介異形成, 先天性心疾患, 腎奇形, 男児外性器異常, 成長障害, 筋緊張低下, 重度知的障害
22q13欠失症候群	>50	長頭, 異形成～大きい耳介, 下顎突出, 大きく肉厚の手, 爪形成異常, 正常～過成長, 筋緊張低下, 重度～中等度知的障害, 自閉性障害

1) 12番染色体短腕からなる過剰同腕染色体モザイクに基づく12pテトラソミーにより発症する.
2) 22番染色体由来の二動原体型過剰マーカー染色体に基づく22q11のテトラソミーにより発症する.
3) 片親の均衡型相互転座t(11;22)(q23;q11.2)に由来する3:1分離により発症する.

―― 🍃 遺伝カウンセリング 🍃 ――

- 染色体G分染法，FISH法，マイクロアレイ法を活用して，正確な分子細胞遺伝学的診断を行う．
- 片親が均衡型構造異常を有する可能性があるため，両親の染色体検査を考慮する（特に不均衡型相互転座の可能性が高い端部の重複症候群において）．
- 診断時，親は，情報の不足による「不安」と周りに同じ境遇の人がいない「孤独」を感じている．継続的な関わりの中で，親の心理状態に配慮するとともに，文献やwebsiteから得られた情報をわかりやすく提供すること，サポートグループを紹介することを考慮する．

5 均衡型相互転座 balanced reciprocal translocation

原因

一般新生児集団での染色体異常頻度は，性染色体数的異常 0.115％（男性）・0.075％（女性），常染色体トリソミー 0.142％，不均衡型構造異常 0.061％，均衡型構造異常 0.522％，3倍体 0.002％である（合計 0.917％）．均衡型相互転座は代表的な均衡型構造異常であり，2つの染色体端部が過不足なく入れ替わったものである（図1，400〜600人に1人）．通常家系ごと切断点は異なるが，t(11;22)(q23;q11)などは複数家系で見られる．

2つの端部着糸型染色体（13-15，21，22番）が，セントロメア近傍で融合し，短腕を消失することにより生じるものをRobertson型転座という（1,000人に1人，rob(13;14)が最多で1,300人に1人）．

再発率

胎児において de novo の均衡型相互転座が検出される頻度は1/2,000妊娠である．超音波検査で異常が検出されない場合，出生時または剖検で明らかな先天異常を有する確率は6.1％である（通常3％）．年齢を経ないとわからない発達上の問題は5〜10％（通常の2〜3倍）とされる．

胎児において de novo のRobertson型転座が検出される頻度は1/9,000妊娠である．超音波で異常が検出されない場合，表現型異常を生じる確率は低い（3.7％）．

表現型正常の片親が均衡型相互転座を有する場合，受精卵は正常，均衡型相互転座，または不均衡型相互転座を有する（図2）．不均衡型相互転座の場合，「不妊症〜不育症〜子宮内胎児死亡〜先天異常を持ち出生し，成長障害・発達遅滞を呈する児」の可能性がある．初期流産の確率は上がり（通常10〜15％），出生する確率は，保因者が母では10％程度，父では5％程度とされるが，切断点の組み合わせにより大きな幅がある（1％まで〜20％まで）．

片親がRobertson型転座を有する場合（図3，4），次世代が13トリソミーを有する確率は1％（母方），1％未満（父方），21トリソミーを有する確率は10〜15％（母方），1％未満（父方）であり，UPD14または15を有する確率は0.5％以下である．

de novo の均衡型相互転座，Robertson型転座を有する子どもの次子が同じ転座を有

366 15 染色体異常

交互分離　① 正常
　　　　　①′均衡型相互転座

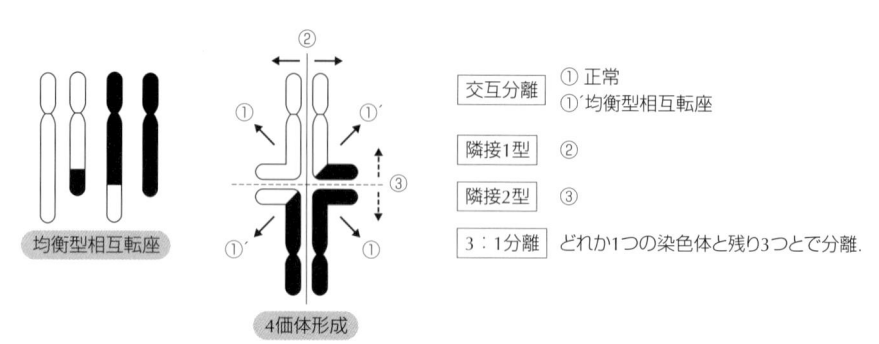

隣接1型　②

隣接2型　③

3：1分離　どれか1つの染色体と残り3つとで分離.

図1　均衡型相互転座の分離パターン

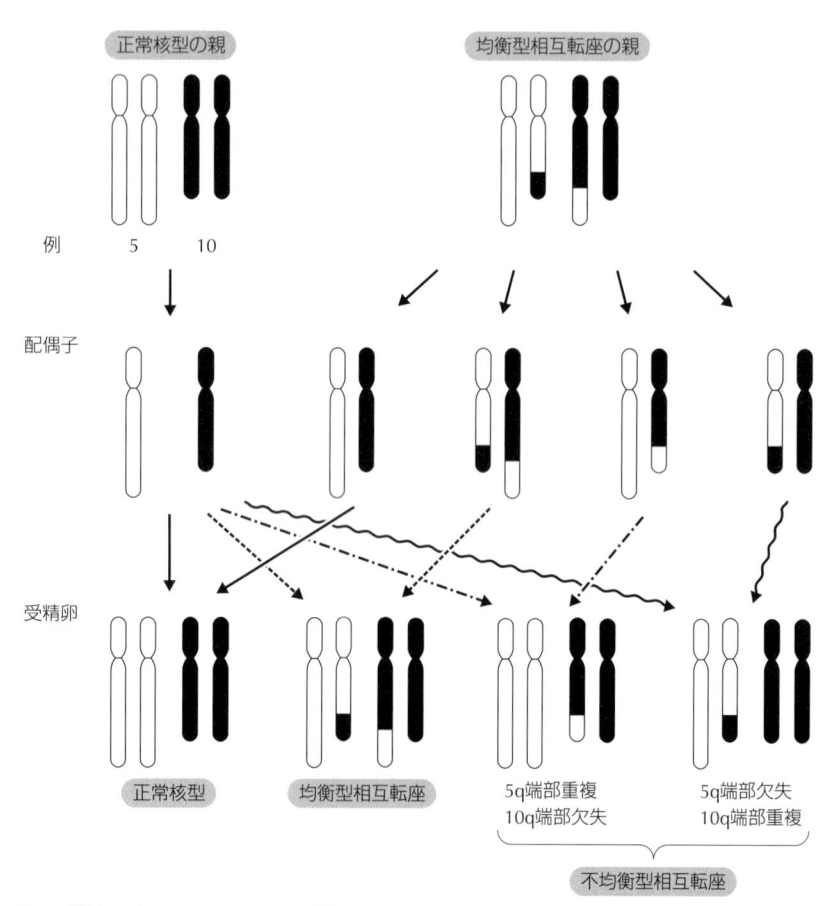

図2　隣接1型における配偶子，受精卵のパターン

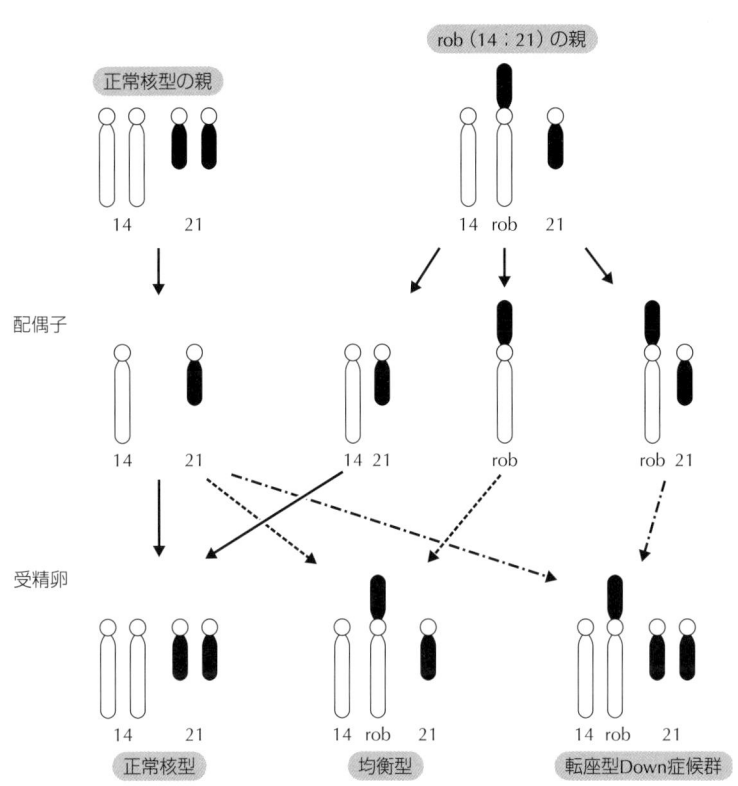

図3 Robertson型転座rob(14；21)における配偶子，受精卵のパターン

する確率は低い．

[臨床像]

　均衡型相互転座保因者は通常健康である．転座とともに受け継がれる症状(先天異常，知的障害など)がある場合，均衡型相互転座が生じる際，染色体の切断と再結合により，単一遺伝子の分断，1〜数遺伝子のコピー数異常をきたしている可能性がある．

─── 🍃 遺伝カウンセリング 🍃 ───

- 出生前診断で偶然発見される場合(高齢妊娠など)，胎児超音波による正確な成長・形態評価，夫婦の染色体検査を考慮する．胎児異常がない場合，片親が同じ転座を有するなら，胎児リスクは上がらないと考える．*de novo* または夫婦の染色体検査が実施されないなら，胎児の先天異常，発達上の問題は2倍程度上昇する可能性を考える．大多数は影響がないこと，一般頻度を含め，バランスよく情報提供する．
- 不妊症，不育症夫婦の精査の一環で発見される場合，均衡型相互転座の結果として生じる不均衡型相互転座がその一因になっている可能性があること，妊娠時の羊水検査(検査時点で胎

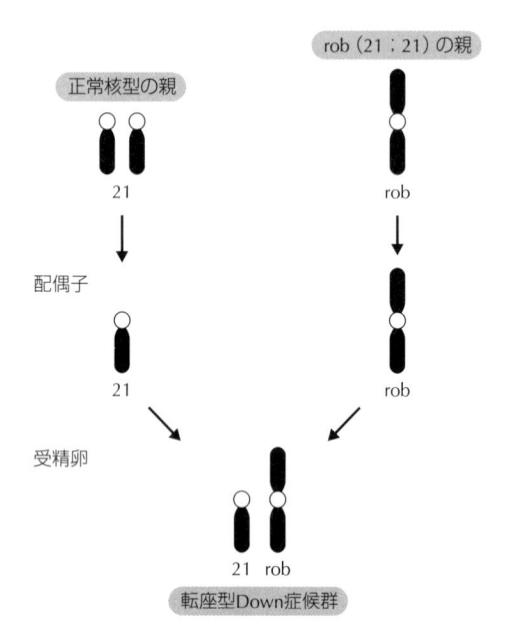

図4　Robertson型転座 rob (21；21) おける配偶子，受精卵のパターン

児発育が順調な場合には不均衡型でない可能性が高まるため侵襲的検査を行わない選択肢もあることも含め），着床前診断（体外受精によるロスがあり，流産の確率は減らせるが，不均衡型でない生児を得る確率は変わらないことを含め）について情報提供する．
- 表現型異常を有する胎児・児（子宮内胎児死亡，先天異常，発達遅滞・知的障害）において不均衡型相互転座が検出され，親の検査で発見される場合，妊娠時の羊水検査について情報提供する．
- 表現型異常を持つ児で発見される場合，両親の染色体検査を行う．表現型異常を持たない片親が同じ均衡型相互転座を有するなら，表現型とは関係ない可能性が高い．*de novo* であれば，表現型と関係している可能性が残るが，因果関係を正確に結論づけることは通常難しい．分子細胞遺伝学的研究施設に相談し，マイクロアレイ解析，切断点解析の適応があるかを検討する．

6 不均衡型相互転座 unbalanced translocation

原因
ある染色体端部が切断され(欠失)，そこに別の染色体端部が付加(重複)している不均衡型構造異常である．片親が均衡型相互転座を有する場合と de novo の場合とがある．

再発率
片親が均衡型相互転座を有する場合，母由来で10％程度，父由来で5％程度とされるが，切断点の組み合わせにより幅がある．de novo の場合は低い．

臨床像
当該染色体の欠失・重複に基づき，「不妊症〜不育症〜子宮内胎児死亡〜先天異常を持ち出生し，成長障害・発達遅滞を呈する児」の可能性がある．

遺伝カウンセリング

- 表現型異常を有する児に見つかった場合，納得，正確な切断点の分析，再発率の検討のため，両親の染色体検査を考慮する．より詳細な切断点の分析には，マイクロアレイ解析が有用である．両親との信頼関係を築きながら，慎重に進めていく．サポートグループの紹介も有意義であろう．
- 出生前診断で発見される場合(高齢妊娠，NTなど)，妊娠継続に関わる重要なセッションになる．文献的情報，胎児超音波所見から胎児の生命・発達予後を推定し，染色体異常児へのサポート体制を含めて，夫婦に情報提供する．

---

7 染色体逆位 chromosome inversion

原因
逆位は均衡型構造異常の1つであり，1つの染色体の2ヵ所に切断が生じ，反対向きに再構成が生じるものである(セントロメアを含む腕間逆位(図1)，含まない腕内逆位(図2))．腕間逆位では正常核型，均衡型逆位に加えて，不均衡型組換え体を生じうるが，腕内逆位では不均衡型組換え体は無動原体か二動原体であり，例外を除き通常生存しえない．

再発率
片親が腕間逆位を有する場合，不均衡型組換え体により表現型異常を有する児を得る確率は切断点によって異なるが，5〜10％程度と推測される．

胎児において de novo の逆位が検出される頻度は1/10,000である．超音波検査で異常が検出されない場合，明らかな先天異常を有する確率は9.4％とされる．

臨床像
腕間逆位による不均衡型組換え体を有する児・者は，当該染色体端部の欠失・重複に基づく症状(先天異常，成長障害，知的障害)を呈する．

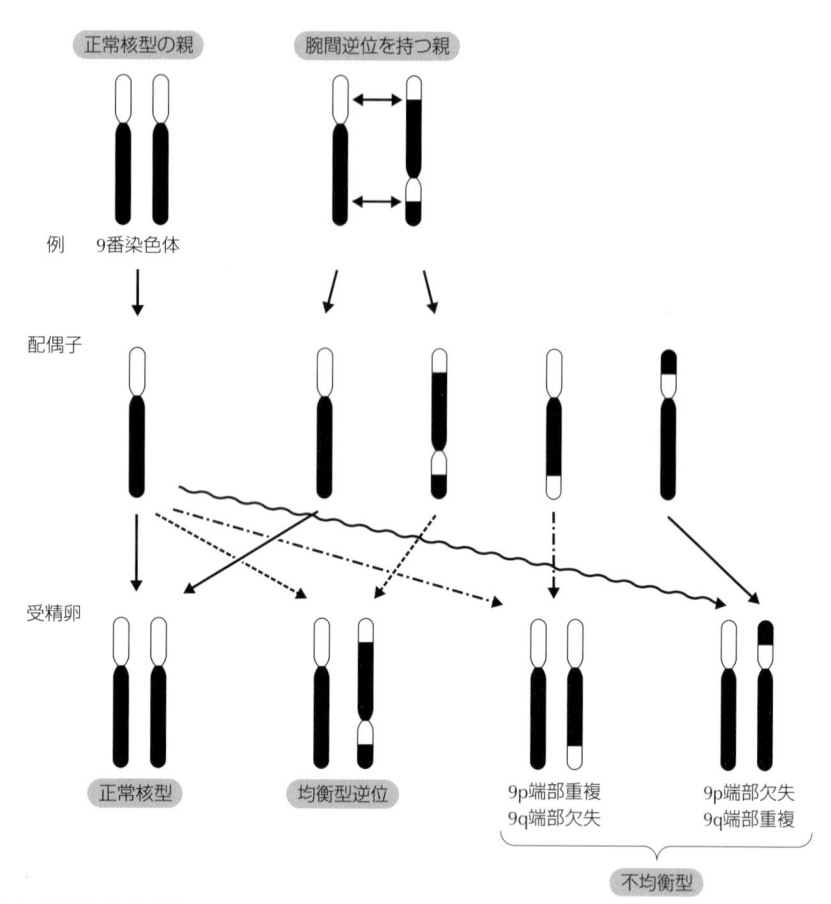

図1 腕間逆位の分離パターン

🌿 遺伝カウンセリング 🌿

- 表現型正常の片親が腕間逆位を持つ場合，不均衡型組換え体により表現型異常を有する児を得る可能性，羊水検査の適応について情報提供する．
- 出生前診断で偶然発見される場合（高齢妊娠など），胎児超音波による正確な成長・形態評価，夫婦の染色体検査を考慮する．
- 表現型異常の児で見つかった場合，片親が同じ逆位を持っていれば表現型との関係はないと考えるが，*de novo* であれば表現型と関係している可能性が残る．

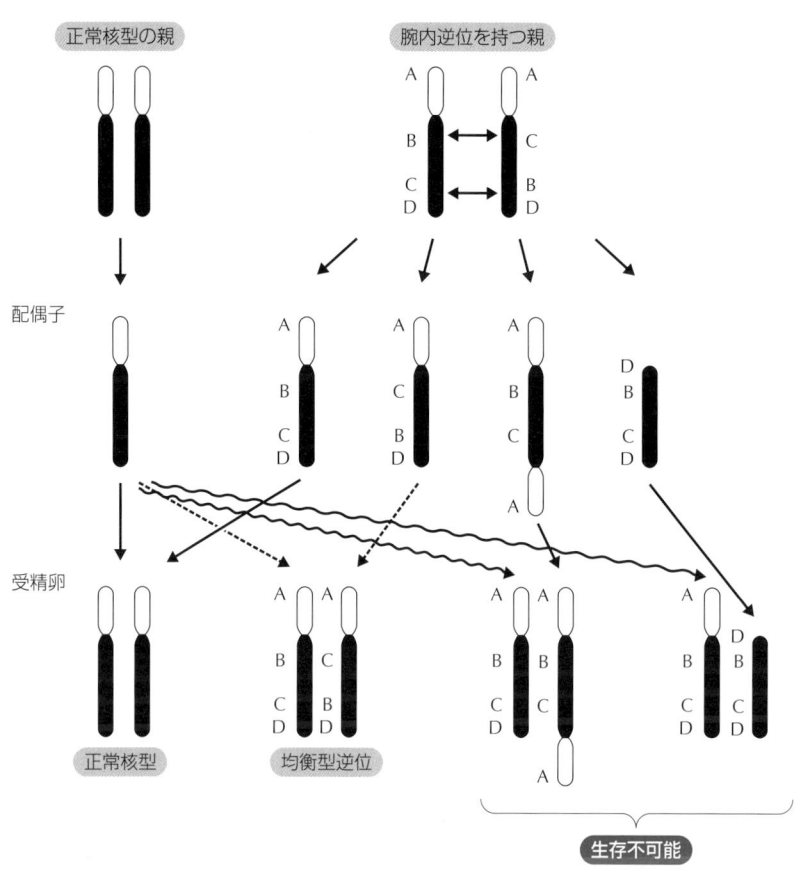

図2 腕内逆位の分離パターン

8 その他の染色体構造異常
other structural chromosome abnormality

原因
過剰マーカー染色体はG分染法で同定困難な小型の過剰染色体であり（発達遅滞児の3/1,000，出生児の1/2,000，出生前診断胎児の0.04〜0.08％［de novoは1/2,500］），de novo（70％）と片親由来（30％），サテライトあり（70％）となし（30％）に分類される．サテライトを両端に持つ逆位重複15番染色体が最多である．

再発率
de novoの場合次子の再発率は低く，片親由来の場合50％までとなる．

臨床像
表現型正常の片親由来の場合，表現型正常と考えられる．逆位重複15番染色体では，

筋緊張低下，知的障害，自閉性障害を呈する．

🍃 遺伝カウンセリング 🍃

- 出生前診断で偶然発見される場合（高齢妊娠など），胎児超音波による正確な成長・形態評価，FISHによる詳細な染色体分析，夫婦の染色体検査を考慮する．
- 片親が同じ過剰染色体を持てば胎児の表現型は正常，両親とも正常核型であれば胎児の13～30％が表現型異常，片親が均衡型相互転座保因者であれば胎児は3:1分離による不均衡型相互転座で（11/22混合トリソミーなど）表現型異常になる可能性が高いと考える．

16 腫瘍

1 遺伝性乳癌・卵巣癌症候群 hereditary breast and ovarian cancer syndrome(HBOC)

[MIM #604370, #612555]

原因
腫瘍抑制遺伝子である BRCA1(17q21.31)または BRCA2(13q13.1)の機能喪失型変異もしくは欠失による．遺伝性に乳癌を発症する疾患は HBOC 以外にも Lynch 症候群，Li-Fraumeni 症候群，Peutz-Jeghers 症候群などが知られており，鑑別を要する．

再発率
AD．患者の子が BRCA1/2 変異遺伝子を受け継ぐ確率は 50％．ただし不完全浸透であるため，腫瘍の発症率はより低く，性別も影響する．

臨床像
変異遺伝子により個々の癌の累積発症率は異なる(表1)．

a. 乳癌
BRCA1 変異陽性者では散発例に比べて組織学的異型度が高く，トリプルネガティブ乳癌(TNBC)が多い．TNBC は散発例では 15％程度であるのに対し，BRCA1 変異陽性者では 70〜85％に達する．TNBC のうち約 15〜20％が BRCA1 変異陽性である．BRCA2 変異陽性者ではこうした組織学的特徴は見られない．

b. 卵巣癌
病理組織学的には 70〜80％が漿液性腺癌(散発例では 50％)である．実際には卵管采由来の細胞が癌化すると考えられている．

c. 前立腺癌
BRCA1/2 変異陽性者では病理組織学的に未分化である頻度やリンパ節転移の頻度が高く，診断時腫瘍径も大きい傾向がある．特に BRCA2 変異陽性例では生命予後も散発例に比べて不良であると報告されている．

表1 変異遺伝子と各腫瘍の累積発症率(海外データ)

	BRCA1 (海外データ)	BRCA2 (海外データ)	一般集団 (海外データ)	一般集団 (日本人*)
乳癌				
女性	50〜80％	40〜70％	12％	9％
男性	1〜2％	5〜10％	0.1％	データなし
卵巣癌	24〜40％	11〜18％	1〜2％	1％
前立腺癌	<30％	<39％	15〜18％	10％
膵癌	1〜3％	2〜7％	0.5％	2％

*2013年データ(国立がん研究センターがん対策情報センター)による．

遺伝カウンセリング

- NCCN(National Comprehensive Cancer Network)や日本乳癌学会が，遺伝学的検査を考慮すべき患者や本症が疑われる患者の「一次拾い上げ」基準を公表している．いずれの場合も発症年齢，癌の多発・再発，卵巣癌の有無，乳癌の病理組織学的特徴，家族歴の情報に基づいている．
- 発症年齢や家族歴から変異の保有確率を推定するツールとして，BRCAPROやMyriad table，KOHCalがよく用いられる．日本人の変異陽性率は欧米のデータとほぼ同等である．
- 変異陽性者に対する臨床的マネジメントがNCCNにより提示されているが，わが国の保険医療制度にそのまま適用できないものが多く含まれている．日本の現状に対して正確な情報を提供したうえで，HBOCの専門診療体制が整備された乳腺外科，婦人科との連携が重要である．一部の医療機関では変異陽性者に対する予防的乳房切除を提供している．
- 卵巣癌に対する定期観察が予後を改善するというエビデンスはない．
- 変異陽性者に対しては，関連癌に伴う臨床所見や症状について周知しておく．
- HBOCの拾い上げ基準を満たす患者でも*BRCA1/2*変異陽性率は高くない．特に家族歴が濃厚な場合は，変異陰性の場合でも一般集団より高い罹患・再発リスクを想定したサーベイランスが望ましい．
- 変異陽性男性の腫瘍の浸透率は低いので，特に男性を介して変異遺伝子が継承されている家系では，リスク評価に注意を要する．
- 膵癌に対するエビデンスに基づくスクリーニング法は確立していないので，家族歴等に基づいて個別に対応する．

2 リンチ症候群（遺伝性非ポリポーシス大腸癌）Lynch syndrome(hereditary nonpolyposis colorectal cancer)

[MIM #120435, #609310, #614337, #614350]

原因

DNAミスマッチ修復遺伝子である*MLH1*(3p22.2)，*MSH2*(2p21)，*MSH6*(2p16.3)，*PMS2*(7p22.1)のいずれかの機能喪失型変異もしくは欠失による．*MLH1*と*MSH2*がそれぞれ全体の50％，40％を占める．まれであるが，*MSH2*遺伝子のメチル化に関与する*EPCAM*遺伝子の変異による例も報告されている．全大腸癌の約2～5％が本症によると推測されている．

再発率

AD．患者の子が変異遺伝子を受け継ぐ確率は50％．個々の腫瘍の浸透率は異なる．*MSH6*，*PMS2*変異では各腫瘍の浸透率は低い．

臨床像

多彩な癌の発症リスクが高まるが，重要なものは消化器癌と婦人科癌である(表1)．大腸癌の平均発症年齢は40歳代で，半数以上が右側結腸に発生する．粘液癌や低分化

表1 変異陽性者における主な腫瘍の70歳までの累積発症率

癌の部位	累積発症率(%)
大腸(男性)	54〜74
大腸(女性)	30〜52
子宮内膜	28〜60
胃	5.8〜13
卵巣	6.1〜13.5
腎盂・尿管	3.2〜8.4

(大腸癌研究会(編):遺伝性大腸癌診療ガイドライン2012年版,金原出版,2012,改変)

腺癌の比率が高いが,予後は散発例と比較してむしろ良好である.子宮内膜癌では類内膜腺癌の頻度が高い.胃癌は日本人患者の約15%に認める.

皮脂腺腫瘍を合併するものはMuir-Torre症候群と呼ばれ,*MSH6*変異によるものが多い.

中枢神経腫瘍(膠芽腫が多い)を合併するものはTurcot症候群と呼ばれる.家族性大腸ポリポーシスに伴うものもあり,鑑別を要する.

遺伝カウンセリング

- Lynch症候群を疑う患者に対する一次スクリーニングとしてアムステルダム基準Ⅱと改訂ベセスダガイドラインが用いられる.Lynch症候群家系でこれらの基準を満たすものはそれぞれ41%,89%と報告されている.
- 一次スクリーニングで陽性となった患者に対し,マイクロサテライト不安定性(microsatellite instability:MSI)検査もしくは腫瘍組織におけるミスマッチ修復タンパクの免疫染色を行う(二次スクリーニング).最終的には遺伝学的検査により診断を確定する.
- Lynch症候群大腸癌の90%以上でMSI陽性となる.一方散発性大腸癌でも10%程度で陽性となる.
- 変異陽性者に対しては,20〜25歳から(家族歴によって調整)1〜2年ごとの大腸内視鏡検査が推奨される.子宮内膜癌に対する有用性が確認されたスクリーニング法はない.

3 家族性大腸ポリポーシス familial adenomatous polyposis(FAP)

[MIM #175100, #608456]

原因

腫瘍抑制遺伝子*APC*(5p22.2)の機能喪失型変異もしくは欠失による.臨床的に診断が確定している患者の90%以上で*APC*遺伝子変異を同定できる.わが国での頻度は

1/17,400と推計されている．塩基除去修復遺伝子*MUTYH*(1p34.1)の変異が原因でARの遺伝形式をとるものもあるが，極めてまれ．

> [再発率]

AD．患者の子が*APC*変異遺伝子を受け継ぐ確率は50％．未治療の場合，ポリポーシスとそれに続く大腸癌の浸透率は100％．

> [臨床像]

大腸にポリープが多発(100個以上)する．ポリープの数により，密生型FAP，非密生型FAP，attenuated FAP(ポリープが100個未満)に分類される．

ポリープは早い例では10歳以前から出現し，20歳で約80％，40歳でほぼ100％に発生する．未治療患者では15歳以降大腸癌が出現し，累積有病率は40歳で約60％，60歳でほぼ100％に達する．

大腸以外の病変としては胃底腺／十二指腸ポリープ，デスモイド腫瘍，類上皮腫，甲状腺癌，副腎腫瘍などを合併する．十二指腸ポリープは癌化リスクが高い．

軟部腫瘍，骨腫瘍，デスモイド腫瘍などを合併するものはGardner症候群と呼ばれる．脳腫瘍(主に小脳髄芽腫)を合併するものはTurcot症候群と呼ばれる．

🌿 遺伝カウンセリング 🌿

- *APC*遺伝子の変異部位とポリープの数にある程度の相関が認められる．特にコドン1309の変異はポリープの発生が早く密生型を示し，癌化も早いとされている．
- 変異陽性者に対しては予防的大腸切除が推奨される．標準術式は大腸全摘・回腸囊肛門(管)吻合術で，20歳代前半で施行されることが多い．日本人患者の大腸癌累積有病率は24歳で4％である．
- 変異が確認された未成年者に対しては，思春期以降，1～2年ごとの大腸内視鏡検査を行う．また大腸ポリープ発見後，もしくは25歳以降は上部消化管内視鏡検査も1～3年ごとに行う．
- すでに腹部にデスモイド腫瘍を認めるときは，予防的大腸切除は推奨されない．
- attenuated FAPに対しては1～2年ごとのポリペクトミーによる経過観察も選択肢となりうる．
- 東日本では「ハーモニー・ライフ」，西日本では「ハーモニー・ライン」という患者・家族会が活動している．

---

4 ポイツ・イェーガース症候群 Peutz-Jeghers syndrome(PJS)

[MIM #175200]

> [原　因]

セリン・スレオニンキナーゼをコードする*STK11*(19p13.3)の機能喪失型変異もしくは欠失による．94％の患者で点変異もしくは欠失変異を認める．頻度は100,000人に1人程度と推測される．

再発率
　AD．患者の子が*STK11*変異遺伝子を受け継ぐ確率は50％．患者の45％は*de novo*と考えられるので，この場合，患者の同胞の再発率は低い．

臨床像
　小児期から消化管(特に小腸)に過誤腫性ポリポーシスを生じ，未治療では学童期に腸重積や消化管出血をきたして外科治療を要することが多い．95％の症例で，幼児期から口唇，頰粘膜，四肢末端部，肛囲などに，色素斑が出現するが，多くは成人までに消失する．

　40歳までに20％，70歳までに80％が癌を発症する．大腸癌および全消化管癌の生涯発症率はそれぞれ約40％，約60％で，膵癌(17％)や乳癌(30％)のリスクも高い．

　女性はほぼ全例で性索腫瘍を発症し，過多月経やときに思春期早発を伴う．腫瘍自体は良性の経過をとる．男性では精巣のSertoli細胞腫瘍を発症し，女性化乳房を呈することがある．

🍃 遺伝カウンセリング 🍃

- 定期検査などで発見されたポリープは内視鏡下あるいは腹腔鏡下での切除を行う．
- 小腸ポリープの評価にカプセル内視鏡の有用性が期待される．
- 小児期から臨床症状が出現するので，リスクのある子に対しては色素沈着の観察や発症前診断が推奨される．腹部症状に対する親への注意喚起も重要である．

---

5 リ・フラウメニ症候群 Li-Fraumeni syndrome(LFS)

[MIM #151623]

原因
　腫瘍抑制遺伝子*TP53*(17p13.1)の機能喪失型変異もしくは欠失による．まれな疾患と考えられていたが，*TP53*生殖細胞系列変異の頻度は5,000～20,000人に1人という報告もある．

再発率
　AD．患者の子が*TP53*変異遺伝子を受け継ぐ確率は50％．両親の一方が罹患している場合は，同胞のリスクは50％．患者の7～20％は*de novo*変異と推測され，この場合，患者の同胞の再発率は低い．

臨床像
　患者および家系内に認められる癌の種類や年齢に基づいたLFSの診断基準が用いられる．より基準をゆるめたLi-Fraumeni-like syndrome(LFL)の診断基準も示されており，LFS患者の80％，LFL患者の40％で*TP53*変異が同定される．

　主な腫瘍として，軟部肉腫・骨肉腫(LFS患者に生じる癌の25％を占める)，閉経前乳癌，副腎皮質癌，脳腫瘍が挙げられ，これらでLFS関連腫瘍の70％を占める．いず

れも発症年齢の早いことが特徴で，LFS関連腫瘍の50％は30歳以前に発症する．10歳未満では軟部組織肉腫，脳腫瘍，副腎皮質癌，10歳代では骨肉腫，成人では乳癌，脳腫瘍の発症頻度が高い．癌の生涯発症リスクは男性で73％，女性はほぼ100％．

脈絡叢癌または副腎皮質癌を発症した小児は，他の腫瘍や家族歴がなくても TP53 変異を有している可能性が高い．

🍃 遺伝カウンセリング 🍃

- TP53 遺伝学的検査を考慮すべき基準がChompretによって示されている．基準を満たす患者の20％は TP53 遺伝子変異を認める．
- TP53 のミスセンス変異を有する患者は他の変異を有する患者より発症年齢が早い．
- LFS家系では促進現象の存在が示唆されている．テロメア長の短縮や TP53 遺伝子の調節因子である MDM2 遺伝子の多型がこれに関与している可能性がある．
- 放射線感受性が高いため，検査や治療目的の放射線被曝は可能な限り回避する．検査目的での放射線被曝もなるべく少なくすることが望ましい．紫外線曝露，喫煙，過量の飲酒など一般的に癌リスクを高める要因は避ける．

6 多発性内分泌腫瘍症1型 multiple endocrine neoplasia type 1(MEN1)

[MIM #131100]

原因
腫瘍抑制遺伝子 MEN1（11q13.1）の機能喪失型変異もしくは欠失による．家族歴のある患者の約90％，散発例の約50％に変異が同定される．頻度は30,000人に1人程度．

再発率
AD．患者の子が MEN1 変異遺伝子を受け継ぐ確率は50％．個々の腫瘍の浸透率は異なる．患者の約10％は de novo 変異によると考えられる．

臨床像
日本の研究グループによる診断基準が公開されており，個々の病変からMEN1を検索するフローチャートも示されている（『多発性内分泌腫瘍症診療ガイドブック』）．

a. 原発性副甲状腺機能亢進症
生涯累積発症率はほぼ100％．発症年齢の中央値は20歳代前半で初発病変であることが多いが，軽症例が多いため，見逃されていることも多い．

b. 下垂体腫瘍
約50％．非機能性腫瘍が下垂体腫瘍全体の約40％を占める．機能性腫瘍ではプロラクチン産生腫瘍が最も多い．

c. 膵消化管神経内分泌腫瘍
約60％．80％は多発する．非機能性腫瘍が最も多く，機能性腫瘍ではガストリン産

生腫瘍(十二指腸粘膜に多発)やインスリン産生腫瘍が多い．
d. 副腎皮質腫瘍
   20〜30％．多くは非機能性で，積極的な治療を必要としない．
e. 胸腺神経内分泌腫瘍
   5％．ほぼ全例が悪性で生命予後決定因子となる．
f. 皮膚腫瘍
   40％．顔面血管線維腫や脂肪腫が見られる．

---------- 🍃 遺伝カウンセリング 🍃 ----------

- 罹患病変が多彩で，それぞれが不完全浸透であるため，臨床症状は同一家系内でも多彩である．
- 個々の腫瘍に対する治療法(術式)は散発例とは異なるため，遺伝学的検査による診断の確定は有用性が高い．
- 個々の腫瘍に対するスクリーニングプログラムがNCCNや日本の研究グループによる『多発性内分泌腫瘍症診療ガイドブック』で公開されている．
- 副甲状腺機能亢進症のみを認める家族性副甲状腺機能亢進症家系の約20％に*MEN1*遺伝子変異を認める．その他の原因遺伝子として*CASR*(3p21.1)，*CDC73*(1q31.2)が知られている．
- MEN1およびMEN2の患者・家族の会「むくろじの会」が活動している．

7 多発性内分泌腫瘍症2型
multiple endocrine neoplasia type 2(MEN2)

[MIM #171400, #162300]

原　因
癌原遺伝子である*RET*(10q11.21)の機能獲得型変異による．変異コドンと臨床像はよく相関する．臨床的にMEN2と診断された患者ではほぼ100％で変異が確認される．頻度は35,000人に1人程度．

再発率
AD．患者の子が*RET*変異遺伝子を受け継ぐ確率は50％．MEN2Bでは約半数が*de novo*変異による．

臨床像
臨床像からMEN2A，MEN2B，家族性甲状腺髄様癌(familial medullary thyroid cancer：FMTC)に分類される．*RET*遺伝子上のミスセンス変異の位置によって病型が規定される．日本の研究グループによる診断基準が公開されている．米国甲状腺学会の最新のガイドラインでは，FMTCをMEN2Aの亜型と位置づけている．
a. 甲状腺髄様癌
   日本人患者の5年生存率はFMTC 100％，MEN2A 96％，MEN2B 73％．

b. 褐色細胞腫
　思春期以降に発症する．変異コドンによって浸透率が異なり，MEN2Bやコドン634に変異を有するMEN2Aでは浸透率が高い．
c. 副甲状腺機能亢進症
　比較的軽症で推移することが多い．
d. 粘膜神経腫
　腫瘍は良性で治療を要しないが，顔面に発生するため美容上の問題が大きい．

―――― 遺伝カウンセリング ――――
- 甲状腺髄様癌の30％はMEN2によるものであり，すべての甲状腺髄様癌患者に*RET*遺伝学的検査が推奨される．
- 米国甲状腺学会は患者の子に対して乳幼児期に発症前診断を行い，変異コドンに基づいた予防的甲状腺全摘術の施行時期を提唱しているが，わが国の大多数の外科医は負荷試験などによって定期的な経過観察を行い，発症が確認された時点で手術を行っている．
- MEN2AとFMTCの厳密な区別はできないので，現時点でFMTCと診断されている患者にも褐色細胞腫のスクリーニングが勧められる．
- MEN1およびMEN2の患者・家族の会「むくろじの会」が活動している．

8 フォンヒッペル・リンドウ病 von Hippel-Lindau disease(VHL)

[MIM #193300]

原因
　腫瘍抑制遺伝子 *VHL*（3p25.3）の機能喪失型変異もしくは欠失による．患者のほぼ全例で変異が同定される．頻度は35,000人に1人程度．

再発率
　AD．患者の子が*VHL*変異遺伝子を受け継ぐ確率は50％．患者の約20％は*de novo*変異と推測される．個々の病変は不完全浸透であるが，変異陽性者は65歳までにほぼ100％なんらかの関連病変を発症する．

臨床像
　家族歴の有無に基づいた診断基準が用いられている．
a. 中枢神経血管芽腫
　患者の70％に発生する．多くは10～20歳代に発症し，多発，再発する．発生部位に依存した神経症状を呈する．脊髄血管芽腫の80％はVHLによる．
b. 網膜血管芽腫
　60％．幼少時に発症し，未治療では眼底出血や網膜剥離をきたして視力障害の原因となる．

c. 腎癌

50％．10歳代から70歳代まで広い年代で発症する．平均診断時年齢は30歳代後半．腎嚢胞も高率に認める．

d. 褐色細胞腫

15％．若年では10歳代から発症する．10〜15％は副腎外に発生し，3〜5％は悪性である．

e. 膵内分泌腫瘍

15％．多くは非機能性．

f. 内耳リンパ嚢腫

15％．思春期以降に発症する．耳鳴，めまい，顔面の違和感などを伴い，進行が早い例では聴覚障害を起こす．

遺伝カウンセリング

- 罹患病変が多彩で，それぞれが不完全浸透であるため，臨床症状は同一家系内でも多彩である．
- 変異陽性者やリスクのある子どもに対しては個々の病変の発症年齢に応じた年齢からの定期検査を開始する．0〜10歳では網膜血管芽腫と褐色細胞腫，10歳代からはそれ以外の病変に対しての定期的な神経学的診察と画像検査が推奨される．
- 患者・家族の会「ほっとchain」が活動している．

---

9 遺伝性パラガングリオーマ・褐色細胞腫症候群 hereditary paraganglioma-pheochromocytoma syndrome (HPPS)

[MIM #171300]

原因

褐色細胞腫・パラガングリオーマの約30％は単一遺伝子に起因し，他の腫瘍を伴うもの(MEN2，VHL，NF1)と，伴わないものがある．後者の原因遺伝子として複数の遺伝子が同定されているが，比率としてはコハク酸脱水素酵素のサブユニットをコードする *SDHB* (1p36.13)と *SDHD* (11q23.1)によるものが多い．

再発率

AD．患者の子が変異遺伝子を受け継ぐ確率は50％．原因遺伝子により浸透率は異なる．

臨床像

原因遺伝子によって好発部位や悪性度に違いがある(表1)．若年発症，多発・両側性病変，再発，悪性例，家族歴の存在はHPPSを疑う．

SDHB 変異陽性者の累積有病率は30歳，40歳，50歳でそれぞれ29％，45％，77％．
SDHD 変異陽性者の累積有病率は30歳，40歳，50歳でそれぞれ48％，73％，86％．

表1 HPPSの原因遺伝子と臨床像

遺伝子	HPPSに占める割合(%)	臨床的特徴 部位	多発/両側	悪性例	遺伝形式
SDHB	22〜38	副腎外(腹部)	〜20%多発	40%以上	AD
SDHD	〜30	副腎外(頭頸部)	〜50%多発	<5%	*
SDHC	4〜8	副腎外	〜20%多発	<5%	AD
SDHA	0.6〜3	副腎外	単発	<5%	AD
SDHAF2	まれ	副腎外(頭頸部)	〜90%多発	<5%	*
MAX	まれ	副腎	〜60%両側	25%	*
TMEM127	まれ	副腎	〜40%両側	<5%	AD

*インプリンティングにより, 父親から変異遺伝子を受け継いだときのみ発症.

遺伝カウンセリング

- HPPSでは原因遺伝子によって好発部位や悪性度が異なるので, 遺伝学的検査によって原因を明らかにすることは意義がある. 臨床像に基づいてどの遺伝子解析を優先するかを示すアルゴリズムが公開されている.
- パネルを用いた複数遺伝子の同時解析が主流になりつつある.
- 大部分の患者は一方の親から変異遺伝子を受け継いでいるが, 不完全浸透やインプリンティングのため, 家族歴が明らかでない例が多い. *de novo* 変異がそれぞれの遺伝子変異に占める割合は不明.
- 家族歴における突然死の存在は罹患を示唆する重要な情報である.
- 変異陽性者やリスクのある血縁者に対しては定期的なカテコラミン測定と画像検査を行う. エビデンスは乏しいが, 10歳からの検査開始が推奨される.

10 神経線維腫症1型 neurofibromatosis 1(NF1)

[MIM #162200]

原因

主にニューロンに発現し, シグナル伝達系を制御するタンパクであるneurofibrominをコードする腫瘍抑制遺伝子*NF1*(17q11.2)の機能喪失型変異もしくは欠失による. 診断基準を満たす患者のほぼ全例で変異が同定される. 頻度は約3,500人に1人と高いが軽症例は見逃されている場合が多い.

再発率

AD. 患者の子が変異を受け継ぐ確率は50%. 患者の約半数は*de novo*変異による. 変異陽性者における浸透率は100%.

表1　NF1の診断基準（NIH）

以下の所見の2つ以上を満たす場合にNF1と診断する．
- 思春期以前では最大径5 mm以上，思春期以降では15 mm以上のカフェ・オ・レ斑が6個以上
- いずれかのタイプのいずれかのタイプの神経線維腫が2個以上か，蔓状神経線維腫が1個
- 腋下や鼠径部の雀卵斑様色素斑
- 視神経膠腫
- 2個以上のLisch結節（虹彩過誤腫）
- 蝶形骨異形成や脛骨の偽関節形成などの特徴的骨病変
- 第1度近親者に上記の診断基準を満たすNF1罹患者がいる．

臨床像

NIHによる診断基準が広く用いられており，感度も特異度も高い（**表1**）．日本皮膚科学会や厚生労働省研究班による診断基準もある．家族歴がある場合には1歳まで，家族歴がない場合も8歳までにほぼ全例が診断基準を満たす．

臨床像は同一家系内でも極めて多彩である．悪性末梢神経鞘腫瘍は予後不良であり，びまん性神経線維腫や頭蓋内腫瘍，骨病変は患者のQOLを著しく障害する．一方，カフェ・オ・レ斑や少数の神経線維腫のみを呈する患者はNF1と診断されていないことも多い．

NF1の小児は，知能は正常であるが50〜70％に学習障害を認める．

多くの女性患者は妊娠中に神経線維腫の数や大きさの増大を経験する．

🌿 遺伝カウンセリング 🌿

- NF1は大部分の例で臨床所見によって診断される．遺伝学的検査はNF1が疑われるが診断基準を満たさない例に対して考慮する．
- 遺伝子欠失例はより重症の傾向がある．
- 同一家系内でも臨床症状は多彩であり，子の診断から親の罹患が判明することもある．また疾患イメージも家系内の患者の重症度に左右されがちである．罹患した親の臨床症状から次世代の罹患者の臨床症状は予測できない．
- 年齢によって好発する病変が異なるため，年齢に応じた定期健康管理が重要．
- 稀少難病者の会「復生あせび会」の中にNF1の部会がある．

11　神経線維腫症2型 neurofibromatosis 2（NF2）

[MIM #101000]

原因

細胞増殖シグナルに対して抑制的に機能するmerlinをコードする腫瘍抑制遺伝子 *NF2*（22q12.2）の機能喪失型変異もしくは欠失による．変異検出率は家族例，散発例でそれぞれ92％，72％．頻度は約40,000人に1人程度．

再発率

AD．患者の子が変異を受け継ぐ確率は50％．患者の約半数は*de novo*変異による．変異陽性者における浸透率は100％．

臨床像

a. 両側性前庭神経鞘腫

耳鳴，難聴，平衡機能障害を伴い30歳までにほぼ必発する．平均発症年齢は18～24歳．

b. 脊髄腫瘍

約70％．神経鞘腫が最も多く，星状細胞腫や上衣腫も発生する．

c. 髄膜腫

50～80％．発生部位により脳幹圧迫や水頭症を引き起こす．小児期から発生する．

d. 水晶体白濁

30％．前庭神経鞘腫より先行し，小児期に出現する．片側もしくは両側性の視力低下をきたす．

🍃 遺伝カウンセリング 🍃

- NF1と比較すると家系内での臨床像のばらつきは小さい．
- 大規模欠失例はナンセンス変異やフレームシフトを有する例よりも臨床症状はより軽症となる．ミスセンス変異例は最も軽症．
- 散発例では25～30％が体細胞モザイクによる．この場合，子は変異遺伝子を受け継ぐ確率は50％より低くなるが，推計は難しい．
- 変異陽性者に対しては10～12歳から年1回の頭部MRI検査を開始し，30歳代まで続ける．

12 カーニー複合 Carney complex（CNC）

[MIM #160980, %605244]

原因

タンパク質キナーゼA調節サブユニットをコードする*PRKAR1A*（17q24.2）の機能喪失型変異が約60％の患者に認められる．遺伝的異質性があり，約20％の家系は2p16領域に連鎖している．報告されている症例は世界でも1,000例に至らず，頻度は明らかではない．国内では数十例と推定される．

再発率

AD．患者の子が変異を受け継ぐ確率は50％．患者の30％は*de novo*変異による．変異陽性者は50歳までに関連腫瘍を95％以上の確率で発症する．

臨床像

a. 皮膚色素沈着

思春期から発生する顔面や口唇，粘膜を含む全身に生じる多発性色素斑．年齢ととも

に増加するが，30歳代以降は減少，消失傾向を示す．
b. 粘液腫
　皮膚粘液腫(出生時から30歳代)，心粘液腫(乳児期から)，乳房粘液腫(思春期以降)．
c. 内分泌病変
　原発性色素沈着性結節性副腎皮質病変(PPNAD)は臨床的にCushing症候群を呈する．成長ホルモン産生下垂体腫瘍は比較的軽度で，成人以前の発症は少ない．大細胞石灰型Sertoli細胞腫は思春期以降に発生．女性化乳房をきたす．ほかに甲状腺濾胞腺腫も見られる．
d. 神経鞘腫
　前庭神経鞘腫より先行し，小児期に出現する．

遺伝カウンセリング

- 好発年齢を考慮した画像検査や内分泌機能検査をおおむね年1回行う．
- PRKAR1Aに変異を有する家系と2p16に連鎖する家系の臨床所見の違いは明らかでない．

13　PTEN過誤腫症候群 PTEN hamartoma tumor syndrome (PHTS)

[MIM #158350, #153480]

原因
　PI3K/AKT経路に抑制的に作用する遺伝子PTEN(10q23.31)の機能喪失型変異による疾患で，Cowden症候群(CS)，Bannayan-Riley-Ruvalcaba症候群(BRRS)，Proteus様症候群(PLS)を包括する．これらの疾患は臨床的に診断され，PTEN遺伝子変異が確認できた場合にPHTSの診断が確定する．臨床的にCS，BRRS，PLSと診断された患者の変異陽性率はそれぞれ85％，65％，＜50％．頻度は200,000人に1人程度と推測されているが，診断されていない症例も多い．

再発率
　AD．患者の子が変異を受け継ぐ確率は50％．変異陽性者は30歳までにほぼ100％なんらかの病変を発症する．

臨床像
a. CS
　甲状腺(良性腫瘍75％，癌10％)，乳房(良性腫瘍67％，癌25～50％)，子宮内膜(癌5～10％)の腫瘍性病変．外毛根鞘腫と乳頭腫様丘疹(青年期までに必発)，巨頭・長頭症．
b. BRRS
　過誤腫性消化管ポリープ(45％)，巨頭症，精神発達遅延(50％)，漏斗胸，側彎．
c. PLS
　PSの診断基準は満たさないがPSの臨床的特徴を示す．

―――――――――――――― 🍃 遺伝カウンセリング 🍃 ――――――――――――――

- 親の世代が診断されていない場合が多く，de novo 変異の割合は不明．
- 同一家系内にCSとBRRSの罹患者が見られることがある．
- CS家系では PTEN 変異がある家系で乳癌リスクがより高い．

17 多因子疾患

1 糖尿病 diabetes

```
1型糖尿病[MIM %222100], 2型糖尿病[MIM #125853]
maturity-onset diabetes of the young(MODY)[MIM #606391]
MODY1[MIM #125850]
MODY2[MIM #125851]
MODY3[MIM #600496]
MODY4[MIM #606392]
renal cysts and diabetes syndrome(RCAD): MODY5[MIM #137920]
MODY6[MIM #606394]
MODY7[MIM #610508]
MODY8[MIM #609812]
MODY9[MIM #612225]
MODY10[MIM #613370]
MODY11[MIM #613375]
maternally inherited diabetes and deafness(MIDD)[MIM #520000]
familial hyperinsulinemic hypoglycemia 5 [MIM #609968]
Donohue syndrome[MIM #246200]
Rabson-Mendenhall syndrome [MIM #262190]
```

原因

糖尿病は，分泌低下と抵抗性によるインスリン作用不足により高血糖状態が持続する代謝疾患である．大部分は多因子疾患であるが，単一遺伝子に起因するものもある．一般的に，①1型糖尿病(T1D)，②2型糖尿病(T2D)，③その他の特定の機序・疾患によるもの，④妊娠糖尿病の大きく4つに分類される．

a. T1D

T1Dはβ細胞の破壊により，通常は絶対的インスリン欠乏に至る．β細胞破壊の機序として膵島構成成分に対する自己抗体が検出できるグループはA.「自己免疫性」と診断する．膵島構成成分の自己抗体が検出できない場合は現時点ではB.「特発性」と診断する．

T1Dには緩徐発症例もあるが，多くは週単位で急性に進行する．B型の中には1～2週間以内に発症する劇症糖尿病も含まれる．急性や劇症型のT1Dでは，風邪などのウイルス感染が先行することが少なくない．連鎖解析およびGWASにより，T1D発症に関与する遺伝子(感受性遺伝子)群が明らかとなっている(表1)．

b. T2D

T2Dは日本人糖尿病患者の90％以上を占める．T2Dの感受性遺伝子はGWASを利用して世界中の研究者が精力的に取り組んだ結果，すでにOMIMに記載されているもの(表2)を含めて60個以上の遺伝子および遺伝子領域が報告されている．

表1　T1D発症に関与する感受性遺伝子

遺伝子略称	遺伝子詳細表記	MIM番号	遺伝子座位名
CCR5	chemokine (C-C motif) receptor 5	*601373	IDDM22
CTLA4	cytotoxic T-lymphocyte-associated protein 4	*123890	IDDM12
FOXP3	forkhead box P3	*304790	
HLA-DQA1		*146880	
HLA-DQB1		*604305	
HLA-DRB1		*142857	
HNF1A	HNF1 homeobox A	*142410	IDDM20
IL2RA	interleukin 2 receptor, alpha	*147730	IDDM10
IL6	interleukin 6	*147620	
INS	insulin	*176730	
ITPR3	inositol 1,4,5-trisphosphate receptor, type 3	*147267	
OAS1	2'-5'-oligoadenylate synthetase 1, 40/46kDa	*164350	
PTPN22	protein tyrosine phosphatase, non-receptor type 22 (lymphoid)	*600716	
SUMO4	small ubiquitin-like modifier 4	*608829	IDDM5

c. その他の特定の機序・疾患によるもの

これは，A.「遺伝因子として遺伝子異常が同定されたもの」とB.「他の疾患，条件に合うもの」，の2群に分類されている．

Aに分類されるものが単一遺伝子疾患による糖尿病である．この中でミトコンドリア遺伝子変異によるMIDD［MIM #520000］は日本人糖尿病の約1％を占めると報告され最も多い．MIDDに関与する遺伝子は*MTTL1*，*MTTE*，および*MTTK*であり，そのうち*MTTL1*のm.3243A＞G変異の頻度が最も高い（**表**3）．他の単一遺伝子による糖尿病にはADの家族性若年性糖尿病（MODY）がある．MODY［MIM #606391］でOMIMに掲載されているのは現在，MODY1からMODY11までの11種類である（p322も参照）．他にINSR変異によるADの家族性糖尿病HHF5（hyperinsulinemic hypoglycemia, familial, 5）［MIM# 609968］，複合ヘテロあるいはホモ接合変異によるDonohue syndrome［MIM #246200］，Rabson-Mendenhall syndrome［MIM# 262190］がある．

Bに分類されるものは①膵外分泌疾患，②内分泌疾患，③肝疾患，④薬剤や化学物質によるもの，⑤感染症，⑥免疫機序によるまれな病態，⑦その他の遺伝的症候群で糖尿病を伴うことの多いものとして，Down症候群，Prader-Willi症候群，Turner症候群，Klinefelter症候群，Werner症候群，Wolfram症候群，セルロプラスミン低下症，脂肪萎縮性糖尿病［MIM #151660, #269700］，筋硬直性ジストロフィーが挙げられている．

d. 妊娠糖尿病

妊娠という負荷によって起こった耐糖能の低下をすべて含む概念で，原因はさまざまである．出産後，耐糖能が正常範囲に戻っても，将来の糖尿病発症リスクは高い場合が多い．

表2 T2D発症に関与する感受性遺伝子および遺伝子座位

遺伝子略称	遺伝子詳細表記	MIM番号
GPD2	glycerol-3-phosphate dehydrogenase 2	*138430
NEUROD1	neurogenic differentiation 1	*601724
IRS1	insulin receptor substrate 1	*147545
PPARG	peroxisome proliferator-activated receptor-gamma	*601487
IGF2BP2	insulin-like growth factor 2 mRNA-binding protein 2	*608289
WFS1		*606201
	[遺伝子座位名NIDDM4（5q34-q35.2）]	%608036
CDKAL1	CDK5 regulatory subunit-associated protein 1-like 1	*611259
HMGA1	high mobility group at-hook 1	*600701
ENPP1	ectonucleotide pyrophosphatase/ phosphodiesterase 1	*173335
GCK	glucokinase	*138079
PAX4	paired box gene 4	*167413
SLC30A8	solute carrier family 30（zinc transporter）, member 8	*611145
TCF7L2	transcription factor 7-like 2	*602228
KCNJ11	potassium channel, inwardly rectifying, subfamily J, member 11	*600937
ABCC8	ATP-binding cassette, subfamily C, member 8	*600509
MAPK8IP1	mitogen-activated protein kinase 8-interacting protein 1	*604641
MTNR1B	melatonin receptor 1B	*600804
HNF1A	HNF1 homeobox A	*142410
IPF1	pancreas/duodenum homeobox protein 1	*600733
IRS2	insulin receptor substrate 2	*600797
LIPC	lipase, hepatic	*151670
SLC2A4	solute carrier family 2（facilitated glucose transporter）, member 4	*138190
HNF1B	HNF1 homeobox B	*189907
GCGR	glucagon receptor	*138033
RETN	resistin	*605565
AKT2	v-AKT murine thymoma viral oncogene homolog 2	*164731
NIDDM3	diabetes mellitus, noninsulin-dependent, 3	%603694
HNF4A	hepatocyte nuclear factor 4-alpha	*600281
PTPN1	protein-tyrosine phosphatase, nonreceptor-type, 1	*176885
KCNQ1	potassium channel, voltage-gated, KQT-like subfamily, member 1	*607542

再発率

　フィンランドのコホート研究によると，T1Dの同胞における経験的再発率は約7％，子の再発率は4％と報告されている．T2Dでは環境要因が大きいため，経験的再発率の

表3 単一遺伝子疾患による糖尿病の原因遺伝子

遺伝子略称	遺伝子詳細表記	MIM番号	遺伝子座位名
MTTL1	transfer RNA, mitochondrial, leucine, 1	*590050	
MTTE	transfer RNA, mitochondrial, glutamic acid	*590025	
MTTK	transfer RNA, mitochondrial, lysine	*590060	
HNF4A	hepatocyte nuclear factor-4-alpha	#125850	MODY1
GCK	glucokinase	#125851	MODY2
HNF1A	hepatocyte nuclear factor-1alpha	#600496	MODY3
PDX1	pancreas/duodenum homeobox protein-1	#606392	MODY4
HNF1B	HNF1 homeobox B	#137920	MODY5
NEUROD1	neurogenic differentiation 1	#606394	MODY6
KLF11	kruppel-like factor 11	#610508	MODY7
CEL	carboxyl-ester lipase	#609812	MODY8
PAX4	paired box gene 4	#612225	MODY9
INS	insulin	#613370	MODY10
BLK	tyrosine kinase, b-lymphocyte specific	#613375	MODY11
INSR	insulin receptor	*147670	

信頼できるデータはない．これまでわかってきた遺伝子のリスクアレルをすべて考慮しても，家系データから計算した遺伝要因の約10〜15％程度しか説明できないため，遺伝子タイピングによる発症予測は現時点では困難である．MIDDの母から生まれた子は，100％変異ミトコンドリア遺伝子を受け継ぐが，変異を持ったミトコンドリアの比率は予測できないので発症予測はできない．他の核遺伝子の変異による疾患は各遺伝様式に従う．

臨床像

一般的にはT1Dの発症年齢は20歳以下が多いのに対し，T2Dは40歳以上が多いが，T1Dが中年期や更年期に起こることもありうる．T1DとT2Dは多くの症例で，膵β細胞に対する自己抗体の有無，β細胞の破壊の程度，インスリン抵抗性や肥満の有無などの指標で鑑別可能であるが，ある程度の重複もあり，厳密に区別することが難しい場合もある．

MIDDでは感音難聴を伴うことが多い．また，m.3243A＞G変異はMELAS（mitochondrial myopathy, encephalopathy, lactic acidosis, and stroke-like episodes）［MIM #540000］の変異であり，特徴的な臨床症状を合併することがある．

MODYは名前のとおり，家族性，若年発症が特徴であり，肥満を伴わないことが多い．*INSR*の複合ヘテロあるいはホモ変異では多毛，黒色表皮症（acanthosis nigricans），多囊胞性卵巣，眼間乖離，鞍鼻，耳介低位などの特徴的な所見があり，空腹時高インスリン血症が診断のきっかけになりうる．

遺伝カウンセリング

- 日本人におけるT1Dの発症率(0〜14歳)は100,000人あたり約2人とされている.
- 日本人を含むアジア人は欧米人に比べて,遺伝的にインスリン分泌能が低い.この事実が,日本人では肥満が少ない割にはT2Dが多い理由とされている.
- 家族歴,生活習慣など環境要因の関与が大きく,少なくとも現時点では遺伝子タイピングによるT2Dの発症予測はできない.
- T2Dの有病者数は世界のすべての国で増加している.肥満が世界的に激増していることが最大の要因であると考えられる.
- 戦後の45年間でわが国のT2Dは31.5倍に増加した.国民の摂取カロリーのピークは1975年であったが,カロリー消費がそれを上回るスピードで減少していることが,その後の増加の説明とされている.現在の有病率は男性15.2%,女性8.7%で,今後もさらに増加することが予想されている.
- 生活習慣病であるので,運動と適度なカロリー摂取がその発症予防には極めて重要であり,生活習慣への介入が発症予防に有効であったという研究報告もある.

② 過敏症(免疫反応を原因とする疾患群) hypersensitivity

原因

免疫反応は本来,感染に対する宿主の防御反応に必要なものであるが,特定の抗原に対する過剰な免疫反応自体が組織傷害や疾患を引き起こすことが知られている.ここでは,過敏症をこのような組織傷害を引き起こす過剰な免疫反応による疾患群とする.過敏症は大きく分けて,①外来抗原に対する反応が制御できず組織傷害をきたす場合(アレルギー疾患)と,②免疫寛容システムの破綻により,自己の組織を攻撃するようになる場合(自己免疫疾患)がある.

過敏症は関与する免疫細胞や組織,反応機序によりⅠ型からⅣ型に分類することが多いが,関与する遺伝子などの遺伝的背景に基づいた分類はできていない.最近のGWASにより,それぞれの疾患に関与する感受性遺伝子が明らかになってきたが,その感受性遺伝子が各疾患の発症に関与する機序は,ほとんどわかっていない.また,異なる疾患で共有している感受性遺伝子の存在も明らかになってきた.今後の感受性遺伝子の機能解析により,各疾患における過剰な免疫反応経路が明らかとなり,病態の診断に基づいた治療法の選択や新しい治療法の開発など個別化医療につながっていくことは間違いない.

想定されている遺伝要因のうち,現在わかっている感受性遺伝子で説明できるのは,多くても10%以下であり,遺伝子タイピングのみで発症予測するにはほど遠い状況である.

a.アレルギー疾患

多くは環境にある抗原に対するIgE抗体が,肥満細胞に結合することを契機として,肥満細胞から放出されるメディエーターによる病的な反応により発症する.ここでは気

管支喘息など，いわゆるアレルギー疾患に分類される疾患群の感受性遺伝子を取り上げる．特に先進国で患者が激増している事実は，人間の活動に伴って変化してきている環境要因が大きく関与していることを示している．一方，家族歴がある場合に発症する可能性が高いことはよく知られていて，遺伝要因の関与も大きい．

気管支喘息の感受性遺伝子[MIM #600807]，IgE反応性が関与する遺伝子群[MIM #147050]，アレルギー性鼻炎の感受性遺伝子[MIM #607154]，アトピー性皮膚炎（ATOD）[MIM % 603165]の感受性遺伝子，遺伝子座位を表1にまとめた．ATOD2は尋常性魚鱗癬の原因遺伝子でもあるフィラグリン遺伝子であることがわかっている．

b. 自己免疫疾患

自己組織に対するT細胞の反応により発症する疾患群である．主要な疾患として，リウマチ様関節炎（RA），炎症性腸疾患（IBD）を取り上げる．RAの有病率は約1％で，女性が男性よりも約3倍，高頻度である．わが国における有病率のピークは40〜60歳代であると報告されていたが，最近の調査ではそのピークが50〜70歳代に高齢化してきた．罹患率のピークは40〜60歳代である．人種差による差異は比較的小さい．同胞における家族集積性（λs）は8とされている．環境要因として喫煙は多くの疫学研究で要因として報告されている．歯周病との関連も疑われている．

リウマチ様関節炎の感受性遺伝子[MIM #180300]と炎症性腸疾患（IBD）の感受性遺伝子，遺伝子座位を表2にまとめた．このうちPADI4はRA特異的な疾患感受性遺伝子であり，わが国の集団で初めて報告された．この遺伝子はタンパク質のアルギニン残基をシトルリンに変える酵素をコードしている．RAのリスクアレルはこの酵素のmRNA安定化に関与していることが機能解析の結果わかっているので，シトルリン化タンパクを多く産生していることが考えられる．RAの血清マーカーとして抗CCP抗体（抗環状シトルリン化ペプチド抗体）があるが，何らかの関連があるのかもしれない．

IBDは潰瘍性大腸炎とCrohn病に分類されるが，欧米のデータでは有病率は両者とも約1.2％，λsはそれぞれ12と20である．わが国の有病率は0.11％で約1/10である．感受性遺伝子も欧米の報告とは主要な遺伝子，頻度ともに異なり，人種差がある．

[再発率]

ここで記載した大部分の免疫反応が関与する疾患群の再発率は，生活習慣，環境など時代とともに大きく変化しているものが多いため，その推定は困難である．自己免疫疾患の同胞再発率はRAでは約8％，IBDで1.2％というデータがある．

[臨床像]

a. アレルギー疾患

気管支喘息，アレルギー性鼻炎，アトピー性皮膚炎が最も頻度の高い疾患であるが，この3疾患のいずれにも罹患している患者も多い．

気管支喘息は，ハウスダスト，ダニ，ペット，排気ガス，タバコなどの環境刺激因子（アレルゲン），冷たい空気，運動，ストレスなどのさまざまな刺激が引き金となり，これらに対する過敏反応により気管支および細気管支の炎症が起こることがその病態である．その結果，気道の平滑筋収縮が起こるため，短期的には可逆性の気流制限を起こし，発作性に，呼吸困難，喘鳴，咳などの呼吸器症状をきたす症候群である．炎症と組織傷害が慢性的に持続すると，組織のリモデリングによる不可逆性の呼吸機能障害を起こ

表1 アレルギー疾患の感受性遺伝子，遺伝子座位

遺伝子略称	遺伝子詳細表記	MIM番号	遺伝子座位名
気管支喘息の感受性遺伝子			
HNMT	histamine n-methyltransferase	*605238	
MUC7	mucin 7, salivary	*158375	
IL13	interleukin 13	*147683	
SCGB3A2	secretoglobin, family 3a, member 2	*606531	
ADRB2	beta-2-adrenergic receptor	+109690	
IL12B	interleukin 12b	*16156	
HLA-G	HLA-G histocompatibility antigen, class I	*142871	
TNF	tumor necrosis factor	*191160	
PLA2G7	phospholipase A2, group	*601690	
VIIALOX5	arachidonate 5-lipoxygenase	*152390	
SCGB1A1	secretoglobin, family 1a, member 1	*192020	
PHF11	PHD finger protein 11	*607796	
CCL11	chemokine, CC motif, ligand 11	*601156	
IgE反応性が関与する遺伝子			
SELP	selectin P	*173610	
SPINK5	serine protease inhibitor, Kazal-type, 5	*605010	
HAVCR1	hepatitis A virus cellular receptor 1	*606518	
PLA2G7	phospholipase A2, group 7	*601690	
MS4A2	membrane-spanning 4 domains, subfamily A, member 2	*147138	
PHF11	PHD finger protein 11	*607796	
IL4R	interleukin 4 receptor	*147781	
IL21R	interleukin 21 receptor	*605383	
アレルギー性鼻炎の感受性遺伝子			
IL13	interleukin 13	*147683	
FOXJ1	forkhead box J1	*602291	
アトピー性皮膚炎の感受性遺伝子，遺伝子座位			
		%603165	ATOD1（3q21）
FLG	filaggrin	*135940	ATOD2
		%605804	ATOD3（20p）
		%605805	ATOD4（17q25.3）
		%603165	ATOD5（13q12-q14）
		%605845	ATOD6（5q31-q33）
		%613064	ATOD7（11q13.5）
		%613518	ATOD8（4q22.1）
		%613519	ATOD9（3p24）

表2 自己免疫疾患の感受性遺伝子，遺伝子座位

遺伝子略称	遺伝子詳細表記	MIM番号	遺伝子座位名
リウマチ様関節炎の感受性遺伝子			
HLA-DRB1	HLA, class II, DR beta-1	*142857	
SLC22A4	solute carrier family 22 (organic cation transporter), member 4	*604190	
PTPN22	protein tyrosine phosphatase, nonreceptor-type, 22	*600716	
PADI4	peptidylarginine deiminase, type IV	*605347	
CCR6	chemokine, CC motif, receptor 6	*601835	
CD244	CD244 antigen	*605554	
MHC2TA	major histocompatibility complex, class II, transactivator	*600005	
IRF5	interferon regulatory factor 5	*607218	
NFKBIL1	nuclear factor of kappa light chain gene enhancer in b cells inhibitor-like 1	*601022	
FCGR3B	Fc fragment of IgG, low affinity IIIb receptor for	*610665	
炎症性腸疾患の感受性遺伝子，遺伝子座位			
NOD2	nucleotide-binding oligomerization domain protein 2	*605956	IBD1
		%601458	IBD2(12p13.2-q24.1)
		%604519	IBD3(6p21.3)
		%606675	IBD4(14q11-q12)
		%606348	IBD5(5q31)
		%606674	IBD6(19p13)
		%605225	IBD7(1p36)
		%606668	IBD8(16p)
		%608448	IBD9(3p26)
ATG16L1	autophagy 16-like 1	*610767	IBD10
MUC3A	mucin 3A, intestinal	*158371	IBD11
MST1	macrophage stimulating 1	*142408	IBD12
BSN	bassoon, mouse, homolog of	*604020	IBD12
ABCB1	atp-binding cassette, subfamily b, member 1	*171050	IBD13
IRF5	interferon regulatory factor 5	*607218	IBD14
		%612255	IBD15(10q21)
TNFSF15	tumor necrosis factor ligand superfamily, member 15	*604052	IBD16
IL23R	interleukin 23 receptor	*607562	IBD17
		%612262	IBD18(5p13.1)
		%612278	IBD19(5q33.1)
		%612288	IBD20(10q24)
		%612288	IBD21(18p11)
		%612380	IBD22(17q21)
IL10	interleukin 10	*124092	IBD23
		%612566	IBD24(20q13)
IL10RB	interleukin 10 receptor, beta	*123889	IBD25
		%612639	IBD26(12q15)
		%612796	IBD27(13q13.3)
IL10RA	interleukin 10 receptor, alpha	*146933	IBD28

す．気道狭窄によって，喘鳴（ぜんめい：喉のヒューヒューという高い音），息切れ，咳，痰などの症状が出る．感冒などの気道感染が喘息急性増悪の誘発因子となることが多い．治療として気管支拡張薬の投与，ロイコトリエン受容体拮抗薬，吸入ステロイドなどが用いられる．成人喘息では，小児に比べてアレルギーの関与が明らかでない病型が多いとされている．したがって成人の場合，慢性閉塞性肺疾患との鑑別をする必要がある．

アレルギー性鼻炎のうち，スギ花粉などの季節性アレルゲンに対する過敏症は花粉症とも呼ばれ，眼球結膜，鼻粘膜，副鼻腔などから，涙，鼻汁などの分泌物が大量に出て，著しく日常生活の質が落ちる．ハウスダスト，ダニ，ペットなどに対する過敏性がある場合は通年性に症状が続く．治療としてアレルゲンの侵入を防ぐ，鼻噴霧ステロイド薬，抗ヒスタミン薬・ロイコトリエン受容体拮抗薬の内服，などがある．最近，アレルゲンの舌下投与による減感作療法も試みられるようになった．気管支喘息とアレルギー性鼻炎が合併することが多いことなどから，空気が通る経路の粘膜の炎症で生じる咽頭痛，鼻水，鼻閉，咳嗽，耳閉塞感，耳痛を総合的に診療する「one airway, one disease」の概念で両疾患を適切に把握し，治療・管理しようという流れも始まっている．今後，両疾患に関与する遺伝子が明らかになってくれば，新しい統括的な治療が開発される可能性が高い．

アトピー性皮膚炎は，皮膚の表面で起こる過敏症で，皮膚の炎症，かゆみ，肌の乾燥が主症状である．アトピー性皮膚炎の一部でフィラグリンタンパクの変異が皮膚バリア障害を起こすことがわかったが，他のバリアに関する遺伝子変異による素因が関与している可能性が考えられる．治療として皮膚のバリアを回復させるためのスキンケアと皮膚炎症の対策・制御が基本となる．皮膚バリアの障害があると黄色ブドウ球菌，真菌などが皮膚表面の炎症をきたし，アトピー性皮膚炎を悪化させると考えられるので，皮膚の保湿保護と抗菌のためのスキンケアが重要となる．ステロイド軟膏や免疫抑制薬であるtacrolimns軟膏と，抗ヒスタミン作用のある経口抗アレルギー薬の内服でかゆみをできるだけ抑えることが効果的である．

b．自己免疫疾患

リウマチ様関節炎は自己抗体による関節滑膜の慢性的な炎症により関節部の骨と軟骨の破壊をきたす疾患である．最近の診断と治療の進歩は目覚ましく，発症早期に診断すれば，かなり予後は改善している．診断では血清マーカーの抗CCP抗体が導入により，特異度を変えずに感度が改善された．治療面では従来からのステロイドと非ステロイド性抗炎症薬（NSAIDs）が脇役となり，methotrexateなどの低分子抗リウマチ薬と生物学的製剤が中心となってきた．生物学的製剤として最初に承認されたのがTNF阻害薬であるinfliximabであるが，その後，TNF受容体融合タンパクであるetanercept，IL-6阻害薬のtocilizumab，T細胞選択的共刺激調節薬abataceptなどが続々と承認されている．

炎症性腸疾患（IBD）では腸管に慢性反復性の炎症が起こる．Crohn病と潰瘍性大腸炎の2つに分類されている．Crohn病は腸管のどの部分でも罹患しうるが，最も多いのは回腸末端と大腸である．炎症は貫壁性で不連続な病巣があることが特徴である．これに対して潰瘍性大腸炎の炎症は連続性で直腸と大腸の粘膜内に限局している．両疾患とも

皮膚，眼，関節の炎症を併発しうる．5-ASA（5-アミノサルチル酸）製剤やステロイドによる内科的治療，寛解導入を目指すが，完治は難しい．生物学的製剤，免疫抑制薬も用いられる．外科的処置が必要な場合もある．

遺伝カウンセリング

- 最近のGWASなどの網羅的ゲノム解析研究により，感受性遺伝子が次々と明らかになってきたが，いずれのリスク遺伝型のオッズ比も低く，発症予測は現時点では困難である．
- 一方，感受性遺伝子の機能解析により，新たな細胞内伝達経路の関与が明らかとなり治療法開発につながる可能性が大きくなったのは朗報である．
- 気管支喘息，アレルギー性鼻炎，アトピー性皮膚炎の有病率は年々増加しているが，その原因はわかっていない．注意深い家族歴の聴取が鑑別診断に役立つことが多い．
- 自己免疫疾患におけるλs，同胞再発リスクなどのデータは有用である．

18 妊娠に関連した遺伝カウンセリング

A 胎内感染

　胎内感染(intrauterine infection)の対応で悩むことが多い病原体は，風疹ウイルス・サイトメガロウイルス・トキソプラズマである．主な胎内感染の病原体と留意事項を表1に示す．

　遺伝カウンセリングでは，母体感染，胎児感染，児の症候群発症はそれぞれ異なるもので，母体感染が必ずしも児の症候群発症ではないことを説明する．

　胎児感染の証明は，限られた施設でのみ行われており，希望がある場合には検査可能な施設を紹介することになるが，人工妊娠中絶の選択を考えているケースが多いので，検査の時期や説明には慎重な対応が必要である．

　風疹に関しては，予防接種が任意であった1979年4月2日～1987年10月1日誕生世代の抗体保有率が低く，先天性風疹症候群予防のため，この世代の夫婦やその家族は男性を含めて予防接種を行うことが望ましい．

B 薬剤の催奇形性

　妊娠中の投薬に関する相談のほとんどは催奇形性(teratogenecity of drug)の懸念であるが，実際には奇形症候群との関係が明らかな薬剤は非常に少ない．ただし，服薬と無関係にヒトは誰でも3～5％の頻度で先天異常が存在するので，催奇形性の心配がないという意味は「先天異常の頻度が3～5％という一般頻度と変わらない．万が一先天異常があった場合でも，薬剤の影響ではない可能性が極めて高い」という意味であることを説明する．

　薬剤添付文書の妊産婦・授乳婦に対する投与上の注意に「投与しないこと」と記載されている薬剤でも，「催奇形を疑う症例報告がある」ものから単に「妊娠中の投与に関する安全性が確立していない」ものまでが含まれており，これらの薬剤すべてに催奇形性があるわけではない．個々の薬剤の胎児への影響が不明な場合には，厚生労働省事業として設置された国立成育医療研究センター「妊娠と薬情報センター」などの存在を情報提供する．

　妊婦への薬剤投与でも，妊娠と知らずに服薬した相談でも，薬剤の催奇形性を判断する際には薬剤投与時期による胎児への影響の差異を知る必要がある．thalidomideの事例検討では，受精後20日(妊娠4週6日)以降のみで奇形が報告されており，妊娠4週前半までの服薬が受精卵に与える影響は，流産するか完全に修復されるので(all or noneの法則)，催奇形性の心配はないと考えられる．したがって正確な妊娠週数の評価(受精日の評価)は極めて重要となる．ただし，ribavirinなどの残留性のある薬剤は注意を要する．妊娠4週～7週末までは胎児の中枢神経，心臓，消化器，四肢などの臓器が発生・分化し，催奇形という意味では最も影響を受ける時期である．この時期を過ぎても性器の分化や口蓋の閉鎖などはなお続いている．妊娠16週～分娩までに投与された薬剤は

表1 主な胎内感染

病原体	一般的な症状	留意事項
風疹ウイルス	白内障，難聴，先天性心疾患（特に動脈管開存症），血小板減少性紫斑病，小頭症，知的障害，など	● 先天性風疹症候群発生率：妊娠4週までの母体感染で50％以上，8週まで35％，12週まで18％，16週まで8％．妊娠8週までは白内障，心疾患，難聴の2つ以上が出現し，9〜20週では難聴のみが多く，20週以降では胎児感染しても先天異常はほとんど認めない． ● HI抗体価が1〜2週間後4倍以上に上昇し，IgM陽性なら最近の母体感染を疑う． ● 胎児感染は臍帯血液中のIgM抗体測定，絨毛・羊水・臍帯血液中のウイルスRNA検出で診断．
サイトメガロウイルス（CMV）	発達遅滞を伴う小頭症，肝脾腫，聴力障害，視力障害（脈絡網膜炎），など	● 母体感染はしばしば無徴候． ● 有効な感染予防策がない． ● 妊娠中の母体初感染：約40％が胎児感染となるが，感染しても正常発達する児のほうが多く，障害を伴う児は母体初感染の10％である． ● 胎児感染は臍帯血液中のIgM抗体測定，羊水中のウイルス培養，CMV-DNA検出で診断． ● γグロブリン投与が有効との報告も認めるが，胎児治療として確立されたものはない．
トキソプラズマ	脈絡網膜炎，けいれんを伴う中枢神経合併症（水頭症，小頭症など），肝脾腫	● 母体感染はしばしば無徴候． ● IgM抗体は，感染後4〜24ヵ月間陽性であり，母体感染時期の特定は難しい．IgG抗体の急上昇は参考になる． ● 経胎盤感染率は感染週数が進むほど上昇するが，胎児感染後の臨床症状発症率は感染週数が進むほど低下する． ● 胎児感染は絨毛・羊水中の原虫遺伝子をPCR法で診断． ● 母体感染が診断されたらspiramycin，pyrimethamine，surfadiazineの母体投与を考慮
梅毒	肝脾腫，骨・軟骨炎，角膜炎	● トレポネーマ抗原検査法で陽性の場合，速やかにペニシリンを母体投与する．
B型肝炎ウイルス	肝障害	● 家族性の成人期慢性肝障害を起こす． ● HBs抗原陽性妊婦では，母子感染防止対策として，出生児に抗HB免疫グロブリンとHBワクチン投与を行う．
単純ヘルペス	水疱，小頭症，小眼球，産道感染による新生児ヘルペスでは中枢神経後遺症や死亡の頻度が高い	● 妊娠中の初発には抗ウイルス療法を行う． ● 分娩時に母体の性器ヘルペスを認めたら帝王切開分娩とする．

主として胎盤を通過して胎児へ到達する．胎盤の通過性は薬剤を選択するうえで重要な因子である．たとえば，抗凝固薬を必要とする妊婦では胎盤通過性の高いwarfarinではなく，通過性の少ないヘパリンが選択される．

また，てんかん，膠原病，心疾患などの慢性疾患患者に長期処方している場合，未婚

表2 催奇形性のある薬剤

薬剤	臨床像	留意事項
thalidomide	アザラシ肢,小耳,顔の血管腫,末梢神経や内臓の異常	優性遺伝の四肢欠損症,劣性遺伝の偽性サリドマイド症やRoberts症候群などとの鑑別が必要.
warfarin	骨・軟骨の形成不全,視神経萎縮,脳出血	原則はヘパリンを代替薬とするが,人工弁置換術後妊娠などでヘパリンで抗凝固調節困難な場合は使用する.
アルコール	成長障害,異常な顔貌(小頭,小眼裂),精神発達遅滞,先天性心疾患	症候が発生するのはアルコール摂取量が80g/日を越える場合とされる.
methotrexate	骨や内臓の多発性奇形	関節リウマチの治療薬
抗てんかん薬 trimethadioneは禁忌 sodium valproateは有益性投与だがなるべく避ける	低出生体重児,精神発達遅滞,口唇・口蓋裂,小頭症,指の低形成,先天性心奇形,泌尿・生殖器の異常,眉毛融合	抗てんかん薬は先天奇形発生率が一般頻度約3〜5％に比して約6〜7％とやや高いが,大発作発生の危険性を重視して服薬を継続することも多い.薬剤血中濃度を測定し,有効最低量にとどめ,新生児薬物離脱症候群に注意する.
lithium	先天性心奇形(特にEpstain奇形)	躁うつ病の躁状態に対して使用される.

でも妊娠可能な年齢になったら,妊娠中の薬剤投与や計画妊娠についての説明や指導が大切である.

表2に催奇形性のある代表的な薬剤を記す.

放射線の遺伝的影響

放射線被曝の遺伝的影響(genetic effect of radiation)に関する妊娠時の遺伝カウンセリングの多くは胎児の被曝である.

胎児に起きうる障害として,奇形・精神発達異常・発癌・遺伝的影響(この場合は胎児の子孫に異常が生じる影響)の可能性があるが,催奇形性に関しては薬剤と同様にall or noneの法則が適用できるので,被曝の時期と妊娠週数を正確に評価することがまず重要となる.また被曝線量に関してはICRP(国際放射線防護委員会)84において,妊娠のどの時期であっても「100ミリシーベルト(mSv)未満の胎児被曝線量は,妊娠中絶の理由と考えるべきではない」としている.

放射線被曝による障害には,非確率的影響と確率的影響がある.

1. 非確率的影響

非確率的影響とは一定の値以上の放射線を浴びなければ障害が起こらないものをいう.奇形や精神発達異常がこれにあたり,その閾値(障害を起こす最低の被曝量)は,50〜100 mSvである.妊婦がX線診断を受けた場合の胎児の被曝線量を表3に示すが,通常のX線診断では閾値に達することはほとんどないと言える.

2. 確率的影響

確率的影響とは少量の被曝でも障害を起こす可能性があり,被曝量の増加とともにそ

表3　検査別の胎児被曝線量

検査方法	平均被曝線量(mSv)	最大被曝線量(mSv)
単純撮影		
頭部	0.01以下	0.01以下
胸部	0.01以下	0.01以下
腹部	1.4	4.2
腰椎	1.7	10
骨盤部	1.1	4
排泄性尿路造影	1.7	10
消化管造影		
上部消化管	1.1	5.8
下部消化管	6.8	24
CT検査		
頭部	0.005以下	0.005以下
胸部	0.06	0.96
腹部	8	49
腰椎	2.4	8.6
骨盤部	25	79

(日本産婦人科学会:産婦人科診療ガイドライン産科編2014, p58. 改変)(ホームページ公開)

の発生頻度が上昇するものをいう．発癌や遺伝的影響がこれにあたるが，胎児期の放射線影響のリスク係数は発癌が$1～1.5×10^{-4}(mSv^{-1})$，遺伝的影響が$1×10^{-5}(mSv^{-1})$とされている．これは胎児が1 mSvの被曝を受けた場合，出生後に発癌する可能性が10,000人に1～1.5人，遺伝的影響の発生は10,000人に0.1人に相当する．放射線被曝がなくても10歳までに自然発生の癌で死亡する可能性が10,000人に5.5人存在することと比較すればわかるとおり，発癌に関してのリスクは非常に低いものである．遺伝的影響に関しても，放射線被曝によるヒトの遺伝子変異によって問題を生じた事例は確認されていない．すなわち，胎児期の放射線被曝による確率的影響も，通常のX線診断であれば，問題にしなくてよいほど小さいと言える．

3. 遺伝カウンセリングの留意点

妊娠が判明していれば，不必要な被曝を避けることは当然であるが，妊娠が確認される前に被曝した場合，胎児への危険度が過大評価され，患者も医師も不安となり，客観的な被曝リスクの評価がなされないまま妊娠中絶が行われることは問題である．

また，妊娠する前に生殖腺が被曝した場合の遺伝的影響(この場合は親の生殖細胞の損傷により将来の胎児に異常が生じる影響)に関しては，広島・長崎の原爆被爆者の子どもたちにおいて遺伝性疾患の発生率は上昇しておらず，他の疫学的調査においてもヒトでの遺伝的影響は確認されていない．安全対策上，ヒトに遺伝的影響があると仮定した場合に，さまざまな動物実験や自然発生率などから算出したものが遺伝的影響のリスク係数であり，若年成人では$1×10^{-5}(mSv^{-1})$とされている．したがって，親の生殖腺の放射線被曝による確率的影響も，通常のX線診断であれば，問題にしなくてよいほど小さいと考えてよい．ただし，悪性腫瘍に対する放射線治療などで，精巣に非常に高

い線量の被曝を受けた場合は，精子の形成期間が約3ヵ月であることから，最後の被曝から最低3ヵ月以上経過してからの妊娠を計画したほうがよい．
　以下のデータも遺伝カウンセリングの際に比較してみると参考になるデータである．
- 放射線被曝に関係なく，先天異常児の発生は3～5％(10,000人に300～500人)存在する．
- 放射線被曝に関係なく，精子や卵子の突然変異に関係した遺伝性疾患を発生する児は1％(10,000人に100人)程度存在するとされている．この遺伝性疾患の発生率を2倍にする線量は1,000 mSvである．
- われわれは日常生活においても日光などから自然放射線を浴びており，その量は1年間に1 mSvである．

習慣流産

　集団における自然流産率はおよそ10～15％である．流産の約60～70％以上は胎児に染色体異常があるとの報告があり，流産とは偶然の染色体異常を主としたさまざまな異常児の自然淘汰とも言える．したがって流産の多くは病的でなく，流産の既往をもってただちに病的な原因があるということにはならない．しかし，3回以上流産を繰り返す場合は習慣流産(habitual abortion)と称し，両親側にも原因となる疾患の存在を疑って精査する．なお，2回以上流産を繰り返す場合を反復流産と称し，この段階でも原因精査の対象とする考えもあるので，母の年齢などを含め総合的に判断する．
　習慣流産の原因は，子宮奇形，内分泌学的異常(甲状腺機能低下症，高プロラクチン血症など)，自己免疫疾患(抗リン脂質抗体症候群など)，遺伝学的異常(夫婦いずれかの均衡型転座など)，同種免疫反応異常，などさまざまであるが，原因不明の場合も多い．
　習慣流産の夫婦における染色体検査では，約2～4％にいずれかの均衡型転座(p365参照)を認める．この場合，児が不均衡型転座(部分トリソミーあるいは部分モノソミー)となった場合は流産の可能性が高くなり，親と同じ転座保因者あるいは正常染色体の場合は生児を得ることができる．次回の妊娠における生児獲得率は63％，累積生児獲得率は68～90％と報告されているので，生児を得る可能性が十分にあることを説明することが重要である．着床前診断は流産率を低下させるが，体外受精が必要となるため妊娠率は高くない．採卵あたりの妊娠継続率は6.2～47.2％との報告がある．自然妊娠と比較して着床前診断した場合に生児獲得率が上昇するかは不明である．
　均衡型転座が判明した場合の遺伝カウンセリングでは，均衡型転座(保因者)が正常な表現型の中の多型の1つであること，誰もが遺伝子レベルでは何らかの遺伝子に関して保因者であることの説明が重要である．保因者が過大な責任を感じたり，検査結果が離婚の原因になることもありうるので，夫婦の染色体検査を行う場合には，夫婦ともに十分な遺伝カウンセリングを行い，結果の伝え方まで確認してから検査を施行することが望ましい(転座が判明してもどちらにあるのかを明らかにしないという選択もある)．

高齢妊娠

　35歳以上の妊婦を高齢妊婦としており，早産，妊娠高血圧症候群，帝王切開，などの割合は35歳以上の妊婦で高くなる．一方，Down症などの染色体異常児の頻度は，

表4 染色体異常児の出生頻度

母年齢	Down症候群	全染色体異常	母年齢	Down症候群	全染色体異常	母年齢	Down症候群	全染色体異常
20	1/1,667	1/526	30	1/952	1/385	40	1/106	1/66
21	1/1,667	1/526	31	1/909	1/385	41	1/82	1/53
22	1/1,429	1/500	32	1/769	1/322	42	1/63	1/42
23	1/1,429	1/500	33	1/602	1/286	43	1/49	1/33
24	1/1,250	1/476	34	1/485	1/238	44	1/38	1/26
25	1/1,250	1/476	35	1/378	1/192	45	1/30	1/21
26	1/1,176	1/476	36	1/289	1/156	46	1/23	1/16
27	1/1,111	1/455	37	1/224	1/127	47	1/18	1/13
28	1/1,053	1/435	38	1/173	1/102	48	1/14	1/10
29	1/1,000	1/417	39	1/136	1/83	49	1/11	1/8

(Hook EB：Obstet Gynecol 58：282-285, 1981)

母親の加齢に伴って増加することから，高齢妊娠(advanced maternal age)を出生前診断の適応とする考えが一般化されてきた．しかし，特定の重篤な遺伝性疾患を危惧しての出生前診断と比較すると，高齢妊娠という適応はさまざまな問題を包含している．

第一の問題点は現実的に検査の主たる対象となっているDown症が出生前診断の適応となる重篤な疾患か否かという点である．この基本的な問題に関しての是非に結論は出ていないとの認識が必要である．第二の問題点は35歳という年齢への理解が難しい点である．35歳未満では何の心配もなく35歳以上では急に染色体異常の心配をして検査を受けなければならないかのような誤った認識も一般社会では少なくない．近年，妊婦の2割は35歳以上であり，多くの妊婦が突然に不安をかき立てられている懸念もある．妊娠する前は出生前診断など考えてもいなかった夫婦が，雑誌の記事や周囲の人からの意見で，検査の内容や自分達にとっての必要性を十分に理解しないまま検査を希望する場合もあること，出生前診断自体に倫理的な問題が指摘されていること，母体保護法では胎児適応での人工妊娠中絶は認めていないこと，などを考慮したうえで，慎重な遺伝カウンセリングを行うことが望まれる．

高齢を理由に出生前染色体検査を考えている妊婦に対して，提供すべき情報には以下のようなものがある．

①何を心配して検査するのかを確認する．検査でわかることは染色体異常のみであり，先天異常がすべてわかるわけではないこと．年齢と関係なく先天異常児は約3〜5％存在すること．
②年齢によって増加する染色体異常児の発生頻度(**表4**)．
③Down症の説明：自然歴や育児している親の様子などの情報提供．
④Down症以外の染色体異常の説明．
⑤検査の内容と危険性：検査には確率のみがわかる非確定的検査(母体血を用いた検査や超音波検査など)と診断を確定する確定的検査(羊水検査など)があり，非確定検

査で確率が高いと判断した場合には必ず確定的検査が必要であること．羊水穿刺により胎児が流産する危険性；0.2～0.4％程度（絨毛採取の場合は1～2％）．
⑥検査結果によって，望んだ妊娠に対する妊娠継続の可否を自ら決定することになること．
⑦人工妊娠中絶について：法的には胎児異常を理由としては認められておらず，妊娠の継続が経済的あるいは精神的などで母体の健康を著しく害する場合のみ認めており，現状の認定には倫理的問題を指摘する意見があること．具体的な方法とリスクの説明．人工妊娠中絶を行ったことがトラウマとして残り，精神的葛藤に苦しむ場合もあること．

以上のような情報提供を行ったうえで，夫婦が自らで意思決定することが重要で，35歳以上になれば誰にもその適応が生ずる（検査を受けたほうがよい）といった類のものではない．

また，同じ情報の提供も多角的に伝えるほうがよい．たとえば「Down症の発生は30歳の母親で1,000人に1人，40歳の母親で100人に1人なので，頻度は10倍に増加する」と「40歳の母親では，100人中99人はDown症ではない」という内容は同じことを言っているが，聞き手の受ける印象はかなり異なるわけで，両方の見方があることを伝えたうえで判断を委ねるといった具合である．

さらに検査施行の判断は，夫婦で十分検討したうえ，後日決定するように薦めるのが望ましい．検査希望で来院された夫婦が遺伝カウンセリングの後に熟考した結果，検査を受けない選択をすることもしばしば経験する．

近親結婚

日本の法律では，3親等以内の直系血族との結婚は許されていない．いとこ婚が最も血縁の濃い，一般的な近親婚（consanguinity）である．法律的に用いる親等という表現は，遺伝的な近さ（自分と同じ遺伝子を共有する程度）を示すには適していない．親子は1親等，兄弟は2親等だが，自分にとって親も兄弟も，同じ遺伝子を共有する確率は1/2であり，遺伝的には親子の関係と兄弟の関係は同じなのである．これを遺伝学的には近親と表現し，遺伝子を1/2共有している関係（親子，兄弟姉妹）が第1度近親者，遺伝子を1/4共有している関係（祖父母，孫，おじ，おば，甥，姪）が第2度近親者，遺伝子を1/8共有している関係が第3度近親者で，いとこはこれにあたる．

いとこ婚では障害児が生まれやすいとされる．この理由は，もし自分がある疾患の保因者の場合，いとこが同じ遺伝子を持つ確率は1/8のため，同じ疾患の保因者同士になりやすく，劣性遺伝病の子が生まれる頻度が高くなるからである．

一般集団の保因者頻度が100人中1人の常染色体劣性遺伝病で，他人婚といとこ婚における疾患発現頻度を比較してみると，他人婚は一般頻度と同じで，1/100×1/100×1/4（劣性遺伝病の発現率）＝1/40,000となり40,000人に1人である．いとこ婚では1/100×1/8×1/4＝1/3,200で3,200人に1人となり発現頻度が12.5倍になる．常染色体劣性遺伝病の頻度が何倍になるかという観点では，一般頻度が低い疾患ほどいとこ婚での危険率はより高くなる．しかし一般頻度が低いので，正常児と異常児の生まれる率を比較してみれば，圧倒的に正常児が生まれる可能性のほうが高いわけで，前述の疾患

でも3,200人中3199人は発症しないのである．さまざまな劣性遺伝病の総和をもって，いとこ婚でどの程度先天異常児の生まれる頻度が高まるかというと，他人婚での先天異常児の頻度を約5％として，いとこ婚ではこれに1〜2％加算されるにすぎない．

したがって，いとこ婚で常染色体劣性遺伝病の発生率が増えることは事実だが，愛し合う2人がいとこ同士であった場合には，このような情報を提供して当事者の最終的な判断を支援する．なお近親婚における遺伝カウンセリングでは，当事者以外の（多くはこの結婚に反対している）家族は，遺伝的に不安であることの証明を求めて来ることがあり，当事者はいとこ婚が法的に許されている根拠として医学的に安全というお墨付きを求めて来ることがあるので，中立の立場で臨むことが重要である．

常染色体劣性遺伝病に対する近親結婚の影響については付図p423参照．

19 薬理遺伝学

A 薬理遺伝学とは

　薬剤応答性，すなわち薬効の有無(奏効性)や有害事象(副作用)の発現には個人差や人種差があることは古くから知られている．これらの薬剤応答性に個人差を引き起こす原因として，年齢，性別，身長・体重(体表面積)，飲酒，喫煙，食事，健康食品，他の服用薬剤という環境要因とともに「個人により異なる遺伝子情報」が挙げられる．

　また，治療有効域が狭く中毒域と有効域が接近し，投与方法・投与量の管理の難しい薬剤がある．薬物を投与する前に患者の遺伝子情報がわかっていれば，個人ごとの薬効・副作用を事前に予測し，安全かつ効果的に薬物治療ができると期待される．治療薬の副作用予測や投与量調節に向け薬物代謝などに関係した遺伝子の解析に基づく検査システムが開発され，ファーマコゲノミクス(pharmacogenomics：PGx)検査として利用が拡大しつつある．保険診療，先進医療等の診療で活用できるPGx検査も増えてきている．さらに，医薬品開発にあたり，従来の臨床研究・治験と同時にPGxを組み合わせた「薬剤＋検査」，いわゆるコンパニオン診断薬の開発が世界の潮流になりつつある．

B 分析対象に基づくPGx検査−遺伝学的検査と体細胞遺伝子検査

　PGx検査は，①遺伝学的検査(生殖細胞系列遺伝子検査；SNP等)，②体細胞遺伝子検査(体細胞変異，遺伝子発現情報)に分類され(表1)，検査項目によっても規定される．遺伝学的検査で判明した遺伝子変化(遺伝型)は世代を超えて伝わるが，体細胞遺伝子検査で判明した遺伝子変化は世代を超えて伝わらない．したがって，PGx検査のうちヒ

表1　分析対象に基づくPGx検査−遺伝学的検査と体細胞遺伝子検査

	遺伝学的検査	体細胞遺伝子検査	
	生殖細胞系列の多様性 (遺伝子多型：SNP)	体細胞変異	遺伝子発現情報
遺伝子変化細胞	すべての細胞	一部(癌)細胞	一部(癌)細胞
解析対象(ヒト検体)	血液(白血球)で可能	癌細胞	癌細胞
解析対象(核酸)	ゲノムDNA	ゲノムDNA	RNA(タンパク)
変化持続期間	一生変化しない	その対象細胞のみ	その対象細胞のみ
次世代との情報共有	共有する	共有しない	共有しない
対象遺伝子変化	質(変異・多型)	質(変異)・量	量
例	UGT1A1 HLA-B*5801 IL28B	K-ras EGFR	Bcr-abl
PGxの運用指針	適用(保険適用あるいは先進医療の場合)	適用外	適用外

トゲノム・遺伝子特有の倫理問題が存在する可能性があるのは，①の生殖細胞系列情報であり，単一遺伝子疾患と同じく遺伝子の変化は生涯変わらず，家系内で情報を共有する．体細胞遺伝子検査の情報は，DNAやRNAから得られたとしても通常の個人の臨床情報である血液学的検査や生化学的検査の情報と同様の取り扱いが適当である．まず，これから実施する検査が，遺伝学的検査であるか体細胞遺伝子検査であるかを見分けることが重要となる．

以下に解説するPGx検査は遺伝学的検査（生殖細胞系列遺伝情報）に限る内容とする．

遺伝学的検査としてのPGx検査の特徴

単一遺伝子疾患の遺伝学的（生殖細胞系列）検査で得られた結果は「一生変化しない」，「血縁関係にある親族の遺伝型や表現型が比較的正確な確率で予測できる」という特有の性質を有する．PGx検査により得られた結果も，生殖細胞系列の遺伝情報であり一生変化しない．しかし，同じ遺伝学的検査であっても，PGx検査で得られる遺伝情報は「表現型（副作用等）を避けることが可能である」という点で，単一遺伝子疾患の検査結果とは異なる．つまり，リスクのある遺伝型を有しても健康障害をもたらさず，特定の薬物の使用により初めて表現型（副作用等）を生じ，対象の薬物を使用しなければ表現型は回避できるため，実際上の影響はない．

一方，PGxは，遺伝要因以外の要因（環境要因）が関与するため遺伝型（検査結果）と表現型（副作用出現や投与量）が一対一には対応せず，単一遺伝子疾患より多因子疾患に類似する．すなわち，浸透率が低い多因子疾患の遺伝素因のように，遺伝型に基づく表現型の予測力が必ずしも高くない点で，単一遺伝子疾患の遺伝学的検査の結果と異なる特性がある．さらにこのPGx情報は，他の親族への影響は小さく，血液型に近い「個」に関わる医療情報である．PGx情報の倫理的問題の程度は，単一遺伝子疾患の遺伝子診断より相当に低い．

PGx検査結果は表現型に関わる多因子の1つであり，診療で活用するには臨床的妥当性，臨床的有用性について単一遺伝子疾患よりも考慮が必要となる（表2）．

表2 遺伝学的検査としてのPGx検査の特徴（単一遺伝子疾患との比較）

	遺伝病の診断	テーラーメイド医療		血液型検査
対象疾患	単一遺伝子疾患	すべて（多因子疾患）		さまざま
検査目的	疾患の確定診断・発症前・出生前	疾患感受性	薬剤反応性	輸血療法
検査依頼者	本人，家族	本人	本人，担当医	担当医
結果開示	本人	本人，担当医	担当医，本人	担当医，本人
本人の利益	＋	＋（予防）	＋（治療）	＋（治療）
本人の不利益	ときに＋	小	小	小
家系内への影響	＋	?	小	小
ガイドライン	厚労省 日本医学会（前10学会）	日本医学会（前10学会）	PGx運用指針 日本医学会（前10学会）	

臨床的妥当性とは，臨床的アウトカムを予測するうえで検査がどの程度よいかを示す．検査結果の意味づけが十分になされること，すなわち，感度，特異度，陽性的中率，陰性的中率などのデータがそろっていることである．検査項目・対象薬剤によっても異なり，遺伝型と表現型との関連の強さに依存する．

臨床的有用性とは検査法とそれに基づく介入により，適切な予防法や治療法，副作用回避，薬剤用量・選択の改善に結びつけることができるという臨床上のメリット，今後の見通しについて情報があることである．たとえば，検査結果により抗癌薬の投与量を減量するか否かは，遺伝型と投与量・治療成績に関するエビデンスに基づき，副作用の重症度と管理のしやすさとの関係で慎重に検討される．有用となる論拠・エビデンス（臨床薬理試験，横断研究，前向き，後ろ向きの観察研究，ランダム化比較試験，多施設，単施設など）のレベルが考慮される．人種による主たる多型部位や頻度の違い，治療量の違いから海外でのエビデンスは，日本人に応用できないこともある．ときに，臨床的有用性の程度，すなわち薬剤投与時にPGx検査の必要性は治療に関わる担当医によっても異なる．

PGx検査を医療機関で診療（保険診療・先進医療等）として実施するために，「医療における遺伝学的検査・診断に関するガイドライン」（日本医学会），「ファーマコゲノミクス検査の運用指針」が策定され，PGx検査は単一遺伝子疾患における診断と異なる遺伝学的検査であることを明確にした．しかし，PGx検査で得られた情報を単一遺伝子疾患の遺伝学的検査と同等に扱う施設もあり，施設間差が見られている．上記指針にはPGx検査を実施・運用しようとする医療機関において，PGx検査の実施・運用体制について明らかにする必要のある課題やQ&A（**表3**）も提案されている．

🍁 PGx検査を診療で活用するステップ―実施と情報管理

1. インフォームド・コンセント

PGx検査前後の説明，検査実施時のインフォームド・コンセントの取得は，診療の一環として主治医，必要に応じてPGx検査に関する専門的知識を有する医師および担当者（薬剤師・看護師・臨床検査技師等）により実施される．インフォームド・コンセントの取得に際し，被検者への説明と同意は，理解度を増すために文書，口頭やさまざまな媒体が用いられる．

2. 結果の利用

検査結果により副作用予測や投与量の調節が可能となり，薬剤の用量の変更や他の薬剤への変更等，治療法の検討に利用される．一方，PGx検査で得られる遺伝型に基づく表現型の予測力が必ずしも高くないことから，当該PGx検査に関する最新のエビデンスに基づき，PGx検査の結果とともに身体的要因や環境要因を踏まえて総合的に判断し，治療薬・用法・用量を選択し決定している．遺伝型にプラスして表現型に影響を及ぼす患者の年齢，病態，併用薬等を加味したうえでの投与設計がなされることもある．

3. 情報管理

PGx検査結果は遺伝情報であるが，対象の薬物を使用しなければ実際上の影響はなく，ABO式血液型や通常の臨床検査と同じ扱いになりうる．PGx検査により得られた結果を診療録（電子カルテあるいは紙カルテ）に記載し，担当医以外の他の医療者，特に

表3 「ファーマコゲノミクス検査の運用指針」(PGx検査運用指針)Q&A

Q1. ファーマコゲノミクス(PGx)検査とは何ですか？
Q2. 現在利用されているPGx検査にはどのようなものがありますか？
Q3. PGx検査の対象となる遺伝学的検査と体細胞遺伝子検査の取り扱いはどこが違いますか.
Q4. PGx検査運用指針(「ファーマコゲノミクス検査の運用指針」)の適用範囲は？
Q5. PGx検査運用指針適用となるPGx検査(遺伝学的検査：生殖細胞系列遺伝子検査)と単一遺伝子疾患の診断を目的とした遺伝学的検査ではどこが異なりますか？
Q6. 検査前・検査実施時のインフォームド・コンセントにおける留意点とは何でしょうか？何を説明したらよいのでしょうか？
Q7. PGx検査の結果は被検者だけではなくその血縁者もリスクを推定することになるので，PGx検査を実施する際には被検者だけではなく血縁者にも説明する必要があるのではないでしょうか？
Q8. 検査結果説明時の留意点は何でしょうか？
Q9. PGx検査の利用に必要な情報へのアクセスを確保するにはどのようにすればよいですか？
Q10. この運用指針では遺伝カウンセリングをどのように位置づけていますか？
Q11. 遺伝カウンセリングが受けられる体制はどのように作ればよいですか？
Q12. 個人の遺伝情報保護について留意すべき点はどのようなものですか？
Q13. PGx検査運用指針の適用となるPGx検査では「診療における匿名化」や親展報告書は必要ですか？
Q14. PGx検査の結果の診療録での取り扱いについて，個人の遺伝情報を多くの医療者が閲覧可能な電子カルテに掲載してしまってよいのでしょうか？
Q15. PGx検査運用指針適用となるPGx検査の実施において，単一遺伝子疾患が考えられる例に何がありますか？また，健康障害をもたらさない単一遺伝子疾患とはどのようなものですか？
Q16. 生体試料(検体)の検査前後の取り扱いの留意点とは何でしょうか？
Q17. 研究として行っているPGx検査は，この運用指針の対象となるのでしょうか？
Q18. 今後の課題としてはどのようなことがありますか？

関連職種(薬剤師・看護師・臨床検査技師等)と情報を共有し服薬指導の充実等により，よりよい医療の提供が可能となることが期待される．また，PGx検査によってはその検査結果が複数の薬剤の使用法に関連し，将来他の薬剤を使用する際の情報として活用されることも想定され，情報の共有や保管も重要となる．さらに匿名化は，PGx検査は件数も多く結果報告時の匿名化解除ステップはかえってヒューマン・エラーを惹起する可能性があり，他の臨床検査同様匿名化・親展報告書で取り扱わない施設もある．一方，PGx検査結果の情報の共有に伴い，他のすべての遺伝情報も共有してよいと誤解される可能性がある．「チーム医療の推進に必要な遺伝情報の共有」と「個人の遺伝情報の漏えいの防止」という2つの課題の両立を，どのように図るかについて医療機関ごとに検討し，施設としての方針を決めていく．

　PGx検査の結果が血縁者に及ぼす影響は，単一遺伝子疾患の場合より相当に低いが，ときにPGx検査が遺伝学的検査(生殖細胞系列遺伝子検査)であることを考慮し，主治医および医療機関は，被検者の希望がある場合には，その要望に対応できる体制(遺伝カウンセリング等)の準備が求められる．また，PGxで得られる変化も単一遺伝子疾患同様に生殖細胞系列の変化であり，これら2つの線引きを明らかに示すことができない場合がある．さらに近い将来，単一遺伝子疾患の原因遺伝子の変異に特異的に有効となる薬剤が開発され，単一遺伝子疾患も薬理遺伝学の対象となることが予測され，遺伝カウンセリングも新たなアプローチが求められる．

PGx検査を医療機関内で実施する際には

　PGx検査を診療で活用するには，結果報告までの時間短縮も重要な因子であり，ポイントオブケア（臨床現場即時）検査（POCT）を目指して施設内で検査を実施している医療機関も増えてきている．体外診断用医薬品（*in vitro* diagnostics：IVD）により，全血から解析まで一連で行う全自動化遺伝子解析装置も開発される一方，検査実施施設が独自に開発・構築し，設定した測定方法であるhome-brew（in house，施設固有検査）として実施していることもある．自施設内で解析する際には，検査に関する検討が必要となる．

　分析的妥当性は検査法が確立しており，精度，正確性があり，再現性の高い結果が得られることを示している．分析感度，分析特異性，検査システムの報告可能な結果レンジ，基準範囲，その他の測定性能など精度管理が適切に行われる．SNPの遺伝型は，ワイルド型（ホモ），ヘテロ型，SNP（ホモ）型の3種の識別であり高い分析的妥当性を有するが，体細胞変異では手法により異なる分析感度が重要となる．

　解析対象となる遺伝子の多くは，特定の（遺伝子多型）部位を測定するが，複数の遺伝子が関わることがある．どの遺伝子（単一か複数か，特定の既知部位の配列変化を調べるか），どの部位（遺伝子全体にわたる変異スクリーニングか）などの確認も重要である．既知の変異でも全長欠失のような場合，塩基置換とは異なる手法でないと解析できず，実施できていない場合もある．特定部位の解析は，変化頻度に依存することが多く，部位は人種によっても異なり，他の部位に変化がないということではない．

　検査に用いた検体（生体試料），ゲノムDNAの取り扱いに対して配慮も必要である．検体から抽出したゲノムDNAは調べる項目以外のすべての遺伝情報が含まれ，安定で保管ができることから他の研究などへの利用の可能性が懸念されている．PGx検査の適切な利用のためには，他の臨床検査における試料の取り扱いと同様に，明確な一定期間の保管経過後，試料を廃棄する等の規定を設けて運用することが望ましい．

　一方，医療機関内の解析では，PGxに慣れていない臨床サイドに向けたわかりやすい記載をする等の付加価値を報告書に加えることもできる．PGxでは，対象とするそれぞれの遺伝子は複数の薬剤に影響することも多く，1度検査すればよいPGx情報が後に有用となると想定され，継続した情報管理も求められる．また，同一薬剤であっても処方は複数の診療科が関わり，薬剤によって関わる診療科は異なる．主治医以外の医療者，特に関連職種（薬剤師・検査部）との施設内での情報共有も重要である．特に薬剤師は，服薬指導という面からも重要な役割を担うと期待される．PGx検査を医療機関内で発展していくためには，遺伝子医療部門，検査部，薬剤部などの施設内でPGxに周知し統括する部門の役割が大きくなると予測される．

文献
1) 日本医学会：医療における遺伝学的検査・診断に関するガイドライン（http://jams.med.or.jp/guideline/genetics-diagnosis.html），
2) 日本臨床検査医学会，日本人類遺伝学会，日本臨床検査標準協議会：ファーマコゲノミクス検査の運用指針（http://www.jslm.org/others/news/genomics101201.pdf）

20 遺伝マーケット

　医療施設を介さずに，企業が遺伝学的検査を直接一般市民に有償で提供する事業形態が1990年代後半あたりから勃興してきた．海外では"Direct-to-Consumers(DTC) Genetic Testing"または"Over the Counter(OTC) Genetic Testing"などと呼ばれ，国内ではしばしばいわゆる"遺伝子検査ビジネス"と呼ばれるこれら販売サービスは，医療や研究の枠ではなく，市場経済の範疇で取り扱われる"事業"として，主に民間企業が遺伝子関連商品を"販売"するビジネスという形で近年急速に市場規模を拡大しつつある．この領域は変化が激しいため，近年の経緯と傾向を理解する点に重点をおいて全体像を概説する．

◆ 体質遺伝学的検査

1. 肥満遺伝子検査

　現在国内で最も普及している体質遺伝学的検査ビジネス，いわゆる"体質遺伝子検査"の代表的商品として，まずは"肥満遺伝子検査"が挙げられる．β-3-adrenergic receptor gene(*ADRB3*)，uncoupling protein 1(*UCP1*)，β-2-adrenergic receptor gene(*ADRB2*)の3種類，もしくはそれにfat mass- and obesity-associated gene(*FTO*)を加えた4種類の遺伝子の多型を調べ，その結果をもって"肥満遺伝子型"なる類型を行い，その各遺伝子型(genotype)が肥満のなりやすさや身体の部位別の脂肪のつき方(肥満の体型：phenotype)などと関連しているとし，各遺伝子型に合わせた食を含めた生活の指導や助言の文書を検査結果とともに顧客に配送するというものが一般的である．中には「検査結果として得られた各遺伝子型に合わせた」と謳う栄養補助食品・サプリメントやレトルト食品，ないしは生活習慣指導などを追加販売する業者もある．

　こうした"肥満遺伝子検査"は，おおかたの業者で説明書や承諾書，検体採取用器具，検体封入用のジッパー式ビニール袋，返送用封筒などをパッケージしたキットとして製品化され販売されている．検体採取用器具としては，たとえば指定検体が頬粘膜細胞の場合には擦過採取用にスワブ(綿棒)ないしは唾液採取用デバイスが，また爪の場合には爪切りが同梱されている．そのほかにも，検体として毛髪などを採取するという検査キットもあるが，どれにも共通して言えることは，医師や看護師，臨床検査技師などの医療職者でなければ行うことができない医行為ないし医療行為である採血などの痛みを伴う侵襲行為を避け，顧客が自分1人で安全に，そして苦痛なしで容易に検体採取ができるという手法を採用している点である．

　業者の中には，遺伝学的検査をこういったパッケージキット化した商品にして販売することで，顧客は病院へ行く必要もなく，誰にも知られず，安心・安全，簡単・迅速に自分の求める検査を調べられる，というメリットを前面に押し出した宣伝広告戦略を展開・実施しているところも少なくない．

　これらキットの多くは，一部テレビの情報番組や女性雑誌などのメディアで取り上げられたり自ら広告を打つなどして，またインターネットを活用して話題作りや広告・宣

伝が行われ，販路もネットを通じて行われるほか，薬局や百貨店の健康商品売り場等で流通している．また最近では，診療所などの医療機関(内科，美容外科，歯科など)を介して販売する業者も認められるようになっている．

2. 疾病易罹患性検査

その他の"体質遺伝子検査"としては，疾病易罹患性を調べる遺伝学的検査商品が挙げられる．糖尿病，高血圧，心筋梗塞，脳梗塞，癌，骨粗鬆症，Alzheimer病，アレルギー，膠原病などの易罹患性を調べるというものである．ただし，これら疾患名のついた検査については医療の範疇であり，法解釈上医師のみが行いうる医行為としての"診断"につながりうるという解釈から，診療所などの医療機関(医師)を介して販売をしている業者もあるが，一方で，健常人への予測検査はあくまで健康維持・増進目的の検査であり，医療上の診断行為にはあたらないとの解釈のもと，直接販売をしている業者もいる．後者の例として，最近ではIT系巨大企業などがこの分野に乗りだし，数十〜数百の遺伝子を"チェック"し"病気の発症リスクや体質を判定"するネット販売を展開するなど，競争が激化しつつある．疾患以外にも毛髪の性状(カール)，禿頭，目の色，身長，アルコール代謝等の体質についても併せて販売されるようになっている．

疾病易罹患性検査が抱えるもう1点の，かつ最大の問題点は，前述のようにその対象疾患のほとんどはcommon diseaseであり，それはすなわち多因子疾患である．たとえ論文発表されたエビデンスがあるとは言っても，ある特定の遺伝子の1ヵ所のSNPsを調べたからといって被検者個人の疾病発症を高い精度をもって予測できるものではない．メディカルメガゲノムコホートプロジェクトが始まったばかりの今，すなわち，まだゲノム全体の情報から評価することのできない現状下で，こういったものを商品化して販売することに対する専門家からの非難は少なくない．

3. その他の検査

これら以外にも，"人間の才能がわかる遺伝子検査"なるものを商品として販売する業者も出現している．知能や記憶力，運動能力，ダンスや音楽，絵画の才能などを調べるというものである．主に子どもを持つ親をターゲットに販売戦略を展開している．検査そのものについての分析的妥当性(Analytic Validity)，臨床的妥当性(Clinical Validity)，臨床的有用性(Clinical Utility)の検証が求められるとともに，親の意思で被験者とされた子どもたちの，将来にわたる自己選択の自由，自己決定の権利を侵害することにならないかという懸念も含め，倫理的法的社会的側面の課題(Ethical, Legal and Social Implications：ELSI)検討も併せて十分になされる必要がある．これらのパラメータを総称してACCEモデルと呼ぶが，"遺伝子検査ビジネス"では上市前にその検証が十分になされていないままに市場投入されていると判断せざるをえない商品も少なくない．

販売ないし取り扱い業者の業態としては，健康食品や健康関連商品販売業者やエステティックサロンなどのいわゆる健康・美容産業からの参入者が多いが，一方で大学医学部などの研究者らがみずから大学ベンチャーを興したり，民間企業と組んで立ち上げたりするケースも認められるようになってきた．後者，すなわち大学ベンチャーなどには，他社が持ちえないみずからの研究成果をもとに構築した科学的エビデンスを有していることを表明する業者もいる．それに対し前者は，自らが多額の経費をかけて研究開発を

行うということはまれで，過去に研究者の出した成果・業績を根拠に"遺伝子検査"商品販売を行うというものが多い．さらに，自らは販売だけを手がけ，解析は検査実施会社に再委託する，いわゆるOEM (Original Equipment Manufacturer) 販売を行う業者も少なくない．

🍁 DNA親子鑑定ビジネス

　血縁鑑定をはじめとした"法医学的DNA鑑定ビジネス"というビジネスがある．そもそも法医学的鑑定は，以前はもっぱら司法，すなわち家庭裁判所が中心的役割を担う形で関与してきた．父親からの，子どもが本当は自分の子ではないのではないか，という妻への不信の訴えを受けたり，母親や子どもが父子関係の確認（認知）を求めて司法に訴えるなどし，いずれも調停が不調に終った場合，裁判所から大学医学部の法医学教室などに親子鑑定の依頼がなされてきた．これは時間も費用もかかり，また秘密保持も維持できなくなるなど当事者は多大なストレスに曝されつづけ，経済的，精神的，身体的に相当な忍耐を要するプロセスとなる．

　しかし最近になって，料金を徴収しビジネスとして血縁関係のDNA鑑定を行う業者が急速に増えてきた．原則的に弁護士や裁判所などの司法の専門家を介して依頼してほしいと謳う業者は多いが，実際には個人からの直接の依頼も拒否するものではない．また，相手の承諾を必要条件としている業者もいるが，中にはそう表明しているにもかかわらず，相手の残していったタバコの吸い殻やハブラシ，下着に染み付いた体液などを検体として受け付ける業者もいる．顧客にとっては，裁判所に訴訟を起こしたり調停プロセスを経る必要もなく，多くの時間とエネルギーを費やすことなく，周囲に知られることもなく容易に調べられるという点でメリットを感じる人は少なくないと思われ，業者側からみればそれが商機と解釈できる．しかし，倫理的に問題がないとは言えず，現状の放置のままでよいのか対応が求められるところである．

　さらには，出生前親子（父子）DNA鑑定を販売する業者もいる．出生前の胎児の父子関係を調べるという事態は，実際はその目的が医学的問題によらないことがほとんどである．複数の男性との性交渉が近い時期にあったため，胎児がそのいずれの子なのかを妊婦が確認したいといった事情で行われることなどが想定される．重症難治性遺伝子疾患などの医学的リスクが胎児にあるわけでもなく，つまり医療的根拠を伴わない正常妊娠の妊婦の羊水を採取するということになるので，羊水穿刺によりわずかながらでも流産のリスクが増すこと，また，その行為がその結果いかんによっては（母）親の都合で中絶につながる可能性も否定できないことなどの倫理的問題が浮き彫りとなり，2006年末に日本人類遺伝学会，日本遺伝子診療学会からのそうした問題への指摘を受けた日本産科婦人科学会が，2007年に入って同学会員である産科医向けに，裁判所からのレイプ事件に関する依頼など，法的理由がある場合を除いては親子鑑定を目的とした羊水採取は行わないよう勧告を出した．しかし，未だにホームページ上では出生前親子鑑定販売を巧妙な表現で表明している業者が複数認められるのが実情である．

　またさらには，母体末梢血中に浮遊する胎児細胞由来のDNAを解析することで出生前親子鑑定を行うビジネスも開始されている．これは通常の静脈採血で実施可能なので，流産の危険性はゼロであり，同時に産科医でなくともあらゆる科の医師が実施でき

る簡便な医行為であるため，上記勧告は意味をなさなくなってしまった．これにより安易に出生前親子鑑定が実施可能になった分，倫理的問題は大きくなっている．

世界の動向

1. 米国

米国では2013年，米国食品医薬品局(Food and Drug Administration of the United States：FDA)が"DTC遺伝子検査サービス"大手企業の23andMEに対し，同社が販売提供するパーソナルゲノムサービスのうち，自分の出自・先祖情報を探るルーツ検査商品以外の，疾病リスク判定などの予測検査サービスについて，数回にわたり質問を行った．すなわち，検査精度・信頼性への疑問，結果に偽陽性や偽陰性が出るリスクへの対応・対処法(ことに遺伝性乳癌卵巣癌など深刻な遺伝性疾患について)，薬理遺伝学的検査結果を，顧客がきちんとした理解が不十分なまま勝手に処方薬の内服量を自己判断で減じたり中断したりして疾患が増悪してしまうリスクへの対応などについて，疑義照会の質問書を送付した．しかし，同社は回答をしなかった点に加え，そもそも医療機器の定義にあてはまる唾液採取デバイスを含む検査キットを，当局の販売許可・承認なしに販売しパーソナルゲノムサービスを実施しているという連邦食品医薬品化粧品法違反にも抵触していたことから，同年11月22日に最後通牒であり，かつ実質的な業務停止命令となる警告書を公開書簡の形で送付し，結果，ルーツ検査業務を除くすべての営業は停止された．

その後，両者間でどのようなやり取りが水面下でなされたか，その詳細は詳らかになっていないが，2014年6月に，FDAは23andMe社から新しく提出された510(k)申請を受理した．510(k)申請とはFDAが別の合法的に市販されている先発医療機器との構造・機能面での実質的同等性を判断し，新規または変更医療機器を後発機器として簡便な手続きで米国内販売許認可の審査を行う登録制度に基づくものである．申請内容は，検査結果からのリスク評価として消費者に提供されていた単一遺伝子疾患のBloom症候群保因者検査に対する健康報告書であった．FDAは，承認審査プロセスを経て2015年2月，同検査のDTC営業を認可した．同時に，保因者スクリーニング検査全般をクラスIIに分類し，FDAの上市前審査を免除する意向を表明した．一方でFDAは，企業が販売する検査に対して，検査結果によっては患児を授かる父母になる可能性のあることを購入者に知らせるよう求め，さらには23andMe社に対して臨床分子遺伝学の専門家や，検査前後の遺伝カウンセリングを受けることができるアクセス方法等の情報提供を行うよう求めた．これを受け23andMeは，同保因者検査販売を再開し，同年10月には36疾患までこの保因者検査を拡大する方針を発表した．

このことは一見，健康に関係するパーソナルゲノムサービスの市場化へ再び門戸を開くことになってしまったかのように受けとめられる向きもあるが，実際はその逆で，ACCEの要件を確実に満たすものである単一遺伝子疾患の，しかも受検者本人の身体的予後には一切影響のない保因者診断のみを認可したことで，その他は事実上一切容認されない状況が成立したのである．つまり，受検者本人に対する単一遺伝子疾患の発症前診断など，臨床的有用性や倫理的社会的法的面で深刻な問題を包含しうるものや，業者が最も販売を再開したいと希望しているものの臨床的妥当性，臨床的有用性の面で現

時点ではまだ科学的根拠に乏しいと言われる多因子疾患の易罹患性検査などについては，再開が認められなくなったということである．

米国では，オバマ政権下(2015年末現在)での連邦政府の対応として，"DTC遺伝子検査ビジネス"への姿勢は厳しいものになった．

2. 中国

中華人民共和国政府は，2014年2月18日付で突如，国家食品医薬品監督管理総局弁公庁と，国家衛生・生育委員会弁公庁の名の下に「臨床用遺伝子配列測定関係製品及び技術管理の強化に関する通知」を発出した．同通知によれば，シークエンサーと周辺機器および技術管理の強化を図ることを目的に，製品の登録申請を義務づけ，不履行の際には製造，輸入，販売，使用のすべてを禁じるとした．また，当該通知発出日以降は，出生前診断用遺伝子解析を含むあらゆる医療技術の使用に必要な検査測定機器，試薬，ソフトウェア等を疾病の予防，診断，介護，治療観察，健康状態の評価，遺伝性疾患の予測等に使用する場合は，食品医薬品監督管理機関による審査，許認可，登録に加え，衛生計生関係機関による技術認証の取得が必要になるとした．そしてさらに，すでに使用しているものについてはただちに中止しなければならないと広報し，中国国内の遺伝学的検査業務はすべて，運用の中断を余儀なくされる事態となった．

しかし同年後半以降，許認可・登録プロセスが進み，検査業務が再開されつつある．

3. その他

紙面の都合上，詳細は省くが，ヨーロッパでは欧州委員会，オーストラリアでも連邦政府が，それぞれ遺伝学的検査への規制強化の方向で検討を進めており，米国や中国を合わせ，現状は世界規模で規制を進める方向で動いている．

🍁 国内行政

ほんの一端ではあるが，ここまで内外でいわゆる"遺伝子検査ビジネス"にまつわるさまざまな問題が鳴動し，一部噴出し始めている状況について記した．こういった状況を踏まえ，国の行政がこれまで何をしてきたか，その対応について整理してみたい．

1. 経済産業省

経済産業省は，2005年の個人情報保護法施行を受けて「経済産業分野のうち個人遺伝情報を用いた事業分野における個人情報保護ガイドライン」を策定し，個人遺伝情報保護対策という形で対応を進めてきた．「個人遺伝情報取扱審査委員会」を外郭団体の一般財団法人バイオインダストリー協会に設置するとともに，業界に特定非営利活動法人「個人遺伝情報取扱協議会」という業界団体を立ち上げさせ，そこに自主基準を策定させ運用を任せた．しかし，前者には営業実施の許認可権限その他一切の法的強制力はなく，そもそも業者に申請義務も負わせていないため，申請者は初めこそ数社が手を挙げたが，その後はほとんど申請がない状態が続いている．後者も，真面目に取り組んで自主基準を策定したものの，最も核心にあたる検査の臨床的妥当性，臨床的有用性の評価法を策定することができず，その点で有効に機能しきれないままに来ている．

次に，特定非営利活動法人・日本臨床検査標準協議会では，遺伝子関連検査標準化専門委員会を設置し，会議の際には経済産業省と厚生労働省からのオブザーバーを受け入れ，遺伝学的検査を含む「遺伝子関連検査ベストプラクティスガイドライン」を策定し

た．同ガイドラインの特徴は，医療分野であるか事業（ビジネス）分野であるかの別にかかわらず，ヒトより採取した検体を用いた遺伝子関連検査であればそのすべてを適用範囲としたのが画期的な点である．両者を区別し，同じ単語を使ってもまるで別ものであることを容認するような誤った風潮に対する正当なアンチテーゼとして評価される．

さらに，実態が把握しきれないままに市場が拡大し，さまざまな問題が叫ばれるようになってきている現状に対し，経済産業省は2012年秋に"遺伝子検査ビジネス委員会"を設置し，5回の会議を経て現状把握と問題点の抽出に務め，同年度末に遺伝子検査ビジネスに関する調査報告書を公表した．また同省によればあくまで偶然との話ではあるが，2013年11月にFDAが23andMEに業務停止命令を発出した直後に2013年度も同省は活動を行うとし，改めて"遺伝子検査ビジネス研究会"を設置し，急遽2回の会議を開催し，健全な業界・市場の育成，顧客への適切なサービス提供のあり方等について協議を行い，この際もやはり遺伝子検査ビジネスに関する調査報告書を作成，公表した．

2．厚生労働省

こうした現状の一方で，厚生労働省では，このような領域をひとつの主務所管として統括し取り扱う部署すら明確になっておらず，個別の案件を個別の部署が扱うといった状況が長きにわたって続いてきた．しかし，2014年10月に超党派有志国会議員による「遺伝医療・ビジネスを取り巻く諸課題を考える勉強会」が発足し議論を開始して事態は一変した．厚生労働省では，危機感を抱いた大臣官房厚生科学課が急遽，同年度末に厚生労働科学特別研究事業で「遺伝情報・検査・医療の適正運用のための法制化へ向けた遺伝医療政策研究」班を発足，問題点の洗い出しを図った．

その報告を受け2015年10月，内閣官房健康・医療戦略推進本部（本部長：内閣総理大臣）下の健康・医療戦略推進会議（議長：健康・医療戦略担当大臣），ゲノム医療実現推進協議会の直下に新たに「ゲノム情報を用いた医療等の実用化推進タスクフォース」を設置し，事務局機能を厚生労働省大臣官房厚生科学課が主導的に担い，内閣官房健康・医療戦略室，文部科学省研究振興局ライフサイエンス課，経済産業省商務情報政策局生物化学産業課などの参画を得て，2016年度以降に法整備も含めた政策対応を検討するための準備作業を開始した．この内閣官房と三省という大きな枠組みの中で議論を進めることで，遺伝学的検査を医療・非医療の別なく対処しダブルスタンダード化を防ぐ，つまり縦割り行政の弊害を受けることなく，一つの基準のもとに適正な枠組み作りを模索していく体制が整えられたのである．

3．消費者庁

2009年に内閣府の外局として発足した消費者庁は，各省庁より一段高い立場に置かれた点を踏まえ，重要使命となる三本柱の一つとして「消費者行政の司令塔として，各省庁に対する勧告，措置要求，すき間事案への対応」を掲げており，医療（厚生労働省）とビジネス（経済産業省）の間にはさまったすき間事案である本件は，まさに同庁の対応すべき事案と言える．しかし，後述の日本医学会の提言を受けても，実際に人体への身体的被害や死亡事例の発生，訴訟が起きるなどの具体的事案が起こらなければ，対応事案には該当しないということで，これまでのところ一切の関与をしていない．

学界の動向

アカデミアとしては，日本人類遺伝学会をはじめとする10の学会が共同で遺伝学的検査に関するガイドラインを2003年に策定するなどの形で関与してきた．最近，"DTC遺伝子検査"に対する認知も徐々に進み，より積極的に対応していこうという動きが出始めており，2008年および2010年に日本人類遺伝学会としてDTC genetic testingについての見解が表明され，関連するガイドライン遵守などの提言が出された．10学会ガイドラインについても策定後の社会情勢・先端医学の劇的な進歩による経年劣化，特に多因子遺伝，薬理遺伝，栄養遺伝といった領域の項目についてさらなる充実を含めた改訂作業が必要になったため，日本医学会から依頼を受けて日本人類遺伝学会が取りまとめ役となり，日本医学会発行の「医療における遺伝学的検査・診断に関するガイドライン」として格上げし2011年に公表された．このガイドラインの守備範囲は医療ではあるが，ビジネス領域にも大きな影響を及ぼしている．

さらに，日本医学会では昨今の"遺伝子検査ビジネス"市場の拡大と懸念の広まりから，2011年，同学会臨床部会運営委員会の下に「遺伝子・健康・社会」検討委員会を設置し，そこで議論を重ね，2012年3月には日本医学会として記者会見を行い「拡がる遺伝子検査市場への重大な懸念表明」を公表した．これを受けて，民主党政権であった同月28日に参議院厚生労働委員会で自民党から質問が出されるに至り，厚生労働省大臣，医政局長が注視している旨の答弁を行っている．

日本医師会では，2013年から生命倫理懇談会において遺伝についての議論を開始し，"遺伝子検査ビジネス"も課題の一つとして取り上げた．それは，第XIII次生命倫理懇談会平成24・25(2012・13)年度答申「今日の医療をめぐる生命倫理―特に終末期医療と遺伝子診断・治療について―」としてまとめられている．さらに，第XIV次懇談会が発足した2014年度からは，遺伝に特化して集中した議論が開始され，平成26・27(2014・15)年度答申策定へ向けての作業が進められている．その中でも"遺伝子検査ビジネス"は，欧米諸国等の規制対応に比しわが国ではあまりに無為無策のまま放置されており，このままでは不適切なビジネスの市場拡大に歯止めがかからなくなり，遺伝差別の出現など倫理的社会的法的問題の発露にも至る危険水域に入りつつある深刻な状況との判断のもと，中心的課題として議論が重ねられている．

業界の動向

業界としては，個人遺伝情報取扱協議会を2006年に立ち上げ，既述のとおり自主基準を策定するなど，個人遺伝情報保護を中心に適正な"遺伝子検査"の提供を奨励すべく活動している．ただし，同協議会への不参加企業も少なからずあり，また，一般国民が遺伝子関連ビジネスに対し国の規制を求める意向が強いという研究報告もあり，国民の信頼を得るにはさらなる努力が必要とみられる．今後は厚生労働省，経済産業省，消費者庁等関係各省が連携するとともに，官民学が協力し有効な対応策を採ることが求められる．

一方で，2013年あたりから大手有力企業が当該業界に興味を示す傾向が見え始めており，昨今は実際に大企業の関わりが進みつつある．この流れを受け，今後はマーケッ

トの一層の拡大，アカデミアとの関係強化，協力推進に伴う優良サービスの開発，提供，充実，多様化の促進，悪徳業者の市場からの撤退等，業界が大きく変貌していってくれることが切望される．

　以上，"遺伝子検査ビジネス"にまつわる現状，課題について述べてきたが，わが国の最大の特徴として，この業界への規制が極端に少ないのが諸外国に比べて際立っている点が挙げられる．筆者の行った国民へのアンケート調査では，「遺伝子検査ビジネス」への規制は，業界の自主基準やアカデミアによる指針などではなく，国による法律で規制すべきというのが9割以上の圧倒的多数を占めた．その法整備がわが国では進んでいない．そのような中，2014年度後半になってアカデミアからの声が届いた国会議員が動き始め，厚生労働省も重い腰を上げ抜本的対応を模索し始めた．この動きを止めてはならない．

　今後，怒涛のようにゲノム解析技術がさまざまな分野に拡大拡散・浸透していくことは言を俟たない．利益追求という市場原理と倫理の葛藤，遺伝差別の発露・増大，悪徳業者の闊歩等々，今こそ叡智を集めての法的規制を含めた対応策の検討が急務である．

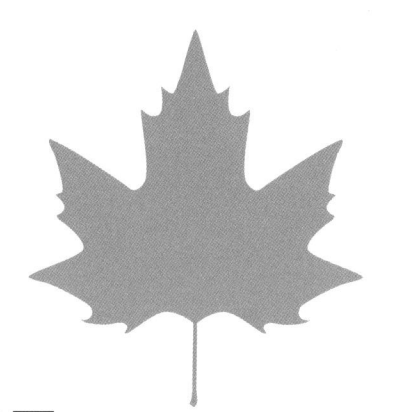

付録

① 2本の相同染色体の同じ部位に，ある遺伝子のアレルは存在する（したがって常染色体の場合，1人の人間は1つの遺伝子について2つのアレルを持つ）．

染色体上の遺伝子

ある遺伝性疾患に関して，病気にならないアレルを○病気を起こすアレルを●で表す．

② いろいろなメンデル遺伝性疾患

a. 常染色体優性遺伝性疾患（AD）

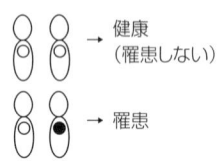

→ 健康（罹患しない）

→ 罹患

b. 常染色体劣性遺伝性疾患（AR）

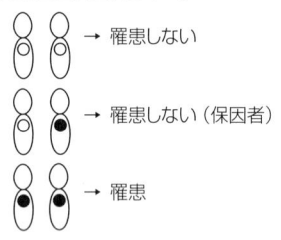

→ 罹患しない

→ 罹患しない（保因者）

→ 罹患

c. X連鎖劣性遺伝性疾患（XLR）（遺伝子がX染色体に存在する場合）

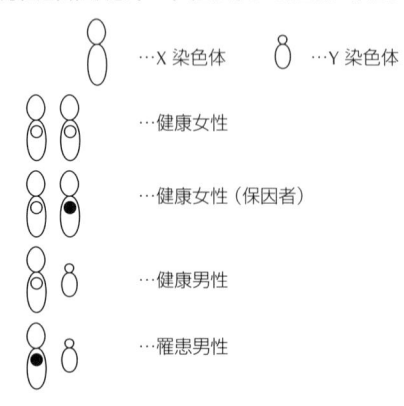

…X染色体　　…Y染色体

…健康女性

…健康女性（保因者）

…健康男性

…罹患男性

付図1 メンデル遺伝病性疾患

付 図 **421**

a. 上の世代から伝えられる場合

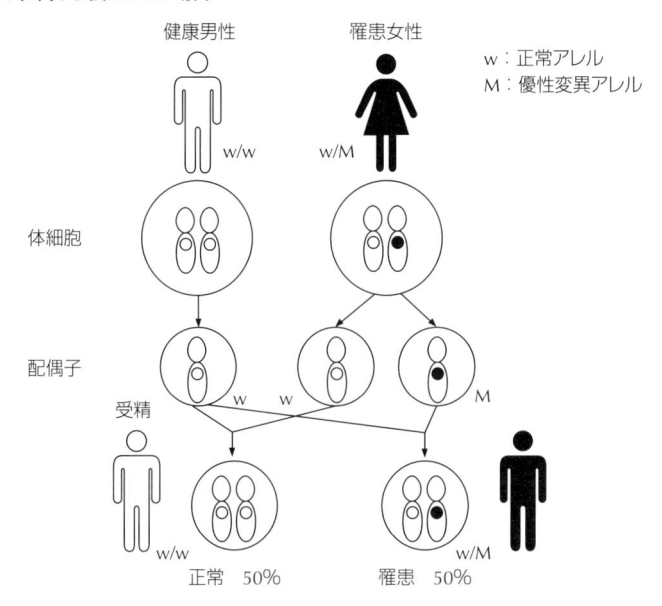

w：正常アレル
M：優性変異アレル

健康男性 w/w 罹患女性 w/M

体細胞

配偶子

受精

w/w 正常 50%　　w/M 罹患 50%

b. 新生突然変異による場合

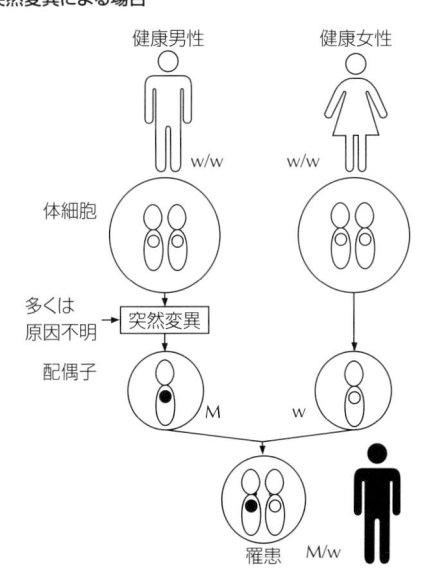

健康男性 w/w　健康女性 w/w

体細胞

多くは原因不明 → 突然変異

配偶子 M　w

罹患 M/w

付図2　常染色体優性遺伝性疾患の伝達様式

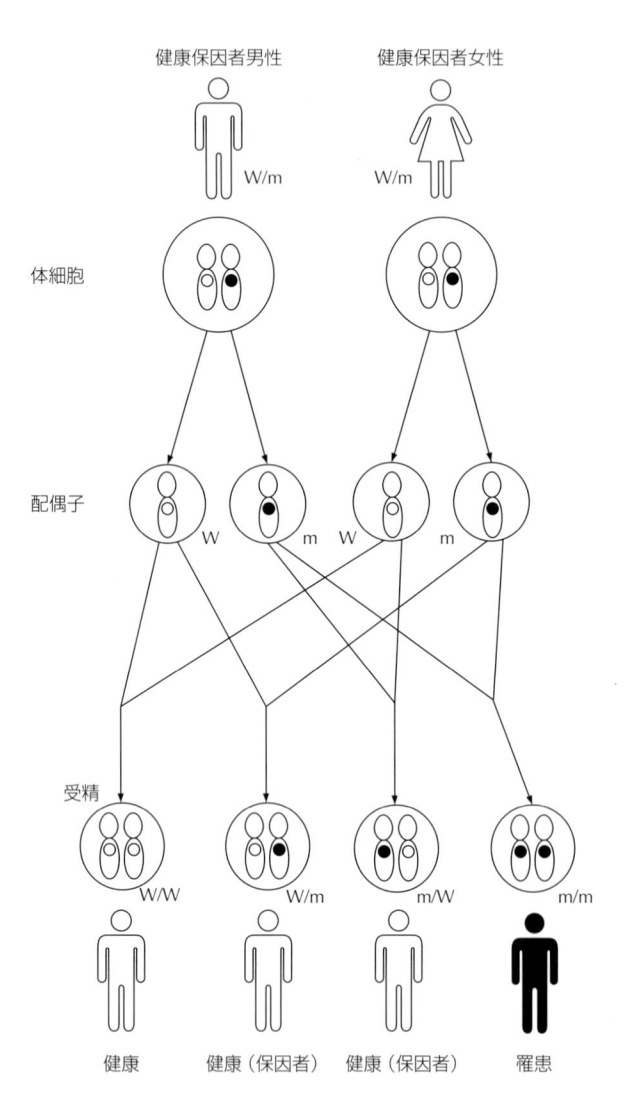

422　付　録

健康保因者男性　　健康保因者女性
W/m　　　　　　W/m

体細胞

配偶子
W　　m　W　　m

受精
W/W　　W/m　　m/W　　m/m

健康　　健康(保因者)　　健康(保因者)　　罹患

W：正常アレル
m：劣性変異アレル

付図3　常染色体劣性遺伝性疾患の伝達様式

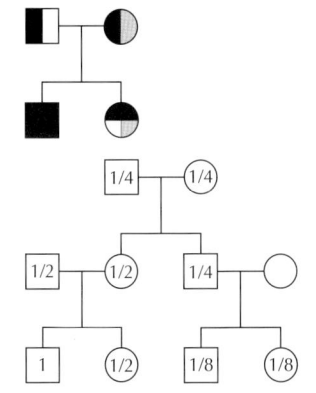

① 親子・同胞は1/2の遺伝子を共有している．
  （第1度近親者）
② 祖父母，おじ，おば，おい，めいは1/4の遺伝子を共有している．
  （第2度近親者）
③ いとこは1/8の遺伝子を共有している．
  （第3度近親者）
④ いとこ婚では常染色体劣性遺伝性疾患の罹病率が増加する．

ある集団で罹患率が40,000人に1人の常染色体劣性遺伝病性疾患の保因者頻度は100人に1人である

	他人婚の場合	いとこ婚の場合
本人が保因者である確率	1/100	1/100
相手が保因者である確率	1/100	1/8
保因者同士の結婚となる可能性	1/100×1/100=1/10,000	1/100×1/8=1/800
保因者同士の結婚から患者が生まれる割合	1/4	1/4
患者罹病率	1/40,000	1/3,200

常染色体劣性遺伝性疾患と近親婚

病名	劣性遺伝性疾患の出生リスク 他人婚	劣性遺伝性疾患の出生リスク いとこ婚	いとこ婚のリスクは他人婚の	保因者頻度	患者の両親のいとこ婚の頻度（％）
先天聾	1 : 11,800	1 : 1,500	7.8 倍	1 : 54	33
フェニルケトン尿症	1 : 14,500	1 : 1,700	8.5	1 : 60	35
色素性乾皮症	1 : 23,000	1 : 2,200	10.5	1 : 76	40
小口病	1 : 32,000	1 : 2,600	12.2	1 : 90	44
全身白皮症	1 : 40,000	1 : 3,000	13.5	1 : 100	46
全色盲	1 : 73,000	1 : 4,100	17.9	1 : 135	53
小頭症	1 : 77,000	1 : 4,200	18.3	1 : 140	54
Wilson病	1 : 87,000	1 : 4,500	19.4	1 : 150	55
無カタラーゼ血症	1 : 160,000	1 : 6,200	26.0	1 : 200	62
Tay-Sachs病	1 : 310,000	1 : 8,600	35.7	1 : 280	70
重症先天性魚鱗癬	1 : 1,000,000	1 : 16,000	63.5	1 : 500	80

付図4　近親婚の影響

a. 母が保因者のとき

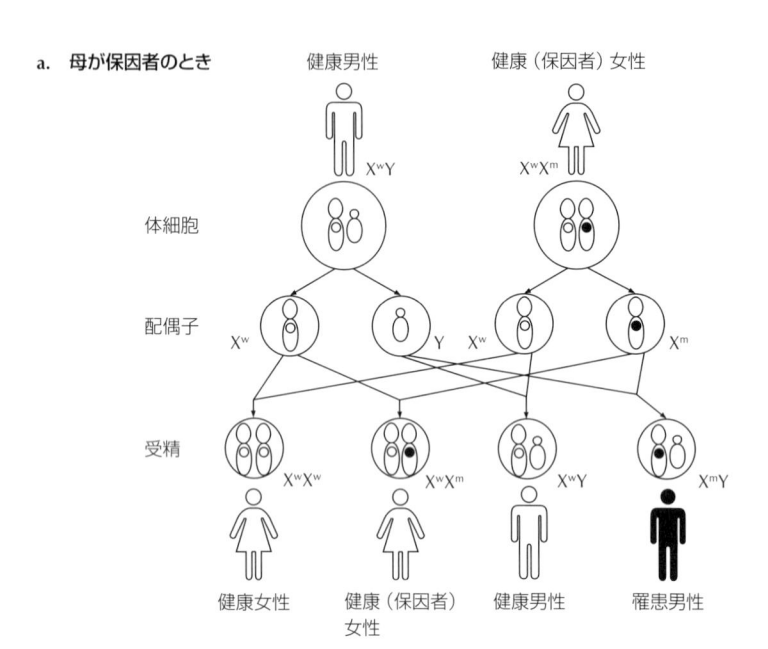

X^w：正常アレルを持ったX染色体
X^m：劣性変異アレルを持ったX染色体

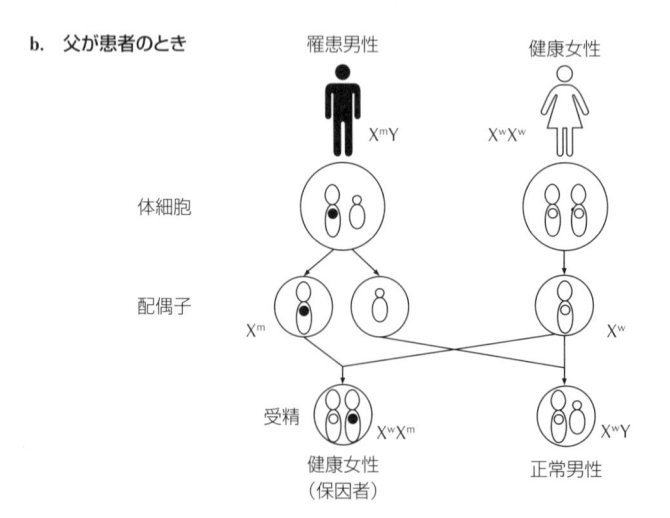

b. 父が患者のとき

付図5　X連鎖劣性遺伝性疾患の伝達様式

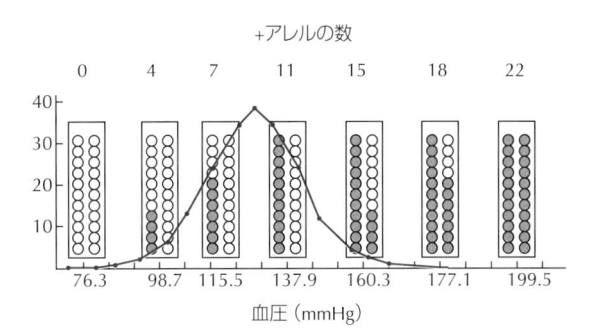

a. 量的形質の遺伝

血圧の分布が11対のアレルの相加作用で起こると仮定した図.
色丸：血圧を高くするほうに働く遺伝子，白丸：血圧を低くするほうに働く遺伝子．血圧の高い人同士の結婚では，色丸を多く子どもに伝えやすいために，子どもの血圧も高くなる可能性が高い．

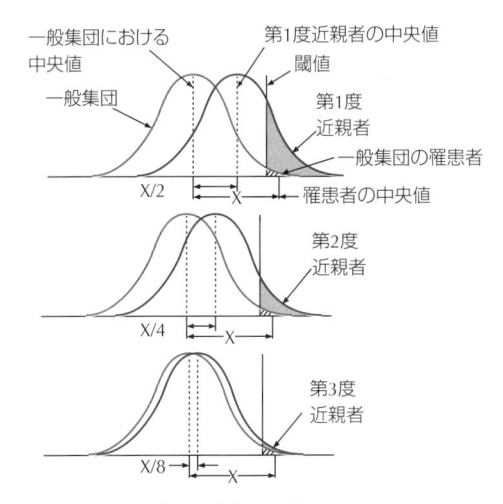

b. 多因子疾患のモデル

罹患者は高い易罹病性を有しているのでその第1度近親者の易罹病性の分布は高いほうにずれる．したがって，閾値を越す割合が増加し罹患頻度も高くなる．

付図6 多因子遺伝のしくみ

a. 染色体は細胞の核の中にあるこん棒状の物質であり，その本体はDNAとタンパクである．細胞が分裂するときに顕微鏡で観察できるようになる．
b. それぞれの染色体には短腕と長腕があり，動原体（着糸点）で区切られている．
c. ヒトの染色体を写真にとり順番に並べたものを核型という．ヒトは23対46本の染色体を持つ．
d. 対をなす2本の染色体のうち1本は父由来，もう1本は母由来である．

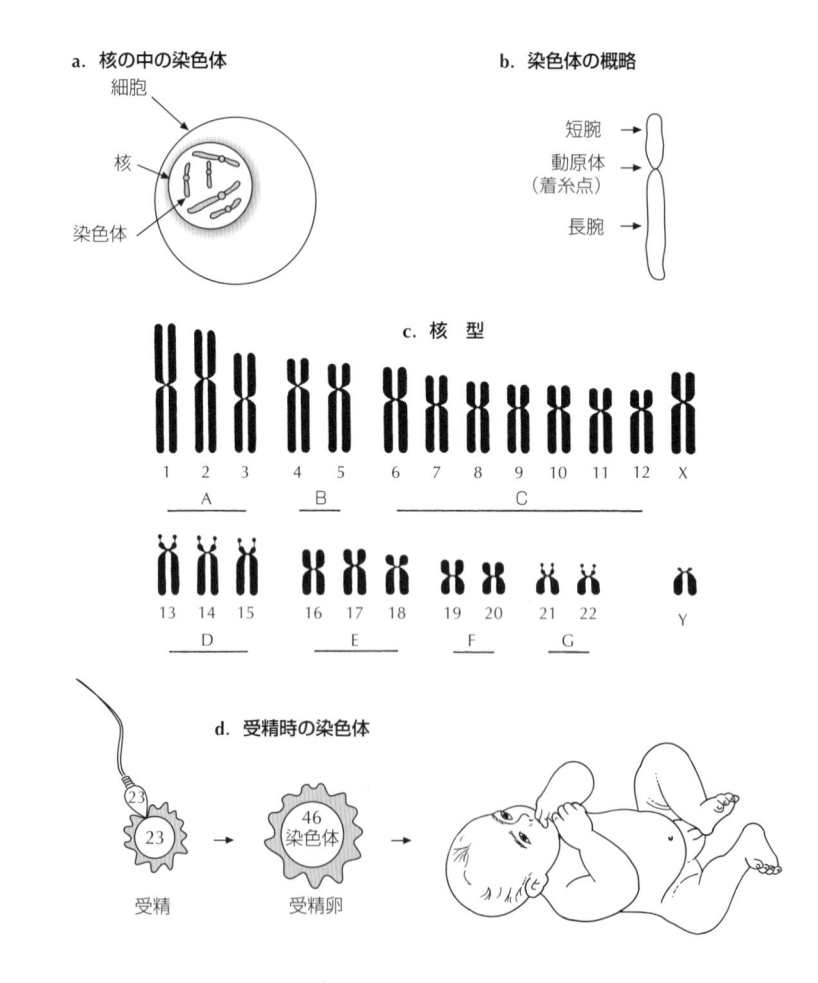

a. 核の中の染色体

細胞
核
染色体

b. 染色体の概略

短腕
動原体
（着糸点）
長腕

c. 核 型

1 2 3 4 5 6 7 8 9 10 11 12 X
A   B   C

13 14 15   16 17 18   19 20   21 22   Y
D   E   F   G

d. 受精時の染色体

23 → 46染色体 →
受精 受精卵

付図7 染色体とは

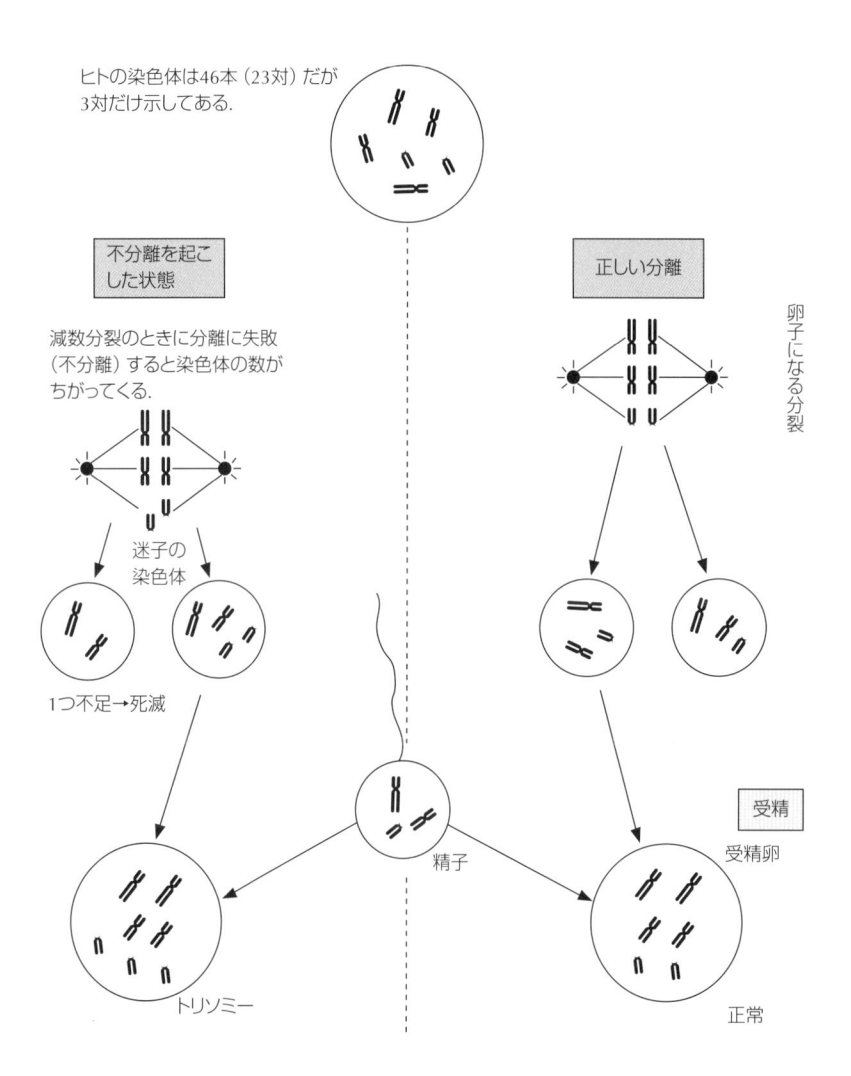

ヒトの染色体は46本(23対)だが3対だけ示してある.

不分離を起こした状態

減数分裂のときに分離に失敗(不分離)すると染色体の数がちがってくる.

迷子の染色体

1つ不足→死滅

正しい分離

卵子になる分裂

精子

トリソミー

受精

受精卵

正常

付図8 染色体不分離

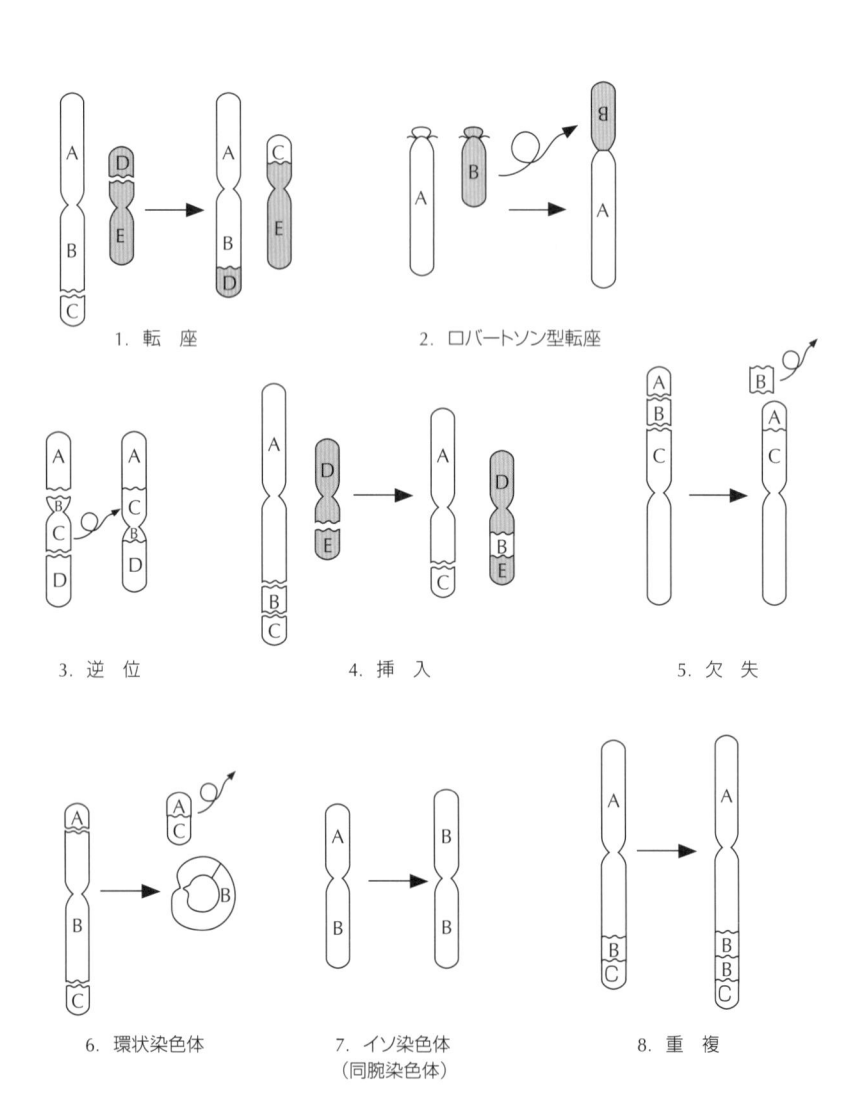

1. 転　座
2. ロバートソン型転座
3. 逆　位
4. 挿　入
5. 欠　失
6. 環状染色体
7. イソ染色体
　（同腕染色体）
8. 重　複

付図9　さまざまな染色体構造異常

転座保因者の染色体

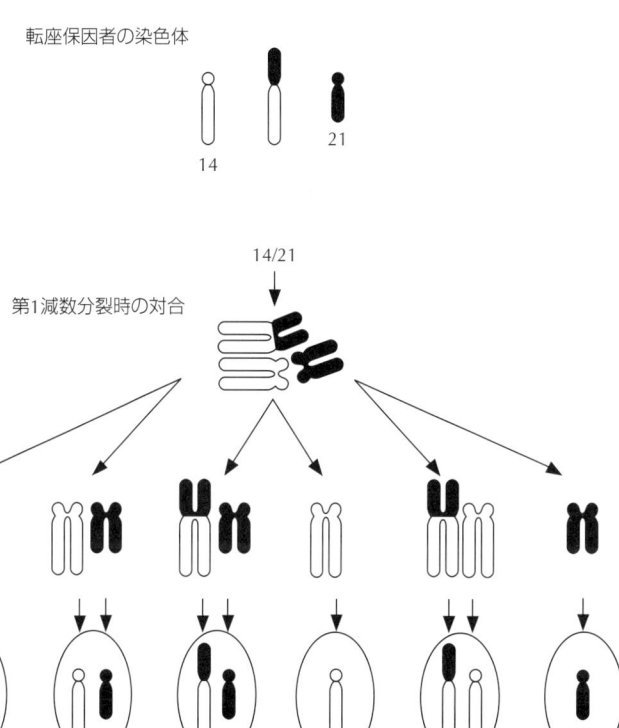

14/21

第1減数分裂時の対合

正常配偶子と受精

正常
(転座保因者)　正常　転座型ダウン症候群　21モノソミー　14トリソミー　14モノソミー

死滅・流産

付図10　ロバートソン型転座の遺伝カウンセリング

相互転座保因者の染色体

第1減数分裂時の対合により4価染色体が形成される

正常配偶子と受精

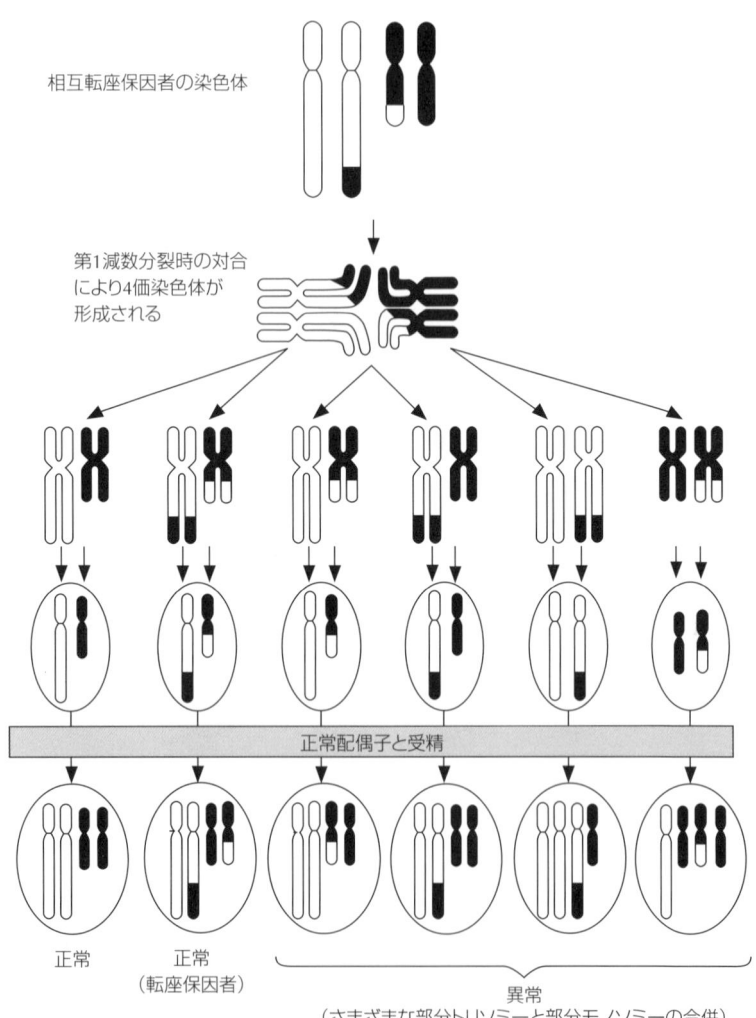

正常

正常
(転座保因者)

異常
(さまざまな部分トリソミーと部分モノソミーの合併)

付図11 相互転座の遺伝カウンセリング

① 逆位があっても染色体の過不足はないので表現型は正常である.
② 逆位保因者の第1成熟分裂時対合が起きる際ループが形成される.
③ ループ内で交叉が起きるとさまざまな再構成染色体が形成される.
④不均衡な染色体を有する細胞が受精するとさまざまな染色体異常個体が生じる.

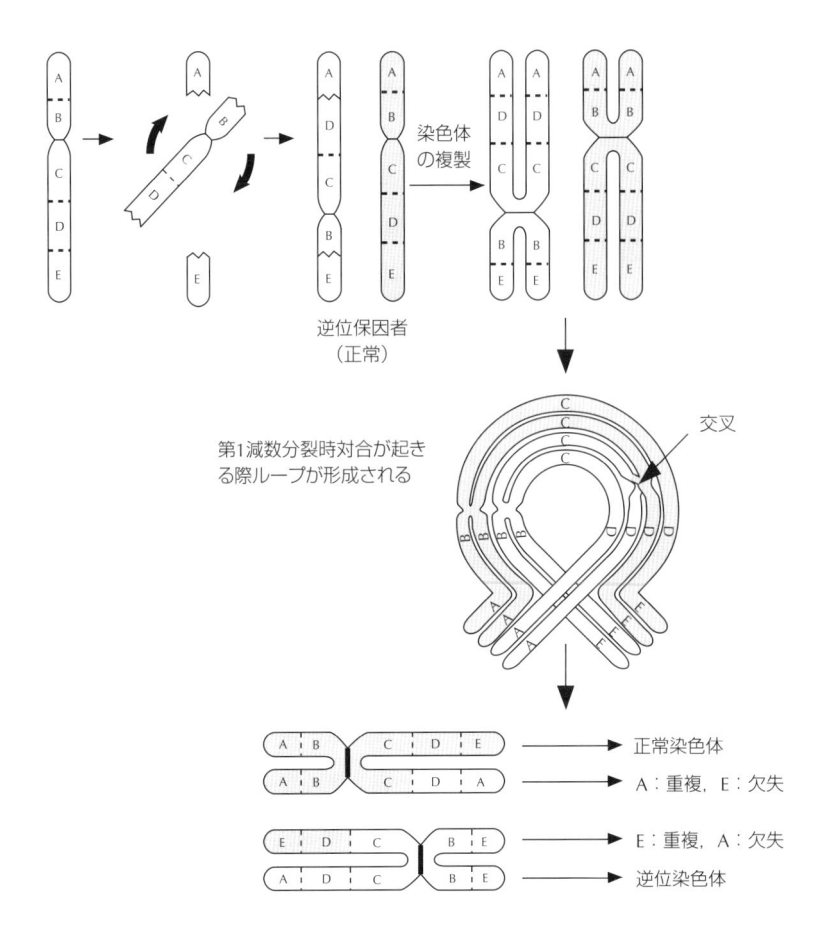

付図12　染色体逆位の遺伝カウンセリング

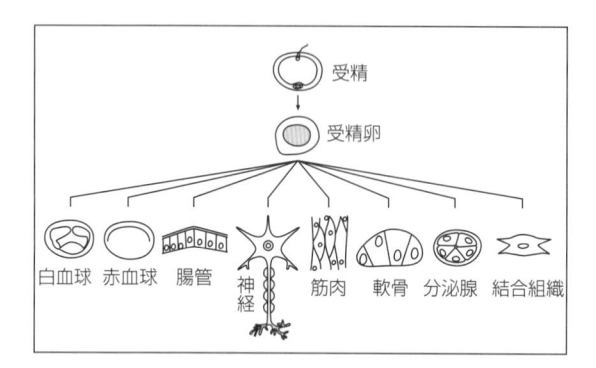

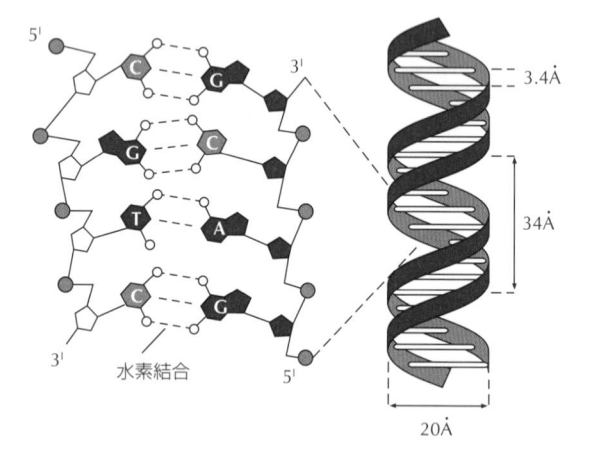

① ヒトの体はいろいろな種類の約60兆個の細胞からできている.
② 細胞の核にDNAがある.
③ DNAはデオキシリボ核酸の略で,それぞれ塩基が水素結合した二重らせん構造をとっている.
④ DNAの塩基が数千から数百万集まると,ある遺伝的機能を有するようになる.これを遺伝子と呼ぶ.
⑤ 細胞が分裂するときにはDNAは凝縮し,染色体となり,顕微鏡で観察できるようになる.
⑥ ヒトゲノムDNAは約2mの長さがあるが,染色体構造をとるときには約1/10000に凝縮している.

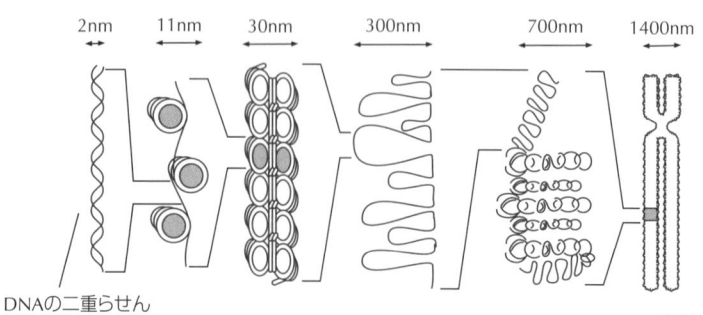

付図13 細胞, DNA, 遺伝子, 染色体

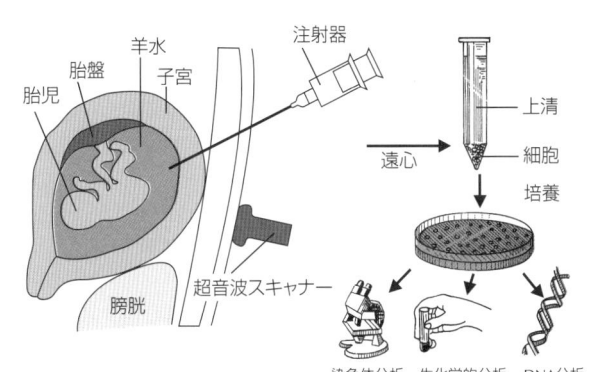

a. 羊水検査

羊水検査は妊娠16週ごろ行われる．羊水中には胎児由来の細胞が浮遊しているので，これを採取し培養し，種々の分析に用いる．手技の安全性は高い（流産率は0.5％以下）．

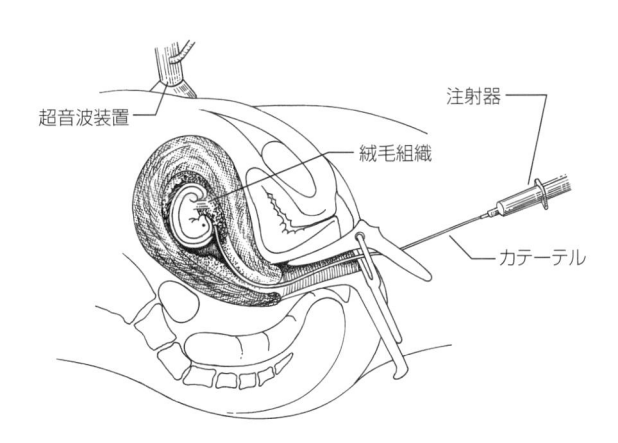

b. 絨毛検査

絨毛検査は妊娠10週頃行われる．培養をせずに染色体分析ができる．また直接十分な細胞が得られるのでDNA分析に適している．羊水検査よりも妊娠の早い時期に検査結果が得られる反面，流産率は1〜2％と高い．

付図14　出生前診断法

1. 均衡転座保因者の第1減数分裂時に形成される4価染色体
A, Bは正常染色体, A′, B′は転座染色体

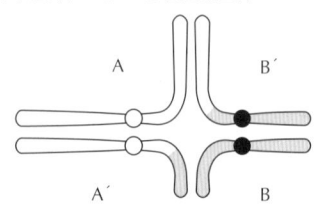

2. 相互転座の遺伝カウンセリングで一般的に用いられる模式図

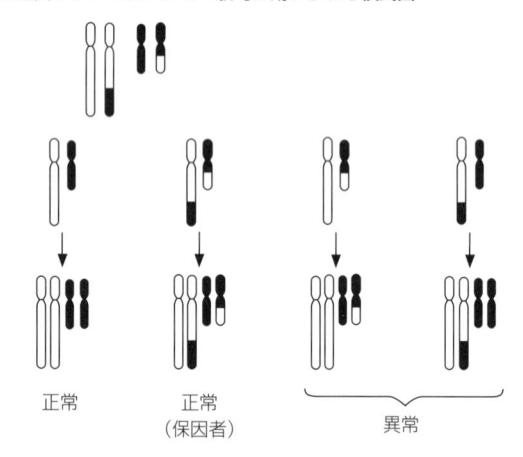

正常　　正常（保因者）　　異常

3. 4価染色体のさまざまな分離の仕方

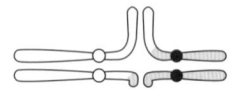

a. 転座している染色体部分が小さい場合は隣接Ⅰ型分離が起こりやすい．

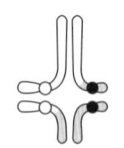

b. セントロメアを有する染色体部分が小さい場合は隣接Ⅱ型分離が起こりやすい．

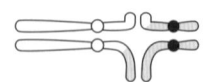

c. 4価染色体の1つが小さい場合は3：1分離が起こりやすい．

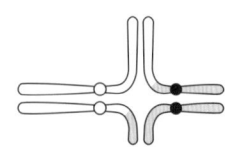

d. 生ずる不均衡の程度が大きい場合は出生に至らない．

付図15　相互転座

付表1　遺伝学的検査に関するガイドライン(2003年8月)

遺伝医学関連学会(日本遺伝カウンセリング学会,日本遺伝子診療学会,日本産科婦人科学会,日本小児遺伝学会,日本人類遺伝学会,日本先天異常学会,日本先天代謝異常学会,日本マススクリーニング学会,日本臨床検査医学会[以上五十音順],家族性腫瘍研究会)

はじめに

　細胞遺伝学,遺伝生化学および分子遺伝学の進歩は遺伝医学の発展に多大な貢献をもたらした.その結果,医療の現場においても,染色体検査・遺伝生化学的検査・DNA検査などの遺伝学的検査が臨床検査の一部として利用されている.これらにより明らかにされる遺伝学的情報は遺伝性疾患の診断,治療,予防,遺伝カウンセリングなどに貢献し,今後益々重要になってくるものと予想される.

　一方で,遺伝学的検査においては,生涯変化しない個人の重要な遺伝学的情報が扱われるため,検査実施時のインフォームド・コンセント,個人の遺伝学的情報の保護,検査に用いた生体試料の取り扱い,検査前後の遺伝カウンセリングなど慎重に検討すべき問題が存在している.また個人の遺伝学的情報は血縁者で一部共有されており,その影響が個人に留まらないという際立った特徴も有していることから,新たな生命倫理規範が求められている.さらに最近では,遺伝医学的知識及び分子遺伝学的技術基盤が不十分であり,責任体制が不明瞭であるにもかかわらず,臨床的意義が確立されていない遺伝学的検査を行おうとする医療機関や企業があらわれ,社会的混乱をきたすことも憂慮されている.

　すでに,ヒトゲノム研究の急速な進展とその成果の応用の可能性の拡大を背景にして,基礎研究及び臨床研究のレベルでは,遺伝子解析に関する倫理原則や指針が国によって定められている.まず2000年4月には,ミレニアムプロジェクトの実施に当たって厚生科学審議会先端医療技術評価部会により「遺伝子解析研究に付随する倫理問題等に対応するための指針」(いわゆる「ミレニアム指針」)が作成され,2000年6月には科学技術会議生命倫理委員会が「ヒトゲノム研究に関する基本原則」を策定し,さらに2001年3月には,この「基本原則」を基礎に研究現場で適用されることを目的として「ヒトゲノム・遺伝子解析研究に関する倫理指針」(2001年3月)(いわゆる「3省指針」)が文部科学省,厚生労働省及び経済産業省によって共通に設けられた.現在,我が国の遺伝子解析研究はこの3省指針に基づき進められている.

　診療の場においても,遺伝子解析研究により明らかにされる遺伝学的情報が有効に利用される場面が増加してきている.研究を目的とした遺伝子解析と診療を目的とした遺伝学的検査との間に明確な区別を設けることは必ずしも容易ではないが,遺伝学的検査の適切な臨床応用の施行については,実施に伴っておきることが予想される様々な問題に適切に対応する必要があり,遺伝学的検査に関するガイドラインの策定が強く求められてきた.すでにこれまで日本人類遺伝学会からは「遺伝カウンセリング,出生前診断に関するガイドライン(1995)」,「遺伝性疾患の遺伝子診断に関するガイドライン(1995)」,「遺伝学的検査に関するガイドライン(2001)」が提案され,家族性腫瘍研究会からは「家族性腫瘍における遺伝子診断の研究とこれを応用した診療に関するガイドライン(2000)」が提案されてきた.さらに2001年にはそれらに示された諸原則を包括する形で遺伝医学関連8学会(日本遺伝カウンセリング学会,日本遺伝子診療学会,日本産科婦人科学会,日本小児遺伝学会,日本人類遺伝学会,日本先天異常学会,日本先天代謝異常学会,家族性腫瘍研究会)が「遺伝学的検査に関するガイドライン(案)」(2001)を発表した.また関連して,遺伝子検査受託に関しては社団法人日本衛生検査所協会が「ヒト遺伝子検査受託に関する倫理指針」(2001)を作成しており,日本医師会では第VII次生

命倫理懇談会の報告として「遺伝子医学と地域医療」を発表している．

　今回，遺伝医学関連学会は，これら学会，団体からのガイドラインをさらに充実させ，我が国の将来の健全な遺伝医療の確立を目指し，改めて診療行為として位置づけられる遺伝学的検査に関するガイドラインを提案することとなった．我々は，最新の遺伝医学的知見の収集について常に研鑽を重ね，遺伝医療において遺伝学的検査が考慮される際に起こり得る倫理的，法的，社会的問題に対して最大の関心を払いつつ，遺伝学的検査が人類の健康と福祉に貢献することを願うものである．遺伝医学関連学会の会員はこのガイドラインを遵守しつつ，遺伝学的検査を臨床の場で実施しなければならない．また，遺伝医学関連学会の会員以外の医学研究機関，医療機関，臨床検査会社，遺伝子解析施設，遺伝子解析の仲介会社，健康関連企業，マスメディアなどにも，このガイドラインを通じて遺伝学的検査のもつ意味を理解し，本ガイドラインの精神とここに示された諸原則を尊重するように呼びかけたい．

　なお，本ガイドラインは，今後の遺伝医学及び遺伝学的検査技術の発展を勘案しながら，必要に応じて随時改定する所存である．

遺伝学的検査に関するガイドライン

Ⅰ．本ガイドラインの対象

　このガイドラインが適用される遺伝学的検査(染色体検査・遺伝生化学的検査・DNA 検査)は，ヒト生殖細胞系列における遺伝子変異もしくは染色体異常に関する検査，あるいはそれらに関連する検査であり，確定診断のための検査，保因者検査，発症前検査，易罹患性検査(いわゆる体質診断を含む)，薬理遺伝学的検査，生前検査，先天代謝異常症等に関する新生児スクリーニングなどを含む．但し，癌などの体細胞に限局し次世代に受け継がれることのない遺伝子変異・遺伝子発現・染色体異常の解析，細菌・ウイルスなどの病原体の核酸検査，および親子鑑定などの法医学的 DNA 検査は対象としない．

Ⅱ．遺伝学的検査の実施

1. 遺伝学的検査は臨床的および遺伝医学的に有用と考えられる場合に考慮され，総合的な臨床遺伝医療の中で行われるべきである．
   (1) 遺伝学的検査を行う医療機関においては，遺伝カウンセリングを含めた総合的な臨床遺伝医療を行う体制が用意されていなければならない．
   (2) 遺伝学的検査を行う場合には，その検査がもつ分析的妥当性，臨床的妥当性，臨床的有用性が十分なレベルにあることが確認されていなければならない．
   (3) 遺伝学的検査を担当する施設は常に新しい遺伝医学的情報を得て，診断精度の向上を図らなければならない．
   (4) 遺伝学的検査は試料採取の容易さのため，採血などの医療行為を伴わずに技術的に可能である場合がある．このような場合であっても，遺伝学的検査は，しかるべき医療機関を通さずに行うことがあってはならない．
2. 遺伝学的検査及びそれに関連する遺伝カウンセリングなどの遺伝医療に関与する者は，検査を受ける人(以下，「被検者」という)，血縁者及びその家族の人権を尊重しなければならず，また，被検者及び血縁者が特定の核型(染色体構成)，遺伝子型，ハプロタイプおよび表現型を保有するが故に不当な差別(遺伝的差別)を受けることがないように，また，必要に応じて適切な医療及び臨床心理的，社会的支援を受けることができるように努めるべきである．
3. 遺伝学的検査を実施する場合には，事前に担当医師が被検者から当該遺伝学的検査に関す

るインフォームド・コンセントを得なければならない．
 (1) インフォームド・コンセントを得るための説明に際しては，検査の目的，方法，予想される検査結果，内容（想定される被検者の利益・不利益を含む），精度（特に不可避な診断限界），被検者のとり得る選択肢，実施にあたっての医療上の危険性などについての正確な情報を，遺漏なく，かつ被検者が十分に理解できるよう，わかりやすく説明しなければならない．説明は口頭に加えて，文書を用いて行わなければならない．
 (2) 遺伝学的検査を受けるか否かは，それを受ける者の自由意思に基づいて決定されなければならない．担当医師は，説明に当たって，被検者は検査を受けないという選択が可能であること，検査を受けても，途中で中止を申し出ることができること，検査後その情報開示を拒否することもできること，検査を受けないか又は中止を申し出ても，それによる不利益を被ることはないことを説明しなければならない．但し，その場合には遺伝学的検査の結果が得られないことによる医療上の不利益があり得ることについても正確に伝えられなければならない．医療者は被検者の決定を尊重し，それに沿って最善の医療が受けられるよう努力しなければならない．
 (3) 未成年者など，自由意思に基づいて決定を行うことが困難な場合には，本人に代わって検査の実施を承諾することのできる地位にある者の代諾を得なければならない．この場合，できる限り被検者本人の理解を得るために努力し，代諾の必要性についての判断は慎重になされるべきである．代諾は，親権者，後見人，成年後見人などの代諾者により行われ，代諾者は被検者の将来にわたる利益を最大限に保護するよう努めなければならない．
 (4) インフォームド・コンセントを得る際の説明にあたって，遺伝についての基礎的事項を説明する中で，遺伝学的情報が血縁者間で一部共有されていることに言及し，得られた個人の遺伝学的情報が血縁者のために有用である可能性があるときは，積極的に血縁者への開示を行うべきであることについて，被検者の理解を得るよう，担当医師は努力しなければならない．

4. 遺伝学的検査は次の場合には行わないこともあり得る．
 (1) 被検者が遺伝学的検査の実施を要求しても，担当医師が，倫理的，社会的規範に照らして検査が妥当でないと判断した場合，もしくは自己の確固たる信条として検査の実施に同意できない場合は，その理由をよく説明した上で，検査の施行を拒否することができる．但し，自己の信条を理由として検査を行わない場合には，他の医療機関を紹介することが考慮されなければならない．
 (2) 治療法または予防法が確立されていない成人期以後に発症する遺伝性疾患について，小児期に遺伝学的検査を行うことは，基本的に避けるべきである．
 (3) 将来の自由意思の保護という観点から，未成年者に対する遺伝学的検査は，検査結果により直ちに治療・予防措置が可能な場合や緊急を要する場合を除き，本人が成人に達するまで保留するべきである．

5. 検査のために得られた試料（以下，試料という）は原則として当該検査の目的以外の目的に使用してはならない．
 (1) 将来において試料を被検者およびその家族の利益のため，別の遺伝学的検査に用いることが予想される場合には，その時点で予想される遺伝学的検査の内容，試料の保存方法を明確にした上で，あらかじめ試料の保管についてのインフォームド・コンセントを得なければならない．
 (2) 保存された試料を新たな遺伝学的検査に用いる場合は，その検査に対するインフォームド・コンセントを新たに得なければならない．
 (3) 検査のために得られた試料を研究目的に使用する場合には「ヒトゲノム・遺伝子解析研究

に関する倫理指針」(文部科学省，厚生労働省，経済産業省)を遵守しなければならない．
6. 遺伝学的検査のための試料は厳格に保管し，また個人識別情報及び検査結果としての個人遺伝学的情報はその機密性を保護しなければならない．
 (1) 一般医療情報と，特定の個人に連結された遺伝学的情報とは，原則として区別して保管されるべきである．
 (2) 個人識別情報及び個人の遺伝学的情報は守秘義務の対象であり，担当医師，遺伝カウンセリング担当者及び医療機関の責任者は，それらが第三者に漏洩されることのないよう厳格に保護，管理しなければならない．
 (3) 遺伝学的検査の一部を他の検査機関・施設に委託するときには，試料を事前に匿名化し，個人識別情報を秘匿しなければならない．
7. 遺伝学的検査を担当する医療機関及び検査施設は，一般市民に対し，正しい理解が得られるような適切な情報を提供する必要がある．臨床的有用性が確立していない遺伝学的検査は行うべきではない．また遺伝学的検査を行うことを宣伝広告するべきではない．

III 遺伝学的検査の結果の開示

1. 被検者は，検査の結果を「知る権利」及び「知らないでいる権利」を有し，いずれの権利も尊重されなければならない．
2. 検査結果を開示するにあたっては，開示を希望するか否かについて被検者の意思を尊重しなければならない．得られた個人に関する遺伝学的情報は守秘義務の対象になり，被検者本人の承諾がない限り，基本的に血縁者を含む第三者に開示することは許されない．また仮に被検者の承諾があった場合でも，雇用者，保険会社，学校から検査結果にアクセスするようなことがあってはならない．
3. 検査結果の開示にあたっては，担当医師は被検者が理解できる平易な言葉で説明しなければならない．検査が不成功であった場合にはその旨を，また診断が確定しない場合には判明した結果と診断不可能である旨を被検者に伝えなければならない．
4. 遺伝学的検査に従事する者は，検査の結果が何らかの差別に利用されることのないように，常に慎重かつ特別な配慮を払わなければならない．
5. 担当医師は，検査結果の開示と説明に際して，被検者単独であるよりも被検者が信頼する人物の同席が望ましいと判断する場合には，これを勧めるべきである．
6. 検査結果は，被検者の同意を得て，血縁者に開示することができる．被検者の同意が得られない場合，以下の条件をすべて満たす場合に限り，被検者の検査結果を血縁者に開示することが可能である．但し，被検者の同意が得られない場合の開示の可否は，担当医師の判断のみによるのではなく，所轄の倫理委員会などの判断に委ねるべきである．
 (1) 被検者の診断結果が血縁者における重大な疾患の発症予防や治療に役立つ情報として利用できること
 (2) 開示することにより，その血縁者が被る重大な不利益を防止できると判断されること
 (3) 繰り返し被検者に説明しても，血縁者への開示に同意が得られないこと
 (4) 被検者の検査結果について，被検者の血縁者から開示の要望があること
 (5) 血縁者に開示しても，被検者が不当な差別を受けないと判断されること
 (6) 開示は，その疾患に限り，かつ血縁者の診断，予防，治療を目的とすること

IV 遺伝学的検査と遺伝カウンセリング

1. 遺伝学的検査は，十分な遺伝カウンセリングを行った後に実施する．
2. 遺伝カウンセリングは，十分な遺伝医学的知識・経験をもち，遺伝カウンセリングに習熟した臨床遺伝専門医などにより被検者の心理状態をつねに把握しながら行われるべきであ

る．遺伝カウンセリング担当者は，必要に応じて，精神科医，臨床心理専門職，遺伝看護師，ソーシャルワーカーなどの協力を求め，チームで行うことが望ましい．
3. 遺伝カウンセリング担当者はできる限り，正確で最新の関連情報を被検者に提供するように努めなければならない．これには疾患の頻度，自然歴，再発率（遺伝的予後），さらに保因者検査，出生前検査，発症前検査，易罹患性検査などの遺伝学的検査の意味についての情報が含まれる．遺伝カウンセリング担当者は，遺伝性疾患が，同一疾患であっても，その遺伝子変異，臨床像，予後，治療効果などにおいて異質性に富むことが多いことについて，十分留意しなければならない．
4. 遺伝カウンセリング担当者は被検者が理解できる平易な言葉を用い，被検者が十分理解していることをつねに確認しながら遺伝カウンセリングを進めるべきである．被検者の依頼がある場合，又はその必要があると判断される場合は，被検者以外の人物の同席を考慮する．
5. 遺伝カウンセリングの内容は，一般診療録とは別の遺伝カウンセリング記録簿に記載し，一定期間保存する．
6. 被検者が望んだ場合，被検者が自由意思で決定できるように，遺伝カウンセリングは継続して行われなければならない．また必要に応じて，臨床心理的，社会的支援を含めた，医療・福祉面での対応について，情報が与えられるべきである．
7. 遺伝学的診断結果が，担当医師によって，被検者の血縁者にも開示されるような場合には（例えば前節III-6），臨床遺伝専門医の紹介など，その血縁者が遺伝カウンセリングを受けられるように配慮する．
8. 遺伝カウンセリングは，遺伝学的検査の実施後も，必要に応じて行われるべきである．

V．目的に応じた遺伝学的検査における留意点

1. 発症者を対象とする遺伝学的検査
 (1) 遺伝学的検査は，発症者の確定診断を目的として行われることがある．
 (2) 発症者の確定診断の目的で行われる遺伝学的検査の場合も，結果的にその情報が，血縁者に影響を与える可能性があることについて，検査前に十分説明し，理解を得ておかなければならない．
 (3) 血縁者の発症前診断，易罹患性診断，保因者診断などを行うための情報を得ることを第一の目的として，既に臨床診断が確定している患者に対して，疾患の原因となっている遺伝子変異などを解析することがある．この場合は，得られた情報が適切に血縁者に開示されるか，あるいは利用されることによってはじめて意味のある遺伝学的検査となること，疾患の原因となる遺伝子変異が見出されなくても，本人の臨床診断に影響しないことを，検査の前に被検者に十分説明し，理解を得ておかなければならない．
2. 保因者の判定を目的とする遺伝学的検査
 (1) 遺伝学的検査は，家系内に常染色体劣性遺伝病やX連鎖劣性遺伝病，染色体不均衡型構造異常の患者がいる場合，当事者が保因者であるかどうかを明らかにし，将来，子孫が同じ遺伝病に罹患する可能性を予測するための保因者検査として行われることがある．
 (2) 保因者検査を行うにあたっては，被検者に対して，その検査が直接本人の健康管理に役立つ情報を得る目的のものではなく，将来の生殖行動に役立つ可能性のある情報を得るために行われるものであることを十分に説明し，理解を得なければならない．
 (3) 将来の自由意思の保護という観点から，小児に対する保因者診断は基本的に行われるべきではない．
 (4) 保因者検査を行う場合には，担当医師及び関係者は，診断の結果明らかになる遺伝的特徴に基づいて，被検者及びその血縁者並びに家族が差別を受ける可能性について十分に配慮しなければならない．

3. 発症予測を目的とする遺伝学的検査
 (1) 発症を予測する遺伝学的検査には，単一遺伝子の変異でほぼ完全に発症を予測することのできる発症前検査と，多因子疾患の罹患性の程度もしくは罹病リスクを予測する易罹患性検査がある．
 (2) 発症予測を目的とする遺伝学的検査の対象者は，一般に健常者であるため，厳格なプライバシーの保護及び適切な心理的援助が措置されなければならない．特に就学，雇用及び昇進，並びに保険加入などに際して，差別を受けることのないように，配慮しなければならない．

A. 発症前検査
  1) 有効な治療法及び予防法の確立されていない疾患の発症前検査においては，以下のすべての要件が満たされない限り，行ってはならない．
   (a) 被検者は判断能力のある成人であり，被検者が自発的に発症前検査を希望していること．
   (b) 同一家系内の罹患者の遺伝子変異が判明しているなど，遺伝学的検査によって確実に診断できること．
   (c) 被検者は当該疾患の遺伝形式，臨床的特徴，遺伝学的検査法の詳細についてよく理解しており，検査の結果が陽性であった場合の将来設計について熟慮していること．
   (d) 遺伝学的検査後及び結果が陽性であった場合には発症後においても，臨床心理的，社会的支援を含むケア及び治療を行う医療機関が利用できること．
  2) 有効な治療法及び予防法が確立されていない疾患の発症前検査は，前項の要件がすべて満たされている場合に限り，かつ当該疾患の専門医，臨床遺伝専門医，精神医学専門医などを含む複数の医師により，可能な限り，臨床心理専門職，看護師，ソーシャルワーカーなどの協力を得て，複数回の遺伝カウンセリングを行った上で，検査の実施の可否を慎重に決定する．

B. 易罹患性検査
  1) 多因子疾患などに関する易罹患性検査を行う場合には，検査の感度，特異度，陽性・陰性結果の正診率などが十分なレベルにあることを確認しなければならない．
  2) 易罹患性検査に際しては，担当医師は，遺伝子(DNA)変異が同定されても，その発症は疾患により一様ではなく，浸透率や罹患性に対する効果(寄与率)などに依存すること，また，検査目標とする遺伝子に変異が見出されない場合であっても発症する可能性が否定できないことなどについて，被検者に十分に説明し，理解を求めなければならない．(II-1-(2)を参照)

C. 家族性腫瘍に関する検査
  1) 易罹患性検査のうち，家族性腫瘍に関する検査に関しては，関連遺伝子の多様性に配慮した，慎重な対応がなされなければならない．
  2) 家族性腫瘍の易罹患性検査に関しては，本ガイドラインに加えて，家族性腫瘍研究会の「家族性腫瘍における遺伝子診断の研究とこれを応用した診療に関するガイドライン」に準拠する．
  3) 家族性腫瘍の易罹患性検査を行うにあたっては，検査の感度，特異度，陽性・陰性結果の正診率などが十分なレベルにあることが確認されていなければならない．(II-1-(2)を参照)

4. 薬物に対する反応性の個体差を判定することを目的とする遺伝学的検査
 薬物代謝酵素の遺伝子多型検査による薬剤感受性診断は，直接治療に役立ち得る情報であり，有用性が高いと考えられるが，この情報が遺伝的差別などに誤用されることのないよう，他の目的の遺伝学的検査と同様の注意が必要である．

5. 出生前検査と出生前診断
 (1) 妊娠前半期に行なわれる出生前検査及び診断には，羊水，絨毛，その他の胎児試料などを用いた細胞遺伝学的，遺伝生化学的，分子遺伝学的，細胞・病理学的方法，及び超音波検査などを用いた物理学的方法などがある．
 (2) 出生前検査及び診断として遺伝学的検査及び診断を行うにあたっては，倫理的及び社会的問題を包含していることに留意しなければならず，とくに以下の点に注意して実施しなければならない．
    (a) 胎児が罹患児である可能性(リスク)，検査法の診断限界，母体・胎児に対する危険性，副作用などについて検査前によく説明し，十分な遺伝カウンセリングを行うこと．
    (b) 検査の実施は，十分な基礎的研修を行い，安全かつ確実な検査技術を習得した産婦人科医により，またはその指導のもとに行われること．
 (3) 絨毛採取，羊水穿刺など，侵襲的な出生前検査・診断は下記のような場合の妊娠について，夫婦からの希望があり，検査の意義について十分な理解が得られた場合に行う．
    (a) 夫婦のいずれかが，染色体異常の保因者である場合
    (b) 染色体異常症に罹患した児を妊娠，分娩した既往を有する場合
    (c) 高齢妊娠の場合
    (d) 妊婦が新生児期もしくは小児期に発症する重篤なX連鎖遺伝病のヘテロ接合体の場合
    (e) 夫婦のいずれもが，新生児期もしくは小児期に発症する重篤な常染色体劣性遺伝病のヘテロ接合体の場合
    (f) 夫婦のいずれかが，新生児期もしくは小児期に発症する重篤な常染色体優性遺伝病のヘテロ接合体の場合
    (g) その他，胎児が重篤な疾患に罹患する可能性のある場合
 (4) 重篤なX連鎖遺伝病のために検査が行われる場合を除き，胎児の性別を告げてはならない．
 (5) 出生前診断技術の精度管理については，常にその向上に務めなければならない．
 (6) 母体血清マーカー検査の取り扱いに関しては，厚生科学審議会先端医療技術評価部会出生前診断に関する専門委員会による「母体血清マーカー検査に関する見解」，日本人類遺伝学会倫理審議委員会による「母体血清マーカー検査に関する見解」，及び日本産科婦人科学会周産期委員会による報告「母体血清マーカー検査に関する見解について」を十分に尊重して施行する．
 (7) 着床前検査及び診断は，極めて高度な知識・技術を要する未だ研究段階にある遺伝学的検査を用いた医療技術であり，倫理的側面からもより慎重に取り扱わなければならない．実施に際しては，日本産科婦人科学会告「着床前診断に関する見解」に準拠する．
6. 新生児マススクリーニング検査
 (1) 新生児マススクリーニング検査は，新生児の先天性疾患を早期に診断し，早期治療により，発病率，死亡率を低下させることを目的として行う．
 (2) 新生児が，もしこの検査を受ける機会を失えば，発病，死亡などの不利益を被る可能性があることから，担当医師は，この検査の意義について両親に積極的に説明し，検査実施についての同意(代諾)を得たうえで，この検査を実施することが望ましい．担当医師は新生児マススクリーニング検査が遺伝学的情報を扱う検査であることを十分に認識し，スクリーニングによって発見・診断された新生児の両親に対する適切な遺伝カウンセリングを考慮しなければならない．

おわりに

　遺伝医学関連学会はこの「遺伝学的検査に関するガイドライン」を制定したが，このガイドラインの遵守を期待できる範囲は，基本的には，遺伝医学関連学会の会員内に止まる．このガイドラインに反して，非倫理的，非社会的，または不適切と考えられる遺伝学的検査が行われても，それが会員以外の者による遺伝学的検査であれば，このガイドラインのみではそうした行為を規制し，防止することはできない．したがって，今後は，日本遺伝子診療学会が要望したように，また他国でも指摘されているように，遺伝学的検査そのものの公的機関による評価体制，監視体制を整える必要がある．とくに，遺伝学的検査の分析的妥当性，臨床的妥当性，臨床的有用性が十分なレベルにあることを確認するための公的審査機関の設置，及び常に新しい情報の提供と診断精度の向上を図るため，検査後の追跡調査をふくめ，公的機関による精度管理の実施などが必要である．このことにより，被検者は遺伝学的検査から医学的恩恵を得ることができる一方で，不必要な，また無意味な遺伝学的検査をできるだけ排除することが可能になる．もとより遺伝学的情報の守秘義務の堅持も重要な課題であり，これに対する十分な認識と対応が不可欠である．こうした配慮の下で遺伝学的検査が実施されなければ，必要な遺伝学的検査であっても，例えば遺伝的差別を怖れて，検査を受けない人がでてくる可能性もある．このガイドラインを基礎にして，わが国が，法整備も含めて，人権の保護の上に，より実効的な遺伝学的検査体制が確立されることを望む．

提　言

(1) 遺伝学的検査の分析的妥当性，臨床的妥当性，臨床的有用性が十分なレベルにあることを確認するため，公的審査機関の設置が必要である．
(2) 遺伝学的検査を担当する施設は，常に新しい情報を得て，診断精度の向上を図るため，検査後の追跡調査をふくめ，公的機関などによる一定の(精度)管理の下に置かれるべきである．
(3) 遺伝カウンセリングを含めた総合的な臨床遺伝医療の充実のためには，臨床遺伝専門医や遺伝カウンセラーの養成が不可欠であり，制度の確立・教育の充実が必要である．
(4) さらにゲノム研究など先端医学研究の臨床応用とその成果を国民に還元するための基盤整備の一環として遺伝医療体制の充実の重要性を再認識し，財政的措置を含む科学技術・保健医療政策が推進されるべきである．

付表2　医療における遺伝学的検査・診断に関するガイドライン
　　　（2011年2月）

日本医学会

はじめに

　遺伝医学の進歩は，単一遺伝子疾患においては，責任遺伝子の同定に基づく病態解明を可能にし，治療法開発研究へと発展している．さらに，遺伝医学研究は，多因子疾患の発症に関わる遺伝要因の解明や，薬物応答に関係する個体差の解明など，幅広く医学・医療の分野に応用可能な成果をもたらしている．そして，その過程で開発されてきた数々の遺伝学的検査およびその結果に基づいてなされる診断(遺伝学的検査・診断)は，疾患の治療法や予防法の適切な選択を可能にするなど，医療全域にわたって広く有効に利用される時代を迎えている．このように遺伝学的検査・診断は，すべての診療科の医師にとって重要な医療行為になりつつある．しかし一方で，遺伝学的検査・診断では生涯変化せず，血縁者にも影響を与えうる個人の遺伝情報を扱うため，その特性に十分配慮した対応が求められる．また，その前提として，遺伝子の変化に基づく疾患・病態や遺伝型を例外的なものとせず，人の多様性として理解し，その多様性と独自性を尊重する姿勢で臨むことも求められる．

　日本医学会では，国民により良い医療を提供するためには，医師等が，医療の場において遺伝学的検査・診断を，遺伝情報の特性に十分留意し，配慮した上で，適切かつ効果的に実施することが必要であると考え，その実施の際に医師等が留意すべき基本的事項と原則を「医療における遺伝学的検査・診断に関するガイドライン」としてまとめた．

　なお，遺伝学的検査が行われる疾患(群)，領域，診療科は多様であり，それぞれに固有の留意点が存在するため，各医学会分科会は疾患(群)，領域，診療科ごとのガイドラインやマニュアル等を本ガイドラインの趣旨に則して作成し，医療関係者はそれに従って適切な医療を実施することが推奨される．

　また，研究として行われる遺伝学的検査に関しては，研究に関する指針に則って実施する必要がある．

1. 本ガイドラインの適用範囲

　本ガイドラインの主な対象は，遺伝子関連検査[注1]のうち，個人の遺伝情報を扱う上で，その特性に基づいた配慮が求められる遺伝学的検査[分子遺伝学的検査(DNA/RNA検査)，染色体検査，遺伝生化学的検査，等]と，それを用いて行われる診断である．本ガイドラインにいう遺伝学的検査はヒト生殖細胞系列における遺伝子変異もしくは染色体異常に関する検査，およびそれらに関連する検査を意味している[注2]．医療の場において実施される遺伝学的検査には，すでに発症している患者の診断を目的とした検査のみならず，保因者検査，発症前検査，易罹患性検査，薬理遺伝学検査，出生前検査，先天代謝異常症等に関する新生児マススクリーニングなどが含まれる．

　一方，がん細胞などで後天的に起こり次世代に受け継がれることのない遺伝子変異・遺伝子発現の差異・染色体異常を明らかにするための検査・診断においても，生殖細胞系列の遺伝情報が関係する可能性がある場合は，本ガイドラインを参照する必要がある．

2. 遺伝学的検査・診断を実施する際に考慮すべき遺伝情報の特性

遺伝情報には次のような特性があり，遺伝学的検査およびその結果に基づいてなされる診断を行う際にはこれらの特性を十分考慮する必要がある．

- 生涯変化しないこと．
- 血縁者間で一部共有されていること．
- 血縁関係にある親族の遺伝型や表現型が比較的正確な確率で予測できること．
- 非発症保因者(将来的に発症する可能性はほとんどないが，遺伝子変異を有しており，その変異を次世代に伝える可能性のある者)の診断ができる場合があること．
- 発症する前に将来の発症をほぼ確実に予測することができる場合があること．
- 出生前診断に利用できる場合があること．
- 不適切に扱われた場合には，被検者および被検者の血縁者に社会的不利益がもたらされる可能性があること．

3. 遺伝学的検査の留意点

遺伝学的検査の実施に際しては，対象者と目的により留意点が異なることを理解する必要がある．遺伝学的検査実施時に考慮される説明事項の例を[表1]に示す．

3-1) すでに発症している患者の診断を目的として行われる遺伝学的検査

すでに発症している患者を対象とした遺伝学的検査は，主に，臨床的に可能性が高いと考えられる疾患の確定診断や，鑑別すべき疾患の鑑別診断を目的として行われる．遺伝学的検査は，その分析的妥当性，臨床的妥当性，臨床的有用性[注3]などを確認した上で，臨床的および遺伝医学的に有用と考えられる場合に実施する．複数の遺伝学的検査が必要となる場合は，検査の範囲や順番について，臨床的に適切に判断した上で実施する．検査実施に際しては，検査前の適切な時期にその意義や目的の説明を行うことに加えて，結果が得られた後の状況，および検査結果が血縁者に影響を与える可能性があること等についても説明し，被検者がそれらを十分に理解した上で検査を受けるか受けないかについて本人が自律的に意思決定できるように支援する必要がある．十分な説明と支援の後には，書面による同意を得ることが推奨される．これら遺伝学的検査の事前の説明と同意・了解(成人におけるインフォームド・コンセント，未成年者等におけるインフォームド・アセント)の確認は，原則として主治医が行う．また，必要に応じて専門家による遺伝カウンセリング[注4]や意思決定のための支援を受けられるように配慮する．

遺伝学的検査の結果は，一連の診療の流れの中でわかりやすく説明される必要がある．診断は遺伝学的検査の結果のみにより行われるのではなく，臨床医学的な情報を含め総合的に行われるべきである．遺伝学的検査の結果は，診断の確定に有用なだけではなく，これによってもたらされる遺伝型と表現型の関係に関する情報も診療上有用であることにも留意する．一方で，新規の変異などその病的意義を確定することが困難な場合や，浸透率が必ずしも100％でないと考えられる場合などにおいては，遺伝学的検査の結果を解釈する際に，特段の注意が求められる．確定診断が得られた場合には，当該疾患の経過や予後，治療法，療養に関する情報など，十分な情報を提供することが重要である．

3-2) 非発症保因者診断，発症前診断，出生前診断を目的に行われる遺伝学的検査

非発症保因者診断，発症前診断，出生前診断を目的に行われる遺伝学的検査は，事前に適切な遺伝カウンセリング[注4]を行った後に実施する．

3-2)-(1) 非発症保因者診断

非発症保因者診断は，通常当該疾患を発症せず治療の必要のない者に対する検査であり，原則的には，本人の同意が得られない状況での検査は特別な理由がない限り実施すべきではない．

3-2)-(2) 発症前診断
　発症する前に将来の発症をほぼ確実に予測することを可能とする発症前診断においては，検査実施前に被検者が疾患の予防法や発症後の治療法に関する情報を十分に理解した後に実施する必要がある．結果の開示に際しては疾患の特性や自然歴を再度十分に説明し，被検者個人の健康維持のために適切な医学的情報を提供する．とくに，発症前の予防法や発症後の治療法が確立されていない疾患の発症前診断においては，検査前後の被検者の心理への配慮および支援は必須である．

3-2)-(3) 出生前診断
　出生前診断には，広義には羊水，絨毛，その他の胎児試料などを用いた細胞遺伝学的，遺伝生化学的，分子遺伝学的，細胞・病理学的方法，着床前診断，および超音波検査などを用いた画像診断的方法などがある．しかしながら，出生前診断には，医学的にも社会的および倫理的にも留意すべき多くの課題があることから，検査，診断を行う場合は日本産科婦人科学会等の見解を遵守し，適宜遺伝カウンセリング［注4］を行った上で実施する．

3-3) 未成年者など同意能力がない者を対象とする遺伝学的検査
　すでに発症している疾患の診断を目的として，未成年者や知的障害者など同意能力がない患者に対して検査を実施する場合は，本人に代わって検査の実施を承諾することのできる立場にある者の代諾を得る必要があるが，その際は，当該被検者の最善の利益を十分に考慮すべきである．また，被検者の理解度に応じた説明を行い，本人の了解（インフォームド・アセント）を得ることが望ましい．
　未成年期に発症する疾患で発症前診断が健康管理上大きな有用性があることが予測される場合も同様である．
　一方，未成年者に対する非発症保因者の診断や，成年期以降に発症する疾患の発症前診断については，原則として本人が成人し自律的に判断できるまで実施を延期すべきで，両親等の代諾で検査を実施すべきではない．

3-4) 薬理遺伝学検査
　ゲノム薬理学検査に含まれる薬理遺伝学検査［注5］は，生殖細胞系列の遺伝情報を取扱うものであるが，以下の特性があるため，単一遺伝子疾患の遺伝情報とは異なり，診療の場においては，関連ガイドライン［注5］を参照した上で，通常の診療情報と同様に扱うことができる．
・危険な副作用をもたらす薬物，または有効性の乏しい薬物の投与を回避できること．
・適切な投与量を推定できること．
・遺伝型に基づく表現型の予測力が必ずしも高くないこと．

3-5) 多因子疾患の遺伝学的検査（易罹患性診断）
　多因子疾患の遺伝要因の解明が進められており，これらを対象とする遺伝学的検査は疾患の発症予防等のために臨床応用への発展が期待される．ただし，これら多因子疾患の発症予測等に用いられる遺伝学的検査には以下のような特性があるため，検査を実施する場合には，当該検査の分析的妥当性，臨床的妥当性，臨床的有用性［注3］などの科学的根拠を明確にする必要がある．また，必要に応じて遺伝カウンセリング［注4］の提供方法等について考慮した上で実施する．
・多因子疾患の発症には複数の遺伝要因が複雑に関わること．
・得られる結果は，疾患発症に関わるリスク（確率）であること．
・遺伝型に基づく表現型の予測力が必ずしも高くないこと．
・疾患発症には遺伝要因のみならず，環境要因の関与もあり得ること．
・疾患により，遺伝要因や環境要因の寄与度は多様であること．

4. 個人情報および個人遺伝情報の取扱い

　遺伝情報にアクセスする医療関係者は，遺伝情報の特性を十分理解し，個人の遺伝情報を適切に扱うことが求められる．

　すでに発症している患者の診断を目的として行われた遺伝学的検査の結果は，原則として，他の臨床検査の結果と同様に，患者の診療に関係する医療者が共有する情報として診療録に記載する必要がある．

　遺伝学的検査で得られた個人の遺伝情報は，すべての医療情報と同様に，守秘義務の対象であり，被検者の了解なく血縁者を含む第三者に開示すべきではない．

　被検者の診断結果が血縁者の健康管理に役立ち，その情報なしには有効な予防や治療に結びつけることができないと考えられる場合には，血縁者等に開示することも考慮される．その際，被検者本人の同意を得たのちに血縁者等に開示することが原則である．例外的に，被検者の同意が得られない状況下であっても血縁者の不利益を防止する観点から血縁者等への結果開示を考慮する場合がありうる．この場合の血縁者等への開示については，担当する医師の単独の判断ではなく，当該医療機関の倫理委員会に諮るなどの対応が必要である．

5. 遺伝カウンセリング［注4］

　遺伝学的検査・診断に際して，必要に応じて適切な時期に遺伝カウンセリングを実施する．

　遺伝カウンセリングは，情報提供だけではなく，患者・被検者等の自律的選択が可能となるような心理的社会的支援が重要であることから，当該疾患の診療経験が豊富な医師と遺伝カウンセリングに習熟した者が協力し，チーム医療として実施することが望ましい．

　遺伝カウンセリングの内容について，記載内容がプライバシー等を損なうおそれがある場合には，通常の診療録とは切り離して記載・保存するなど，慎重な対応が求められる．

おわりに

　遺伝学的検査・診断を実施する際には，実施する各診療科の医師自身が遺伝に関する十分な理解と知識および経験を持つことが重要である．遺伝学的検査・診断に関する情報は常に更新されていることから，遺伝学的検査・診断に関わる医師は最新の研究成果を診療に生かすため積極的に新たな情報を得るよう自己研鑽に努める必要がある．また，検査の対象となる疾患や領域の特性を考慮し，必要に応じて，遺伝医療の専門家等と連携して対応することが望まれる．

　医療機関においては，本ガイドラインの趣旨を十分に理解し，医師だけではなく，遺伝学的検査・診断に関与する医療関係者を対象に，遺伝医学の基本的知識，および個人の遺伝情報の適切な取扱いに関する事項について啓発や教育を継続して行うこと，ならびに，適切な遺伝医療を実施できる体制を整備することが望まれる．

　遺伝医学は今後も急速に発展すると考えられ，遺伝学的検査はさまざまな医療の領域に広く応用されることが予想される．各医学会分科会においては，それぞれの領域の疾患に関する遺伝医療や遺伝カウンセリングのあり方について教育・啓発を行うことが望まれる．

　本ガイドラインは必要に応じて，適宜見直しを行なうこととする．

[注1]遺伝子関連検査の分類と定義

特定非営利活動法人日本臨床検査標準協議会(Japanese Committee for Clinical Laboratory Standards：JCCLS)に設置された「遺伝子関連検査標準化専門委員会」の提言に基づき，これまで一般的に用いられてきた「遺伝子検査」の用語を次のように分類・定義する．

1) 病原体遺伝子検査(病原体核酸検査)
 ヒトに感染症を引き起こす外来性の病原体(ウイルス，細菌等微生物)の核酸(DNAあるいはRNA)を検出・解析する検査
2) ヒト体細胞遺伝子検査
 癌細胞特有の遺伝子の構造異常等を検出する遺伝子検査および遺伝子発現解析等，疾患病変部・組織に限局し，病状とともに変化し得る一時的な遺伝子情報を明らかにする検査
3) ヒト遺伝学的検査
 単一遺伝子疾患，多因子疾患，薬物等の効果・副作用・代謝，個人識別に関わる遺伝学的検査等，ゲノムおよびミトコンドリア内の原則的に生涯変化しない，その個体が生来的に保有する遺伝学的情報(生殖細胞系列の遺伝子解析より明らかにされる情報)を明らかにする検査

1)～3)を総称して「遺伝子関連検査」とし，一般的にはそれぞれ，1)病原体遺伝子検査，2)体細胞遺伝子検査，3)遺伝学的検査の用語を用いる．

[注2]本ガイドラインの対象となる生殖細胞系列変異

遺伝子変異には生殖細胞系列変異と体細胞変異がある．前者は個体を形成するすべての細胞に共通して存在し，遺伝情報として子孫に伝えられ得る変異である．この変異を明らかにするためには，末梢血，皮膚線維芽細胞，毛髪，爪，口腔粘膜など，人体を構成するどの細胞を用いても検査することが可能である．後者は受精後もしくは出生後に体細胞において後天的に獲得される遺伝子変異であり，原則として次世代に受け継がれることはない．主として悪性腫瘍などにみられる変異である．この変異を明らかにするためには直接，その腫瘍化した細胞，もしくは組織を用いて検査することが必要である．本ガイドラインは，原則として前者の生殖細胞系列変異に関する遺伝学的検査を対象としている．

がん細胞などで後天的に起こった次世代に受け継がれることのない遺伝子変異・遺伝子発現の差異・染色体異常を明らかにするための検査においても，生殖細胞系列の遺伝情報が関係する可能性がある場合は本ガイドラインを参照する必要がある．但し，医療の枠組みに含まれない親子鑑定などの法医学的DNA検査は本ガイドラインの対象としない．

[注3]分析的妥当性，臨床的妥当性，臨床的有用性

分析的妥当性とは，検査法が確立しており，再現性の高い結果が得られるなど精度管理が適切に行われていることを意味しており，変異があるときの陽性率，変異がないときの陰性率，品質管理プログラムの有無，確認検査の方法などの情報に基づいて評価される．

臨床的妥当性とは，検査結果の意味付けが十分になされていることを意味しており，感度(疾患があるときの陽性率)，特異度(疾患がないときの陰性率)，疾患の罹患率，陽性的中率，陰性的中率，遺伝型と表現型の関係などの情報に基づいて評価される．

臨床的有用性とは，検査の対象となっている疾患の診断がつけられることにより，今後の見通しについての情報が得られたり，適切な予防法や治療法に結びつけることができるなど臨床上のメリットがあることを意味しており，検査結果が被検者に与える影響や効果的な対応方法の有無などの情報に基づいて評価される．

[注4] 遺伝カウンセリング

　遺伝カウンセリングは，疾患の遺伝学的関与について，その医学的影響，心理学的影響および家族への影響を人々が理解し，それに適応していくことを助けるプロセスである．このプロセスには，1)疾患の発生および再発の可能性を評価するための家族歴および病歴の解釈，2)遺伝現象，検査，マネージメント，予防，資源および研究についての教育，3)インフォームド・チョイス(十分な情報を得た上での自律的選択)，およびリスクや状況への適応を促進するためのカウンセリング，などが含まれる．

　現在，わが国には，遺伝カウンセリング担当者を養成するものとして，医師を対象とした「臨床遺伝専門医制度」< http://jbmg.org/ >と非医師を対象とした「認定遺伝カウンセラー制度」< http://plaza.umin.ac.jp/~GC/ >があり，いずれも日本人類遺伝学会と日本遺伝カウンセリング学会が共同で認定している．

　遺伝カウンセリングに関する基礎知識・技能については，すべての医師が習得しておくことが望ましい．また，遺伝学的検査・診断を担当する医師および医療機関は，必要に応じて，専門家による遺伝カウンセリングを提供するか，または紹介する体制を整えておく必要がある．

[注5] ゲノム薬理検査と薬理遺伝学検査

　「ゲノム薬理学における用語集」(厚生労働省)では，「ゲノム薬理学(Pharmacogenomics：PGx)」を「薬物応答と関連するDNAおよびRNAの特性の変異に関する研究」，「薬理遺伝学(Pharmacogenetics：PGt)」を「ゲノム薬理学(PGx)の一部であり，薬物応答と関連するDNA配列の変異に関する研究」と定義している．本定義に従えば，生殖細胞系列の遺伝子変異だけではなく，腫瘍細胞の体細胞遺伝子変異解析や細胞内の遺伝子発現解析も含まれる．

　なお，本ガイドラインにおいては，前記定義を踏まえたうえで，薬物応答に関して生殖細胞系列の遺伝情報を取扱う検査を薬理遺伝学検査として定義し，ガイドラインの適用範囲とした．これらの検査に関連した指針等には，「ファーマコゲノミクス検査の運用指針」および「ゲノム薬理学を適用する臨床研究と検査に関するガイドライン」がある．

表1　遺伝学的検査実施時に考慮される説明事項の例

1) 疾患名：遺伝学的検査の目的となる疾患名・病態名
2) 疫学的事項：有病率，罹患率，性比，人種差など
3) 病態生理：既知もしくは推測される分子遺伝学的発症機序，不明であればその旨の説明
4) 疾患説明：症状，発症年齢，合併症，生命予後などの正確な自然歴
5) 治療法：治療法・予防法・早期診断治療法（サーベイランス法）の有無，効果，限界，副作用など
6) 遺伝学的事項：
    ・遺伝形式：確定もしくは推定される遺伝形式
    ・浸透率，新規突然変異率，性腺モザイク等により生じる確率
    ・再発（確）率：同胞ならびに子の再発（確）率（理論的確率と経験的確率）
    ・遺伝学的影響：血縁者が罹患する可能性，もしくは非発症保因者である可能性の有無
7) 遺伝学的検査：
    ・遺伝学的検査の目的（発症者における遺伝学検査の意義），検査の対象となる遺伝子の名称や性質など
    ・遺伝学的検査の方法：検体の採取法，遺伝子解析技術など
    ・遺伝学的検査により診断が確定する確率：検査精度や検査法による検出率の差など
    ・遺伝学的検査によりさらに詳しくわかること：遺伝型と表現型の関係
    ・遺伝学的検査結果の開示法：結果開示の方法やその対象者
    ・発症者の遺伝学検査の情報に基づいた，血縁者の非発症保因者診断，発症前診断，出生前診断の可能性，その概要と意義
8) 社会資源に関する情報：医療費補助制度，社会福祉制度，患者支援団体情報など
9) 遺伝カウンセリングの提供について
10) 遺伝情報の特性：
    ・遺伝学的情報が血縁者間で一部共有されていること．
    ・発症者の確定診断の目的で行われる遺伝学的検査においても，得られた個人の遺伝学的情報が血縁者のために有用である可能性があるときは，積極的に血縁者への開示を考慮すべきであること
11) 被検者の権利：
    ・検査を受けること，受けないこと，あるいは検査の中断を申し出ることについては自由であり，結果の開示を拒否することも可能であること
    ・検査拒否，中断の申し出，結果の開示拒否を行っても，以後の医療に不利益を受けないこと
    ・検査前後に被検者が取りうる選択肢が提示され，選択肢ごとのメリット・デメリットが平易に説明されること

（注：ここに掲げた事項は，これらすべてを遺伝学的検査実施前に説明しなければならないということではなく，被検者の理解や疾患の特性に応じた説明を行う際の参考として例示したものである．）

索引

数字

1型コラーゲン 211
1型糖尿病 387
1p36欠失症候群 364
2型コラーゲン 201, 207
2型糖尿病 387
2q37微細欠失症候群 364
3ヒドロキシ酪酸/アセト酢酸比低値 301
3p欠失症候群 364
3q重複症候群 364
4型コラーゲン 194
4q欠失症候群 364
7型コラーゲン 236
9型コラーゲン 204
9p欠失症候群 364
9p重複症候群 364
9q22.3微細欠失症候群 364
10型コラーゲン 206
10q重複症候群 364
13トリソミー症候群 360
13q欠失症候群 364
15q24微細欠失症候群 364
15q重複症候群 364
18トリソミー症候群 360
18p欠失症候群 364
22q11.2欠失症候群 99, 155, 162, 183, 364
22q13欠失症候群 364
45,X/46,X,der(X) 362
45,X/46,XX 362
46,XX/46,X,der 362

欧文

A

AAA症候群 188
ABバリアント 289
ABCC2 185
ABCC6 242
ABCD1 75
Aβタンパク 71
ACADM 265
ACADVL 266
acatalasemia 176
ACCEモデル 411
aceruloplasminemia 283
achalasia 188
achondrogenesis(ACG) 207
achondroplasia(ACH) 199

ACVRL1 169, 170
ADA 342
ADAM10 232
ADAMTS2 225
ADAR1 232
Addison単独型ALD 76
adenosine deaminase(ADA)deficiencycy 342
adrenal hypoplasia congenia(AHC) 319
adrenoleukodystrophy(ALD) 75
ADULT(acro-dermato-ungual-lacrimal-tooth)症候群 218
agammagloblinemia 343
AIP 306
AIRE 312, 317
AK2 341
ALAD 279
Alagille syndrome 187
ALAS2 279
albinism 231
α₁アンチトリプシン欠損症 171
α₂β₂γ₂ 294
α₂-プラスミンインヒビター欠乏症 334
α-synuclein 78
ALPL 212
Alport syndrome 194
Alzheimer disease 71
amelogenesis imperfecta 160
AMELX 160
AMT 251
amyotrophic lateral sclerosis(ALS) 84
anadysplasia型 206
Andersen病 273, 274
androgen insensitivity syndrome(AIS) 320
Angelman syndrome 351
anhidrotic(hypohidrotic)ectodermal dysplasia 238
aniridia 133
ANK1 324
ANKH 210
anodontia of permanent dentition 159
anophthalmia-esophageal-genital(AEG)症候群 178
anorectal maiformation 182
APC 375
Apert症候群 152
APOE 72
APP 72
apparent mineralocorticoid excess(AME)症候群 317
AR 86, 320

451

ARG1 257
arthrogryposis multiplex congenita(AMC) 228
ASL 257
asphyxiating thoracic dysplasia(ATD, Jeune) 203
ASS 257
ataxia-telangiectasia 346
atelosteogenesis 227
ATM 346
ATN1 66
ATP2C1 237
ATP6V0A2 226
ATP7A 226, 282
ATP7B 281
ATRX 326
attenuated FAP 376
ATXN3 64
autism 100
autism spectrum disorders(ASD) 100
autoimmune polyendocrine syndrome(APS) 317
autosomal dominant nocturnal frontal lobe epilepsy(ADNFLE) 94
autosomal dominant polycystic kidney (ADPKD) 193
autosomal recessive spinocerebellar degeneration 67
Avellino角膜変性症 129
AVP 306
AVP受容体 307

B

B4GLT7 225
balanced reciprocal translocation 365
Baller-Gerold症候群 240
Bannayan-Riley-Ruvalcaba症候群 385
Barrett esophagus 189
Bartter syndrome 315
basal cell nevus syndrome(BCNS) 243
Basedow disease 309
BAT1 255
Bayesの定理 15
BCC 241
BCKDHA 252
BCKDHB 252
BDA1B 219
BEAN 66
Beare-Stevenson症候群 152
Becker disease 120
Becker muscular dystrophy(BMD) 104
Beckwith-Wiedemann症候群 181
Behr syndrome 124
beneficence 25
benign 47
benign familial neonatal epilepsy(BFNE) 92
benign hereditary chorea 62
Bernard-Soulier syndrome(BSS) 335
βガラクトシダーゼ-1 295
Birt-Hogg-Dube syndrome 172
Blachko線 246
blepharoptosis 137
BLK 322, 390
BMP2 219
BMPR1B 219
BMPR2 170
Brachmann-de Lange syndrome 352
brachydactyly 219
BRAF 354
brain malformations 96
branchial arch syndrome 156
branchio-oto-renal(BOR) syndrome 150
BRCA1 373
BRCA2 329, 373
BRCAPRO 374
BRIP1 329
Bruton型無γグロブリン血症 343
BSND 315
BTK 343
Byler disease 186
B型肝炎ウイルス 398

C

C0低下 271
C0/(C16+C18)高値 268
C1IH 348
C1Q 348
C1r/C1s 348
C2 348
C3 348
C3高値 260, 261
C4 348
C4orf26 160
C5 348
C5-DC高値 263
C5-OH高値 263
C6 348
C7 348
C8α/C8β 348
C8/C10高値 266
C9 348
CA2 211
CACNA1A 65
CACT 269
Caffey病 210
campomelic dysplasia(CD) 208
Camurati-Engelmann症候群 210
CARD14 234
Carney complex(CNC) 384
carnitine deficiency, systemic primary (CDSP) 271

carnitine palmitoyltransferase I deficiency　267
carnitine palmitoyltransferase II deficiency　268
carnitine-acylcarnitine translocase deficiency　269
CASR　310, 312, 315
CAT　176
cataracts　131
cat-eye症候群　364
CAV1　170
CBFA1　214
CBS　253
CCM1　246
CD247　341
CD3D　341
CD3E　341
CDC73　310
CDH23　143
CDH3　218
CDKN1C　319, 350
CDPX1　209
CDPX2　209
CEL　322, 390
celiac disease　190
cerebral autosomal dominant arteriopathy with subcortical infarcts and leukoencephalopathy（CADASIL）　77
cerebral autosomal recessive arteriopathy with subcortical infarcts and leukoencephalopathy（CARASIL）　77
CFD　348
CFH　348
CFI　348
CFP　348
CGH（comparative genomic hybridization）　34
CGHアレイ　44
CGHマイクロアレイ　101
Charcot-Marie-Tooth disease（CMT）　81
CHARGE症候群　178, 357
CHD7　178, 304, 357
Chédiak-Higashi syndrome（CHS）　340
Cherubism　213
CHM　126
cholesterol ester storage disease（CESD）　296
chondrodysplasia punctata　209
CHRNA2　94
CHRNA4　94
CHRNB2　94
chroideremia（CHM）　126
chromosome inversion　369
chronic granulomatous disease（CGD）　339
chronic idiopathic intestinal pseudo-obstruction（CIIP）　189
chronic progressive external ophthalmoplegia（CPEO）　116
CHS1/LYST　340

CHST14　225
citrin deficiency　258
CLCN5　197, 314
CLCN7　211
CLCNKB　315
CLDN16　312
cleidocranial dysplasia　214
Clinical Genome Resource（ClinGew）　46
CLMP　189
CLN　297
coagulopathy　332
COCH　147
Coffin-Lowry syndrome　352
COL1A1　210, 212, 225
COL1A2　212, 225
COL2A1　201, 202, 207
COL3A1　167, 225
COL4A3　194, 195
COL4A4　194, 195
COL4A5　194
COL5A1　225
COL5A2　225
COL9A1　204
COL9A2　204
COL9A3　204
COL10A1　206
COL11A1　202
colony stimulating factor 1 receptor　74
color blindness　134
COMP　204, 205
compliment deficiency　347
confined placental mosaicism（CPM）　50
congenital adrenal hyperplasia（CAH）　318
congenital anomalies of the kidney and urinary tract（CAKUT）　192
congenital constriction band症候群　181
congenital hypothyroidism（CH）　308
congenital insensitivity to pain with anhidrosis（CIPA）　239
congenital myasthenic syndrome（CMS）　114
congenital myopathy　117
congenital neurotropenia　336
congenital short bowel and malabsorption syndrome　189
Conradi-Hünermann症候群　209
copy number variations（CNVs）　43, 100
Cori病　273
corneal dystrophy　129
Cornelia de Lange症候群　179
CORO1A　341
Costello症候群　174
Cowden症候群　385
CP　283
CPO　279
CPS1　257

CPT1　267
CPT1A　267
CPT2　268
crab-like　216
craniodiaphyseal dysplasia　210
Craniofrontonasal症候群　179
craniometaphyseal dysplasia　210
CREBBP　354
Creutzfeldt-Jakob disease(CJD)　73
cri-du-chat症候群　364
Crigler-Najjar syndrome　183
Crohn disease(CD)　191, 395
Crouzon症候群　152
CSF1R　74
CTLA4　309
CTLN2　258
Currarino triad　215
Currarino症候群　182
cutis laxa　226
CYBA　339
CYBB　339
CYP1B1　132
CYP2R1　314
CYP11B1　318
CYP17A1　318
CYP21A2　318
CYP27B　314
cystinuria　255
cytogenetic testing　43

D

Darier病　234
Database of Genomic Variants(DGV)　47
DBT　252
DCLRE1C　341
Dent disease　197
dentatorubral-pallidoluysian atrophy(DRPLA)　66
diabetes insipidus(DI)　306
diaphragmatic hernia　179
DIDMOAD症候群　125
DiGeorge症候群　162
dilated cardiomyopathy　163
disorders of sex development(DSD)　321
distal arthrogryposis　228
DLD　252
DLL3　215
DLX3　160
DMP1　314
DNA　432
DNA鑑定　412
DNAマイクロアレイ　35
DNAミスマッチ修復遺伝子　374
DNA helicase RecQ遺伝子　240
DNAH5　172

DNAH11　172
DNAI1　172
DOCK8　344
dominant optic atrophy(DOA)　124
Donnai-Barrow症候群　179
Dowling-Degos病　232
Down症候群　161, 183, 359
D-penicillamine　242
Dravet syndrome　93
DTC Genetic Testing　410
DTDST　204, 207
Dubin-Johnson syndrome　185
Duchenne muscular dystrophy(DMD)　104
duodenal atresia/stenosis　180
DUOX2　308
DUOXA2　308
DUSP6　304
DYNC2H1　203
dyschromatosis　232

E

early infantile epileptic encephalopathy(EIEE)　96
ECEL1　229
ectrodactyly, ectodermal dysplasia, clefting (EEC)　218
ED1　159
EDA　238
EDAR　238
EDARADD　238
EDN3　151
EDNRB　151
EFEMP2　226
Ehlers-Danlos sydrome　225
Ehlers-Danlos syndrome, vascular type　167
ELANE　337
electron transfer flaboprotein　264
Ellis-van Creveld症候群　203
ELN　163, 226
Emanuel症候群　364
Emery-Dreifuss muscular dystrophy(EDMD)　108
ENAM　160
ENG　169, 170
EP300　354
EPB42　324
EPCAM　374
epidermolysis bullosa　236
epilepsy　92
episodic ataxia type 2(EA2)　65
esophageal atresia with or without tracheoesophageal fistula　178
ETF　264
ETF脱水素酵素　264
ETFDH　264

EvC1 203
EvC2 203
evidence-based medicine (EBM) 23
EXT1 213, 356
EXT2 213
extrahepatic biliary atresia 181

F

F2 332
F5 332
F7 332
F8 331
F9 331
F10 332
F11 332
F12 332
FⅫ欠乏症 332
FⅩⅢ欠乏症 333
F13A 332
F13B 332
Fabry disease 284
facioscapulohumeral muscular dystrophy (FSHD) 110
FAH 250
FAM83H 160
FAM111A 312
familial adenomatous polyposis (FAP) 375
familial hemiplegic migraine (FHM) 65
familial hypercholesterolemia (FH) 283
familial isolated pituitary adenomas (FIPA) 306
familial medullary thyroid cancer (FMTC) 379
familial primary pulmonary hypertension (FPPH) 170
FANCA 329
FANCB 178, 329
FANCC 329
FANCD2 329
FANCE 329
FANCF 329
FANCG 329
FANCI 329
Fanconi症候群 251
Fanconi貧血 178, 328
Fanconi-Bickel症候群 273
fatal familial insomnia (FFI) 73
FBLN1 220
FBLN4 226
FBLN5 226
FBN2 229
FBXW4 218
FCN3 348
FECH 279
Feingold症候群 178
FGA 332
FGB 332

FGF17 304
FGF23 314
FGF8 304
FGFR 152
FGFR1 304
*FGFR2*関連単独冠状縫合癒合 152
FGFR3 199, 200
FGG 332
FKBP14 225
FLCN 172
FLG 233
FLNA 189
FLNB異常症 227
FLRT3 304
fluorescence in situ hybridization (FISH) 法 43
FMR1 102
*FMR1*関連早期卵巣不全症候群 103
Forbes-Cori病 274
Forbes病 273
FOXE1 308
FOXL2 137
fragile X syndrome (FMR) 102
Fryns症候群 179
Fuchs endothelial dystrophy 129
FUCT1 338
Fukuyama type congenitial muscular dystrophy (FCMD) 105

G

G6PC3 337
G6PD 325
G6PD異常症 325
galactosemia 275
galactsialidosis 295
GALE 275
GALK1 275
GALT 275
gastroesophageal reflux disease (GERD) 189
GATA3 312
Gaucher disease 79, 285
GBA 79
GCK 322, 390
GCM2 312
GCSH 251
GCSL 251
GDF5 219, 221
GeneReviews 55
genetic epilepsy with febrile seizures plus (GEFS+) 93
Gerstmann-Sträussler-Scheinker syndrome (GSS) 73
GFI1 337
Gilbert syndrome 184
Gilles de la Tourette syndrome (TS) 89
Gitelman syndrome 315

GJB2 140, 233
Glanzmann thrombasthenia 335
glaucomas 131
GLDC 251
GLI3 178
globoid cell leukodystrophy 291
GLUT1 102
Glut-1欠損症 276
glutaric acidaemia type 1 263
glutaric acidaemia type 2 264
G_{M1}ガングリオシドーシス 288
G_{M2}活性化タンパク 289
G_{M2}ガングリオシドーシス 289
GNA11 312
GNAQ 246
GNAS 313
GNAS1 213
GNPTG 294
GNRH1 304
GNRHR 304
Gorlin syndrome 243
Gowers徴候 104
granular corneal dystrophies 129
granular osmiophilic material (GOM) 77
GSN 130

H

Hailey-Hailey disease 237
Hardy-Weinbergの法則 13
HAX1 337
HBA1 326
HBA2 326
HBB 326, 327
Heart-Hand症候群 217
Helicobacter pylori 175
hemangioma 246
hemolytic anemia 325
hemophilia 331
hepatic glycogen storage diseases 272
hereditary breast and ovarian cancer syndrome (HBOC) 373
hereditary diffuse leukoencephalopathy with spheroids (HDLS) 74
hereditary hemochromatosis 280
hereditary hemorrhagic telangiectasia (HHT) 168
hereditary nonpolyposis colorectal cancer 374
hereditary paraganglioma-pheochromocytoma syndrome (HPPS) 381
hereditary rickets 314
hereditary spherocytosis 324
Hermansky-Pudlak症候群 231
Hers病 273
HES7 215
HESX1 303

heteromorphism 43
HEXA 289
HEXB 289
HHH症候群 257
Hirschsprung disease (HSCR) 177
HLA 97
HMWK欠乏症 332
HNF1A 322, 390
HNF1B 390
HNF4A 322, 390
hockey stick sign 357
Holt-Oram syndrome (HOS) 217
HOXD13 219, 220
HPD 250
HPRT1 277
HRM (high resolution melting) 35
HS6ST1 304
HSD11B2 317
HSD3B2 318
HTRA1 77
HTT 62
Hunter症候群 293
Huntington disease (HD) 62
Hurler症候群 292
hyper IgE syndrome (HIES) 344
hyperphenylalaninemia 249
hypersensitivity 391
hypertrophic cardiomyopathy 163
hypochondrogenesis (HCG) 207
hypochondroplasia (HCH) 199
hypodontia 159
hypogonadotropic hypogonadism (HH) 304
hypomelanosis of Ito (HMI) 245
hypoparathyroidism 312
hypophosphatasia 212

I

ichthyosis 233
IFNGR1 175
IFT144 203
IFT80 203
IGF2 350
IGSF1 308
IHH 219
IKBKG 238
IL2RG 341
IL7R 341
IL17RD 304
IL-36RN 234
imperforate anus 182
incidental findings 36, 53
incontinentia pigmenti achromians 245
incontinentia pigmenti (IP) 245
infantile hypertrophic pyloric stenosis (IHPS) 174

informed decision making 3
INS 322, 390
INSR 390
intellectual disability(ID) 101
intermediate allele 62
International Standing Committee on Human Cytogenetic Nomenclature(ISCN) 44
interphase 44
ITGB2 338
IYD 308

J

Jackson-Weiss症候群 152
Jacobsen症候群 364
JAG1 187
JAK3 341
Jansen型 206
justice 26
juvenile nephronophthisis(JN) 196

K

Kabuki make-up syndrome 353
Kabuki症候群 182
KAL1 304
Kallmann症候群 305
Kartagener syndrome 171
Kasabach-Merritt現象(症候群) 247
KCNJ2 155
KCNK3 170
KCNQ2 92
KCNQ3 92
KCNQ4 144
KCNT1 94
KDM6A 353
Kearns-Sayre症候群 116
keratosis 234
KID症候群 233
KIND3 338
kinky hair 282
KISS1 304
KISS1R 304
KIT 231
Kjer type optic atrophy 124
KLF11 322, 390
Klinefelter症候群 245, 362
KLK4 160
KLKB1 332
KNG1 332
KOHCal 374
Krabbe disease 291
KRT1 233, 234
KRT5 232, 236
KRT9 234
KRT10 233
KRT14 236

L

Langer-Giedion症候群 356
Larsen syndrome 227
lattice corneal dystrophy type II 130
Lattice角膜変性症 129
LDLアフェレシス療法 284
LDL受容体 283
Leber hereditary optic neuropathy(LHON) 123
Legius syndrome 244
Leigh syndrome 117
Lesch-Nyhan syndrome 277
leukocyte adhesion deficiency 338
LFNG 215
LHCGR 305
LHX3 303
LHX4 303
Liddle syndrome 316
Li-Fraumeni syndrome(LFS) 377
LIG4 341
limb-girdle type muscular dystrophy(LGMD) 111
Limb-mammary症候群 218
Lisch結節 383
Loeys-Dietz syndrome 224
long QT syndrome(LQTS) 166
Lowe症候群 197
LRP5 211
LTBP2 132
LTBP3 159
Lynch syndrome 374

M

m.11778G > A 123
m.1555A > G 147
m.3243A > G 148
Machado-Joseph disease(MJD) 64
malignant hyperthermia(MH) 113
maple syrup urine disease 252
Marfan様体型 254
Marfan syndrome 222
Maroteaux-Lamy症候群 294
MASP2 348
matachromatic leukodystrophy(MLD) 290
MATN3 204
MATP 231
Matthew-Wood症候群 179
MAX 382
MBL2 348
MCAD 265
McArdle病 274
McCune-Albright症候群 213
McKusick-Kaufman症候群 182
McKusick型 206
MCP 348

MCT 268
MCT8 102
MECP2 88
medium-chain acyl-CoA dehydrogenase deficiency 265
medullary cystic kidney disease complex (MCKD) 196
Meesmann epithelial corneal dystrophy 130
MELAS (mitochondrial myopathy, encephalopathy, lactic acidosis, and stroke-like episodes) 116, 148
MEN1 175, 310, 378
MEN2A 379
MEN2B 379
Menkes病 226, 282
mental retardation (MR) 101
MERRF (myoclonus epilepsy associated with ragged-red fibers) 116
MESP2 215
metaphase 43
metaphyseal dysplasia 206
methylmalonic acidemia 260
methylphenidate 98
M-FISH法 46
microphtahlmia 138
MID 178
Miller-Dieker症候群 96
MITF 151
mitochondrial encephalomyopathy 116
MLH1 374
MLL2 353
MLPA (multiplex ligation probe amplification) 34, 35
MM 241
MMP13 206
MMP20 160
modafinil 98
MODY (maturity onset of diabetes of the young) 322, 388
mood disorder 99
Morquio症候群 293
Mowat-Wilson syndrome 349
MRP2 185
MSH2 374
MSH6 374
MSX1 159
mTOR系 90
MTTE 390
MTTK 390
MTTL1 390
mucolipidosis 294
mucopolysaccharidosis (MPS) 292
Muenke症候群 152
Muffuci症候群 214
Muir-Torre症候群 375

multiple carboxylase deficiency 262
multiple cartilaginous exostoses 213
multiple endocrine neoplasia type 1 (MEN1) 378
multiple endocrine neoplasia type 2 (MEN2) 379
multiple epiphyseal dysplasia (MED) 204
muscular glycogen storage diseases 274
MUT 260
MUTYH 376
myasthenia gravis (MG) 114
MYBPC1 229
MYCN 178
MYH3 229
MYH8 229
MYOC 132
myotonia congenita 120
myotonic dystrophy (DM1) 107
Myriad table 374

N

NADPH oxidase 339
NAGS 257
nail-patella syndrome (NPS) 230
narcolepsy 97
narrative-based medicine (NBM) 23
NCF1 339
NCF2 339
NCF4 339
NDP 128
NEK1 203
NEMO 245
neonatal intrahepatic cholestasis caused by citrin deficiency (NICCD) 258
neural ceroid lipofuscinosis (CLS) 297
NEUROD1 322, 390
neurofibromatosis 1 (NF1) 382
neurofibromatosis 2 (NF2) 383
neurofibromatosis type 1-like syndrome 244
NF1 382
NF2 383
NFIX 356
NFKBIA 238
NF-κB活性 245
NHEJ1 341
Niemann-Pick細胞 288
Niemann-Pick disease 287
NIPBL 352
NKX2-1 308
NOG 219, 221
non-invasive prenatal testing (NIPT) 48
non-ketotic hyperglycinemia 251
non-maleficence 25
nonsyndromic cleft lip and palate 157
nonsyndromic cleft lip with or without cleft palate 157
Noonan syndrome 354

Norrie disease 128
NOS1 174
NOTCH2 187
NOTCH3 77
NR0B1 319
NRAS 354
NSD1 356
NSMF 304
NTRK1 239
Nuchal salmon patch 246
nystagmus 136
N-アセチルグルタミン酸合成酵素欠損症 257

O

occipital horn syndrome 226, 282
OCRL 197
OCTN2 271
OFD1 156
Ohtahara syndrome 95
oligodontia 159
oligodontia / hypodontia 159
oligogenic mutation 304
Ollier病 213
OMIM 55
omphalocele 181
OPA1 124
OPN1LW 135
OPN1MW 135
OPN1SW 135
OPTN 132
oral-facial-digital syndrome type I 156
ornithine transcarbamylase deficiency 256
Orphan Net Japan 34
osteogenesis imperfecta(OI) 211
osteopetrosis 210
OSTM1 211
OTC 256
OTC Genetic Testing 410
OTX2 303

P

p.Asp187Asn 130
PAH 249
PAI-1欠乏症 334
Pallister-Hall症候群 178
Pallister-Killian症候群 179, 364
parental bias 63
Parkin 78
Parkinson disease 78
PAS陽性 287
pathogenic 47
PAX3 151
PAX4 322, 390
PAX6 133
PAX8 308

PAX9 159
PBGD 279
PCCA 261
PCCB 261
PCRダイレクトシークエンス法 35
PDHC 299
PDX1 322, 390
Pendred syndrome 141
peptic ulcer 175
periodic paralysis 121
peroxisome biogenesis disorders 298
Peutz-Jeghers syndrome(PJS) 376
PEX 298
Pfeiffer症候群 152, 182
PHEX 314
Pierre Robin sequence 155
PIEZO2 229
pituitary hormone deficiency, combined(CPHD) 303
PI欠乏症 334
PK 325
PKD1 193
PKD2 193
PLAT 334
platelet glycoprotein abnormality 335
PLEC1 236
PLEKHM1 211
PLG 334
PLI 334
PLOD1 225
PMP22 83
PMS2 374
Poland anomaly 221
POLR1C 155
POLR1D 155
polydactyly/syndactyly 220
Pompe disease 274, 286
POR 318
porphyria 278
POU1F1 303
PPO 279
PRDM5 225
precocious puberty, male-limited 305
primary ciliary dyskinesia(PCD) 171
primary hereditary dystonia 79
primary hyperparathyroidism 310
prion disease 73
PRKAR1A 384
PRKDC 341
PRNP 73
progressive familial intrahepatic cholestasis (PFIC) 186
progressive myoclonus epilepsy(PME) 67
progressive tapetochroidal dystrophy 126
PROK2 304

PROKR2 304
PROP1 303
Proteus様症候群 385
prppionic acidemia 261
prune belly症候群 181, 182
PSEN1 72
PSEN2 72
pseudoachondroplasia 205
pseudodeficiency 287
pseudohypoparathyroidism(PHP) 313
pseudoxanthoma elasticum(PXE) 242
PTCH1 243
PTEN 385
PTH 312
PTHLH 219
PTHR 206
PTHR11 214
PTPN11 214, 354
PTPRC 341
PTPRZ1 175
P-type ATPase 281, 282
PXE-like papillary dermal elastolysis 242
pyruvate carboxylase deficiency 300
pyruvate dehydrogenase complex deficiency 299
P遺伝子 231

Q

QT延長 262
QT延長症候群 166

R

RAF1 354
RAG1/2 341
RAPADILINO症候群 240
RAS/MAPK症候群 354
RB1 127
rBAT 255
RECQL4 240
Reed(Sheldon C.) 2
refractive errors 133
Reis-Bucklers角膜変性症 129
reiteration 23
renal stone 196
repetition 23
respect for autonomy 25
respiratory chain complex enzyme deficiency 301
RET 379
retinitis pigmentosa(RP) 122
retinoblastoma(RB) 127
retinoschisis 125
Rett syndrome(RTT) 88
Reye様症候群 267, 268, 269, 270
RHO 122

Rh血液型不適合 330
RIT1 354
RMRP 206
Robertson型転座 365, 429
ROMK 315
ROR2 219
Rothmund-Thomsons syndrome(RTS) 240
RSK2 352
Rubinstein-Taybi syndrome 354
Rud症候群 233
Russell-Silver syndrome 355

S

Saethre-Chotzen syndrome 154
Sandhoff病 289
Sanfiliippo症候群 293
saposin A deficiency 291
saposin B deficiency 290
Sarah Lawrence大学 2
SBD型 206
SCC 241
Scheie症候群 293
schizophrenia 98
Schmid型 206
Schwann細胞 290
SCL25A13 258
SCN1A 93
SCN1B 93
SCN9A 93
SCNN1B 316
SCNN1G 316
SDHA 382
SDHAF2 382
SDHB 381, 382
SDHC 382
SDHD 381, 382
secondary findings 36, 53
SEDCスペクトラム 201
SEMA3A 304
SERPINA1 171
SERPINB7 234
severe combined immunodeficiency(SCID) 341
sex chromosome abnormality syndrome 362
SGA性低身長 355
SHBP2 213
short-ribs polydactyly syndrome(SRPS) 203
Shprintzen症候群 162
sickle cell anemia 327
siRNA 84
SKY法 46
SLC2A1 276
SLC3A1 255
SLC4A1 324
SLC5A5 308
SLC7A7 257

SLC7A9 255
SLC12A1 315
SLC12A3 315
SLC22A5 271
SLC25A15 257
SLC25A20 270
SLC26A2 204, 207
SLC26A4 141, 308
SLC34A3 314
SLC37A4 337
SLC39A13 225
Sly症候群 294
SMA 87
SMAD3 224
SMAD4 169
SMAD9 170
SMC1A 352
SMC3 352
Smith-Lemli-Opitz症候群 174
Smith-Magenis症候群 364
SMN1 87
SNPアレイ 44
SNX10 211
SOS1 354
Sotos syndrome 356
SOX2 178
SOX9 155, 208
SOX10 151
spastic paraplegia 69
spheroid 75
spinal and bulbar muscular atrophy(SBMA) 86
spinal muscular atrophy(SMA) 87
SPINK5 233
spinocerebellar ataxia type 3(SCA3) 64
spinocerebellar ataxia type 6(SCA6) 65
spinocerebellar ataxia type 31(SCA31) 66
spinocerebellar degeneration(SCD) 63
split-hand/split-foot malformation 218
spondylocarpotarsal synostosis(SCT)症候群 227
spondylocostal dysosytosis(SCD) 215
spondyloepiphyseal dysplasia congenita(SEDC) 201
spondylothracic dysostosis(STD) 215
SPRED1 244
SPRY4 304
SPTA1 324
SPTB 324
STAR 318
STAT3 344
Stickler syndrome 155, 202
STK11 376
strabismus 136
STS 233
Sylvius裂著明拡大 264
symphalangism 221

T

TAC3 304
TACR3 304
tafamidis meglumine 84
Takao症候群 162
Tarui病 274
TAT 250
Tay-Sachs病 289
TAZ 337
TBCE 312
TBX1 312
TBX5 217
TCF2 322
TCIRG1 211
TCOF1 155
TECTA 145
TFPI 334
TFPI欠損症 334
TG 308
TGFB 210
TGFB2 224
TGFBI 129
TGFBR1 224
TGFBR2 224
TGM1 233
thalassemia 326
The International Standards for Cytogenomic Arrays(ISCA) 46
thin basement membrane nephropathy 195
Thomsen disease 120
THRA 308
THRB 310
thyroid hormone resistance 310
TK2 66
TMEM127 382
TNFRSF11A 211
TNFSF11 211
TNNI2 229
TNNT3 229
TNSALP 212
TNXB 225
Townes-Brocks症候群 182
TP53 377
TP63 218
t-PA欠乏症 334
TPM2 229
TPO 308
transthyretin familial amyloidtic polyneuropathy (ATTR-FAP) 83
Treacher Collins syndrome 155
TRHR 308
trico-rhino-phalangeal syndrome 356
trident hand 199
TRIP11 207

trisomy 13 syndrome　360
trisomy 18 syndrome　360
TRP-1　231
TRPM6　312
TRPS1　356
TSC1　90
TSC2　90
TSHB　308
TSHR　308
TTC21B　203
TTR　83
TTR四量体安定化薬　84
tuberous sclerosis complex（TSC）　90
Turcot症候群　375, 376
Turner症候群　161, 362
TWIST1　154
two-hit theory　127
TYK2　344
TYR　231
tyrosinemia　250

U

UBE3A　351
UCHL1　78
UGT1A1　183, 184
ulcerative colitis（UC）　191, 395
unbalanced translocation　369
Unna-Thost型　234
Unna母斑　246
UR-DBMS　56
UROD　279
UROS　279
USB1　337
Usher syndrome　149

V

VACTERL連合　178, 183, 358
variant　47
variant of uncertain significance（VUS）　36, 47
VATER連合　358
VDR　314
velo-cardio-facial症候群　162
very-long-chain acyl-CoA dehydrogenase deficiency　266
vesicoureteral reflux（VUR）　192
VHL　380
VLCAD　266
von Gierke病　273
von Hippel-Lindau disease（VHL）　380
von Willebrand disease（VWD）　333
Vörner型　234
VPS13B　337
VPS45　337
VWF　332

W

Waardenburg syndrome　151
WAGR症候群　364
WAS　345
WASP　337
WDR11　304
WDR36　132
WDR72　160
Werner syndrome（WS）　243
West syndrome　95
WFS1　146
Wiedemann-Beckwith syndrome　350
Williams syndrome　163, 364
Wilms腫瘍　350
Wilson disease　281
WIPF1　345
Wiskott-Aldrich syndrome（WAS）　345
WNT10A　159
Wolf-Hirschhorn症候群　364
Wolfram症候群　125, 146
Wolman disease　296
WRN　243
WT1　133

X

xeroderma pigmentosum（XP）　241
X-linked centronuclear myopathy　174
X-linked Opitz G/BBB症候群　178
XPA　241
X連鎖性血小板減少症　345
X連鎖性好中球減少症　345
X連鎖性点状軟骨異形成症1型　209
X連鎖優性遺伝　13
X連鎖劣性遺伝　13
X連鎖劣性遺伝性疾患の伝達様式　424
XXX症候群　362
XXXX症候群　362
XXXY症候群　362
XXXXY症候群　362
XYY症候群　362

Z

ZEB2　349
Zellweger spectrum　298
Zellweger症候群　298
ZNF469　225
Zollinger-Ellison症候群　175

和文

ア

亜鉛製剤　281
アカラシア　188

索引

亜急性視神経萎縮　123
アクアポリン2　307
悪性高熱症　113
悪性黒色腫　241
アシルカルニチン分析　260
アセチルコリン受容体　114
アッシャー症候群　122, 149
アデノシンデアミナーゼ欠損症　342
アトピー性皮膚炎　263, 392
アミノ酸転送障害　257
アミノ酸分析　40
アミノ配糖体抗菌薬　147
アミロイド　83
アミロイドβタンパク　71
アラジール症候群　187
アルギナーゼ欠損症　257
アルギニノコハク酸合成酵素欠損症　257
アルギニノコハク酸リアーゼ欠損症　257
アルツハイマー病　71
アルポート症候群　194
アレルギー疾患　391
アレルギー性鼻炎　392
アンジェルマン症候群　351
アンチセンスオリゴヌクレオチド　84
アンチトロンビン欠損症　333
アンドロゲン受容体遺伝子　86
アンドロゲン不応症　320

イ

言い換え　23
医学部卒前遺伝医学教育モデルカリキュラム　6
異形　43
異常プロトロンビン血症　333
胃食道逆流症　189
異所性灰白質　96
異数性異常　45
異染性白質ジストロフィー　290
苺状血管腫　246
一次遺伝性ジストニア　79
一過性肝障害型　281
遺伝カウンセラー養成専門課程　32
遺伝学的検査　33, 405
遺伝学的検査に関するガイドライン　2, 53, 435
遺伝子関連検査　33
遺伝子検査ビジネス　410, 416
遺伝子治療　339, 342, 346
遺伝生化学的検査　39
遺伝性球状赤血球症　324
遺伝性くる病　314
遺伝性出血性毛細血管拡張症　168
遺伝性難聴　139
遺伝性乳癌・卵巣癌症候群　373
遺伝性肺動脈性高血圧症　170
遺伝性パラガングリオーマ・褐色細胞腫症候群　381

遺伝性非ポリポーシス大腸癌　374
遺伝性ヘモクロマトーシス　280
遺伝相談　22
遺伝の異質性　200, 212, 314
遺伝の致死　21
伊藤白斑　245
医療・介護関係事業者における適切な取扱いのためのガイドライン　54
医療における遺伝学的検査・診断に関するガイドライン　53, 443
インスリン産生腫瘍　379
インスリン分泌不全　322
陰性的中率　33
インテイク　11
インプリンティング　45

ウ

ウィスコット・オールドリッチ症候群　345
ヴィードマン・ベックウィズ症候群　350
ウイリアムス症候群　163
ウィルソン病　281
ウエスト症候群　95
ウェルナー症候群　243
ウォルマン病　296
うつ病　99
運動不耐　274

エ

エーラス・ダンロス症候群　167, 225
エナメル質形成不全症　160
エメリ・ドレイフュス型筋ジストロフィー　108
遠位型関節拘縮症　228
炎症性腸疾患　191, 392
円錐動脈幹異常顔貌症候群　162

オ

横隔膜ヘルニア　179
黄色腫　284
凹足　81
横紋筋融解　267, 269, 274
大田原症候群　95
オクチピタル・ホーン症候群　282
親指サイン　222
オリゴデンドロサイト　290
オリーブ橋小脳萎縮症　63
オルニチントランスカルバミラーゼ欠損症　256
オロット酸　256

カ

外因性うつ病　99
外陰部異常　322
外陰部女性化　319
外陰部男性化　319
潰瘍性大腸炎　191, 395
下顎骨髄炎　211

下顎低形成 155
下眼瞼欠損 155
角化症 234
核型 43
核上性垂直性眼球運動障害 288
拡張型心筋症 104, 163
角膜混濁 285
角膜ジストロフィー 129
家系図 6
過誤腫性ポリポーシス 377
下垂体腫瘍 378
ガスクロマトグラフィー・マススペクトロメトリー 40
ガストリン産生腫瘍 378
過成長 350, 356
仮性優性遺伝 242
家族性アミロイドポリニューロパチー 130
家族性下垂体腫瘍症候群 306
家族性クロイツフェルト・ヤコブ病 73
家族性原発性肺高血圧症 170
家族性高コレステロール血症 283
家族性甲状腺髄様癌 379
家族性大腸ポリポーシス 375
家族性低カルシウム尿性高カルシウム血症 310
家族性副甲状腺機能亢進症 310
家族性片麻痺性片頭痛 65
片親性ダイソミー 350, 351, 355
カータゲナー症候群 171
カタプレキシー 98, 288
褐色細胞腫 380, 381
滑脳症 96
カテプシンA 295
カーニー複合 384
過敏症 391
カフェ・オ・レ斑 383
歌舞伎メイキャップ症候群 353
鎌状赤血球症 327
髪・鼻・指症候群 356
ガラクトース血症 275
ガラクトシアリドーシス 295
顆粒状角膜変性症 129
顆粒状物質 77
カルニチン・アシルカルニチントランスロカーゼ欠損症 269
カルニチンパルミトイルトランスフェラーゼI欠損症 267
カルニチンパルミトイルトランスフェラーゼII欠損症 268
カルバミルリン酸合成酵素-1欠損症 257
肝移植 84
感音難聴 128, 390
肝外胆道閉鎖 181
肝芽腫 350
肝型糖原病 272
間期 44

肝機能障害 281
眼球結膜類皮腫 156
眼瞼下垂 137
環軸椎亜脱臼 202
環軸椎不安定性 209
患者会 58
肝腫大 272
肝症 302
肝障害 251
冠状縫合癒合 153
眼振 136
肝生検 272
乾癬 234
完全浸透 12, 65
乾燥濾紙血 40, 41
眼底周辺部の視野障害 122
感度 33
肝内銅含有量上昇 281
肝脾腫 286
顔面肩甲上腕型筋ジストロフィー 110

キ

気管支喘息 392
基質抑制療法 288
偽常染色体領域 46
偽性軟骨無形成症 205
偽性副甲状腺機能低下症 313
基底細胞癌 241, 243
基底細胞母斑症候群 243
機能獲得型変異 305
帰納確率 17
機能喪失型 248
気分障害 99
基本的領域学会の専門医資格 31
キメラ 45
逆シャンペンボトル型 81
球状赤血球症 324
球脊髄性筋萎縮症 86
吸入ステロイド 395
驚愕反応 352
頬骨部低形成 155
胸腺神経内分泌腫瘍 379
強度近視 125
極長鎖脂肪酸 75
虚血性心疾患 284
巨赤芽球性貧血 254
巨舌 350
巨大頭蓋 200
魚鱗癬 233
ギルバート症候群 184
筋萎縮性側索硬化症 84
筋型糖尿病 274
筋強直性ジストロフィー 107
均衡型構造異常 45
均衡型相互転座 365

均衡型転座　401
近親(結)婚　403, 423
筋生検　275
筋特異的チロシンキナーゼ　114

ク

偶発的所見　36
クジャー視神経萎縮症　124
屈曲肢異形成症　208
屈折異常　133
クラッベ病(グロボイド細胞白質ジストロフィー)　291
クラリーノ3徴　215
クリグラー・ナジャール症候群　183
グリコーゲン蓄積　272
グリシン　251
グルコーストランスポーター1型　102
グルタミン酸作動性NMDA受容体拮抗薬　72
グルタル酸血症Ⅰ型　263
グルタル酸血症Ⅱ型　264
くる病　314
クローバー様頭蓋　153, 200
クローン病　191, 395

ケ

経験的再発率　14
痙性対麻痺　69
頸椎異常　222
劇症肝炎型　281
血液凝固因子の異常　332
血管型エーラス・ダンロス症候群　167
血管腫症　246
血球貪食症候群　340
血小板減少　286
血小板膜糖タンパク異常症　335
血小板無力症　335
血清セルロプラスミン低値　281, 283
血清鉄低下　283
結節性硬化症　90
血友病　331
ゲノムコピー数解析　44
ゲノムバリアント　47
ゲルストマン・シュトロイスラー・シャインカー症候群　73
ゲント基準　223
原発性色素沈着性結節性副腎皮質病変　385
原発性線毛運動機能不全症　171
原発性副甲状腺機能亢進症　378
顕微授精　320

コ

抗CCP抗体　395
高CK血症　267
高IgE症候群　344
高アンモニア血症　256

高オルニチン血症-高アンモニア血症-ホモシトルリン尿症症候群　257
口蓋裂　155, 157, 162
口腔・顔・指趾症候群Ⅰ型　156
合指　153
格子状角膜変性症　129
格子状角膜変性症Ⅱ型　130
甲状腺腫性先天性甲状腺機能低下症　308
甲状腺髄様癌　379
甲状腺ホルモン不応症　310
甲状腺ホルモン輸送体　102
口唇口蓋裂　157
口唇裂　157
構造異常　45
構造異常切断点　45
酵素活性　39, 41
高速液体クロマトグラフィー　40
酵素補充療法　285, 342
好中球減少症　336
高チロシン血症　250
高乳酸血症　302
孔脳症　97
高フェニルアラニン血症　249
高ペプシノゲンⅠ血症　175
口輪下垂筋低形成　156
高齢妊娠　401
ゴーシェ病　285
呼吸鎖酵素複合体欠損症　301
呼吸障害　274
呼吸不全性胸郭異形成症　203
極長鎖アシル-CoA脱水素酵素欠損症　266
骨幹端異形成症　206
骨形成不全症　211
骨硬化　210
骨髄異形成症候群　337
骨髄機能障害　210
骨粗鬆症　254
骨肉腫　127
コフィン・ローリー症候群　352
コハク酸脱水素酵素　381
コバラミン　260
コピー数異常　100
個別化医療　391
コリンエステラーゼ阻害薬　72
コレステロールエステル蓄積症　296
コロニー刺激因子1受容体　74

サ

催奇形性　397, 399
鰓弓症候群　156
サイコシン　291
鰓・耳・腎症候群　150
臍帯ヘルニア　181, 350
サイトメガロウイルス　398
再発率　12

細胞遺伝学的検査　43
細胞外マトリックス　222
細胞質遺伝　116
細網異形成症　341
サイレント変異　36
鎖肛　182
鎖骨頭蓋異形成症　214
サザンブロット法　35
殺菌能障害　339
サブスペシャルティ領域の専門医制度　31
サポシンA　291
サポシンA欠損症　291
サポシンB　290
サポシンB欠損症　290
サラセミア　326
サルコメア　164
三尖手　199
酸リパーゼ　296

シ

シアリダーゼ　295
ジェノグラム　6
耳介形態異常　155
視覚障害　210
色覚特性（色覚異常）　134
色素異常症　232
色素失調症　245
色素性乾皮症　241
色素性グリア　75
軸索腫大　75
軸索腫大を伴う遺伝性白質脳症　74
自己免疫疾患　391
四肢筋萎縮　286
四肢短縮　199
四肢末端の痛み　285
思春期早発症　305
思春期大脳型ALD　75
歯状核赤核・淡蒼球ルイ体萎縮症　63, 66
視神経膠腫　383
シスチン尿症　255
ジストニア　79
ジストロフィン　164
次世代シークエンサー　36
指節関節癒合症　221
事前確率　17
歯槽堤裂　157
肢帯型筋ジストロフィー　111
失調性歩行　351
ジテルマン症候群　315
シトリン欠損症　258
シトルリン血症2型　258
シトルリン低症　256
シナプス関連タンパク　100
歯肉肥厚　295
自閉症　100

自閉症スペクトラム障害　100
若年性ネフロン癆　196
雀卵斑様色素斑　383
斜視　136
シャペロン薬　285
シャルコー・マリー・トゥース病　81
習慣流産　401
周期性四肢麻痺　121
周産期致死　210
重症筋無力症　114
重症複合免疫不全症　341
重篤なアトピー性皮膚炎様　263
十二指腸閉鎖/狭窄　180
絨毛検査　49
出生前診断　40, 48, 249, 433
腫瘍抑制遺伝子　90
上顎・下顎低形成　156
上顎低形成　154
消化性潰瘍　175
小眼球症　138
条件確率　17
小耳　156
上肢奇形　217
掌蹠角化症　234
常染色体優性遺伝　12
常染色体優性遺伝性疾患の伝達様式　421
常染色体優性遺伝性小血管病　77
常染色体優性多発性嚢胞腎　193
常染色体優性夜間前頭葉てんかん　94
常染色体劣性遺伝　12
常染色体劣性遺伝性疾患の伝達様式　422
常染色体劣性遺伝性小血管病　77
常染色体劣性遺伝性脊髄小脳変性症　67
小頭症　96
情動脱力発作　98
小児大脳型ALD　75
小脳脳幹型ALD　76
食道閉鎖と気管食道瘻　178
自律尊重　25
ジル・ドゥ・ラ・トゥレット症候群　89
心アミロイドーシス　83
心因性うつ病　99
新型出生前診断　50
心奇形　217
心筋症　163, 302
心筋トロポニン　164
心筋肥大　286
仁恵　25
神経孔狭窄　210
神経セロイドリポフスチン症　297
神経線維腫症1型　382
神経線維腫症2型　383
腎結石　196
進行性家族性肝内胆汁うっ滞症　186
進行性ミオクローヌスてんかん　67

人工妊娠中絶　48
尋常性魚鱗癬　233
新生児型副腎白質ジストロフィー　298
新生児肝内胆汁うっ滞　258
新生児重症副甲状腺機能亢進症　311
新生児ヘモクロマトーシス　280
身体因性うつ病　99
身体の左右差　355
診断補助データベース　56
腎低異形成　192
浸透率　12
腎尿細管障害　251
腎尿路系合併症　222
心肥大　164
心ファブリー　285
腎ファブリー　285
腎無発生　192
心理社会的問題　4

ス
膵消化管神経内分泌腫瘍　378
水晶体脱白　254
水晶体偏位　222
水腎症　192
水頭症　96
水疱型先天性魚鱗癬様紅皮症　233
睡眠効果　79
睡眠発作　98
睡眠麻痺　98
数的異常　45
頭蓋骨幹異形成症　210
頭蓋骨幹端異形成症　210
頭蓋骨癒合症　154
スクリーニング検査　51
スティックラー症候群　202
スプライス変異　36
刷り込み変異　351
スローチャネル症候群　115

セ
正義　26
脆弱X関連振戦・失調症候群　103
脆弱X症候群　102
生殖細胞系列遺伝子検査　33
生殖細胞系列変異　44
成人大脳型ALD　76
精神遅滞　☞知的障害
性腺機能低下症　304
性腺機能不全　128
性染色体異常症候群　362
性腺モザイク　12, 199, 200, 208, 209, 212
精巣精子採取法　320
生存者の罪の意識　63
成長ホルモン産生腫瘍　306
性同一性　322

性分化異常　208
性分化疾患　321
瀬川病　79
脊髄小脳失調症3型　64
脊髄小脳失調症6型　65
脊髄小脳失調症31型　66
脊髄小脳変性症　63
脊髄性筋萎縮症　87
脊椎胸郭異形成症　215
脊椎肋骨異形成症　215
赤血球酵素異常症　325
舌沈下　155
セトレ・コーツェン症候群　154
セリアック病　190
セロイドリポフスチン　231
線維芽細胞増殖因子受容体3遺伝子　152, 199, 200
線維芽細胞増殖因子受容体遺伝子　152
全エクソーム解析　36
全ゲノム解析　36, 47
善行　25
全国遺伝子医療部門連絡会議　34
染色体　43, 426, 432
染色体異常児の出生頻度　402
染色体逆位　369, 431
染色体構造異常　428
染色体再構成　46
染色体不分離　427
染色体分裂像　43
全身性カルニチン欠乏症　271
全身麻酔　113, 121
全前脳胞症　96
選択係数　21
前庭神経鞘腫　384
前庭水管拡大　141
先天性筋強直症　120
先天性筋線維タイプ不均等症　118
先天性筋無力症候群　114
先天性甲状腺機能低下症　308
先天性好中球減少症　336
先天性心疾患　161, 162
先天性腎尿路奇形　192
先天性脊椎骨端異形成症　201
先天性多発性関節拘縮　228
先天性特発性偽性腸管閉塞　189
先天性副腎低形成症　319
先天性副腎皮質過形成症　318
先天性ミオパチー　117
先天性無汗無痛症　239
先天性溶血性疾患　324
セントラルコア病　113, 118
線溶系　334

ソ
素因性てんかん熱性けいれんプラス　93
躁うつ病　99

早期乳児てんかん性脳症　96
双極性障害　99
造血幹細胞移植　76, 336, 338, 339, 340, 342, 343, 346
造血細胞移植　291, 296
相互転座　430, 434
創始者変異　241
爪膝蓋骨症候群　230
早老症　243
続発性ヘモクロマトーシス　280
組織因子経路インヒビター欠損症　334
組織型プラスミノゲンアクチベーター欠乏症　334
組織特異的インプリンティング　313
ソトス症候群　356

タ

第1・第2鰓弓　156
体細胞遺伝子検査　33, 405
大細胞石灰型Sertoli細胞腫　385
体細胞変異　46
体細胞モザイク　91, 209
代謝産物　39, 40
代謝疾患　248
胎内感染　397
大理石骨病　210
多因子遺伝　425
タウタンパク　71
ダウン症候群　161, 183, 359
多指　204
多趾　204
多指合指(趾)症　220
多小脳回　96
多腺性自己免疫症候群　317
多臓器不全　302
脱メチル化　313
タナトフォリック骨異形成症　200
多嚢胞腎　157
多発性過誤腫　213
多発性骨端異形成症　204
多発性動静脈奇形　168
多発性内分泌腫瘍症1型　175, 378
多発性内分泌腫瘍症2型　379
多発性軟骨性外骨腫症　213
多様体　47
短指(趾)症　219
単純ヘルペス　398
男性限性思春期早発症　305
弾性線維　242
弾性線維性仮性黄色腫　242
男性致死　156
タンデムマススペクトロメトリー　40
短頭　154
短肋骨多指症候群　203

チ

チェディアック・東症候群　340
チェリーレッドスポット　288
致死性家族性不眠症　73
致死性骨異形成症　201
知的障害　101
チトクロームc酸化酵素欠損症　117
着床前診断　249
中間型アレル　62
中鎖アシル-CoA脱水素酵素欠損症　265
中鎖脂肪酸　268, 270
中心核ミオパチー　118
中枢神経血管芽腫　380
中枢神経症状　283
直腸肛門奇形　182
チロシナーゼ遺伝子　231

テ

低Ca血症　162
低汗症　285
低汗性外胚葉異形成　238
低血糖　272
低ゴナドトロピン性腺機能低下症　304
低身長　209
低頻度体細胞モザイク　212
低ホスファターゼ症　212
手首サイン　222
デスモソーム形成障害　237
デュシェンヌ型筋ジストロフィー　104
デュビン・ジョンソン症候群　185
伝音難聴　155
てんかん　92, 254, 276
てんかん性脳症　95, 252
点状軟骨異形成症　209
点頭てんかん　96
デント病　197

ト

銅キレート剤　281
道化師様魚鱗癬　233
統合失調症　98, 162
糖尿病　283, 322, 387
登攀性起立　104
動脈蛇行　224
動揺性歩行　104
トゥレット症候群　89
トキソプラズマ　398
特異度　33
禿頭　78
突然変異　12
トムゼン病　120
ドラベ症候群　93
トランスサイレチン遺伝子　83

トランスサイレチン型家族性アミロイドポリニューロパチー　83
トリーチャー コリンズ症候群　155
トリプルネガティブ乳癌　373
トリプレット・リピート病　63

ナ
内臓逆位　171
内軟骨腫症　213
長島型　234
ナルコレプシー　97
軟骨外胚葉性異形成症　203
軟骨低形成症　199
軟骨低発生症　201, 207
軟骨無形成症　199
軟骨無発生症　207
軟骨無発生症Ⅱ型　201
ナンセンス変異　36
難聴　156
難病情報センター　56

ニ
二次的所見　36
日内変動　79
日本専門医機構　31
ニーマン・ピック病　287
乳児型Refsum病　298
乳児肥厚性幽門狭窄症　174
乳房低形成　222
乳頭欠損　222
入眠時幻覚　98
乳幼児突然死症候群　265
ニューロパチー　81
尿素サイクル異常症　257
尿中銅上昇　281
尿崩症　306
尿路結石　255
認定遺伝カウンセラー　32
妊孕性　305, 322

ヌ
ヌクレオチド除去修復　241
ヌーナン症候群　354

ネ
ネマリンミオパチー　118
粘液腫　385
粘膜神経腫　380

ノ
脳形成異常　96
脳梁欠損　97
ノーザンブロット法　35
ノリエ病　128

ハ
配偶子形成　45
パイ図　17, 18
梅毒　398
バイラー病　186
パーキンソン病　78
白質変性　291
白色瞳孔　127
白内障　131
白皮症　231
橋本病　309
バセドウ病　309
バーター症候群　315
白血球接着分子欠損症　338
バート・ホッグ・デューベ症候群　172
パネル診断　36
バリアント　47
バレット食道　189
半身肥大　350
伴性遺伝性魚鱗癬　233
反張膝　227
ハンチントン病　62
半椎　156
バンド　43
反応性うつ病　99
反復　23

ヒ
ピーリングスキン症候群　235
ピエール ロバン シークエンス　155
ビオチニダーゼ　262
被角血管腫　285
非ケトーシス性高グリシン血症　251
非ケトン性低血糖　267
非言語的コミュニケーション　22
非甲状腺腫性先天性甲状腺機能低下症　308
非指示的　3
皮質性小脳萎縮症　66
非水疱型先天性魚鱗癬様紅皮症　233
肥大型心筋症　163, 274
非対称な指の短縮　157
ビタミンB_{12}反応型　260
非定型溶血性尿毒症症候群　347
ヒトゲノム・遺伝子解析研究に関する倫理指針　53
菲薄基底膜症候群　195
皮膚弛緩症　226
皮膚性合指　154
表現促進現象　63
病原体核酸検査　33
表皮水疱症　236
表皮融解性角化症　233
鼻翼低形成　157
ヒルシュスプルング病　177

ピルビン酸カルボキシラーゼ欠損症　300
ピルビン酸キナーゼ異常症　325
ピルビン酸キナーゼ欠乏症　332
ピルビン酸脱水素酵素複合体欠損症　299
貧血　286

フ

ファブリー病　284
ファーマコゲノミクス　405
ファーマコゲノミクス検査の運用指針　54
ファーマコゲノミクス検査の運用指針Q&A　408
ファンコーニ貧血　328
フィブリリン–1　222
フィラグリン　233, 395
風疹ウイルス　398
フェニルケトン尿症　249
フェリチン増加　283
フォンヒッペル・リンドウ病　380
フォンビルブランド病　333
負荷試験　42
不完全浸透　12, 65
不均衡型相互転座　369
不均衡型転座　401
副経路　347
複合確率　17
複合型下垂体ホルモン欠損症　303
副甲状腺機能亢進症　310, 380
副甲状腺機能亢進症–顎腫瘍症候群　310
副甲状腺機能低下症　312
副腎脊髄ミエロパチー　76
副腎白質ジストロフィー　75
副腎皮質過形成　318
腹部腫瘍　350
福山型先天性筋ジストロフィー　105
不整脈　269, 270
フックス角膜内皮変性症　129
舞踏病　62
フマリルアセト酢酸　251
プラスミノゲン欠乏症　334
ブラッハマン・デランゲ症候群　352
プラミノゲンアクチベーターインヒビター–1欠乏症　334
プリオンタンパク　73
プリオン病　73
フレームシフト変異　36
フロッピーインファント　298
プロテインC欠損症　333
プロテインS欠損症　333
プロピオン酸血症　260, 261
プローブ　44
プロラクチン産生腫瘍　306
分枝鎖αケト酸　252
分析的妥当性　33
分節異常　216
分染法　43

分裂中期　43

ヘ

米国遺伝カウンセラー学会　2
ヘイリー・ヘイリー病　237
ベッカー型筋ジストロフィー　104
ベッカー病　120
ヘテロクロマチン　46
ヘム合成系　278
ヘモグロビン　326
ヘモクロマトーシス　280
ペルオキシソーム形成異常症　298
ベール症候群　124
ベルナール・スーリエ症候群　335
変異率　12, 20
変形性脊椎症　78
ペンドレッド症候群　141

ホ

ポイツ・イェーガース症候群　376
保因者　46, 248
膀胱尿管逆流症　192
乏歯症　159
放射線被曝　399
母系遺伝　116
歩行障害　274
母性発現遺伝子　319
母体血清マーカー検査　50
母体血を用いた新しい出生前遺伝学的検査　50
補体成分タンパク欠損症　347
母体糖尿病　358
母体保護法　48
発作性失調症　65
ポートワイン母斑　246
ホモシスチン尿症　253
ホモシステイン　254
ポーランド奇形　221
ポリグルタミン病　63, 86
ホルト・オーラム症候群　217
ポルフィリン症　278
ホロカルボキシラーゼ合成酵素　262
ポンペ病　286

マ

マイクロアレイ染色体検査法　44
マイクロサテライト不安定検査　33
膜障害複合体　347
マクロファージ系　285
マシャド・ジョセフ病　64
まだら症　231
末梢神経伝導速度　291
マルチプルカルボキシラーゼ欠損症　262
マルファン症候群　222
慢性肝障害型　281
慢性心不全　165

慢性肉芽腫症　339
慢性閉塞性肺疾患　395

ミ

ミオシン重鎖　164
ミオパチー顔貌　106, 107, 110
ミスセンス変異　36
密生型FAP　376
ミトコンドリアDNA　312
ミトコンドリア異常症　123
ミトコンドリア遺伝　14
ミトコンドリア遺伝子変異　388
ミトコンドリア脳筋症　116
脈絡膜萎縮症　126

ム

無カタラーゼ血症　176
無汗性外胚葉異形成　238
無γグロブリン血症　343
無危害　25
無嗅覚症　305
無虹彩症　133
ムコ多糖症　292
ムコ多糖症、B型　288
ムコリピドーシス　294
無歯症　159
無侵襲的出生前遺伝学的検査(出生前診断)　48, 50, 330
無セルロプラスミン血症　283
無フィブリノゲン血症　333

メ

メースマン角膜上皮変性症　130
メチオニン　254
メチルマロン酸血症　260, 261
メープルシロップ尿症　252
免疫不全　162
メンケス病　226, 282
メンデル遺伝性疾患　420

モ

毛細血管拡張性失調症　346
網膜芽細胞腫　127
網膜血管芽腫　380
網膜色素変性症　122, 149
網膜剥離　125
網膜変性　283
モザイク　45
モワット・ウィルソン症候群　349

ヤ

薬理遺伝学　405
夜盲　122

ユ

有機酸分析　40
有棘細胞癌　241
優性阻害効果　310
遊離カルニチン低下　271

ヨ

溶血　281
葉酸　157
葉状魚鱗癬　233
羊水検査　48
陽性的中率　33, 51
腰痛　78

ラ

ラッセル・シルバー症候群　355
ラールセン症候群　227

リ

リアノジン受容体遺伝子　113
リウマチ様関節炎　392
リジン尿性タンパク不耐症　257
リドル症候群　316
リー脳症　117
リ・フラウメニ症候群　377
リポフスチン　297
流産　401
良性遺伝性舞踏病　62
良性家族性新生児てんかん　92
緑内障　131
理論的再発率　12
輪状暗点　122
臨床遺伝専門医　30
臨床的妥当性　33, 407
臨床的有用性　34, 407
隣接遺伝子症候群　126, 128
リンチ症候群　374
リンパ脈管筋腫症　92
倫理原則　25

ル

ルビンステイン・テイビ症候群　354

レ

レーベル遺伝性視神経萎縮症　123
レクチン経路　347
レジウス症候群　244
レッシュ・ナイハン症候群　277
裂手裂足　218
レット症候群　88
裂脳症　97
連合　358

ロ

ロイコトリエン受容体拮抗薬　395
ロイス・ディーツ症候群　224
ロースムント・トムソン症候群　240
肋骨減少　216

肋骨癒合　216

ワ

ワーデンブルグ症候群　151
腕間逆位　369
腕内逆位　369

遺伝カウンセリングマニュアル（改訂第3版）

1996年 2月20日	第1版第1刷発行	監修者 福嶋義光
2003年 8月10日	第2版第1刷発行	編集者 櫻井晃洋
2011年11月20日	第2版第5刷発行	発行者 小立健太
2016年 4月15日	第3版第1刷発行	発行所 株式会社 南 江 堂
2021年 6月 5日	第3版第5刷発行	☏113-8410 東京都文京区本郷三丁目42番6号
		☎（出版）03-3811-7236 （営業）03-3811-7239
		ホームページ http://www.nankodo.co.jp/
		印刷・製本 公和図書
		装丁 アートライン

Practical Counseling in Medical Genetics 3rd Edition
Ⓒ Nankodo Co., Ltd., 2016

定価は表紙に表示してあります．
落丁・乱丁の場合はお取り替えいたします．
ご意見・お問い合わせはホームページまでお寄せください．

Printed and Bound in Japan
ISBN978-4-524-26667-8

本書の無断複写を禁じます．
JCOPY〈出版者著作権管理機構 委託出版物〉

本書の無断複写は，著作権法上での例外を除き，禁じられています．複写される場合は，そのつど事前に，出版者著作権管理機構（TEL 03-5244-5088，FAX 03-5244-5089，e-mail: info@jcopy.or.jp）の許諾を得てください．

本書をスキャン，デジタルデータ化するなどの複製を無許諾で行う行為は，著作権法上での限られた例外（「私的使用のための複製」など）を除き禁じられています．大学，病院，企業などにおいて，内部的に業務上使用する目的で上記の行為を行うことは私的使用には該当せず違法です．また私的使用のためであっても，代行業者等の第三者に依頼して上記の行為を行うことは違法です．

〈関連図書のご案内〉　＊詳細は弊社ホームページをご覧下さい《www.nankodo.co.jp》

新 先天奇形症候群アトラス (改訂第2版)
梶井 正・黒木良和・新川詔夫　監修／成富研二・福嶋義光　編集顧問

　　　　　　　　　　　　　　　　　　　　　　B5判・550頁　定価(本体24,000円＋税)　2015.8.

解剖学的視点で解き明かす 女性骨盤手術
金尾祐之　著　　　　　　　　　　　　　A4判・102頁　定価(本体8,000円＋税)　2016.9.

見てわかる産婦人科疾患
吉川史隆・梶山広明・岩瀬 明・小谷友美　編／加藤省一　編集協力　B5判・204頁　定価(本体8,500円＋税)　2017.4.

産科婦人科疾患最新の治療2016-2018 オンラインアクセス権付
吉川史隆・倉智博久・平松祐司　編　　　　B5判・366頁　定価(本体8,500円＋税)　2016.2.

小児・新生児診療ゴールデンハンドブック (改訂第2版)
東 寛　編　　　　　　　　　　　　　　新書判・520頁　定価(本体4,500円＋税)　2016.5.

遺伝医学への招待 (改訂第5版)
新川詔夫・太田 亨　著　　　　　　　　　A5判・168頁　定価(本体1,800円＋税)　2014.11.

癌の遺伝医療　遺伝子診断に基づく新しい予防戦略と生涯にわたるケアの実践
新井正美　編著　　　　　　　　　　　　B5判・268頁　定価(本体5,500円＋税)　2015.3.

みえる生命誕生　受胎・妊娠・出産
池ノ上 克・前原澄子　監訳　　　　　　　A4変型判・256頁　定価(本体5,600円＋税)　2013.11.

ポケットチューター 体表からわかる人体解剖学
大川 淳・秋田恵一　監訳　　　　　　　　新書判・280頁　定価(本体2,700円＋税)　2014.4.

定価は消費税率の変更によって変動いたします。消費税は別途加算されます。